최신 인체해부학

감수 김항래
서울대학교 의과대학

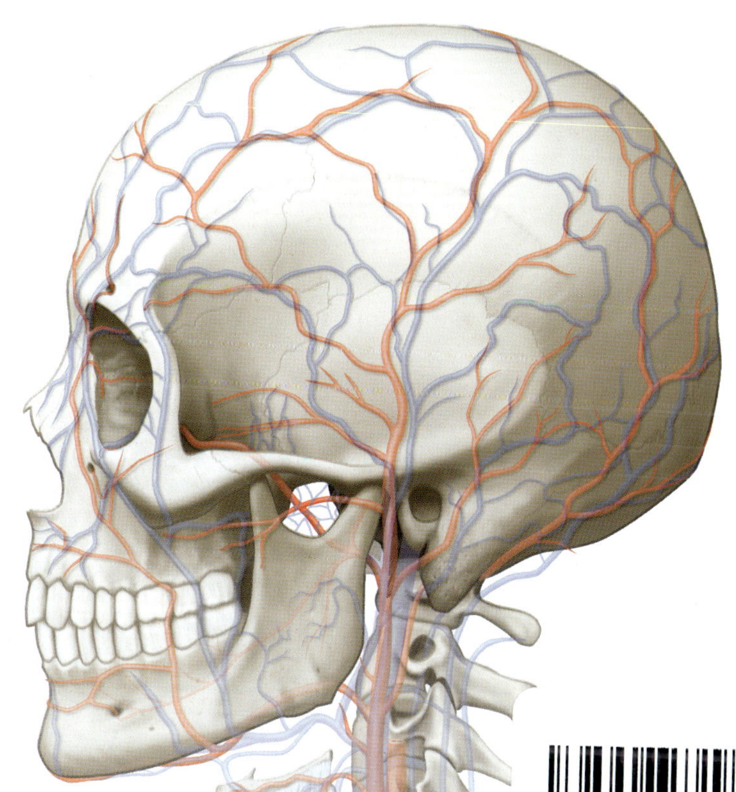

anatomical basic of body system

HUMAN ANATOMY

JN412296

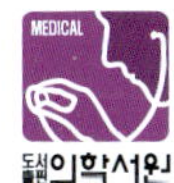

도서출판 의학서원

머리말

인체해부학은 인체의 구조와 기능을 이해함으로써 전공학습에 가장 기초가 되는 학문이며, 기초의학의 중요 부분이다. '해부학은 복잡하고 암기해야 할 내용이 많고, 생소한 용어가 많아서 잘 익숙해지지 않는 과목이다.' 라는 말을 많이듣는다. 실제로 보건, 의료계열 학생들에게 힘든과목이 무엇인가? 물어보면 대부분이 해부학을 첫째로 꼽는다. 해부학 교과서는 내용도 많고 또 이해하기 어려운 부분이 많아서 그렇게 느끼는 것 같다.

해부학은 왜 공부하기 어려운 것 일까? 해부학 교과서의 기술방식은 매우 단순하다. '여기에 이러한 것이 있고, 이것을 무엇이라고 한다.' 또는 '이것은 이렇게 되어 있다.' 등 그 문장이 매우 단순하게 표현되어 있어 결코 이해하지 못하는 내용은 아닐 것이다. 다만, 주어나 목적어로 사용되는 단어나 위치나 운동방향에 대한 표현과 관련된 해부학 용어가 생소하여 익숙하지 않을 뿐이다.

생소하다는 말은 예를 들어 지금까지 전혀 가본 적도 없는 곳에 이사했을 때를 생각해 보면 쉽게 이해할 수 있다. 대부분의 사람들이 처음에는 집 주변의 지리를 전혀 몰라 우선 생활에 필요한 가게, 지하철역, 버스 정류장 위치 등 당장 필요한 장소나 도로 등을 확인 한 후 생활하다가, 휴일이나 여유 있는 시간에 집 주변을 산책하면서 서서히 그 지역에 익숙해져 가지 않는가?

PREFACE

해부학도 이와 마찬가지이다. 하지만 여러분은 결코 해부학이 생소하지만은 않을 것이다. 왜냐하면, 해부학이 대상으로 하는 것은 바로 우리의 '몸'이기 때문이다.

머리, 가슴, 배, 팔, 손, 발이라고 말했을 때 그것이 인체 어느 부분을 가리키는지 모르는 사람은 아마 없을 것이다. 낯선 곳으로 처음 이사한 것보다 훨씬 익숙하지 않은가? 이 정도 익숙하다면 다음은 집 주변을 산책하듯, 좀 더 자세하게 알아가는 일만 남은 것이다. '무언가 불거져 나와 있는데 이것은 뭐지? 혹은 이 밑은 어떻게 되어 있을까?' '왜 허리를 굽혀야 다리를 배에 닿게 접을 수 있을까?' 등 흥미를 가지고 다가서면 계속해서 더 많이 알고 싶어지지 않겠는가?

여기까지 읽었다는 것은 이미 해부학을 시작했다는 말이다. 해부학에 익숙해질지의 여부는 그다음의 한 걸음을 내디딜 수 있는가에 달렸다. 이 책의 소개 부분에서 해부학의 역사를 간단히 정리했다. 옛날 사람들은 그다음의 한 걸음을 내디디려고 해도 그 방법이 없었다는 사실을 기억하기 바란다. 그러나 지금 여러분들에게는 다양한 교재가 있어서 어떤 식으로든 그 첫걸음을 내디딜 수 있는 방법이 있다.

이 책은 인체를 계통별로 나누어 그림을 사용해서 복잡하고도 난해한 인체의 구조를 쉽고 간결하게 설명하고 있기 때문에, 임상에서 꼭 필요한 해부학적 지식을 단기간에 습득시켜줄 수 있다고 확신한다.

CONTENTS

인체해부학

사람의 인체에는 소화와 흡수, 호흡, 정보처리, 운동, 생식 등 다양한 기능이 있고 각각 여러 기관이 밀접하게 연계하고 있다. 뼈대계통, 관절계통, 근육계통, 호흡계통, 소화계통, 비뇨계통, 생식계통, 신경계통, 감각계통 등 인체를 기능별로 나누어 연구하는 학문을 '계통해부학(systematic anatomy)'이라고 한다.
또, 인체는 머리, 가슴, 배, 팔, 다리 등 부위별로 구분할 수 있다. 그리고 예를 들어 배에는 소화계 기관인 위, 비뇨기계 기관인 콩팥, 기타 신경이나 혈관, 뼈, 근육 등 다양한 계통에 속하는 기관이 들어 있으며, 이들의 위치 관계를 배우는 학문을 '국소해부학(regional anatomy)'이라고 한다.

PART Ⅰ 인체의 구성요소

1장 서론

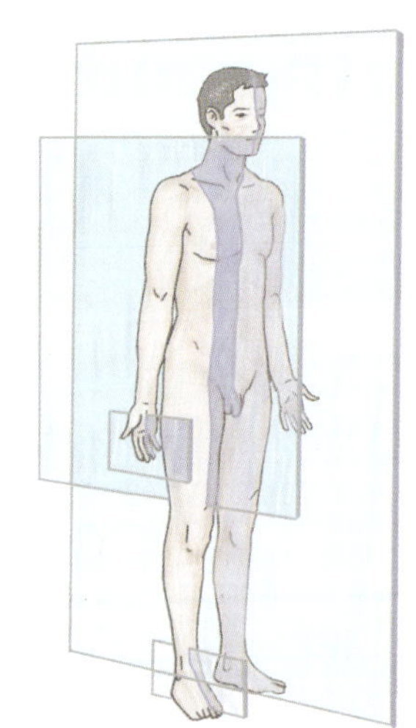

2장 인체의 세포와 조직

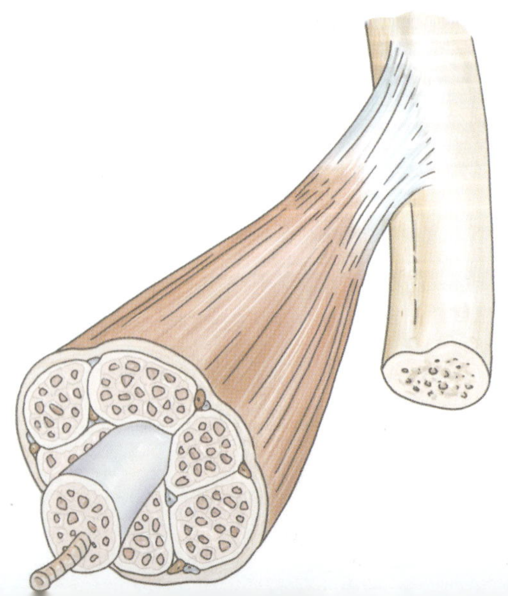

PART II 지지와 움직임의 기관

3장 뼈대계통

4장 관절계통

5장 근육계통

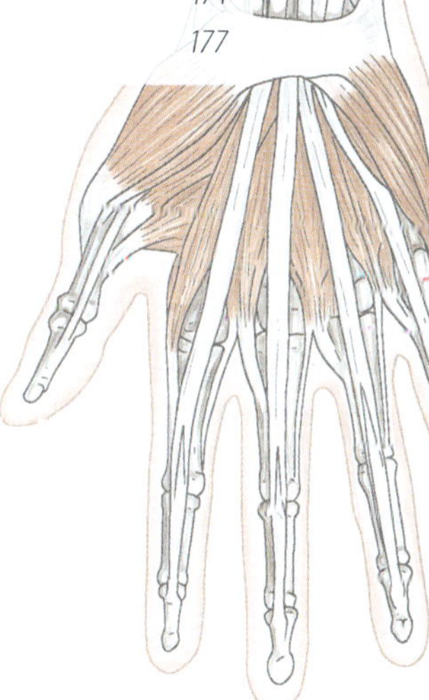

PART III 생명유지기관

6장 순환계통

7장 호흡계통

8장 소화계통

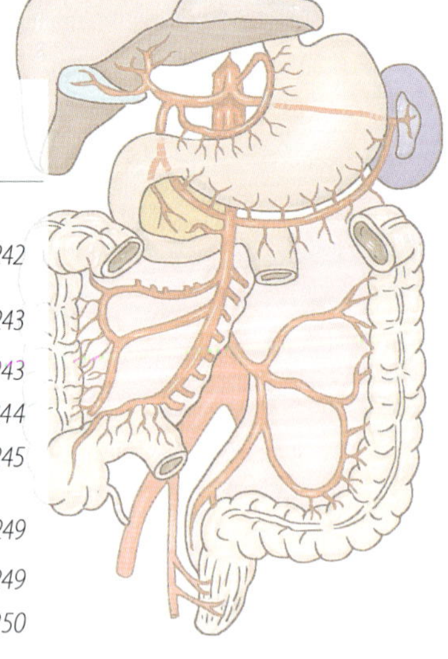

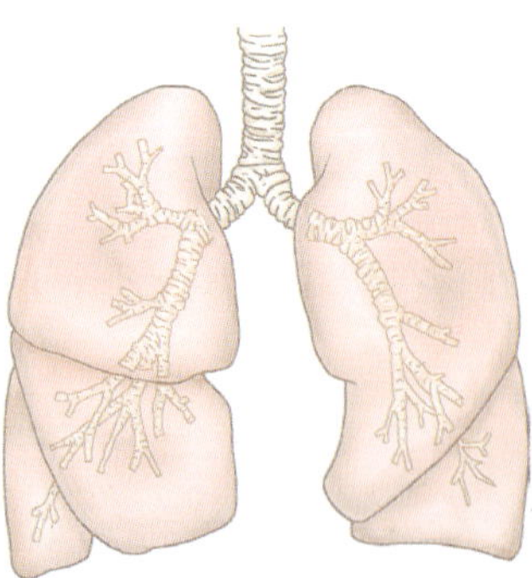

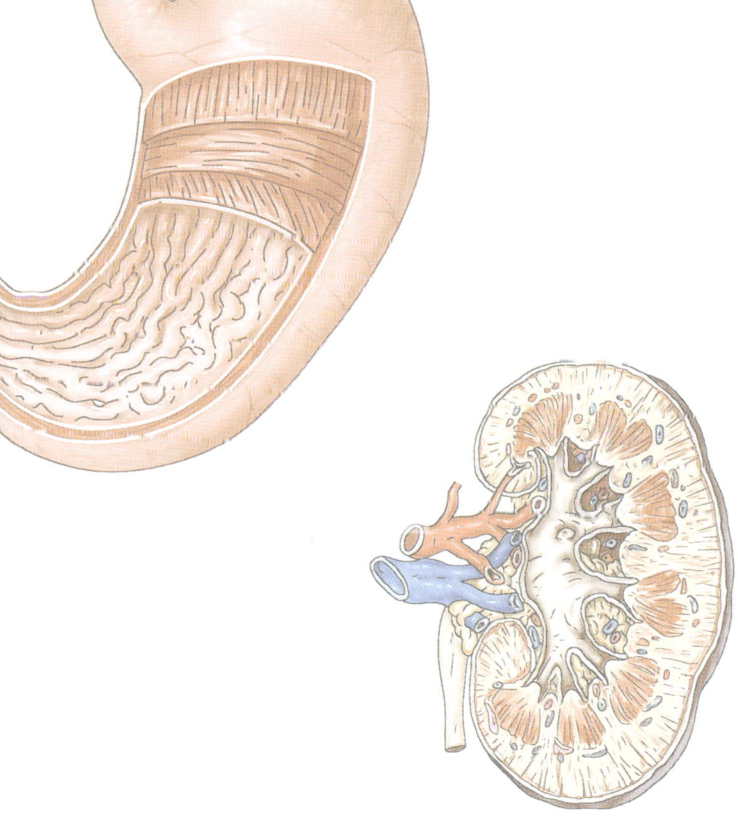

9장 비뇨계통

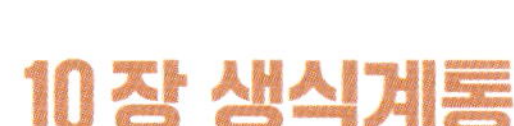

10장 생식계통

PART IV 조율 및 제어 기관

11장 신경계통

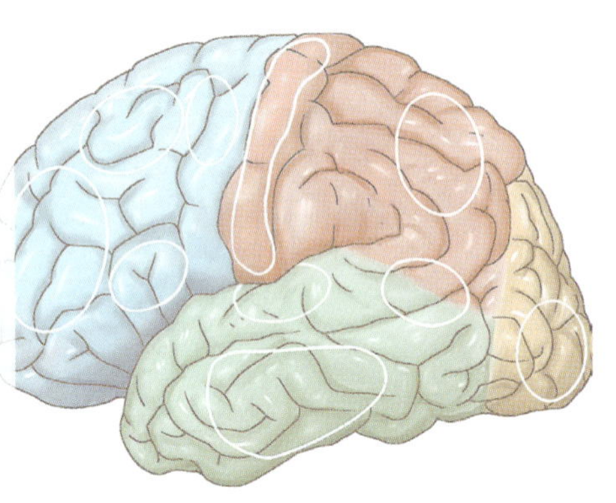

12장 감각계통

13장 내분비계통

PART

I

인체의 구성요소

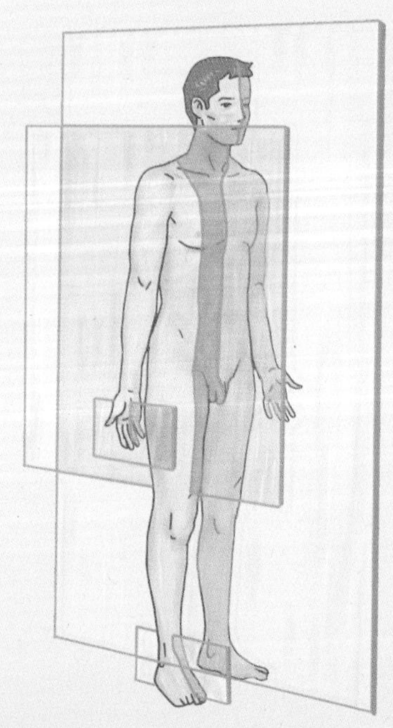

1 CHAPTER

서론

학습목표

- ▶ 해부학의 의미를 정확하게 이해한다.
- ▶ 각 부위의 기본 용어를 암기한다.
- ▶ 해부학자세의 의미를 파악한다.
- ▶ 체강의 구성요소를 이해한다.

1. 해부학이란?

해부학이란 의학의 가장 기초적인 분야로 인체의 형상과 구조적 측면을 연구하고 분석하는 학문이다. 해부학(Anatomy)은 정상적인 형태를 다루는 학문으로 병적인 상태의 형태를 다루는 병리학(Pathology)과 함께 질병의 진단과 치료적 접근, 재활적 방법을 습득하기 위하여 기본적인 인체의 형태와 구조에 대한 지식을 습득하는 것은 절대적으로 필요한 부분이다. 일반적으로 해부학의 어원을 살펴보면 고대 그리스어인 'anatome'에서 유래하였는데, 'Ana'는 'a part'라는 뜻이고 'tome'은 'cutting'이라는 뜻이다. 즉 'Cutting a part'의 의미를 가지므로 우리말로 풀이 해 보면 '잘라서 분리한다'라는 뜻이 된다. 그러므로 해부학은 생물체의 정상적인 형태와 구조를 손으로 만져보고, 눈으로 확인하고, 칼로 잘라서 연구하는 분야이다. 해부학은 육안으로 형태를 관찰하는 **육안해부학**(gross anatomy)과 현미경으로 관찰하는 **현미경해부학**(microscopic anatomy)으로 구분한다. 육안해부학은 다시 몸 전체에 걸쳐 구조 및 기능상 연관성이 있는 계통(system)을 중심으로 관찰하는 **계통해부학**(systemic anatomy)과 인체의 각 부위(region)에 따라 좀 더 세밀하게 연구하는 **국소해부학**(regional anatomy), 표면의 피부를 통해 나타나는 특징을 관찰하는 **표면해부학**(surface anatomy), 서로 다른 종의 해부학적 구조에서 나타나는 유사점과 차이점을 연구하는 **비교해부학**(comparative anatomy), 그리고 수정에서 출생에 이르기 까지 나타나는 발당상의 변화를 다루는 **발생학**(embryology)으로 구분한다. 그리고 현미경 해부학은 체세포와 체세포의 내부를 연구하는 **세포학**(cytology)과 조직을 연구하는 학문인 **조직학**(histology)로 구분한다. 그러나 요즘 해부학의 추세는 단순히 형태와 구조에 한정되지 않고 구조와 형태의 법칙을 규명하고 각 조직의 목적에 부합하는 형태적 사실을 정리하여 체계화하는 것에 중점을 두고 있다. 그런 의미로 세포학을 대표로 하는 일반조직학, 기관조직학을 포함한 발생학까지도 해부학에서 중요시 여기고 있으며 해부학의 한 분야로 거듭 발전하고 있는 추세이다.

2. 인체 해부의 역사

인간의 몸은 어떤 구조로 되어 있는가를 규명하기 위해 사람들은 기원전부터 인체를 객관적으로 관찰하려고 시도해 왔고 그렇게 시작된 것이 해부학이라는 학문이다. 시대별로 새로운 발견을 하면서 해부학은 오늘날까지 계속 진화하고 있다.

지금부터 해부학이 어떻게 변천해 왔는지를 살펴보자. 해부학의 역사를 이해하면 지금 우리가 배우고 있는 해부학에 대한 이해도 더욱 깊어질 것이다.

1 | 인체를 이해한다. — 고대 해부학

「의학의 아버지」 히포크라테스가 해부학의 시조

해부학과 의학의 시작은 고대 그리스로 거슬러 올라갈 수 있다. 고대 그리스의 **히포크라테스**(Hippocrates, 기원전 460~기원전 370년)는 '의학의 아버지'라 불린다. 그는 『히포크라테스 전집(Corpus Hippocraticum)』을 저술하였는데, 이는 히포크라테스와 그 주변 인물의 저서를 집대성한 책으로, 인체의 뼈를 상당히 자세하게 관찰했음을 알 수 있으며 동물을 해부해서 얻었을 것으로 추정되는 내장과 큰 혈관에 대한 대략적인 내용이 기술되어 있다.

한편, 인체를 처음 해부한 것은 고대 알렉산드리아 사람들이었다. **헤로필로스**(Herophilos, 기원전 335년 무렵~기원전 280년 무렵)는 '뇌가 신경계의 중심'이라고 주장하며 대뇌와 소뇌가 있음을 제시했다. 또, 운동신경과 감각신경, 동맥과 정맥을 구별하고 전립샘과 샘창자에 이름을 붙였다. 그 제자인 **에라시스트라토스**(Erasistratos, 기원전 304년 무렵~?)는 혈관의 생리학에 대해 깊이 고찰하여 심장에 판막이 있음을 발견했다.

후세까지 깊힌 영향을 끼친 갈레노스

현존하는 가장 오래된 해부학 문헌은 고대 로마시대의 의사였던 **갈레노스**(Claudios Galenos, 129~216년)가 저술한 책이다. 갈레노스는 동물을 활발하게 해부하여 해부학 저서를 많이 남겼다. 온몸의 구조와 그 역할을 다룬 『인체 각 부분의 유용성』 전17권이나 그 해부 방법을 나타낸 『해부기술』 전15권 외에 뼈, 근육, 혈관, 신경을 각각 다루는 논설 등을 그리스어로 저술했다. 갈레노스의 해부학은 상당히 상세하고 이론적이며 명료하게 설명되어 있어서 많은 인기를 얻었다.

고대 로마에서는 **인체 해부가 허용되지 않았기** 때문에 갈레노스는 다양한 동물 특히, 사람과 많이 닮은 원숭이를 해부하도록 권장했다. 갈레노스의 해부기술과 지식은 타의 추종을 불허하며 의학 문헌에 대한 풍부한 지식, 명쾌한 이론 구성력이 어울려 로마 사회에서 의사로서 명성을 높일 수 있었다. 또한 갈레노스의 저서는 후세에 전해져 큰 영향을 끼쳤다.

갈레노스의 저서는 로마제국이 멸망하고 한동안 유럽에서는 잊혀졌지만, 동방의 나라로 전해져 아랍어로 번역되었다. 페르시아의 **이븐 시나**(Avicenna, 980~1037년)는 『의학정전(al-Qanun al-Tibb)』이라는 의학지식의 백과사전을 저술한 사람이다.

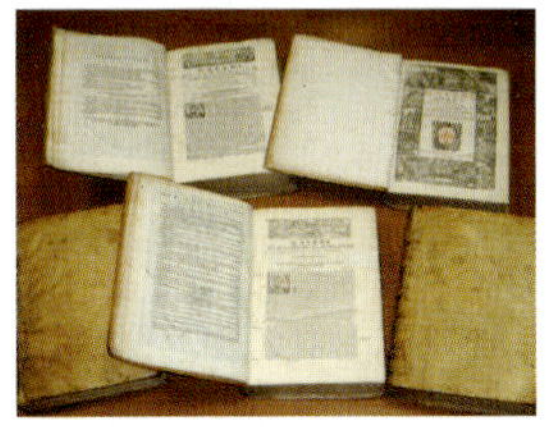
그림 1 라틴어역 『갈레노스 전집』(1625년) 전 5권

12세기 이후의 유럽에서는 고대 문화와 학술을 부흥하려는 움직임이 시작되었다. 갈레노스의 의학 문헌도 잇달아 라틴어로 번역되면서 갈레노스는 의사의 주군으로서 존경을 받았다. 또, **유럽에서는 인체 해부가 14세기 이후에 시작되었다.** 이탈리아 볼로냐대학교의 **몬디노**(Mondino, 1275~1326년)는 자신이 행한 인체 해부를 바탕으로 1316년에 『해부학(Anathomia)』을 저술했다. 16세기에 활판인쇄에 의한 출판이 활발해지면서 갈레노스의 저서도 전집 형태로 출판되어 보급되었다.

2 | 근대의학의 시작 — 16세기 해부학

직접 메스를 들고 걸작을 남긴 베살리우스

16세기에 들어서면 해부학에 큰 혁명을 일으키는 저서가 등장하는데, 바로 **베살리우스**(Vesalius, 1514~1564년)의 『인체해부에 대하여(De humani corporis fabrica libri septem)』(1543년)이다. 베살리우스는 지금의 벨기에 브뤼셀에서 태어나 23살에 의학박사 학위를 받고 파도바대학교의 해부학 교수가 되었다. 베살리우스는 강의 때 교수가 높은 자리에 앉는 관습을 무시하고 직접 해부하고 시범을 보였으며 해부학 강의 때 권위 있는 갈레노스 교과서를 읽는 대신 직접 해부를 통해 기존의 권위의식을 깨우치려고 노력하였다.

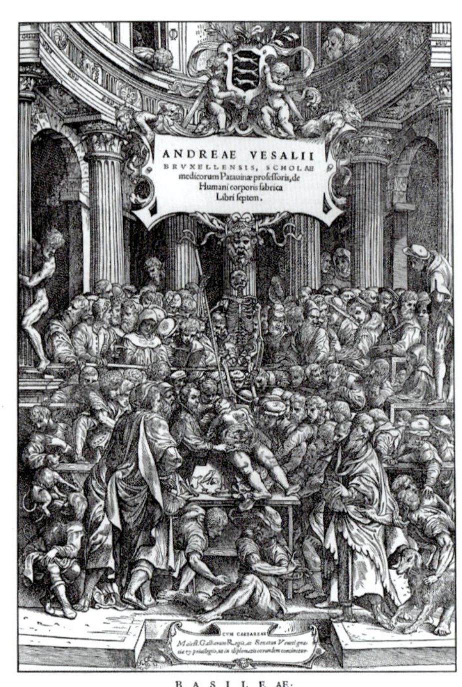

그림 2 베살리우스의 『인체해부에 대하여』 속표지로, 중앙 해부대 왼쪽에 베살리우스가 서서 직접 메스를 들고 해부하고 있다.

그 이전의 해부학자들은 직접 메스를 들고 인체를 해부하지 않고 서적을 통독하여 해석하는 일을 주로 해 왔다. 그러나 베살리우스는 갈레노스의 문헌에도 정통할 뿐만 아니라 **직접 인체를 해부하여** 사람들에게 알렸다. 그가 저술한 『인체해부에 대하여』의 속표지 그림은 그 사실을 상징적으로 표현하고 있으며 베살리우스는 해부대 옆에서 메스를 들고 실제로 인체를 해부하고 있다.

『인체해부에 대하여』는 폴리오판(지금의 A3판)으로 700페이지가 넘는 거대한 책이다. 전체가 7권으로 나뉘며 ①뼈, ②근육, ③혈관, ④신경, ⑤배의 내장, ⑥가슴의 내장, ⑦머리 기관을 다루고 있다. 세밀하고 예술적인 해부도가 사람들을 매료하면서 큰 영향을 끼쳤다. 특히 제1권 3장의 "골격인"과 제2권 14장의 '근육인' 그림은 보는 사람에게 압도적인 인상을 남겼다. 베살리우스는 『인체해부에 대하여』를 출판한 후 대학을 그만두고 신성로마제국 황제 찰스 5세의 시의(侍醫)가 되어 두 번 다시 학문의 세계로 돌아오지 않았다.

『인체해부에 대하여』의 해부도는 그 당시 고도로 발달한 목판와 기술을 구사한 걸작이다. 목판은 20세기 초반까지 남겨져 1934년에 해부도집 인쇄에 이용되었지만, 제2차 세계대전 때 뮌헨지구의 공습으로 아깝게도 소실되고 말았다.

16세기에는 동판화도 이용되기 시작했지만, 기술적으로 아직 미성숙한 단계였다. 베살리우스보다 다소 늦게 이탈리아의 **유스타키오**(Eustachio, 1524~1574년)가 동판화에 의한 해부도를 다수 제작하였으나 대부분이 생전에 출판되지 않고 묻혀 있다가 18세기에 들어 재발견되면서 1714년에 출판되었다. 유스타키오의 해부도는 동판화의 특징을 살려서 세부를 정확하게 표현하고 있지만, 그 표현이 어딘가 어색하여 예술적으로는『인체해부에 대하여』의 그림보다 훨씬 뒤진다.

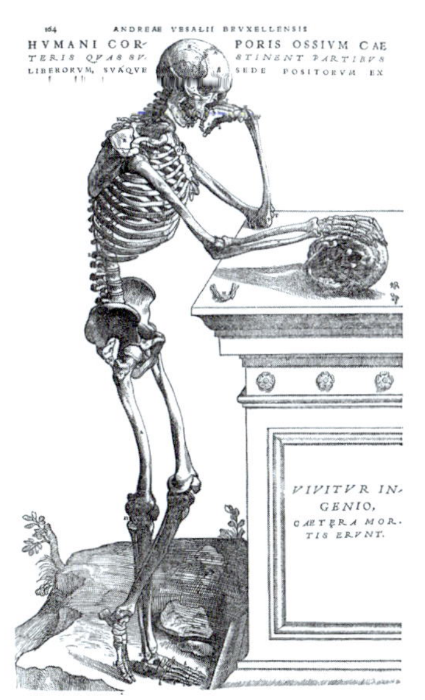

그림 3 베살리우스의『인체해부에 대하여』에 등장하는 골격인으로, 책상 위의 두개골에 손을 대고 생각에 빠져 있는 자세가 인상적이다.

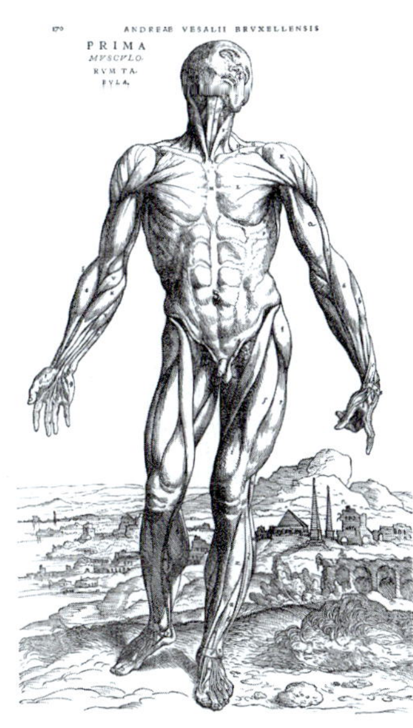

그림 4 베살리우스의『인체해부에 대하여』에 등장하는 근육인으로, 목가적인 풍경 속에 똑바로 서서 전면의 가장 바깥층 근육을 보여주고 있다.

3 | 인체의 탐구 — 17~18세기 해부학

하비(Harvey)의 혈액순환설이 갈레노스의 체액설을 제치다.

베살리우스 이후 인체나 동물의 해부가 활발하게 이루어지면서 다양한 발견이 있었다. 파도바대학교의 **파브리키우스**(Fabricius, 1533~1619년)는 동물의 발생이나 정맥의 판막을 상세하게 연구하면서 유럽 각국으로부터 학생을 받아들여 가르쳤다. 그 제자 중 한 사람인 영국의 **윌리엄 하비**(William Harvey, 1578~1657년)는 파브리키우스의 연구를 발전시켜 **혈액순환의 원리**를 이끌어 냈다.

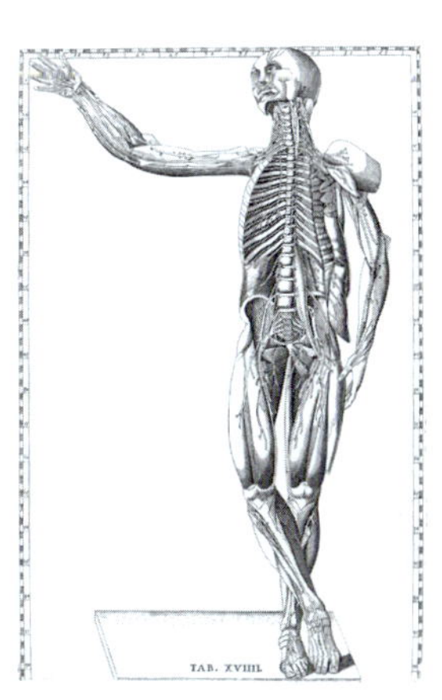

그림 5 유스타키오에 의한 척수 신경 해부도. 상세하게 잘 나타낸 동판화이지만, 표현이 어딘가 어색하다. 테두리는 위치를 가리키기 위한 자표이다.

하비 이전에는 심장, 동맥, 정맥을 봐도 지금처럼 혈액이 순환한다고는 생각하지 못했다. 제법 자세하게 해부를 한 베살리우스도 고대 갈레노스의 체액설에 따라 정맥, 동맥, 신경을 온몸으로 액체를 분배하는 파이프로 여겼다. '정맥혈은 장사에서 흡수된 영양을 바탕으로 간에서 만들어져 정맥을 통해 온몸으로 보내진다. 동맥혈은 정맥혈과 허파에서 흡입한 외부의 정기를 바탕으로 심장 오른쪽에서 만들어져 동맥을 통해 온몸으로 보내진다. 신경액은 동맥혈과 코에서 흡입한 외부의 정기를 바탕으로 뇌바닥의 혈관그물에서 만들어져 뇌실 안에서 기능함과 동시에 신경을 통해 온몸으로 보내진다.'라는 식의 해부 소견을 채택한 이론이다.

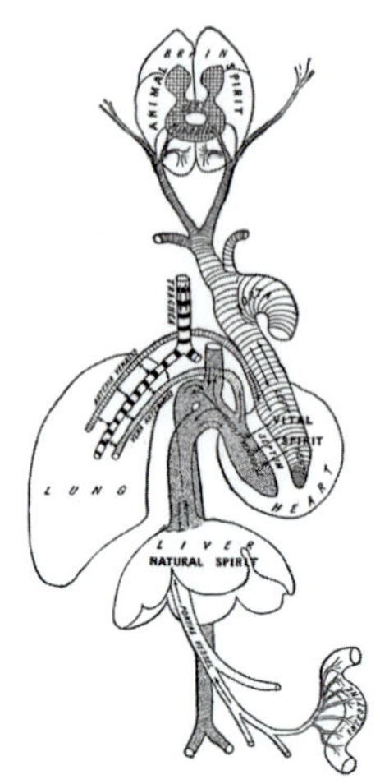

그림 6 갈레노스 이론의 이념도. 간에서 시작되는 정맥, 심장에서 시작되는 동맥을 표현하고 있다.

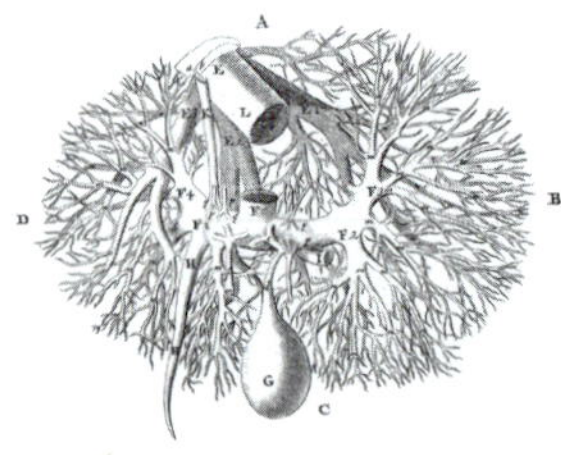

그림 7 글리슨 『간의 해부학』의 간 해부도. 간 내의 쓸개관 가지와 간정맥 가지가 상세하게 표현되고 있다.

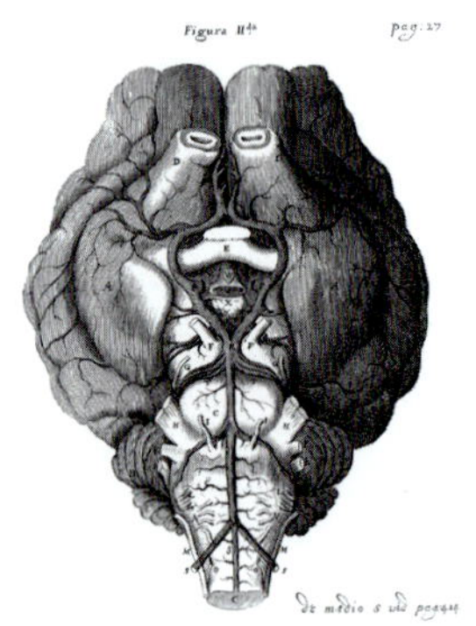

그림 8 윌리스 『뇌의 해부학』의 뇌바닥 해부도. 속목동맥과 척추동맥의 가지가 뇌바닥에서 동맥고리를 만드는 모습이 표현되고 있다.

하비는 동물의 생체 해부와 정맥판막의 관찰을 바탕으로 치밀하게 고찰하여 혈액이 온몸을 순환한다는 사실을 밝혔다. 이에 따라 갈레노스 학설의 핵심이 부정되면서 갈레노스의 권위는 실추하였다.

림프관과 다양한 분비샘의 발견

17세기에는 해부학 연구가 활발하게 이루어지면서 인체의 구조와 기능에 대한 새로운 발견이 다양하게 있었다. 이탈리아의 **아셀리**(Aselli, 1581~1625년)는 창자간막 (mesentery) 안에서 **림프관을 발견**하여 1627년에 보고했다. 영국의 **글리슨**(Glisson, 1597~1677년)은 간을 상세하게 해부하여 『간의 해부학』(1654년)을 발표했으며 간소엽(hepatic lobule)의 가장자리에 있는 결합조직영역에 자신의 이름(글리슨초, Glisson's sheath)을 남겼다. 영국의 **윌리스**(Willis, 1621~1675년)는 뇌의 구조를 연구하여 『뇌의 해부학』(1664년)을 저술하고, 뇌의 바닥에 있는 대뇌동맥고리(cerebral arterial circle)에 이름을 남겼다(**윌리스동맥고리**, artrial circle of Willis). 이탈리아의 **말피기**(Malpighi, 1628~1694년)는 현미경을 이용하여 다양한 장기를 관찰하여 모세혈관(1661년)과 콩팥의 **토리**(**사구체**)(1666년)를 보고했다.

내장 영역에 있는 육질의 구조는 '샘(gland)'이라고 불렸지만, 그 작용은 밝혀지지 않았다. 그러나 17세기부터 18세기에 걸쳐 이자(pancreas)와 침샘(타액선, salivary gland)에서 도관(duct)이 발견되면서 **샘이 액체를 분비하는 장기인 사실이 밝혀졌다**. 이자관(췌장관, pancreatic duct)은 **비르숭**(Wirsung)이 1642년에, 턱밑샘관(악하선관, submandibular duct)은 **와튼**(Wharton)이 1656년에, 귀밑샘관(이하선관, parotid duct)은 **스테노**(Steno)가 1662년에 보고했다. 또, 새로운 샘도 잇달아 발견되었다. 큰질어귀샘(대전정선, greater vestibular gland)은 **카스파르 바르톨린**(Caspar Bartholin) **2세**가 1677년에, 샘창자샘(십이지장선, duodenal gland)은 **브루너**(Brunner)가 1687년에, 창자샘(장선, intestinal gland)은 1688년에 **말피기**가, 망울요도샘(구요도선, bulbourethral gland)은 1697년에 **쿠퍼**(Cowper)가 발견했다.

인체의 생리기능을 논한 부르하버

18세기에 들어서면서 인체의 구조를 다루는 해부학과 기능을 다루는 생리학이 분리되기 시작하였다. **부르하버**(Boerhaave, 1668~1738년)는 네덜란드의 레이덴대학 교수로, 교육자로서 명성을 얻어 유럽 각국에서 많은 학생이 찾아와 부르하버 밑에서 의학을 배웠다. 부르하버의 『의학론(Institutiones medicae)』(1708년)은 상당히 인기가 높은 의학 교과서로, 그 주요 부분인 '생리학'에서는 사색적인 원리를 없애고 소화·흡수, 순환·호흡, 뇌, 내장, 근육, 감각, 생식 등 구체적인 생리기능을 다루며 개별 기관에 관한 생리학의 시초가 되었다. **할러**(Albrecht von Haller, 1708~1777년)는 부르하버의 제자로 괴팅겐대학 교수를 역임하며 『생리학 초보』(1747년)와 『인체생리학(Elementa Physiologiae Corporis Humani)』 8권(1757~1766년)을 저술하여 인체생리학의 기초를 구축했다. **윈슬로**(Winslow, 1669~1760년)는 파리왕립식물원의 해부학 교수로, 주요 저서인 『인체구조의 해부학 시설』(1732년)은 기능에 대한 설명이나 가설에 따른 추론을 배제하고 해부를 통해 눈에 보이는 인체의 구조만 다루는 과학적인 기술해부학(descriptive anatomy)을 구축했다.

학습자용 해부학서의 등장

18세기에는 **학습자용의 간편한 해부학서**가 등장했다. 특히, 영국 출신인 체즐던의 저서와 독일 출신인 쿨무스의 저서는 크게 인기를 끌어 증판을 거듭하며 다른 언어로도 번역되었다.

체즐던(Cheselden, 1688~1752년)은 솜씨 좋은 외과의로서 명성을 얻었을 뿐만 아니라 런던에서 해부학 강좌를 열고 그 강좌를 위해 『인체해부학(Anatomy of the Human Body)』(1713년)을 영어로 출간했다. 『인체해부학』은 총 4권으로 각 권말에 간략한 해부도가 있으며 또 운동기를 중점적으로 다루어 외과학에 도움되는 해부학 저서이며, 독일어판도 출간되었다.

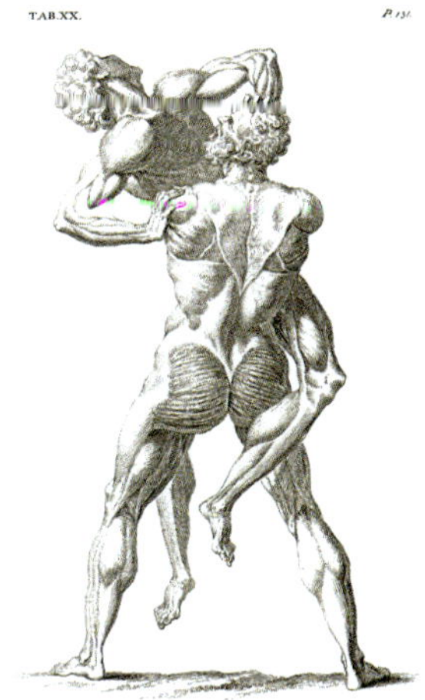

그림 9 체즐던 『인체해부학』의 근육 해부도. 판형은 21x13cm로, 증판을 거듭하면서 내용이 개정되어 제8판에서는 초판보다 페이지수가 20% 이상 늘어났다.

쿨무스(Kulmus, 1689~1745년)는 그단스크에 있는 김나지움(Gymnasium; 독일의 고등학교)에서 교수를 역임하며 『해부도보(Anatomische Tabellen)』(1722년)를 독일어로 출간했다. 증판을 거듭하며 라틴어판, 네덜란드어판, 프랑스어판도 출간되었다.

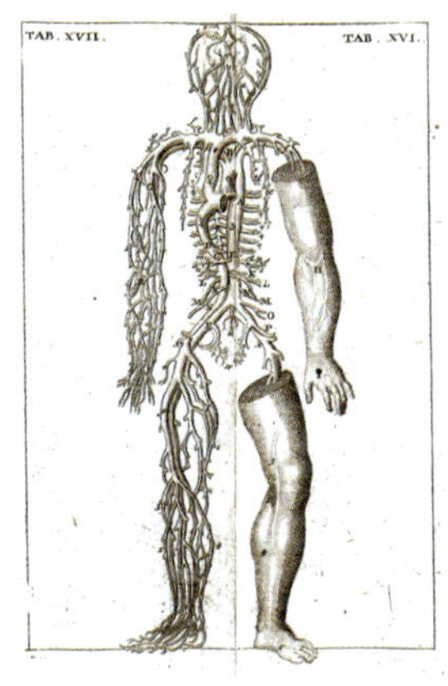

그림 10 쿨무스 『해부도보』의 심장 해부도. 판형은 18x11cm로, 본문은 항목별로 조록과 해설문으로 나누어 개요를 파악하기 쉽게 되어 있다.

4 | 실험실 의학의 발전 — 19세기 해부학

의학과 생물학을 크게 바꾼 '세포'라는 발상

19세기에 들어 의학에 큰 변화가 생기면서 그에 따라 해부학도 크게 바뀌었다. 현미경을 이용한 해부학 연구는 이 변화를 일으키는 큰 원동력이 되었다.

18세기까지의 의료는 고대와 크게 바뀐 것이 없었다. 질병은 체액의 균형이 무너지면 발생한다고 여기고, 몸에 갖추어진 자연치유력을 조장하기 위한 식사요법이나 운동요법 등을 통해 치료가 이루어졌다. 이 시대의 의료는 의사가 환자의 집으로 불려 갔기 때문에 '병상 의학(bedside medicine)'이라고 할 수 있다.

그런데 18세기 말 무렵부터 유럽 각국에 큰 병원이 건설되어 환자가 병원에서 의료혜택를 받게 되면서 병리해부가 적극적으로 이루어지게 되었다. 장기(organ)의 변화가 주목을 받게 되면서 **질병은 장기의 이상으로 발생한다**고 여기게 되는데, 이 시대의 의료를 '병원 의학(hospital medicine)'이라고 한다.

19세기 중반 무렵부터는 독일의 대학을 중심으로 실험실에서 연구가 활발하게 이루어지면서 그 연구 성과에 따라 질병의 진단과 치료가 시행되었다. 이번에는 질병이 **세포나 화학적 물질의 이상으로 발생한다**고 여겨지게 되는데, 이 시대의 의료는 '실험실 의학(laboratory medicine)'이라고 한다.

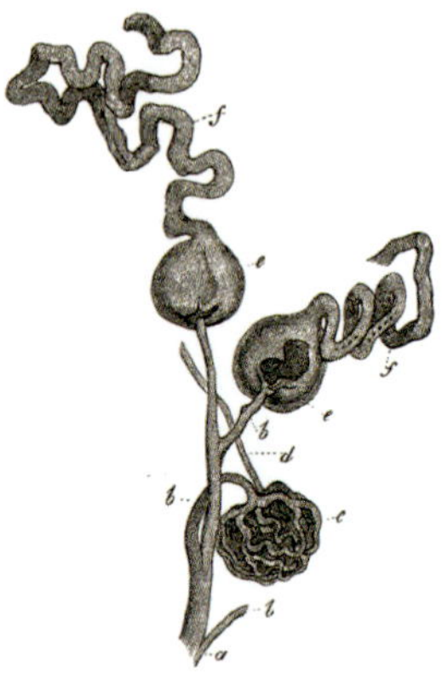

▦ 조직학의 창시자 쾰리커

Fig. 363.

그림 11 쾰리커 『인체조직학 편람』의 콩팥 토리와 요세관 해부도. 판형은 24x16cm으로, 목구목판화에 의한 그림이다.

세포는 이미 17세기에 **로버트 훅**(Robert Hooke, 1635~1703년)에 의해 초기 현미경으로 관찰되었다. 그러나 19세기 초반까지는 세포를 식물이나 동물의 몸에 보이는 작은 공포(vacuole)와 같은 것으로 간주하였다. 이것을 **생명의 단위**라는 위치까지 높인 것은 식물에 대해 1838년에 **슐라이덴**(Schleiden, 1804~1881년)이, 동물에 대해 1839년에 **슈반**(Schwann, 1810~1882년)이 제창한 '세포설'이다. 두 사람은 세포가 증식하는 사실과 수정란도 세포이며, 거기서 발생한 식물과 동물의 인체도 세포로만 되어 있음을 주장했다. 그러나 세포의 증식 기전은 밝혀지지 않았으며 그 이후에 이루어진 연구를 통해 알려졌다.

인체의 장기를 만드는 재료를 조직(tissue)이라고 하고, 그 성립 과정을 세포의 집합으로서 탐구하는 조직학은 해부학 안의 큰 분야가 되었다. **쾰리커**(Kolliker, 1817~1905년)의 『인체조직학 편람(Handbuch der Gewebelehre des Menschen)』(1852년)은 최초의 체계적인 조직학서로서 높이 평가를 받았다. **피르호**(Virchow, 1821~1902년)는 질병의 원인은 세포의 이상에서 찾아야 한다고 주장하고 『세포병리학(Cellularpathologie)』(1858년)을 저술했다.

▦ 발생학을 크게 바꾼 다윈의 진화론

19세기의 의학과 생물학에 큰 영향을 끼친 또 하나의 이론은 진화론(evolution theory)이다. 18세기 말 무렵부터 생물이 진화했다고 하는 개념은 있었는데, 여기에 과학적인 기초를 더해 사람들이 인정하도록 만든 것은 영국의 **다윈**(Darwin, 1809~1882년)에 의한 『종의 기원(On the Origin of Species by Means of Natural Selection)』(1859년)이다. 진화론을 과연 받아들여야 하는가에 대한 격렬한 논쟁을 불러일으켰고 사회와 사상에도 큰 영향을 끼쳤다.

인체의 발생과정을 연구하는 발생학은 19세기 초반부터 활발하게 연구가 이루어졌다. 독일의 **카를 베어**(Karl Ernst von Baer, 1792~1876년)는 배엽(germ layer) 형성 등 개체 발생의 주요 과정을 밝혀 발생학의 창시자로 꼽히고 있다. 발생학도 진화론의 영향을 크게 받아 개체 발생과 진화의 관계가 주목받기 시작했고, 독일의 **헤켈**(Ernst Heinrich Haeckel, 1834~1919년)이 말한 "**개체 발생은 계통 발생을 반복한다.**"라는 말이 널리 알려지게 되었다.

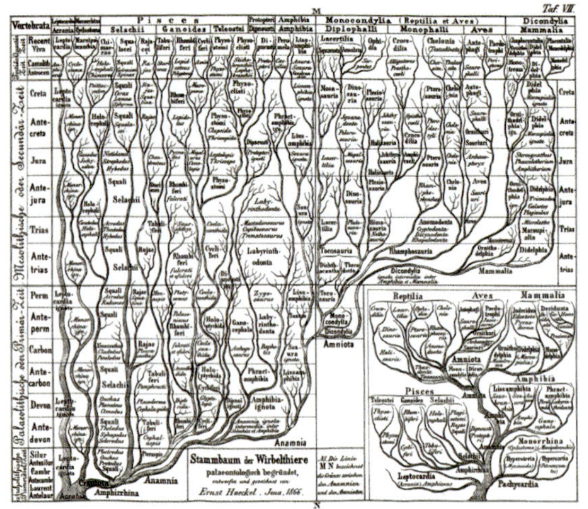

그림 12 헤켈 『생물체의 일반 형태학』의 척추동물 진화계통수. 하나의 종에서 여러 종으로 진화할 수는 있어도 그 반대는 없다고 하는 기본 원칙이 표현되어 있다.

이윽고 **세포설과 진화론을 배경으로 체계적으로 구성된 해부학서**가 저술되었다. 인체를 기관계로 나누는 계통해부학은 독일의 **헨레**(Friedrich Gustav Jacob Henle, 1809~1885년)가 저술한 『인체계통해부학 편람(Handbuch der systematischen Anatomie des Menschen)』 전3권(1855~1871년)에서 시작된다. 나아가 진화론을 배경으로 발생을 중요시한 해부학서로는 독일의 **게겐바우어**(Karl Gegenbaur, 1836~1903년)의 『인체해부학 입문(Textbook of Human Anatomy)』(1883년)이 유명하다. 영국의 **그레이**(Gray, 1825~1861년)는 외과적 응용을 중시한 『해부학, 기술과 외과

(Anatomy: descriptive and Surgical)』(1858년)를 저술하고 높은 평가를 얻어 지금까지 개정을 거듭하고 있다. 프랑스에서는 넓은 시야의 균형적인 해부학서로서 **테스튀**(Testu, 1849~1925년)의 『인체 해부학 개론』 전3권(1889~1892년)이 인기를 끌었다.

5 | 해부학의 발전

베살리우스를 뛰어넘는 새로운 표현을 추구

베살리우스의 『인체해부에 대하여』(1543년)는 목판화에 의한 해부도였다. 그 당시의 해부학서는 프랑스인 **에띠엔느**(Etienne, 1505~1564년)의 『인체 각부 해부』(1545년) 등 목판화에 의한 해부도가 널리 이용되었다. 그러나 그 무렵부터 동판화에 의한 해부도가 이용되면서 17세기부터 18세기에 걸쳐 해부학서에 이용되는 그림은 모두 동판화로 제작되었다.

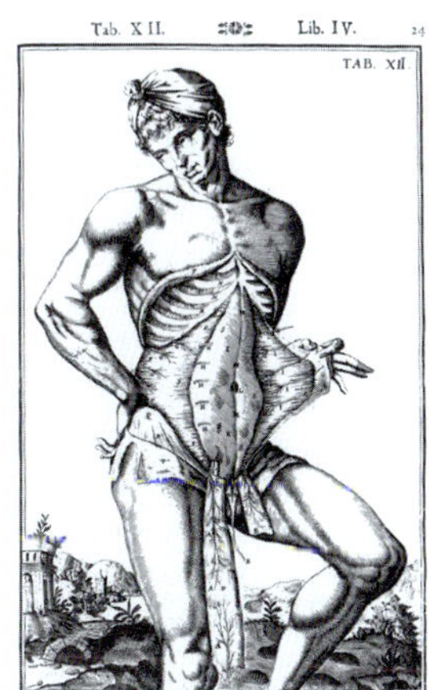

그림 13 카세리오 『해부학 도보』의 복벽 근육 해부도. 남녀노소가 다양한 자세를 취하고 등장한다.

베살리우스 『인체해부에 대하여』의 해부도는 매우 큰 영향을 끼쳐 17세기 초반까지는 해부학서에 『인체해부에 대하여』의 그림을 모방한 해부도가 수많이 이용되었다. **발베르데**(Valverde, 1520~1588년)의 『인체구조지』 (1556년), **가스파르 보앵**(Gaspard Bauhin, 1560~1624년)의 『해부 극장(Theatrum anatomicum)』(1605년) 등 인기가 높은 해부학서에도 『인체해부에 대하여』의 해부도가 이용되었다. 17세기에 들어서 겨우 『인체해부에 대하여』의 영향에서 벗어난 독자적인 해부도가 만들어지기 시작했다.

카세리오(Giulio Casserio, 1552~1616년)는 파도바대학의 파브리키우스 아래에서 해부학을 가르친 인물이다. 생전에 그린 많은 동판화 해부도는 카세리오가 죽은 다음 『해부학 도보』(1627년)로서 출간되었다. 나체의 인물이 풍경 속에서 해부된 부분을 보란 듯이 자랑스레 자세를 취하고 서 있는데, 우화 속의 삽화라고 보아도 무방할 정도이다.

비들루(Govard Bidloo, 1649~1713년)는 의학 학위를 딴 후 암스테르담에서 개업했지만, 『인체해부학 105도』 (1685년)를 출판하고 명성을 높여 라이덴대학 교수가 되었다. 비들루의 해부도에는 인체를 해부하는 장면이 묘사되어 있다. 피부, 근육, 내장 등의 질감 차이가 다양한 굵기의 선으로 표현되어 숨 막힐 정도로 박력이 있다. 비들루의 해부도에는 묘사되는 해부체와 그것을 보는 관찰자가 같은 공간과 시간을 공유하고 있으며 특정한 날짜와 장소에서 해부된 특정 인체가 그려져 있다.

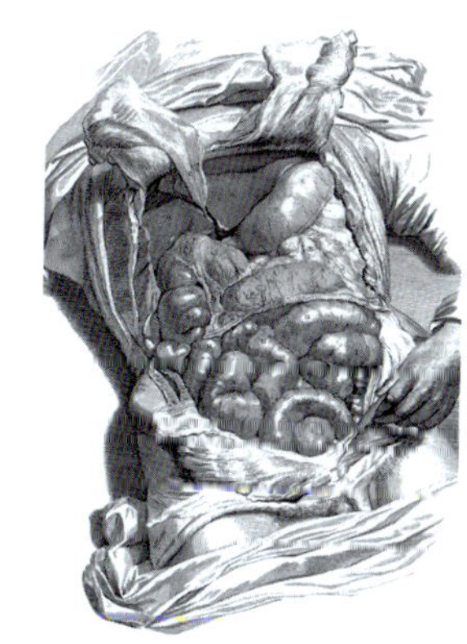

그림 14 비들루 『인체해부학 105도』의 복부 내장 해부도. 판형은 51x35cm로, 동판화의 기술을 구사하여 표현된 인체는 사진처럼 생생하다.

알비누스(Albinus, 1697~1770년)는 부르하비의 비들루의 제자로, 라이덴대학의 해부학 교수가 되어 『인체의 골격과 근육에 대한 목록(Tabulae sceleti et musculorum corporis humani)』(1747년)을 출간했다. 이는 골격인과 단계적으로 해부한 근육인을 다양한 방향에서 표현한 그림을 중심으로 하는 해부도감인데, 알비누스의 골격인과 근육인은 비들루 이상으로 정밀하고 아름답지만, 밀려오는 박력은 약하다. 왜냐하면 알비누스가 표현한 것은 해부 현장의 현실감이 없는, 시공을 초월한 보편적이고 이상적인 인체이기 때문이다.

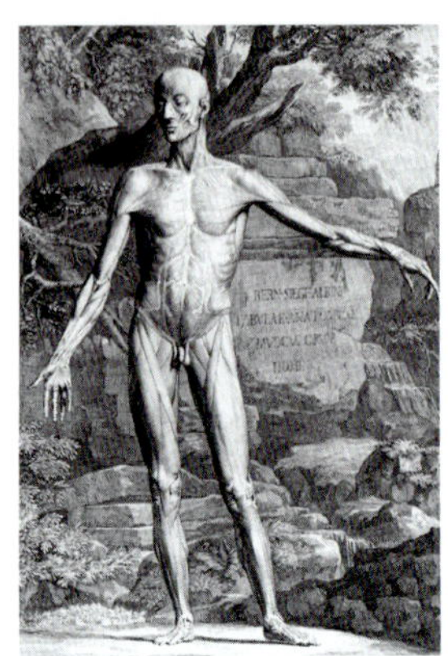

그림 15 알비누스 『인체의 골격과 근육에 대한 목록』의 근육인 해부도. 70x50cm의 거대한 책으로, 배경의 돌에는 '알비누스, 인체근육도'라고 새겨 있다.

▦ 본문과 그림을 같은 페이지에 수록할 수 있는 새로운 기술, 목구목판화

19세기에 들어서면서 동판화를 대신하여 **석판화**(lithography)라고 하는 새로운 판화기술이 등장했다. 동판화는 세세한 선의 묘사를 특기로 하지만, 석판화는 부드러운 다단조의 표현을 특기로 하며 컬러인쇄도 가능하다. 클로케(Cloquet, 1790~1883년)의 『인체해부학』 전5권(1821~1831년), 푸아죄유(Poiseuille, 1797~1869년)의 『인체해부학 전제요』 전16권(1832~1854년), 퀘인(Quain, 1796~1865년)과 윌슨(Wilson, 1809~1884년)의 『해부학 도감』 (1842년)이 그 대표이다.

18세기 중반부터 19세기 전반까지 기술(description)을 주체로 하는 해부학 교과서에는 해부도가 사라졌다가 1840년 무렵부터 다시 그림이 등장했다. 여기에는 **목구목판화**라는 새로운 인쇄기술의 등장이 크게 관여하고 있다. 해부도에 널리 이용된 동판화나 석판화는 활자로 된 본문과 같은 지면에 인쇄할 수 없었다. 목구목판화는 세밀한 표현력은 뒤떨어지지만, 본문과 같은 페이지에 그림을 인쇄할 수 있기 때문에 **본문과 그림을 유기적으로 연결한 편집**이 가능해졌다. 그 이후 해부학서에는 본문에 그림을 배치하는 스타일이 널리 이용되고 있다.

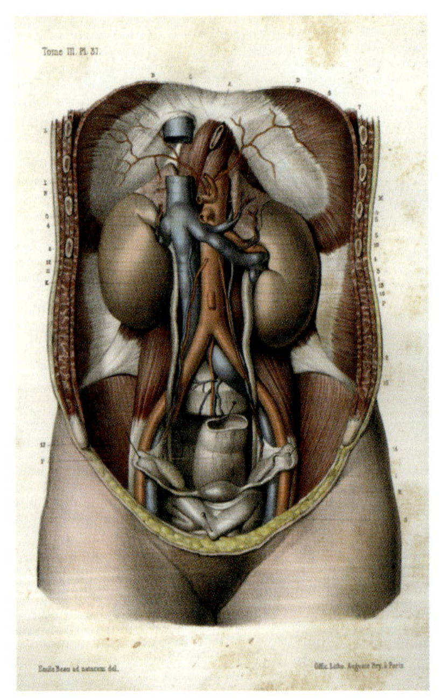

그림 16 보나미 『인체 기술해부학 도감』의 흉복부 내장 해부도. 보나미는 프랑스 낭트의 의사. 석면화에 의한 부드럽고 선명한 색조가 특징적이다.

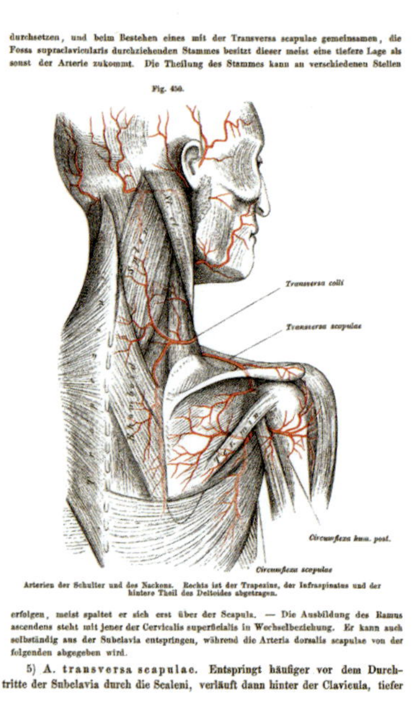

durchsetzen, und beim Bestehen eines mit der Transversa scapulae gemeinsamen, die Fossa supraclavicularis durchziehenden Stammes besitzt dieser meist eine tiefere Lage als sonst der Arterie zukommt. Die Theilung des Stammes kann an verschiedenen Stellen

Fig. 456.

Arterien der Schulter und des Nackens. Rechts ist der Trapezius, der Infraspinatus und der hintere Theil des Deltoides abgetragen.

erfolgen, meist spaltet er sich erst über der Scapula. — Die Ausbildung des Ramus ascendens steht mit jener der Cervicalis superficialis in Wechselbeziehung. Er kann auch selbständig aus der Subclavia entspringen, während die Arteria dorsalis scapulae von der folgenden abgegeben wird.

5) A. transversa scapulae. Entspringt häufiger vor dem Durchtritte der Subclavia durch die Scaleni, verläuft dann hinter der Clavicula, tiefer

그림 17 게겐바우어 『인체해부학 입문』의 경부 동맥 해부도와 본문. 게겐바우어는 인체를 기능별로 분류하여 기관계라고 명명했다.

6 | 우리나라의 해부학

본격적인 인체 해부는 19세기 말부터 시작

우리나라는 죽은 사람을 산 사람보다 더 소중히 여기는 풍습 때문에 사람을 해부하는 일은 생각조차 할 수 없었다. 그러나 사람의 구조를 탐구하려는 목적으로 임진왜란(16세기) 때 인체를 해부했다고 하는 기록이 있다. 그때는 전쟁 탓에 길거리에 많은 시체가 나뒹굴었고, 당시 참판이던 전유형이 시체 3구를 해부했다고 한다(이익의 성호사설). 그 해부에 관한 기록은 전해 내려오는 것이 없어 더는 발전하지 못했다.

우리나라에서 체계적으로 인체 해부가 시작된 것은 서양의학이 들어온 이후부터이다. 의학교육은 19세기 말에 시작되었는데, 본격적으로 해부를 시작한 것은 기록으로 보아 1910년 전후이다. 무연고 변사자, 사형수 등이 해부에 이용되었는데, 당시는 일본의 식민통치기간으로 행정기관의 협조가 있었던 것으로 추측된다. 우리나라의 서양의학은 서양 선교 의사를 통해 들어왔고 광복 이전까지 서양 의학자 중에 해부학 전공 교수는 없었던 것으로 판단된다.

한국 최초의 해부학 교과서 등장

1885년 4월 앨런(Horace N. Allen)에 의해 세워진 광혜원을 모태로 1886년 3월 우리나라 최초의 서양의학 교육기관인 제중원 의학당이 설치되었다. 1893년에 캐나다 토론토대학에 교수로 있던 에비슨(Oliver R. Avison)이 제중원에 와서 1895년에 해부학을 교육하였고, 학생이던 조수와 함께 1868년도에 발행된 미국판 그레이 해부학(Gray's Anatomy) 교과서를 번역한 것이 우리나라 해부학 교육서의 효시이다.

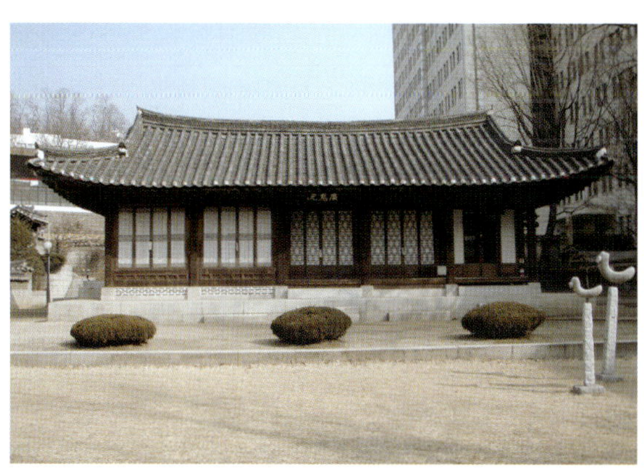

그림 18 1885년에 설립된 한국 최초의 근대식 의료기관이자 의학교육 기관인 광혜원

그 후 그레이 해부학을 번역한 원고가 불에 타 없어지게 되자 에비슨은 영어에 뛰어난 김필순이라는 조수와 함께 이번에는 참고용으로 사들였던 이마다 츠카네(今田束)의 실용해부학(實用解剖學)이라는 책을 번역했다. 이 책은 원본처럼 3권으로 구성되며, 속표지에는 '대한국사인 김필순 번역, 대영국의사 어비신 교열, 해부학, 일천구백륙년 대한황성제중원 출판'이라고 인쇄되어 있다.

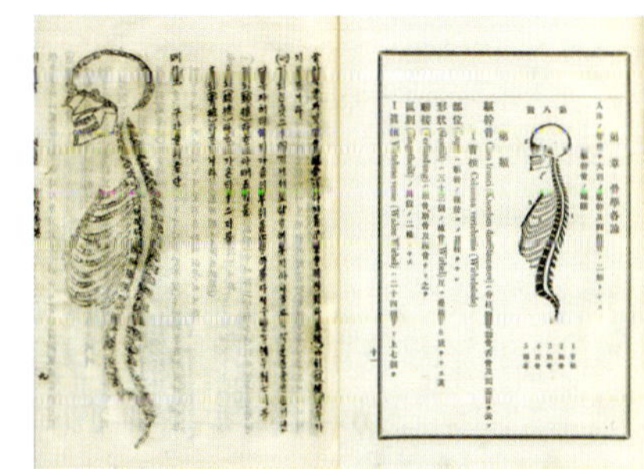

그림 19 김필순이 번역하고 에비슨이 교열한 〈해부학〉(1906). 왼쪽 그림이 번역본이고 오른쪽 그림이 원본이다. ©동은의학박물관

의학 교육을 발전시키는 시신 기증

시신을 직접 해부할 수 있었던 16세기부터 의학은 급진적으로 발달하게 되었다고 할 수 있다. 당시 유럽에서는 국가에서 시신을 해부할 수 있게 배려해 주었고, 이러한 전통 때문인지 서양의 많은 나라에서는 행정 당국이 해부를 돕고 있다.

구체적으로 현재 미국에서는 많은 주에 관련 기관이 설치되어 기증된 시신이나 연고가 없는 시신을 각 대학으로 보내주는 일을 하고 있다. 영국의 브리스톨대학에서는 지방신문을 통해 시신기증을 홍보한 결과, 인구 50만 명 규모의 도시에서 불과 몇 년 사이에 4,000명 이상이 시신기증을 등록했다고 하며, 덴마크의 코펜하겐대학에서는 기증된 시신으로 해부학 실습을 충당한다고 한다. 심지어 스위스의 제네바대학은 시신기증자가 너무 많아서 기증자의 조건을 제한할 정도라고 한다. 일본에서는 한때 지금의 우리나라처럼 시신이 부족하여 어려움을 겪었으나 1949년에 시체해부보존법이 제정되면서 인체 해부에 법적 근거가 부여되자 대학이주체가 되어 시신을 수집하게 되었고, 시신기증운동도 활발히 일어나면서 어려움이 없어졌다고 한다.

우리나라에서 해부를 위해 시신을 기증한 사람은 기록상으로 1929년 오근호라는 사람이 처음이었다. 독립운동을 하다가 체포되어 감옥에 수용되었고 감옥에서 병을 얻어 당시 세브란스병원에 입원했는데, 시체가 없어 의학 교육에 어려움이 있다는 말을 듣고 29살 나이에 삶을 끝내면서 자신의 몸을 샅샅이 해부하라고 유언했다고 한다.

이후 의학의 발전을 위해 사후 자신의 시신을 의과대학에 기증하는 사람이 점차 증가하고는 있으나 현실적으로 해부학 교육과 연구에 필요한 시신이 절대 부족하여, 의학교육이 어려운 실정에 직면해있다. 이상적인 의학 교육을 위해서는 더욱더 많은 사람의 관심과 기증이 필요하다.

해부학은 실제의 인체를 관찰함으로써 비로소 충실한 연구가 가능해진다. 시신기증에 앞장서서 협력해 주신 사람들에게 감사하는 마음을 가지면서 해부학을 배우기 바란다.

3. 해부학 용어(anatomical term)

해부학을 학습하는데 있어 가장 기본이 되는 인체 각 부위의 명칭을 습득한다는 것은 결코 쉬운 일이 아니다. 그러나 의학을 공부하는 학생이든 의료분야에 종사하는 사람이든 의사소통을 하기 위해서는 특정 부분에 대한 진단과 치료에 있어 원활한 용어의 사용이 필수적이다. 의료의 모든 분야에 있어 누구든 교류를 하기 위해서는 통일되고 일관된 언어를 사용하는 것이 기본적인 학습의 시작이 될 것이다. 또한 세계 각국의 여러 학자들 사이의 학술교류나 정보교환에 있어 정확한 의사소통을 위해서도 필수적인 것이다. 그런 의미에서 볼 때 인체의 어떠한 구조에 대한 통일된 명칭을 사용하는 것이야 말로 선행되어야 할 요건이 된다. 해부학을 연구하는데 사용되는 각 구조에 대한 명칭은 1895년 바즐해부학용어(BNA)의 원칙을 바탕으로 하여, 1955년 파리해부학용어(BNA 또는 NA)를 국제적인 공통 언어로 사용하기 시작하였고, 1998년부터는 Terminologia Anatomica(TA)라고 부르고 있다. NA에서 발표하고 사용하는 해부학의 용어는 라틴어로 제정되었는데 그 이유는 라틴어는 이제는 세계 어느 곳에서도 상용어로 사용하지 않는 '사어', 즉 '죽은 말'이므로 시대에 따라 그 의미가 변화하지 않기 때문이다. 이러한 과정으로 세계 각 나라에서는 이와 같이 정해진 라틴어로 된 해부학용어를 자국의 고유의 언어로 번역하여 사용하고 있다. 우리나라에서는 일본말로 번역한 해부학용어를 그대로 우리용어로 사용하여 왔으나, 그 뜻이 우리의 실정에 맞지 않고 또한 어려운 한자로 되어 있어 그동안 적절한 우리말로 바꾸려는 시도가 끊임없이 계속되어 왔다. 그 후 한자로 사용해오던 용어들은 1978년 대한해부학회에서 해부학용어집 첫째판을 출판한 이후 개정을 거쳐 현재까지 사용되고 있으며, 이 책에서는 여섯째판의 용어를 사용하였다.

1 | 해부학자세(anatomical position)

해부학은 기본적으로 인체를 구성하는 각종 구조에 내한 형태를 이해하고 아울러 그 명칭을 익히는 것이 중요하다. 방향이나 위치를 표시할 때 인체의 자세에 따라 위, 아래, 오른쪽, 왼쪽 등이 바뀌게 되면 위치나 방향에 혼동이 생기므로 해부학에서는 그 기준을 일정하게 설정하기 위해 해부학자세(anatomical position)를 규정한다.

사람의 해부학자세는 흔히 생각하는 것처럼 '차려자세'가 아니라 똑바로 서서 자연스럽게 발을 모으고 눈을 수평위치에서 정면을 바라보며 몸통 양옆에 팔을 자연스럽게 늘어뜨리고 손바닥을 펴서 손바닥이 앞을 향하도록 하는 자세이다.

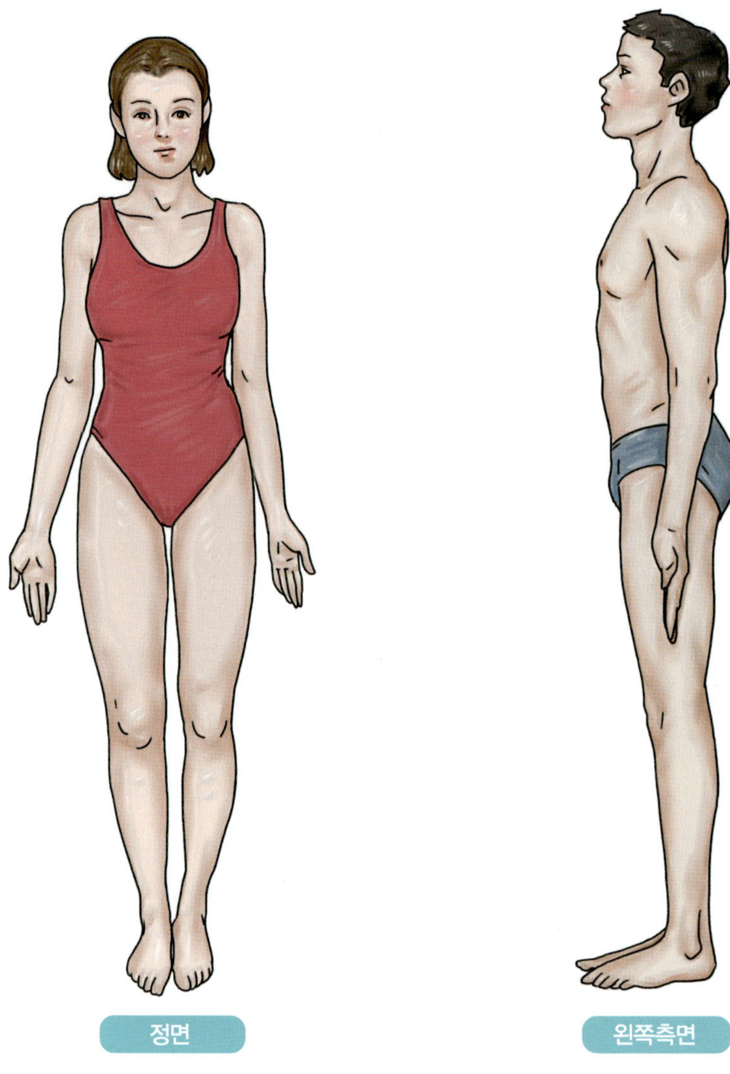

그림 1-1 해부학자세

2 | 해부학적 면(anatomical plane)

인체의 구조적인 측면을 관찰할 때 해부학자세에서 몸을 여러 방식으로 절단하여 외부와 내부에서 관찰하기 쉽게 만든다. 절단면은 그때 자른 방향을 기준으로 해부학 연구나 의료의 처치 등에 사용된다. 몸을 입체적으로 나눈는 평면에는 3가지(수평면, 시상면, 관상면)가 있다. 인체를 위와 아래로 나누는 수평면(가로면, horizontal plane), 몸이나 기관을 오른쪽·왼쪽으로 나누는 시상면(sagittal plane), 정 중앙을 통과하는 선은 정중선(median line)이며, 오른쪽·왼쪽 대칭이 되도록 똑같이 나눌 수 있는 정 중앙에 위치하는 면을 정중면(median plane) 또는 정중시상면(midsagittal plane)이라고 한다. 인체나 기관을 앞뒤로 나누는 면을 관상면(coronal plane)이라 한다. 이러한 3가지 평면을 따라 인체를 절단하여 생긴 면을 단면이라 하고 각각의 이름을 수평단면(horizontal section), 시상단면(시상면절단, sagittal section), 관상단면(coronal section)이라고 한다.

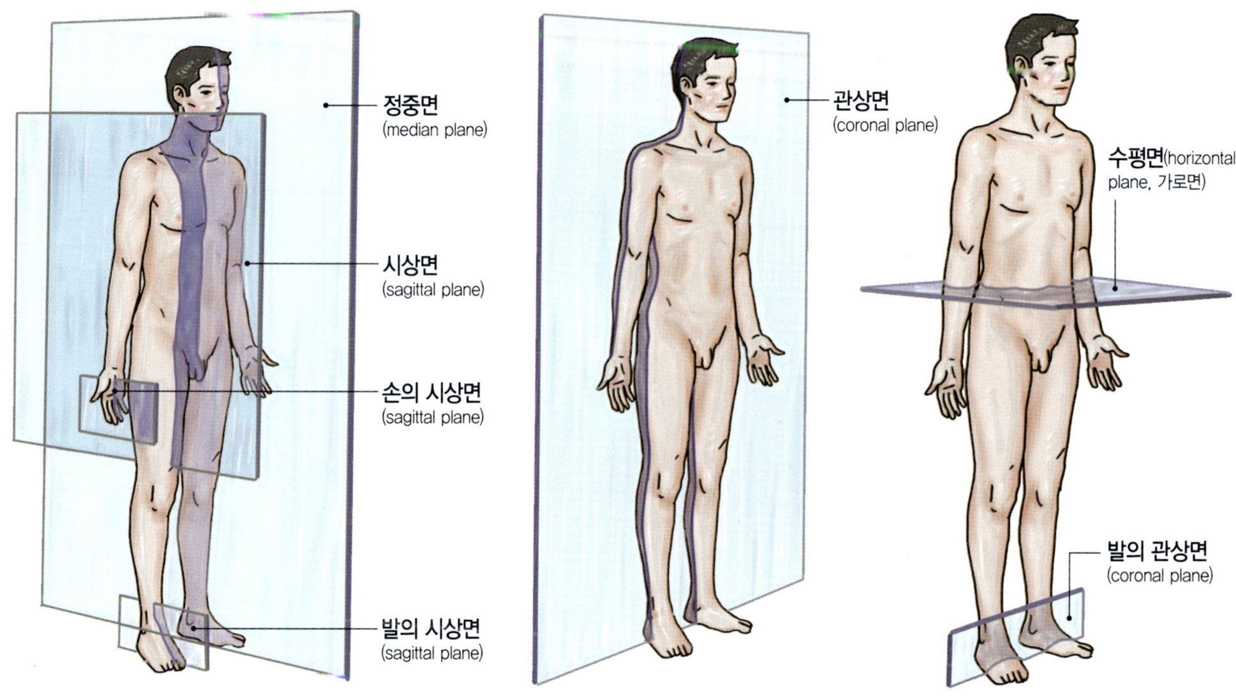

그림 1-2 해부학적 면

3 | 인체의 위치 용어

해부학자세에서 인체의 구조와 또 다른 구조의 상대적 위치를 정확하게 표현하기 위하여 사용하는 용어를 표 1-1에 설명하였다.

표 1-1 인체의 위치 용어

용 어	영 어	의 미
앞쪽	anterior	바로 선 자세에서 앞면에 가까운 쪽
뒤쪽	posterior	바로 선 자세에서 뒷면에 가까운 쪽
위쪽	superior	바로 선 자세에서 머리에 가까운 쪽
아래쪽	inferior	바로 선 자세에서 발에 가까운 쪽
안쪽	medial	정중면에 가까운 쪽
가쪽	lateral	정중면에 먼 쪽
몸쪽	proximal	몸통에 가까워지는 방향을 말함
먼쪽	distal	몸통에서 멀어지는 방향을 말함

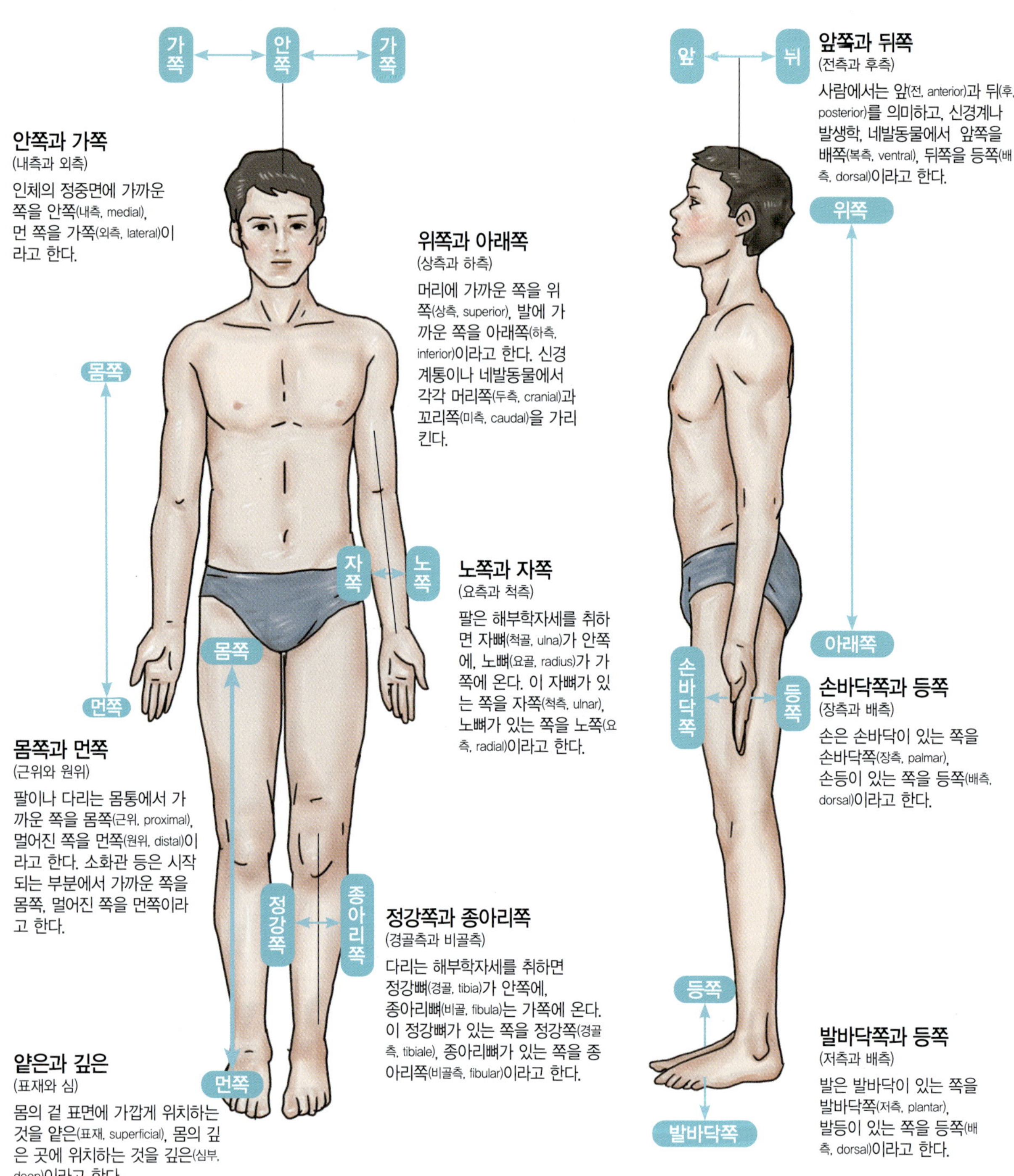

가쪽
안쪽
가쪽
안쪽과 가쪽
(내측과 외측)
인체의 정중면에 가까운 쪽을 안쪽(내측, medial), 먼 쪽을 가쪽(외측, lateral)이라고 한다.
위쪽과 아래쪽
(상측과 하측)
머리에 가까운 쪽을 위쪽(상측, superior), 발에 가까운 쪽을 아래쪽(하측, inferior)이라고 한다. 신경계통이나 네발동물에서 각각 머리쪽(두측, cranial)과 꼬리쪽(미측, caudal)을 가리킨다.
몸쪽
먼쪽
자쪽
노쪽
몸쪽
노쪽과 자쪽
(요측과 척측)
팔은 해부학자세를 취하면 자뼈(척골, ulna)가 안쪽에, 노뼈(요골, radius)가 가쪽에 온다. 이 자뼈가 있는 쪽을 자쪽(척측, ulnar), 노뼈가 있는 쪽을 노쪽(요측, radial)이라고 한다.
몸쪽과 먼쪽
(근위와 원위)
팔이나 다리는 몸통에서 가까운 쪽을 몸쪽(근위, proximal), 멀어진 쪽을 먼쪽(원위, distal)이라고 한다. 소화관 등은 시작되는 부분에서 가까운 쪽을 몸쪽, 멀어진 쪽을 먼쪽이라고 한다.
정강쪽
종아리쪽
정강쪽과 종아리쪽
(경골측과 비골측)
다리는 해부학자세를 취하면 정강뼈(경골, tibia)가 안쪽에, 종아리뼈(비골, fibula)는 가쪽에 온다. 이 정강뼈가 있는 쪽을 정강쪽(경골측, tibiale), 종아리뼈가 있는 쪽을 종아리쪽(비골측, fibular)이라고 한다.
얕은과 깊은
(표재와 심)
몸의 겉 표면에 가깝게 위치하는 것을 얕은(표재, superficial), 몸의 깊은 곳에 위치하는 것을 깊은(심부, deep)이라고 한다.
먼쪽
앞
뒤
앞쪽과 뒤쪽
(전측과 후측)
사람에서는 앞(전, anterior)과 뒤(후, posterior)를 의미하고, 신경계나 발생학, 네발동물에서 앞쪽을 배쪽(복측, ventral), 뒤쪽을 등쪽(배측, dorsal)이라고 한다.
위쪽
아래쪽
손바닥쪽
등쪽
손바닥쪽과 등쪽
(장측과 배측)
손은 손바닥이 있는 쪽을 손바닥쪽(장측, palmar), 손등이 있는 쪽을 등쪽(배측, dorsal)이라고 한다.
등쪽
발바닥쪽
발바닥쪽과 등쪽
(저측과 배측)
발은 발바닥이 있는 쪽을 발바닥쪽(저측, plantar), 발등이 있는 쪽을 등쪽(배측, dorsal)이라고 한다.

그림 1-3 상대적 위치

4 | 움직임의 용어

인체의 움직임을 표현한 용어로, 팔과 다리에서만 이루어지는 용어도 있다(표 1-2).

표 1-2 움직임의 용어

용 어	영 어	의 미
굽힘(굴곡)	flexion	관절의 각도가 감소(굽히는 동작)
폄(신전)	extension	관절의 각도가 증가(펴는 동작)
모음(내전)	adduction	정중면을 향해 움직임
벌림(외전)	abduction	정중면에서 멀어지는 움직임
안쪽돌림	medial rotation	긴 축을 중심으로 정중면에 가까이 오는 동작
가쪽돌림	lateral rotation	긴 축을 중심으로 정중면에서 멀어지는 동작
발등굽힘(배측굴곡)	dorsiflexion	발목관절에서 발등쪽으로 굽히는 동작
발바닥굽힘(저측굴곡)	plantar flexion	발목관절에서 바닥쪽으로 굽히는 동작
안쪽번짐(내번)	inversion	발바닥을 안쪽으로 향하게 움직이는 동작
가쪽번짐(외번)	eversion	발바닥을 바깥쪽으로 움직이는 동작
뒤침(회외)	supination	아래팔을 바깥쪽으로 돌려 손바닥이 앞을 향하게 하는 동작
엎침(회내)	pronation	아래팔을 안쪽으로 돌려 손등이 앞을 향하게 하는 동작

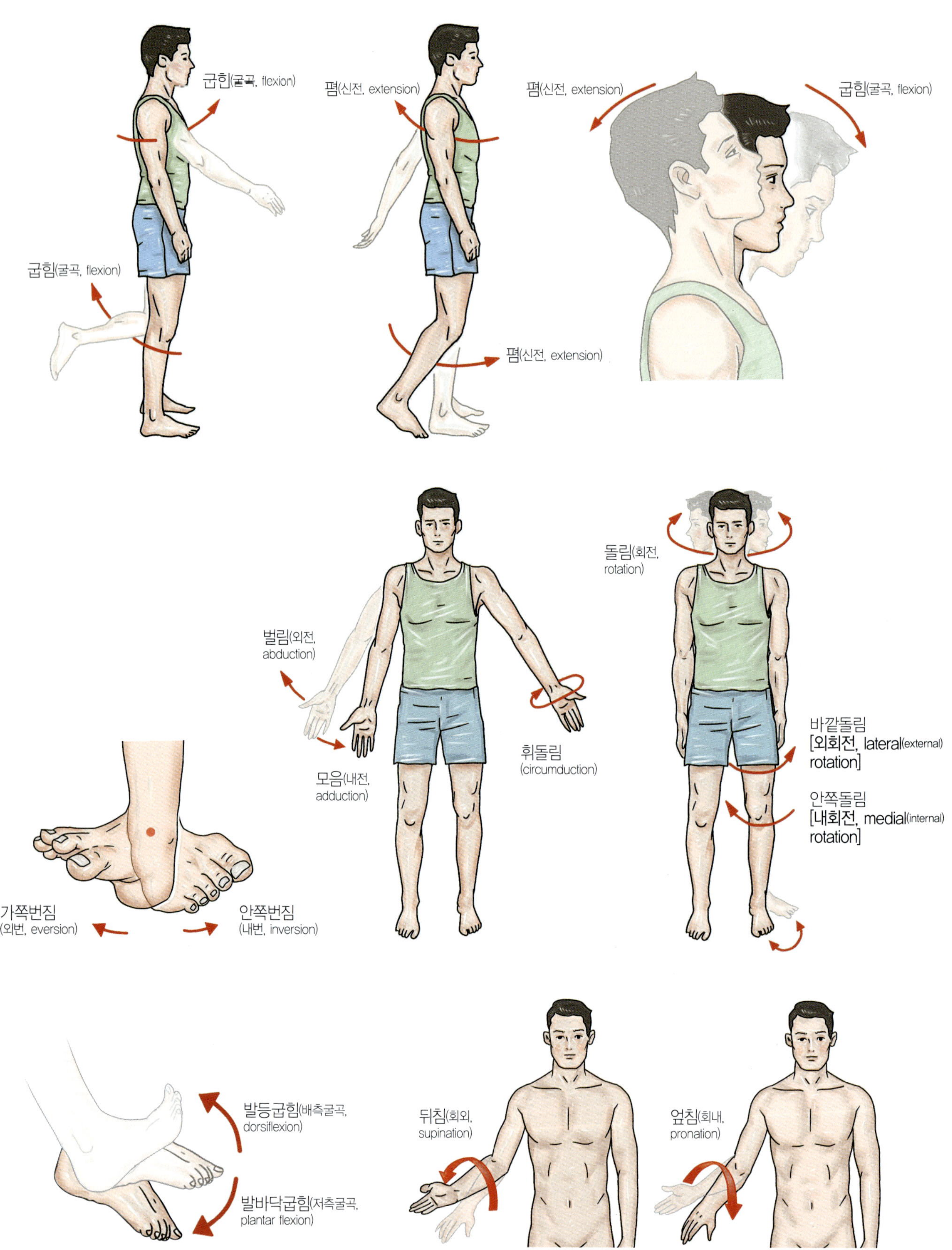

굽힘(굴곡, flexion)
굽힘(굴곡, flexion)
폄(신전, extension)
폄(신전, extension)
폄(신전, extension)
굽힘(굴곡, flexion)
벌림(외전, abduction)
모음(내전, adduction)
휘돌림 (circumduction)
돌림(회전, rotation)
바깥돌림 [외회전, lateral(external) rotation]
안쪽돌림 [내회전, medial(internal) rotation]
가쪽번짐 (외번, eversion)
안쪽번짐 (내번, inversion)
발등굽힘(배측굴곡, dorsiflexion)
발바닥굽힘(저측굴곡, plantar flexion)
뒤침(회외, supination)
엎침(회내, pronation)

그림 1-4 움직임의 용어

4. 몸의 주요 영역

1 | 전신의 구분

표면해부학에서는 인체의 각 영역을 나누어 부르게 되는데 신체의 검진이나 명칭에 대한 지칭을 하기 위해서도 매우 중요하다. 그래서 몸의 주요 표식은 크게 축영역(axial region)과 사지영역(appendicular region)으로 나누게 된다.

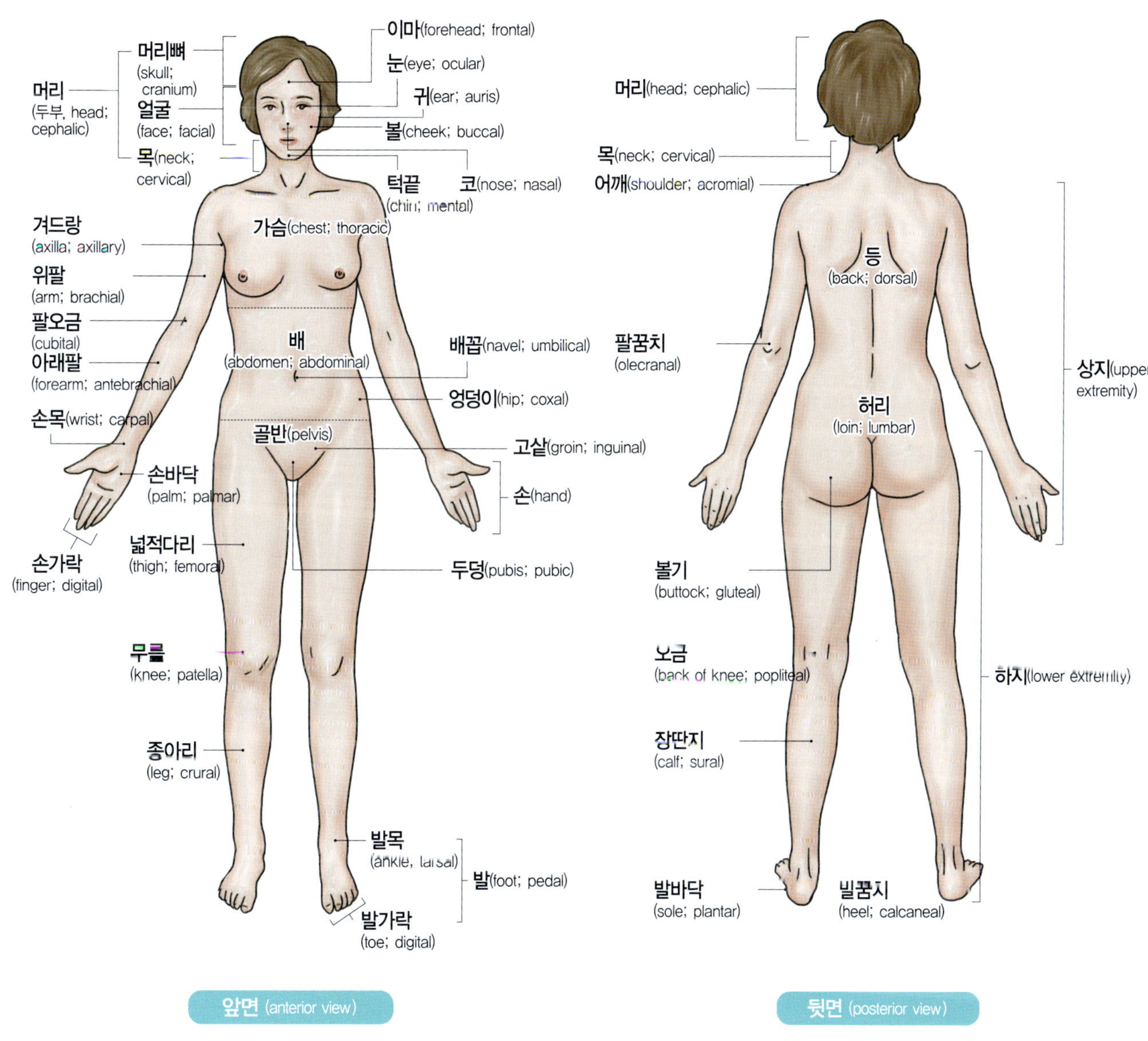

그림 1-5 몸의 주요 영역

축영역은 머리(두부, head)와 목(경부, neck) 그리고 몸통(체간, trunk)으로 구성된다. 몸통은 다시 가슴부위(thoracic region)와 배부위(abdominal region)로 나눌 수 있다. 사지영역은 팔(상지, upper extremity)과 다리(하지, lower extremity)의 영역으로, 팔은 위팔(arm), 아래팔(forearm), 손목(wrist), 손(hand), 손가락(fingers)으로 구분되고, 다리는 넓적다리(thigh), 종아리(leg), 발목(ankle), 발(foot), 발가락(toes)으로 구분할 수 있다.

2 | 배의 4분원 영역

배를 구성하는 구조들의 위치를 나타내는 영역으로 크게 4개의 영역으로 나누는데 이를 사분원(사분역, quadrant)의 영역이라 한다. 이렇게 사분원을 나누는 이유는 배의 통증부분이나 배의 비정상적인 부위를 나타내기 위해서이다. 이 영역의 구분은 배꼽을 중심으로 수평선을 그려서 위와 아래로 구분하고, 중심선을 그려 좌·우를 구분한다. 오른 위 사분원(RUQ), 왼 위 사분원(LUQ), 오른 아래 사분원(RLQ), 왼 아래 사분원(LLQ) 등으로 각각 분류한다. 그리고, 그림 1-6의 오른쪽그림과 같이 9개 부위로 나누기도 한다.

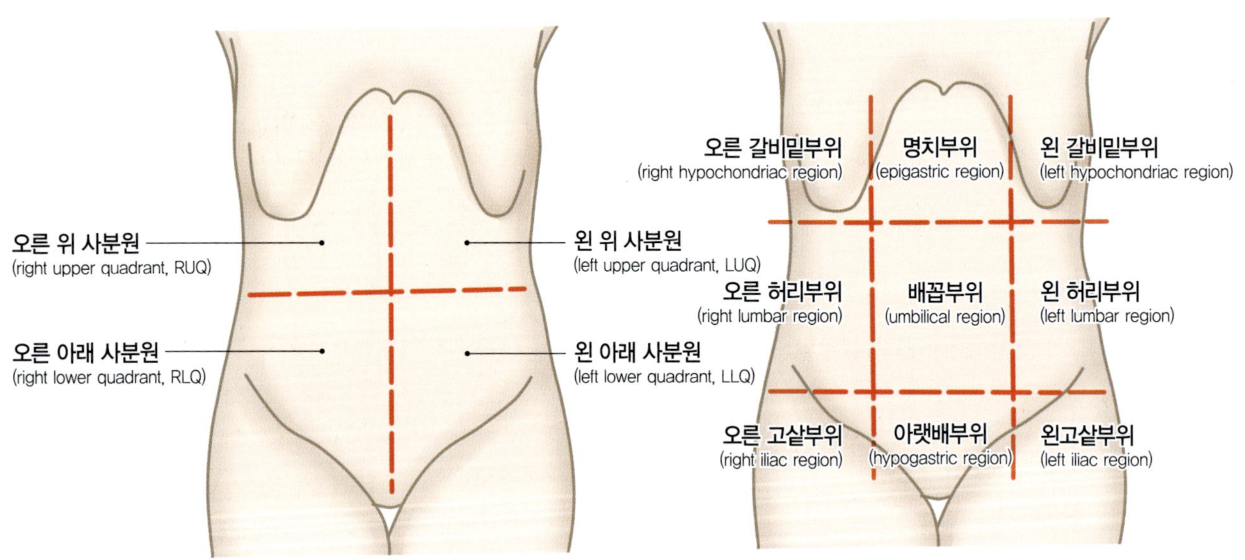

그림 1-6 배의 4분원 영역(왼)과 9분원 영역(오른)

3 | 몸통공간(체강, body cavity)

인체 내에는 두 개의 주요한 공간(체강)을 가지고 있다. 등쪽공간(dorsal cavity)은 신체의 등 쪽에 있는 공간으로 중추신경계가 들어 있는 체강을 말하며 뇌를 담고 있는 머리안(두개강, cranial cavity)과 척수를 담고 있는 척주관(vertebral canal)으로 구분한다. 배쪽공간(ventral cavity)은 가로막에 의해 2부위로 구분되는데 신체의 앞쪽에 있는 공간으로 심장과 허파 그리고 중요한 혈관을 담고 있는 가슴안(흉강, thoracic cavity), 소화기계통이나 비뇨기계통의 장기를 담고 있는 배안(복강, abdominal cavity)으로 나눈다. 배안의 바닥부분에서 골반을 구성하는 뼈로 둘러싸인 공간을 골반안(골반강, pelvic cavity)이라고 부르며, 생식기계통을 포함하고 있다.

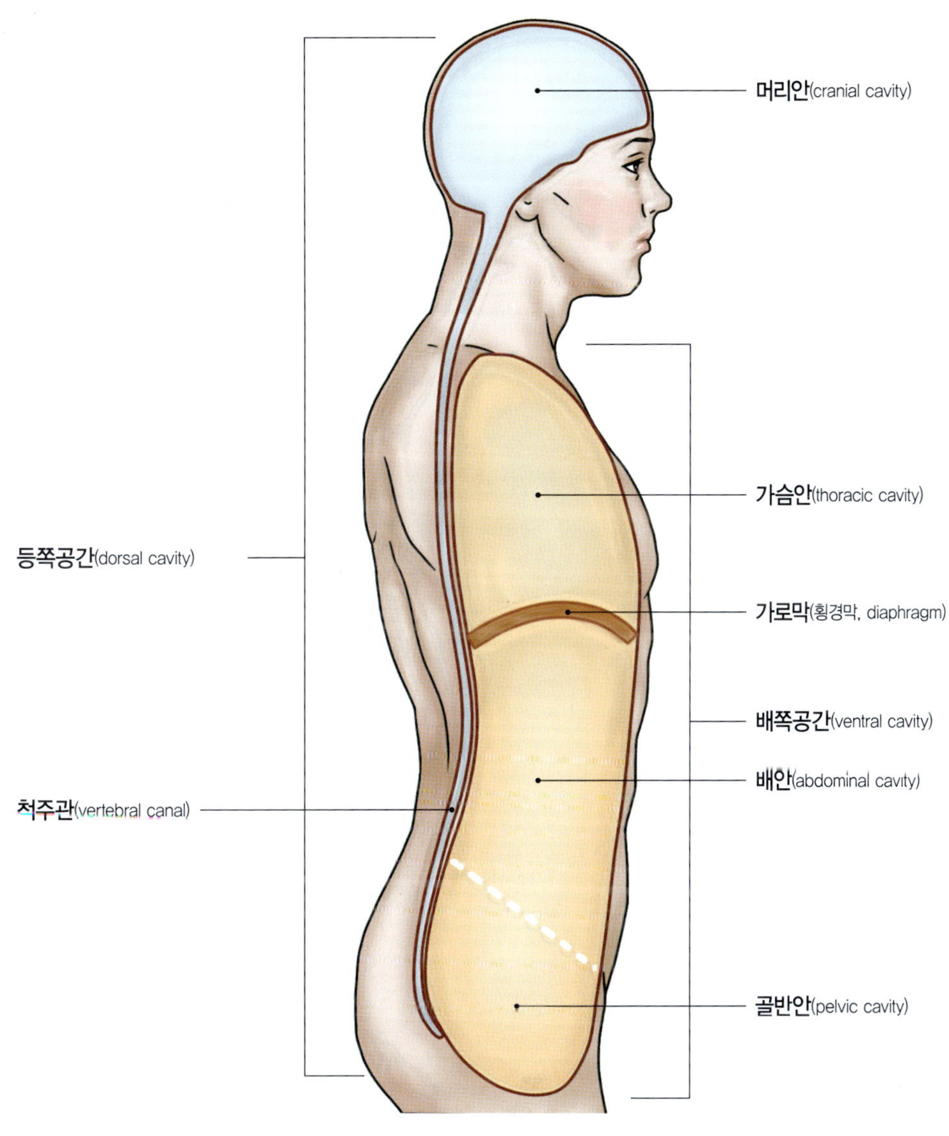

그림 1-7 몸안의 형태

PART

I

인체의 구성요소

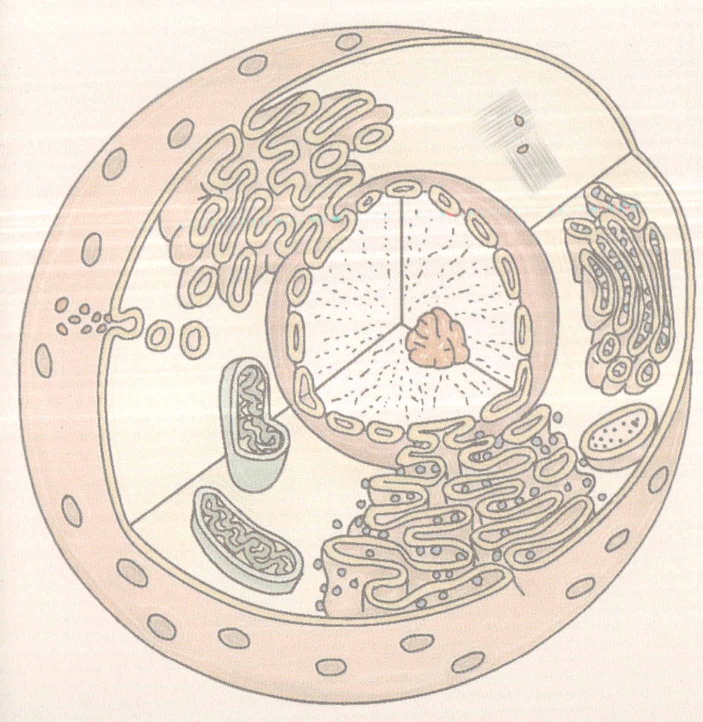

2

인체의 세포와 조직

CHAPTER

학습목표

▶ 세포의 기본구성 요소를 설명한다.

▶ 인체를 구성하는 세포의 특성을 이해한다.

▶ 인체를 구성하는 조직들의 형태를 설명한다.

▶ 인체의 조직들의 해부·생리학적 측면을 이해한다.

1. 세포(cell)

세포(cell)는 모든 생명체의 구조 및 기능의 기본 단위이며, 이 단위구조물이 모여서 하나의 커다란 생명체를 만든다. 세포는 같은 형태끼리 모여 조직(tissue)을 구성한다. 또한 여러 종류의 조직이 모여 심장이나 간과 같이 독자적인 기능을 발휘하는 기관(organ)이 되고 기능적으로 연관된 여러 기관들이 모여서 계통(system)을 이룬다. 계통들은 협조하여 움직임으로써 다양한 형태의 기능과 생명활동을 유지하게 된다. 그리고, 여러 계통들이 모여 개체(individual)를 형성하고 있다.

세포는 생명활동을 유지하기 위한 최소의 기능단위이며, 모든 세포가 각각에 필요한 물질(영양소와 산소)을 세포 밖에서 받아 들여 세포 안에서 이용하고, 불필요해진 물질(대사산물)은 세포 밖으로 배출한다. 인체를 구성하는 세포의 수는 약 60조 개이며 종류는 수백 종(약 200~300종)이나 되고 형태와 역할 또한 다양하다.

여러 종류의 세포들이 형태와 기능은 각각 다르게 보일지라도 모두가 공통된 특성을 가지고 있다. 모든 세포는 자기만의 색깔인 유전정보 즉, DNA(deoxyribonucleic acid)와 단백질의 생산에 관여하는 RNA(ribonucleic acid)를 가지고 있다. 그리고 단백질 합성에 관여하는 리보솜(리보소체, ribosome)이라는 세포소기관이 있으며 세포의 대부분을 차지하는 액체성분의 세포질(cytoplasm)이 존재한다. 또한 세포는 세포막(cell membrane)에 의해 내부 구조물들과 외부환경이 구분된다.

이러한 세포들은 조건만 충족되면 하나의 세포가 독립적으로 생존하고 번식할 수 있다. 왜냐하면 하나의 세포가 생명활동에 필요한 모든 정보를 담고 있는 유전물질을 온전하게 가지고 있기 때문이다. 다시 말해, 세포는 생명현상 즉 대사, 성장, 번식, 유전, 반응, 적응, 진화 등의 생명체가 가지는 모든 기능을 가지고 있다. 따라서 세포는 생명현상을 나타내는 기능적 단위이기 때문에 모든 생물학적 질문에 대한 답은 세포에서 찾을 수 있다.

1 | 생명체의 기본단위

세포 내부에는 핵(nuclei)과 세포질이 있고, 세포는 세포막(형질막, cell membrane)으로 싸여있다. 인지질 이중층(phospholipid bilayer)으로 구성된 세포막이 세포 안팎을 구분함으로써 세포 안팎의 물질출입을 제어하고, 세포 안의 항상성(homeostasis)을 유지한다. 핵은 핵막(nuclear membrane)으로 싸여 세포의 유전정보 전달이나 단백질 합성 등을 제어하고 있다.

세포질에는 사립체, 리보소체, 세포질그물, 골지복합체, 용해소체, 세포중심 등의 세포소기관이 있다. 사립체(미토콘드리아, mitochondria)는 에너지원인 ATP를 합성하는 발전소에 해당하는 세포소기관이다. 세포가 생명활동을 영위하는 데 필요한 에너지는 ATP(아데노신삼인산, adenosine triphosphate, 아데노신에 3개의 인산이 결합한 것)가 분해될 때 얻어진다. 따라서 미토콘드리아는 간, 근육, 신경과 같은 에너지 대사가 활발한 세포일수록 발달해 있다.

리보소체(리보솜, ribosome)는 RNA의 일종인 리보소체 RNA(ribosomal ribonucleic acid, rRNA)와 단백질로 구성되어 있다. 리보소체는 핵에서 지령을 운반해 온 전령 RNA(messenger RNA, mRNA)의 메시지에 의하여 필요한 단백실을 합성히므로 세포 내 단백질 합성 장소이다. 리보소체는 검고 둥근 소체로, 세포질그물에 부착해 있는 경우와 세포질 안을 자유롭게 떠다니는 경우가 있다.

세포질그물(세포질세망, endoplasmic reticulum, ER)은 세포공장, 물질 수송, 저장의 장소이다. 세포질그물에는 과립세포질그물과 무과립세포질그물의 2가지가 있다.

과립세포질그물(과립세포질세망, granular endoplasmic reticulum; rough endoplasmic reticulum)은 막 표면에 리보소체가 부착해 있어 거칠어 보이기 때문에 조면소포체라고도 불린다. 과립세포질그물에서 합성된 단백질은 과립세포질그물 내강으로 수송되어 골지체를 거쳐 세포막으로 운반되거나 분비된다.

무과립세포질그물(무과립세포질세망, agranular endoplasmic reticulum; smooth endoplasmic reticulum)은 막 표면에 리보소체가 부착해 있지 않기 때문에 매끄럽게 보여서 활면소포체라고도 불린다. 무과립세포질그물은 세포의 기능에 따라 다르게 작용하는데, 단백질 합성에는 관여하지 않고 콜레스테롤 합성이나 분해, 지질대사, 약물 해독, 칼슘 저장 등의 기능을 담당한다.

골지복합체(골지체, Golgi complex; Golgi apparatus; golgi body)는 과립세포질그물에서 수송소포의 형태로 보내진 단백질에 다당류나 지질을 첨가하여 지질단백질(지단백, lipoprotein)이나 당단백질(당단백, glycoprotein)을 합성하는 등 목적에 맞는 단백질 형태로 만들어 분비한다. 따라서 포장발송 장소라고 할 수 있다.

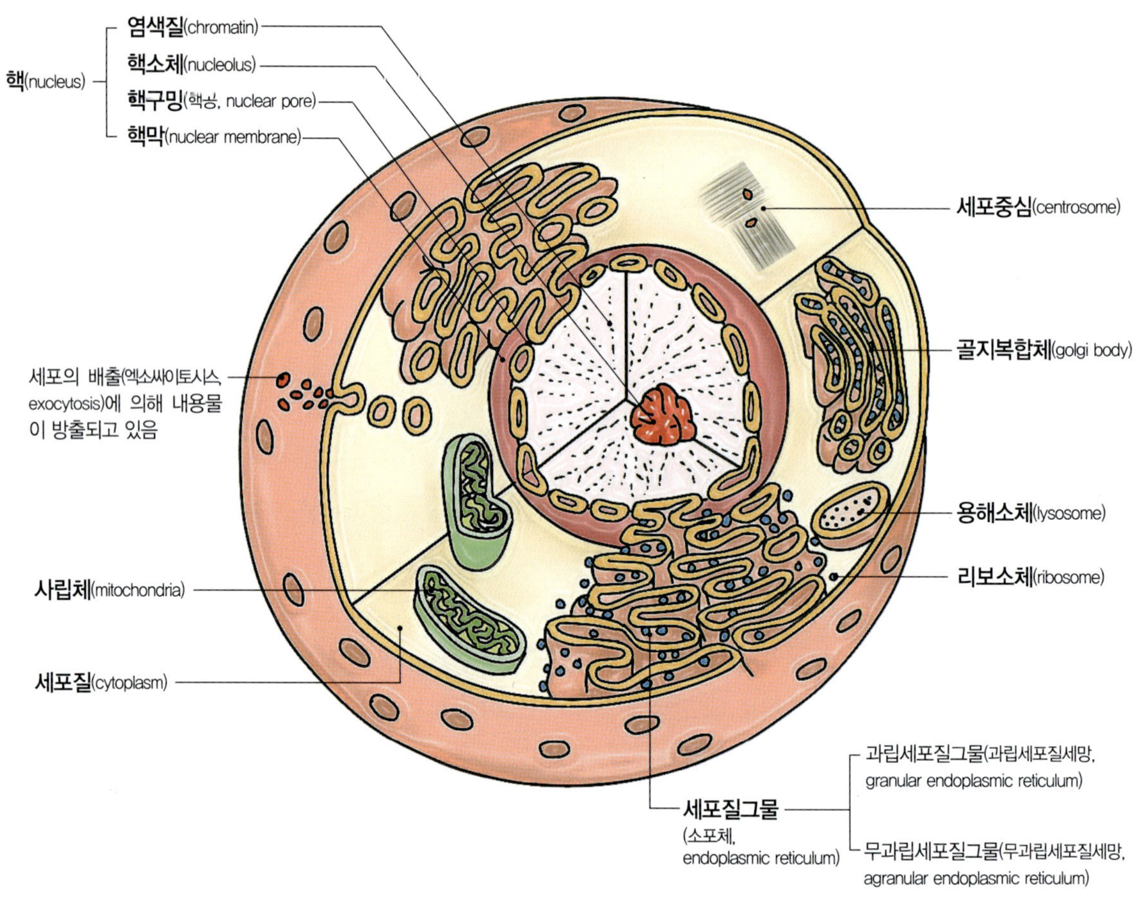

그림 2-1 세포의 기본 구조

용해소체(리소좀, lysosome) 안에는 각종 강력한 가수분해효소(hydrolase)가 포함되어 있어 세포 내로 들어온 이물질이나 세포 내 대사물과 불필요한 물질들을 소화, 처리한다. 따라서 이물질·불필요물 처리 장소라고 할 수 있다.

세포중심(중심체, centrosome; cytocenter)은 2개의 중심소체(centriole)로 구성되며 세포분열 시 방추섬유(방추사, spindle fiber)를 형성하여 염색체 이동에 관여한다.

2 | 인체구성의 기본요소

인체를 이루고 있는 다양한 조직 및 기관의 세포는 동일한 유전자 정보를 가지고 있지만, 각각의 세포에서 특정 조합의 유전자들만이 발현되기 때문에 그 기능과 형태에서는 큰 차이가 있다. 각 세포유형에 특이적인 유전자 발현양상은 세포가 분화하면서 확립되는데, 이것은 조직 특이적인 전사인자의 작용, DNA 메틸화(methylation), 히스톤 변형(histone modification), 세포 외 신호등이 복잡하게 작용하여 일어난다. 이러한 특징으로 인해 인체의 많은 세포들은 이 세포들이 있는 위치와 수행하는 기능에 따라 여러 가지 종류로 나누어진다. 기본적으로는 하나의 수정란에서 기원하고 있기 때문에 동일한 유전 정보를 공유하고 있으며, 일정한 세포 주기(cell-cycle)를 갖는다. 이러한 정상적인 세포 주기는 일정한 법칙과 필요에 따라 분열과 증식을 거듭하게 된다. 예를 들면, 적혈구의 경우 골수라는 곳에서 미분화 세포로부터 적혈구로 분화하여 혈액 속을 돌아다니며 일을 하다가 약 120일 후 **지라**(비장, spleen)에서 자연 소멸된다. 때때로 인간의 수명과 같이 한 주기를 갖는 세포가 있는가 하면 불과 며칠 만에 죽는 세포도 있다. 이와 같이 인체를 구성하고 있는 세포가 정해진 규칙에 따라 분화하고 성장하여 결국에는 죽게 되는 현상을**세포자멸사**(세포사, apoptosis)라 한다.

인간 생명체를 구성하고 있는 형태는 기본단위인 세포들이 모여 조직을 구성한다. 여러 종류의 조직이 모여 기관이 되어 각각 독자적인 기능을 발휘한다. 인체를 구성하는 각종 기능을 가진 기관들은 다시 계통을 만들게 된다. 결과적으로 세포에서 시작하여 기관이 되는 것이다. 인체를 구성하는 계통들을 그 특징에 따라 간단하게 살펴보면 털과 손·발톱 그리고 땀샘 등의 **피부계통**(외피계, integumentary system)이 있다. 이러한 피부계통은 피부와 신체의 구성요소들을 덮고 있으며 이들을 보호하는 역할을 한다. 또한 체온조절과 보온역할을 수행하고, 촉각, 압력감각, 온도감각, 통증감각 등을 받아들이는 기능을 수행한다. **뼈대계통**(골격계, skeletal system)은 신체를 지지하고 보호하며, 근육의 수축에 의해 수동적으로 움직이게 된다. 일반적으로 뼈는 칼슘을 저장하며 **혈액세포**(혈구, blood cell)를 형성하기도 한다. **근육계통**(근육계, muscular system)은 뼈대근육과 심장근육, 민무늬근육이 있다. 이들 근육들은 뼈대를 움직이게 하여 일상적인 기능과 보행을 수행하도록 하며, 혈액의 박출과 내부물질의 이동 등에 관여한다. **신경계통**(신경계, nervous system)은 신경과 감각기관으로 구성되며 뇌와 척수가 주된 조절장치이다. 외부 및 내부 환경으로부터 자극을 받아들이면 상위단계로 전달한다. 이런 자극들은 전달과 흥분과정을 통해 근육과 분비샘에 전달하여 반응을 일으킨다. **내분비계통**(내분비계, endocrine system)은 뇌하수체, 부신, 갑상샘 등이 있으며 신경계통과 더불어 대사작용과 인체의 화학적 성상 등을 조절하고 호르몬분비 등에 관여하고 있다. **순환계통**(순환계, circulatory system)은 **혈관계통**(심장, 혈관)과 **림프계통**(림프관, 림프기관, lymphatic system)으로 구별한다. **혈관계통**(심장, 혈관, vascular system)은 신체의 한곳으로부터 다른 곳까지 물질을 운반하는 기능을 수행하며(예: 혈액을 통해 각 조직에 영양공급), **림프계통**(림프계, lymphatic system)은 질병에 대한 신체방어 등의 기능을 한다. **호흡계통**(호흡계, respiratory system)은 허파소직을 통하여 혈액과 외부환경사이에 산소와 이산화탄소의 가스 교환의 기능을 수행한다. **소화계통**(소화계, digestive system)은 입, 식도, 창자, 간, 이자 등을 말하며 음식을 섭취하여 소화시킨 후에 혈액으로 흡수하여 영양 등의 성분을 각 기관으로 수송하도록 하거나 보관 한다. **비뇨계통**(비뇨계, urinary system)은 콩팥, 방광 등으로 구성되며, 대사노폐물을 배출하거나 혈액 등의 체액의 양과 성분을 조절한다. **생식계통**(생식계, genital system)은 고환, 정관, 난소, 자궁 등으로 구성되며 생식작용과 성적특성의 유지기능이 있다.

(5) **샘상피**(선상피, glandular epithelium)

샘상피는 상피조직이 그 아래에 있는 결합조직 속으로 함입되면서 특수하게 분화하며 형성된 세포로 구성되어 있고 다른 조직과 함께 샘을 이룬다. 샘은 물질을 합성하여 분비하는 분비부와 분비된 물질을 이동시키는 통로인 분비관으로 구성되어 있다. 또한, 세포가 생산한 물질을 배출하는 방법에 따라서 내분비샘과 외분비샘으로 구별된다. 내분비샘에서의 분비물은 인접하는 모세혈관에 직접 옮겨져 혈류에 의해 표적세포로 운송되며 외분비샘은 분비물을 분비관(secretory duct)을 통해 방출한다. 외분비샘의 세포는 생성물 분비기전에 따라 3가지로 나뉜다. 샘세포가 그 세포막을 파괴하지 않고 분비를 할 때는 **외분비**(누출분비, eccrine = 샘분비샘, merocrine), 세포막이 파괴되고 세포질의 일부가 분비물과 함께 배출될 때는 **부분분비**(이출분비, apocrine), 세포 전부가 배출될 때는 **완전분비**(전분비, holocrine)라고 한다. 외분비샘에는 **잘록창자**(결장, colon)의 창자샘과 땀샘, 위(stomach)의 날문샘(pyloric gland), 피부기름샘(피지선, sebaceous gland), 십이지장샘, 이자, 그리고 침샘 등이 있다.

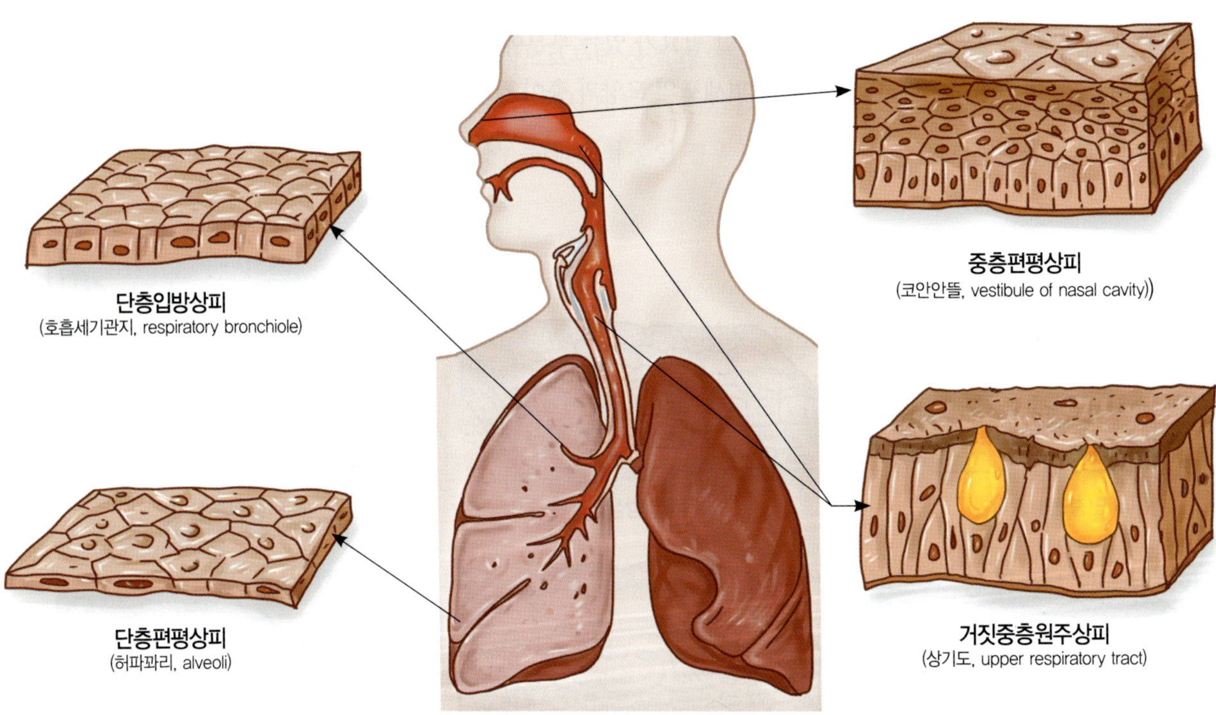

그림 2-3 각 인체부위에 따른 상피종류

2 | 결합조직(결체조직, connective tissue)

결합조직은 인체를 구성하는 연부조직으로 가장 널리 분포하는 조직이다. 결합조직은 인체의 각 소직이나 장기 사이를 연결시켜주고 지지해주며 서로 결합시키는 역할을 한다. 종류에 따라 기능과 역할이 다양하다. 결합조직은 결합조직섬유, 세포성분, 무형질(groud substance)로 구성되어 있다.

결합조직섬유에는 아교섬유와 그물섬유, 탄력섬유가 있다. **아교섬유**(콜라겐섬유, collagen fiber)는 질긴 반면에 탄성이 적으며 강한 장력을 지니고 있다. 아교섬유는 단백질 중합체인 원시아교질로 이루어지는데 이 아교질은 주로 섬유모세포(fibroblast), 뼈모세포(골모세포, osteoblast), 연골모세포(chondroblast) 등에서 만들어지지만 일부 상피세포에서도 합성되며 조직내에서는 크고 작은 다발을 형성하여 구조적인 역할을 한다. **그물섬유**(망상섬유, reticular fiber)는 매우 가는 형태로 그물을 형성하고 있다. 그물얼기를 형성하여 여러 조직과 기관을 지지하는 역할을 한다. 조혈기관이나 림프기관 또는 샘의 버팀질을 이룬다. **탄력섬유**(elastic fiber)는 탄력을 가지고 있는 섬유로 외부의 힘에 적절한 이완과 수축을 하는 섬유이며 신축성이 필요한 구조의 주성분이다. 큰 동맥이나 탄력연골처럼 탄력성이 요구되는 부위에 분포한다.

결합조직을 구성하는 세포는 한 곳에 머물러 있는 고정세포와 혈구세포처럼 옮겨 다니는 자유세포로 구성된다. **섬유모세포**(fibroblast)는 결합조직에 존재하는 성분들(당단백, 단백당, 아교섬유, 그물섬유, 탄력섬유 등)을 생산한다. 큰포식세포(macrophage)는 세포 잔해를 청소하고 세균 같은 외부물질을 포식하여 신체방어체계에 중요한 역할을 한다. **비만세포**(mast cell)는 세포질에 분비과립을 가득 갖고 있으며 분비과립에는 혈관 투과성을 증가시키는 히스타민과 혈액응고 억제기능을 하는 헤파린, 과민반응에 관여하는 류코트리엔 등이 포함되어 있다. **형질세포**(plasma cell)는 항체(면역글로불린, immunoglobulin) 합성을 위해 성숙한 B림프구(B lymphocytes)에서 유래한 것이다. 혈액으로부터 림프구가 결합조직으로 들어가 활성화되어 형질세포로 분화한다. 형질세포는 인체에 널리 분포하며, 특히 위장관의 점막고유판(lamina propria)과 림프기관에 주로 존재한다. **지방세포**(adipocyte)는 세포질에 지방방울을 저장하고 있다가 인체가 에너지를 필요로 할 때 지방을 방출한다. 지방조직은 인체의 형태를 유지하고 보호하는 데 도움을 준다.

결합조직은 결합조직섬유의 배열상태와 구성성분에 따라 성긴결합조직, 치밀결합조직, 지방조직, 연골, 뼈 등으로 분류할 수 있다.

(1) 성긴결합조직(소성결합조직, loose connective tissue)

성긴결합조직은 섬유들이 성기게 배열되어 있고 다양한 형태의 세포가 많으며, 인체의 각 조직들을 연결하거나 틈을 메우는 조직으로, 유연하지만 변형이 잘 되는 조직이다. 성긴결합조직은 지방조직과 함께 피하조직층을 형성하여 피부를 그 아래의 조직이나 기관에 부착시킨다.

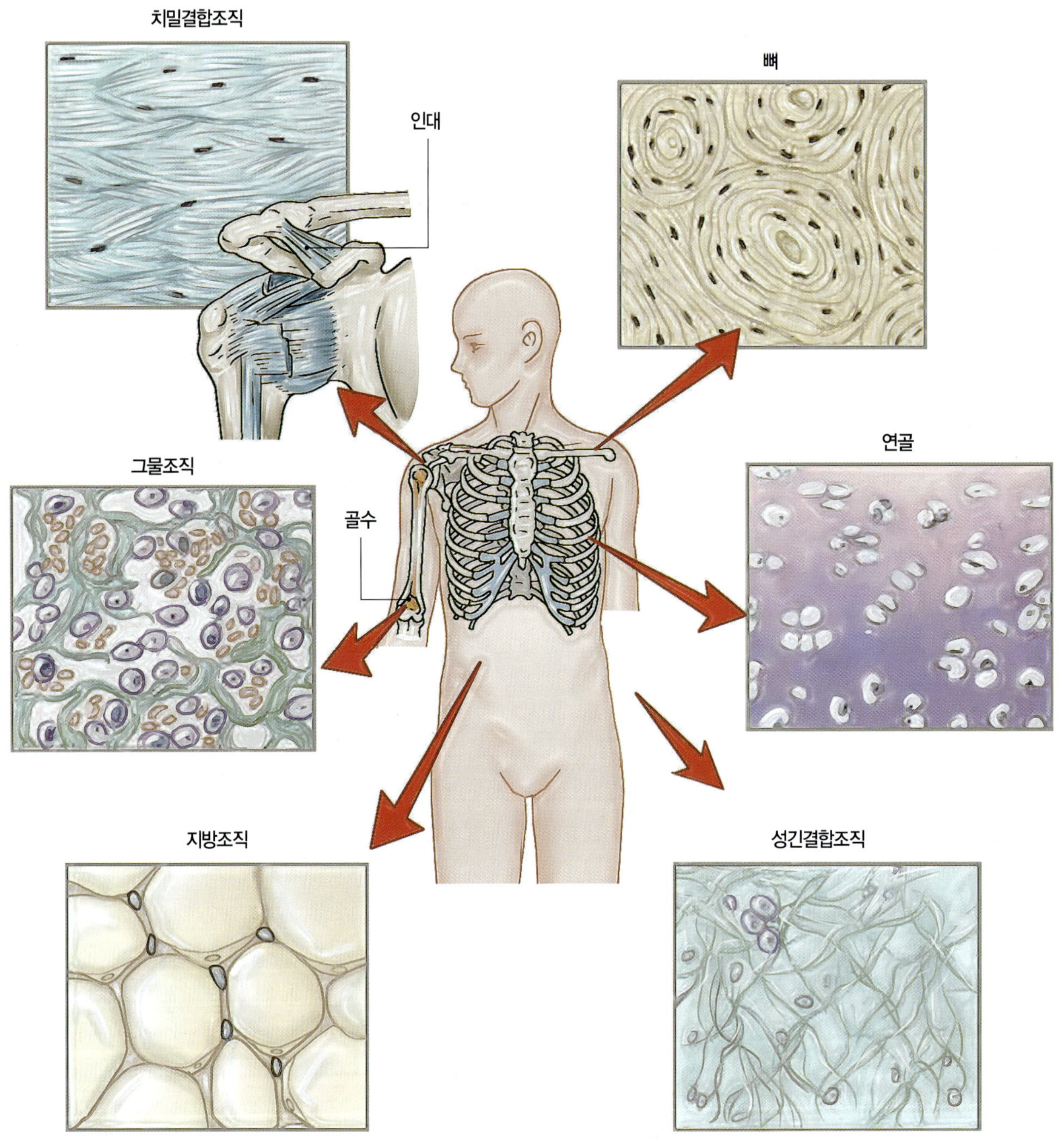

그림 2-4 결합조직의 분포

(2) 치밀결합조직(dense connective tissue)

치밀결합조직은 결합조직섬유가 많고 세포성분이 적으며 결합조직섬유가 치밀하게 배열된 조직이다. 이 치밀결합조직은 치밀규칙결합조직(dense regular connective tissue)과 치밀불규칙결합조직(dense irregular connective tissue)으로 세분화된다.

치밀규칙결합조직은 아교섬유(collagen fiber)가 일정한 방향으로 배열되어 있으며 빈 공간이 없을 정도로 빼곡하게 밀집되어 있다. 인체에서는 힘줄(건, tendon), 널힘줄(건막, aponeurosis), 인대(ligament)가 대표적인 예이다. 조직 내 빈공간이 없기 때문에 혈관의 분포가 상대적으로 적어 인체의 손상 시 혈액이나 영양공급이 원활하지 않아 상대적으로 늦게 회복된다. **치밀불규칙결합조직**은 아교섬유가 불규칙한 방향으로 배열되어 있으며 있어 모든 방향에서 오는 외부의 힘에 저항할 수 있다. 피부의 진피(dermis)가 대표적인 예이다.

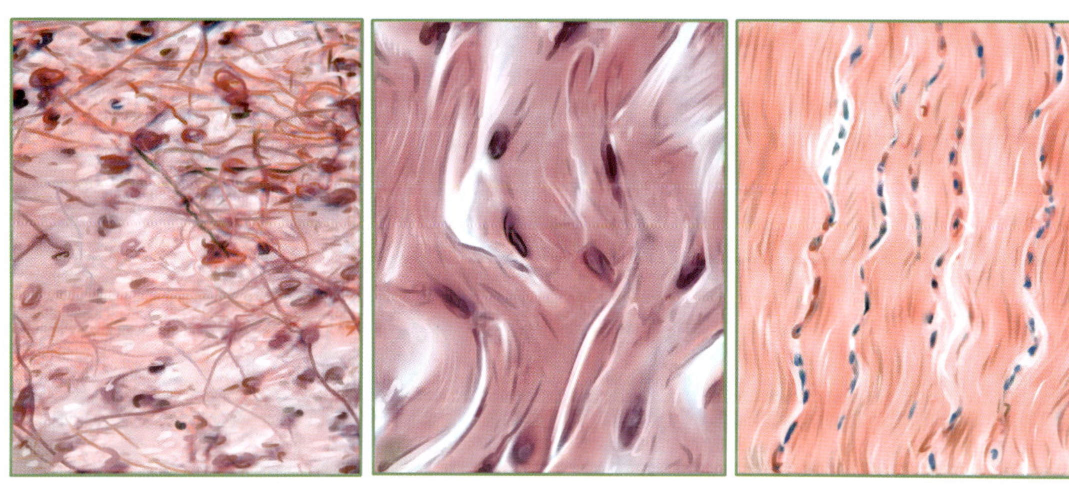

그림 2-5 성긴결합조직과 치밀결합조직의 비교

(3) 지방조직(adipose tissue)

대부분 지방세포(adipocyte)로 이루어져 있는 특수결합조직으로 단독으로 뭉쳐진 형태로 관찰되기도 하고 성긴결합조직 내부에서 송이모양으로 형성되기도 한다. 절연작용(insulation)을 하거나 빈 공간을 채우는 기능을 하며, 대사과정의 에너지원을 공급하기도 한다. **지질**(지방, lipid)의 합성과 저장을 위해 특수하게 분화된 조직으로 상태에 따라 그 양이 쉽게 변화하며 지방세포의 집단은 **섬유성중격**(섬유격막, fibrous septa)에 의해 둘러싸여 마치 포도송이와 같이 소엽을 이루며 배열되어 있으며, 각 세포는 미세한 그물섬유에 의해 둘러싸여 존재한다. 지방조직은 백색지방조직(white adipose tissue)과 갈색지방조직(brown adipose tissue)으로 나눈다.

백색지방조직은 하나의 지방방울(지방적, fat droplet)이 있으며, 이 하나의 방울은 발생 과정 동안 여러 개의 작은 방울들이 융합되어 형성된다. 중성지방과 트리글리세리드(triglyceride)를 합성하고 저장하며,

가동화(동원, mobilization)하기 위해 특수화 되어있다. 지방세포의 활성은 인슐린(insulin)과 같은 호르몬과 지방조직에 분포하는 교감신경계(sympathetic system)에 의해 조절되며 다른 조직에 있는 세포에 에너지원으로 지방이 필요할 때 지방세포는 지방을 지방산의 형태로 혈액으로 방출한다. 백색지방세포는 주로 공복 시에 활성화된다.

갈색지방조직은 태아에서 주로 관찰되며, 출생 후에 일부 부위에 한정되어 분포하는데 세포질 내에 여러 개의 작은 지방방울형태로 존재한다. 혈관분포가 풍부하고 지방세포 내에 있는 많은 수의 사립체(미토콘드리아, mitochondria)에 의해 특징적인 갈색을 띤다. 동면하는 동물은 많은 양의 갈색지방을 갖고있으며, 사람에서 갈색지방의 주된 기능은 오한을 동반하지 않는 열 생산(비오한열생산, nonshivering thermogenesis)을 하여 추위에 우선적으로 활성화하는 것이다. 백색지방세포에 비해 크기가 작고 다각형이며, 핵(nucleus)은 중앙에 위치한다. 세포질에(cytoplasm)는 다양한 크기의 많은 수의 지방방울(지방소적, lipid droplet)들이 있어, 세포가 여러 개의 방을 가지고 있는 것과 같은 모양을 형성하고 있으며 크고 둥근 미토콘드리아가 많이 존재한다. 미토콘드리아는 지방방울 사이에 위치하여 지방산 산화에 의한 열생산 조절에 중요한 역할을 한다.

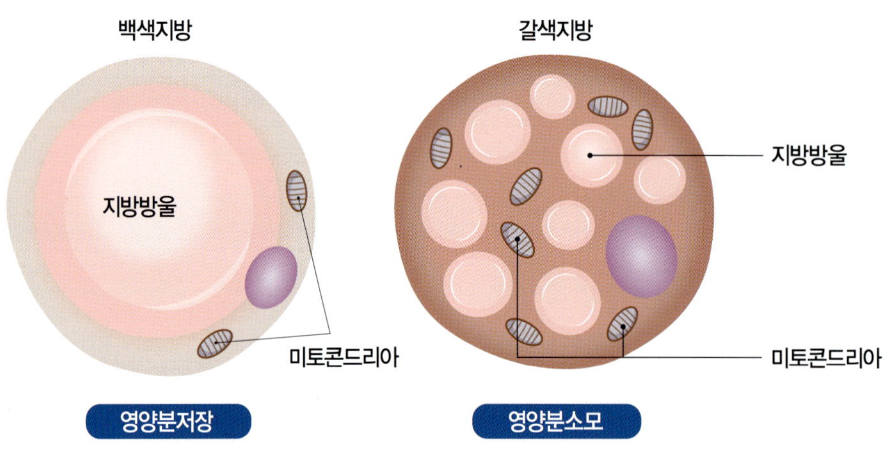

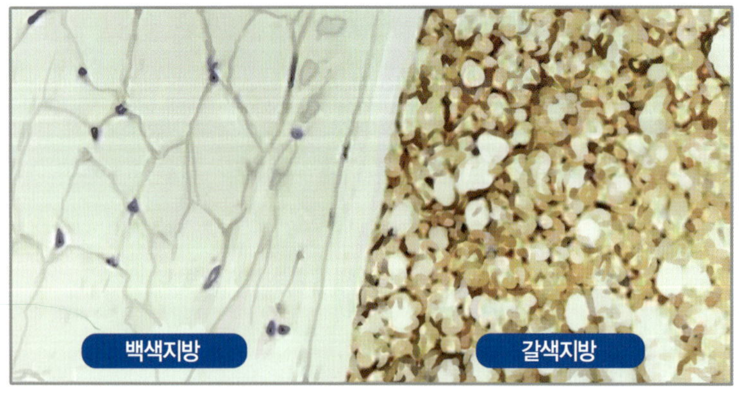

그림 2-6 백색지방조직과 갈색지방조직

(4) 연골(cartilage)

연골은 뼈와 함께 몸을 지지하고 있는 조직의 한 종류로서, 연골세포(chondrocyte)와 세포바깥바탕질(세포외기질, extracellular matrix)로 구성되어 있다. 연골의 종류로는 투명하고 미세한 줄기형태의 유리연골(hyaline cartilage), 유리연골의 기질 외에 탄력섬유 그물망으로 구성된 탄력연골(elastic cartilage) 그리고 치밀한 아교섬유다발 성분으로 거칠게 보이는 섬유연골(fibrocartilage)이 있다.

연골은 다른 지지조직과 유사하게 골수로부터 유래하는데 연골 발생의 초기 단계에서는 핵이 크고, 공포(vacuoles)와 골지복합체가 풍부한 연골모세포(chondroblast)가 기질(matrix)의 구성성분들을 합성하고 분비한다. 연골모세포는 그들 주위의 기질의 합성의 결과, 좀 더 기질과 분리되고 분화하면서 성숙한 연골세포의 특성을 가지는 연골세포(chondrocyte)가 된다.

유리연골(관절연골 제외)과 탄력연골은 연골막(perichondrium)이라 불리는 치밀결합조직으로 둘러싸여 있는데, 연골막의 바깥층은 제 1형 아교섬유, 그리고 섬유모세포로 구성되어 있고, 속층은 연골세포로 분화하는 능력을 갖는 중간엽 줄기세포를 포함한다. 뿐만 아니라 연골막에는 신경 및 혈관이 풍부하게 분포하여 확산을 통해 연골에 혈액공급을 한다. 따라서, 연골막은 연골의 성장과 유지에 기본적으로 필요한 요소라고 설명할 수 있다.

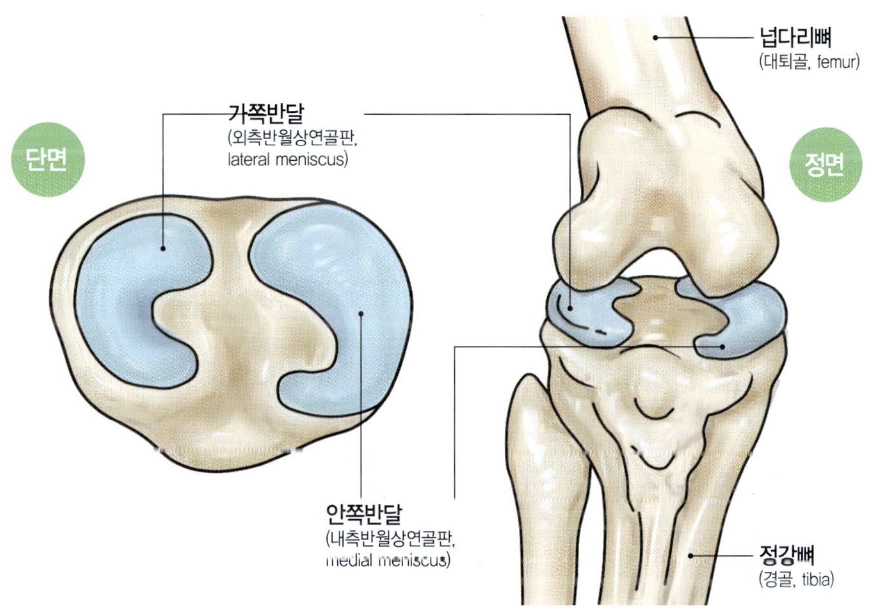

그림 2-7 오른쪽 무릎의 연골(유리연골)

(5) 뼈조직(골조직, bone tissue)

뼈는 인체를 구성하는 뼈대(골격, skeleton)의 구성요소로 근육을 지지하고 있으며, 주요 장기(생명유지기관, vital organ) 등을 보호하는 역할을 하며, 칼슘이온과 인산염의 저장뿐만 아니라 분비를 촉진하기도 한다. 뼈는 뼈조직과 결합조직으로 구성되며, 결합조직에는 혈구생성조직, 지방조직, 혈관, 신경이 포함되어 있다.

뼈조직은 석회화(calcification)되어 있는 세포사이물질인 뼈바탕질(골기질, bone matrix)과 바탕질의 공간에서 발견되는 뼈세포(골세포, osteocyte), 바탕질의 유기 성분을 합성하는 뼈모세포(골모세포, osteoblast), 뼈조직의 흡수나 재구성에 관여하는 뼈파괴세포(파골세포, osteoclast), 뼈세포, 뼈세관(골소관, canaliculi) 등으로 구성되어 있다.

뼈는 뼈막(골막, periosteum)으로 덮여있다. 뼈막은 뼈를 싸는 강한 결합조직의 막으로 감각신경, 혈관이 많이 분포되어 있고, 뼈를 보호하고, 뼈의 영양과 성장, 그리고 골절시의 재생에 관여한다. 뼈의 바깥층은 단단한 치밀질(compact substance)로 되어 있고, 속층은 엉성한 해면질(갯솜질, spongy substance)로 구성되어 있으며 그 중심부에 골수공간(골수강, marrow cavity)이 있다. 골수공간은 골수(bone marrow)로 채워져 있는데, 조혈작용을 하는 골수는 붉게 보여서 적색골수라고 하고, 나이가 들면 지방으로 대체되어 노랗게 보이게 되면 황색골수라고 한다. 성인에서는 일부 뼈에만 적색골수가 남아있다.

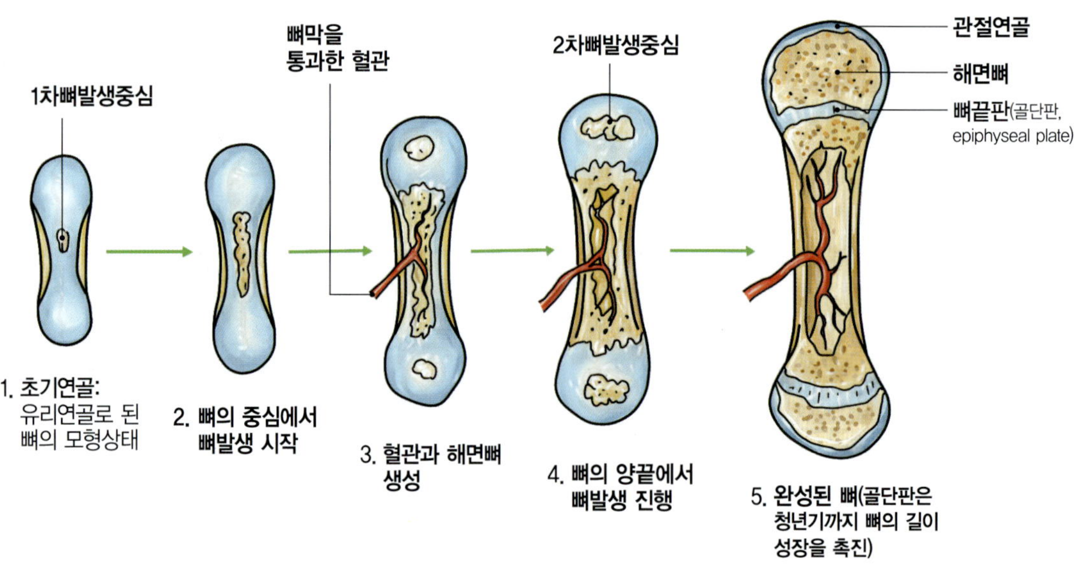

그림 2-8 긴뼈의 발생과정

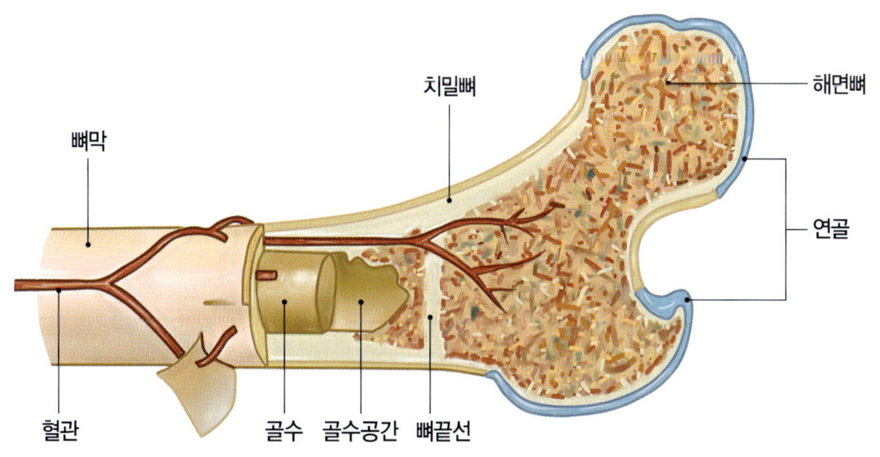

그림 2-9 뼈의 구조

3 | 근육조직(muscular tissue)

근육은 인체의 각 조직에서 생산하는 에너지의 저장과 소비를 담당하고 신체활동을 수행하는 조직이다. 근육을 구성하는 근육세포(근육섬유, muscle cell; muscle fiber)는 신경자극을 받으면 수축을 하는 특성이 있는 구조물로서 많은 근육세포가 모여 근육(muscle)이라는 큰 덩어리를 이룬다. 근육세포는 다른 세포와는 달리 길쭉하게 생겼으며 현미경으로 보았을 때 가로로 된 줄무늬(striations)가 있는 것과 없는 것으로 나눌 수 있다. 줄무늬가 있는 세포로 된 근육은 가로무늬근육(횡문근, striated muscles)이라고 하고, 줄무늬가 없는 세포로 구성된 근육은 민무늬근육(평활근, smooth muscles)이라 한다. 가로무늬근육에는 뼈대근육(골격근, skeletal muscle)과 심장근육(심근, cardiac muscle)이 있다. 민무늬근육은 몸속 장기에 분포되어 있어 흔히 내장근육(내장근, visceral muscle)이라고도 한다.

일반적으로 뼈대근육은 사람의 의지대로 움직임을 조절할 수 있어서 수의근(맘대로근, voluntary muscles)이라고도 하고 심장근육이나 민무늬근육의 경우는 사람의 의지와 관계없이 자율적으로 움직여지므로 이것을 불수의근(제대로근, involuntary muscles)이라고도 한다.

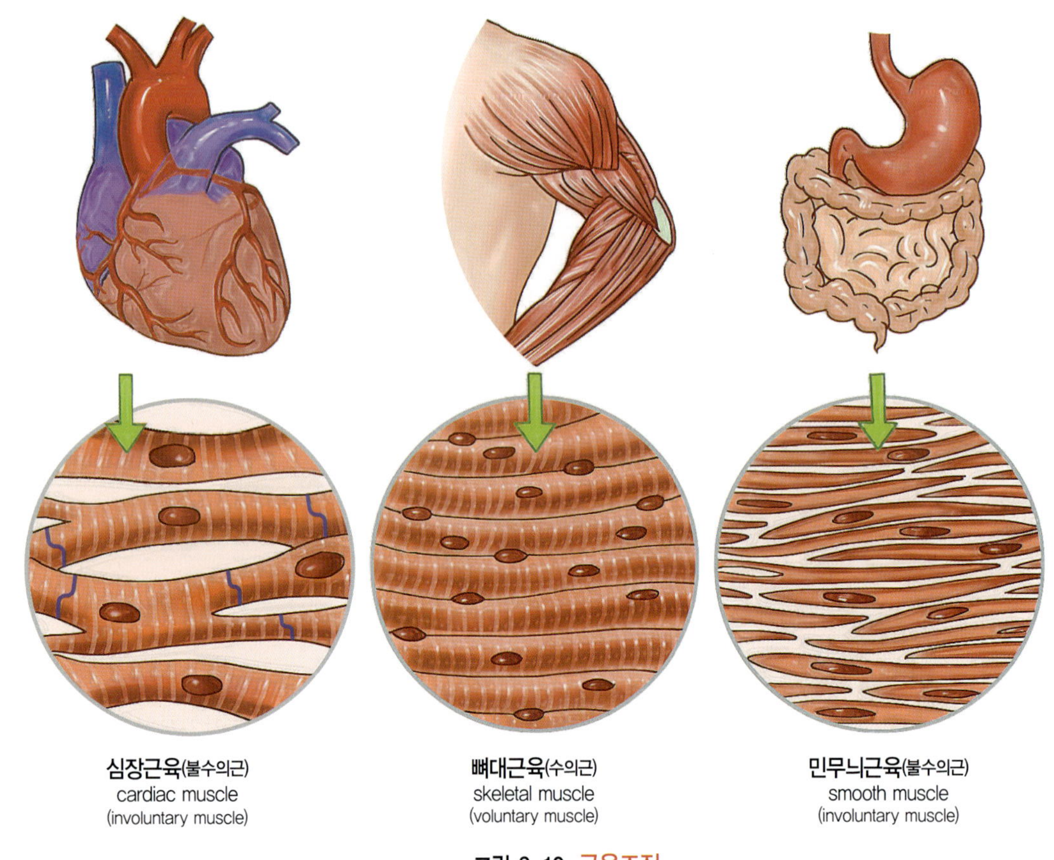

그림 2-10 근육조직

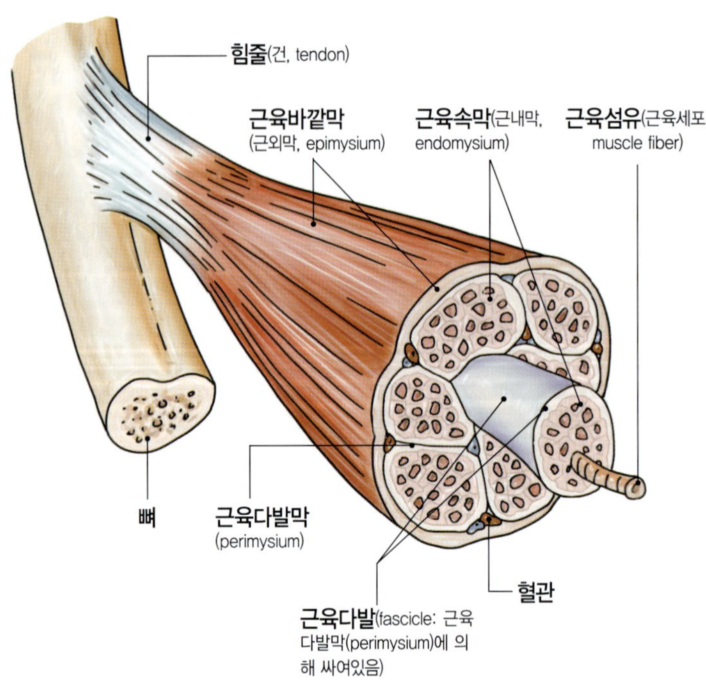

그림 2-11 뼈대근육

(1) 뼈대근육(골격근, skeletal muscle)

뼈대근육(골격근)은 가늘고 긴 섬유인 근육섬유(muscle fiber)로 이루어져 있으며 세포 종류는 **뼈대근육세포**(골격근세포, skeletal muscle cells)로 구성된다. 근육의 주 기능인 운동은 근육의 양쪽 끝이 직접 뼈에 붙거나 힘줄(건, tendon)을 통해 뼈에 붙어 있기 때문에 수축작용을 통해 뼈와 뼈 사이의 관절을 움직임으로써 운동을 일으키게 된다. 그러나 뼈대근육 중에 모든 근육이 다 양쪽 뼈에 부착되어 있는 것은 아니고 피부(예: 얼굴근육, facial muscles)에 닿거나 내장 기관(예: 안구근육 ocular muscles, 후두근육, laryngeal muscles)에 닿고 있기도 하며 심지어는 내장의 벽(예: 식도의 위 2/3) 일부를 구성하고 있는 경우도 있다. 신경지배로 볼 때는 수의근이며, 현미경상에서 가로무늬가 관찰되는 가로무늬근육이다.

(2) 신경아교세포(neuroglia, glial cell)

신경아교세포는 신경세포(뉴런, neuron)가 기능을 적절하게 수행하도록 주위 환경을 유지시키기 위해 다양한 구조를 가지고 있으며 방어적 역할을 하며 영양인자들을 분비한다. 중추신경계통에는 4종류의 신경아교세포가 존재한다. **별아교세포**(성상세포, astrocyte)는 아교세포 중 그 수가 가장 많은 세포로 중추신경계에서 항상성(homeostasis)을 유지하도록 한다. **희소돌기아교세포**(핍지교세포, oligodendrocyte)는 중추신경계통의 말이집(수초, myelin sheath)을 형성하여 신경세포의 생존과 유지에 관여하며 **뇌실막세포**(상의세포, ependymal cell)는 새로운 뉴런이나 아교세포를 형성할 수 있는 신경줄기세포로의 역할을 한다. **미세아교세포**(소교세포, microglial cell)는 포식작용을 하여 뇌의 방어에 중요한 역할을 수행한다. 말초신경계통에는 말초신경섬유를 둘러싸는 신경집세포(Schwann cell)와 신경절에서 신경세포체를 둘러싸는 위성세포(satellite cell)가 있다.

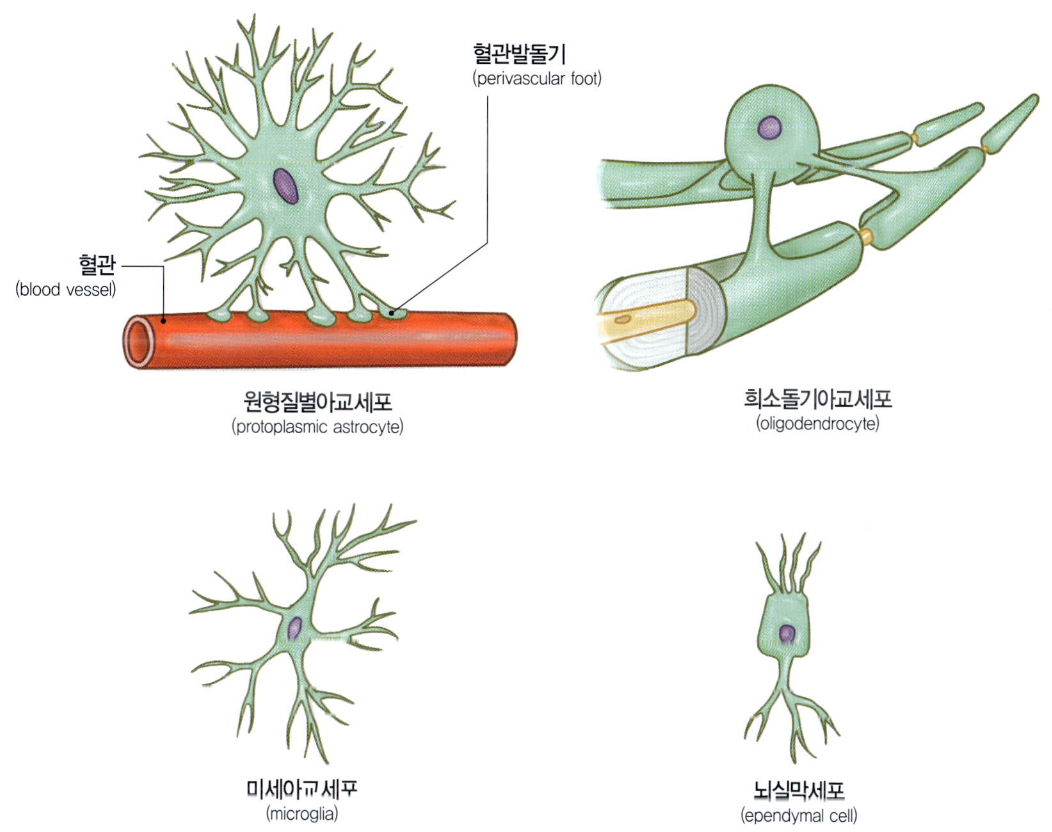

그림 2-13 중추신경계통의 신경이교세포

PART II

지지와 움직임의 기관

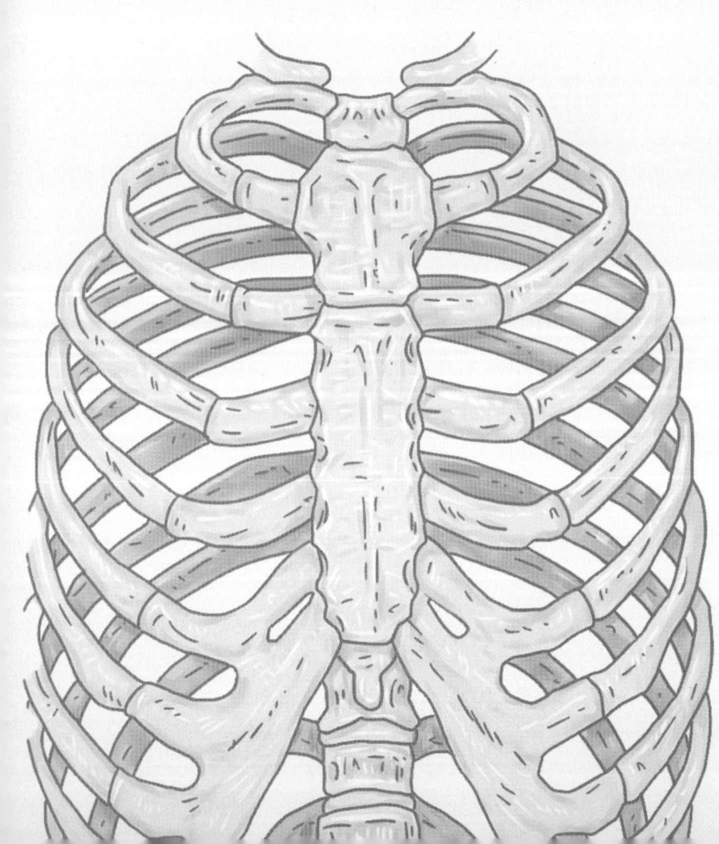

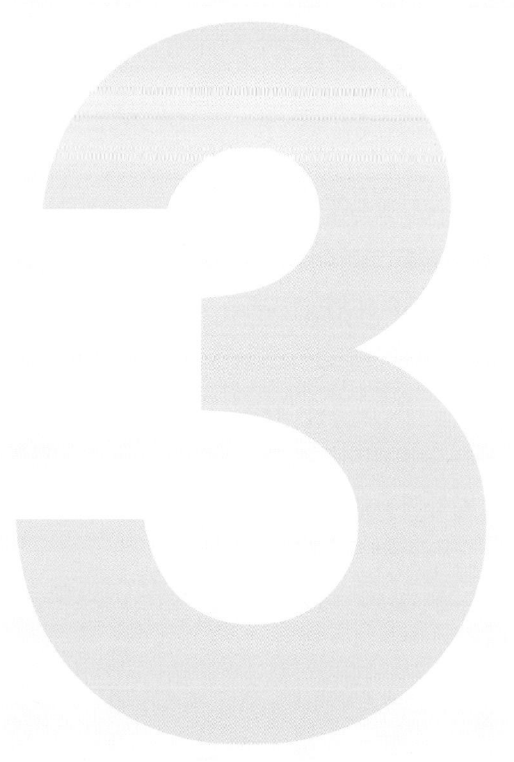

CHAPTER

뼈대계통

학습목표

- ▶ 뼈대의 구조와 기능을 이해한다.
- ▶ 뼈조직과 뼈의 기관들을 이해한다.
- ▶ 각 부위의 뼈대를 이해하고 기억한다.
- ▶ 각 부위 뼈대의 주 기능을 설명할 수 있다.

1. 뼈의 기능과 유형

성인의 뼈대는 206개의 뼈로 구성되어 있다. 뼈대는 뼈와 뼈를 연결하는 인대(ligament)와 뼈 사이의 연결 부분인 관절(joint, articulation), 관절의 움직임을 원활하게 만드는 연골(cartilage)과 주변의 결합조직(connective tissue), 그리고 근육(muscle) 등의 주변 조직들과 조화롭게 연결되어 있어 원활하게 움직일 수 있다.

뼈는 일생동안 그대로 있는 고정적인 기관이 아니라 계속 생성, 소멸하며 활발히 움직이는 동적인 기관으로 유기질과 무기질 그리고 수분으로 이루어져 있다. 뼈의 기능을 살펴보면 다음과 같다.

1 | 뼈의 기능(functions of the skeleton)

(1) 지지(support)기능

척주(vertebral column)를 중심으로 가슴(흉곽, thorax)을 이루며 팔과 다리 등의 뼈는 몸을 지지한다. 또한 근육의 부착점을 제공하여 안정적인 체형과 균형을 유지하도록 한다.

(2) 보호(protection)기능

몸의 중요한 기관인 심장, 간 등의 내부장기와 뇌와 척수 등을 외부의 충격으로부터 보호한다.

(3) 운동(movement)기능

뼈에 부착되어 있는 근육의 수축 시 관절의 움직임과 더불어 동작이 가능하게 한다.

(4) 조혈(hematopoiesis)기능

일부 뼛속에는 적색골수(red marrow)가 들어있어 혈액 세포(적혈구, 백혈구, 혈소판 등)를 만들어 낸다.

(5) 무기질(mineral)저장

뼛속에 칼슘, 인, 철, 요오드 등 생체 유지에 꼭 필요한 영양소를 저장한다.

(6) 해독(detoxification)기능

중금속을 비롯한 혈액 속의 외부 물질들을 흡수한 후 이들의 물질을 천천히 배출한다.

2 | 뼈의 유형(types of bones)

(1) 긴뼈(장골, long bone)

팔과 다리 등을 이루는 가는 원통 모양의 긴 뼈로, 위팔뼈(상완골, humerus), 자뼈(척골, ulna), 노뼈(요골, radius), 넙다리뼈(대퇴골, femur), 정강뼈(경골, tibia), 종아리뼈(비골, fibula), 손허리뼈(중수골, metacarpal bone), 손가락뼈(지골, phalanges), 발허리뼈(중족골, metatarsal bone), 발가락뼈(지골, phalanges) 등이 있다.

(2) 짧은뼈(단골, short bone)

작은 뼈로, 손목뼈(수근골, carpal bone)와 발목뼈(족근골, tarsal bone)가 있다. 관절의 움직임을 원활하게 하여 관절운동에 주로 작용한다.

(3) 납작뼈(편평골, flat bone)

납작한 모양이며, 근육의 부착을 용이하게 한다. 어깨뼈(견갑골, scapula), 마루뼈(두정골, parietal bone), 이마뼈(전두골, frontal bone), 복장뼈(흉골, sternum), 갈비뼈(늑골, rib) 등이 있다.

(4) 불규칙뼈(irregular bone)

뼈의 모양이 일정한 형태의 틀을 갖지 못하고 불규칙하게 생긴 뼈를 말한다. 척추뼈(추골, vertebra), 나비뼈(접형골, sphenoid bone), 광대뼈(관골, zygomatic bone) 등이 있다.

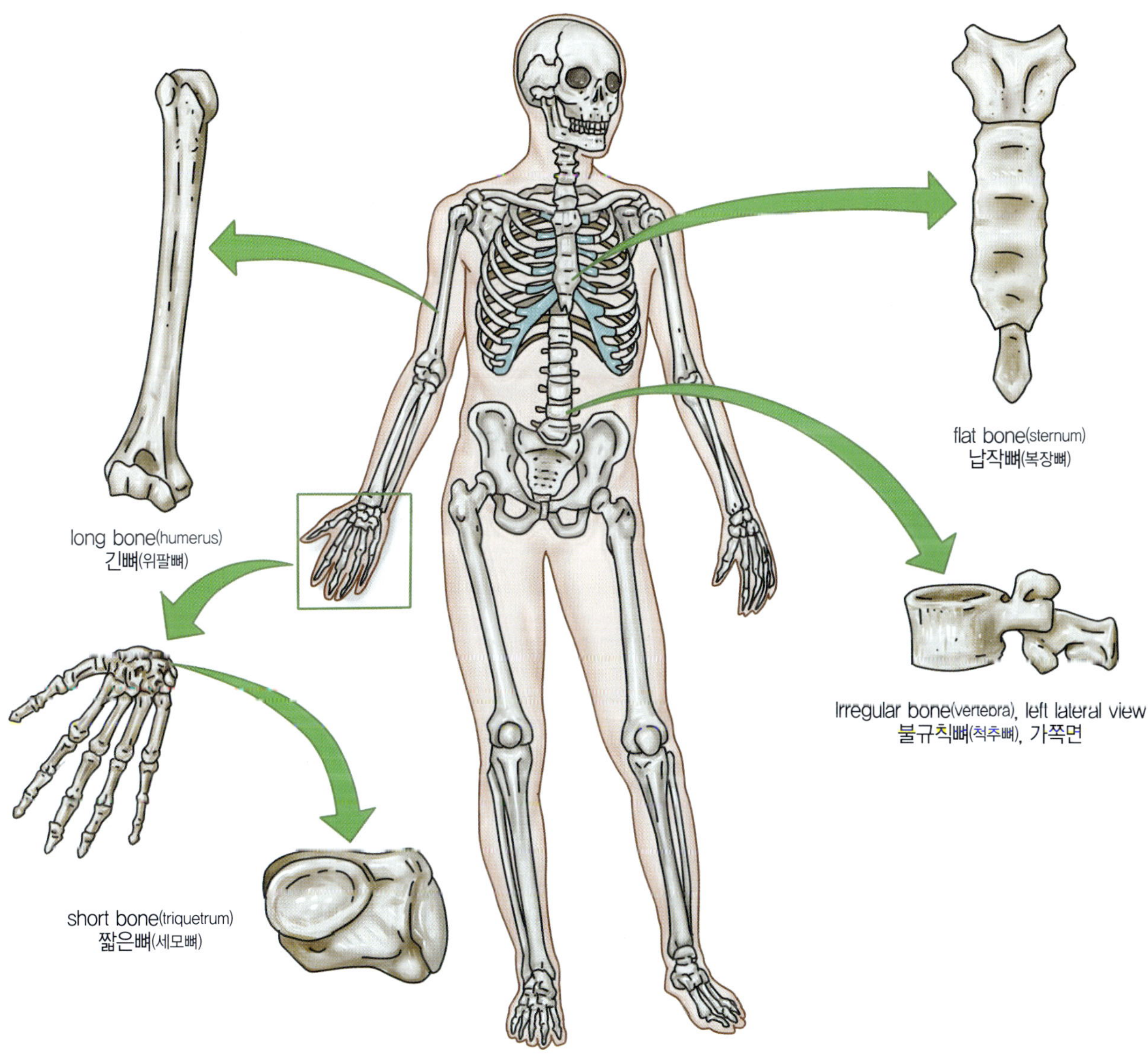

그림 3-1 뼈의 유형과 그 예

2. 뼈의 구조와 성분

1 | 뼈의 구조

일반적으로 뼈는 치밀뼈(치밀골, compact bone)와 해면뼈(갯솜뼈, spongy bone)로 나누어 볼 수 있는데 치밀뼈는 촘촘한 조직으로 되어 있으며 외부를 감싸는 조직이고, 해면뼈는 느슨한 조직으로 되어있으며 중심부에 자리하고 있는 조직이다.

(1) 뼈몸통(골간, diaphysis)

긴뼈를 기준으로 뼈의 구조적 특징을 살펴보면 긴뼈의 중앙부를 **뼈몸통**(골간)이라 하며, 양 끝을 **뼈끝**(골단, epiphysis)이라 한다. 뼈몸통은 주변 부위(겉질)가 치밀뼈로 되어 있고 내부의 뼈속질은 해면뼈로 둘러 싸여 있다. 뼈 내부에는 **골수공간**(골수강, marrow cavity)이라는 공간이 있으며, 이 공간은 골수(bone marrow)라는 조직으로 채워져 있다. 골수는 혈액세포를 생산하는 조혈조직으로 적색을 띄고 있는 골수를 **적색골수**(red bone marrow)라 한다. 성인의 경우 특정 부위를 제외하고 적색골수의 조혈기능이 저하되고 지방조직으로 바뀌면 **황색골수**(yellow bone marrow)라고 한다.

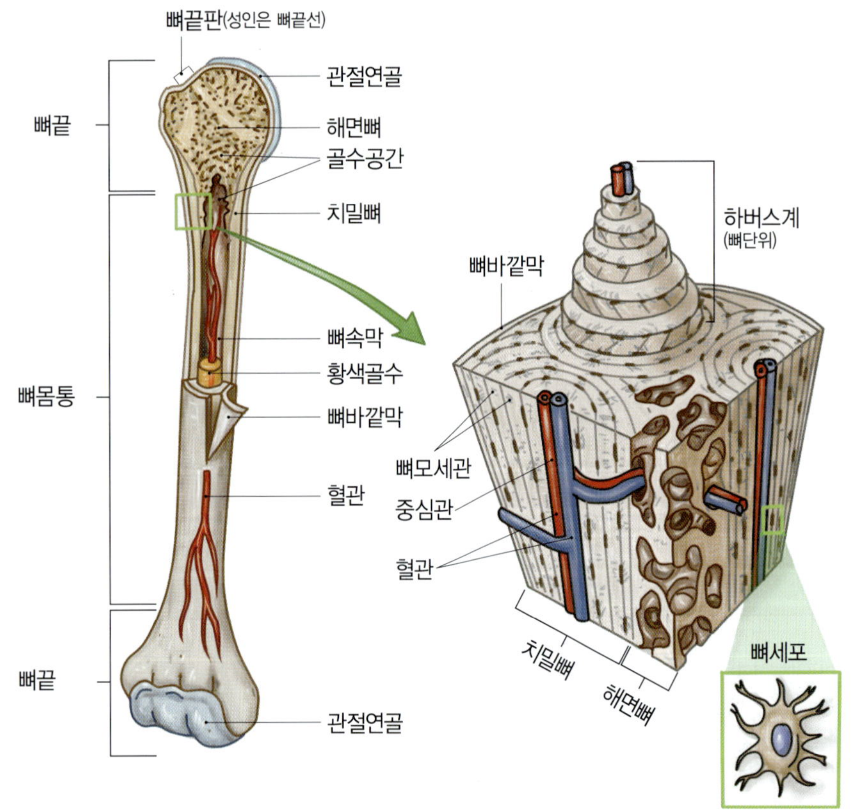

그림 3-2 긴뼈의 구조

(2) 뼈끝(골단, epiphysis)

뼈몸통의 연장부위이며 뼈의 양끝부분을 말한다. 뼈끝의 주변부위는 얇은 치밀뼈로 되어 있고, 내부는 대부분 해면뼈로 되어 있다. 뼈끝과 뼈몸통 사이에는 **뼈끝선**(골단선, epiphyseal line)이 있고, 뼈끝의 표면은 대부분 유리연골(hyaline cartilage)로 이루어진 **관절연골**(articular cartilage)로 둘러싸여 있어 움직임에 대한 관절면(joint facet)을 이루고 충격으로부터 보호하는 역할을 한다.

(3) 뼈막(골막, periosteum)

관절면을 제외하고 대부분의 뼈의 표면은 뼈막(periosteum)으로 덮여있다. 뼈막은 강하면서 질긴 조직이며 두 층으로 구성되어 있다. 바깥층은 아교질성분의 섬유층(섬유판, fibrous layer)이고, 안쪽층은 뼈를 만드는 세포로 구성된 **뼈형성층**(골형성층, osteogenic layer)이다. 뼈막은 주로 뼈를 보호하며 뼈에 영양공급을 도와준다. 섬유층은 인대나 힘줄을 강하게 부착시키는 역할도 수행한다. 뼈형성층은 뼈의 성장에 중요하며, 골절 시 뼈의 결합에도 관여한다. 골수공간을 둘러싸는 얇은 결합조직 막은 뼈속막(endosteum)이라고 한다.

2 | 뼈의 조직

(1) 뼈의 형성

뼈가 만들어지는 과정을 **뼈형성**(골화, ossification)이라고 한다[그림 3-3]. 뼈를 형성하는 것은 **뼈발생세포**(골원성세포, osteogenic cell)에서부터 유래가 되는데 중배엽의 중간엽(간엽, mesenchyme) 조직에서 중간엽세포(mesenchymal cell)가 뼈발생세포를 거쳐 뼈모세포(골모세포, osteoblast)로 분화한다.

뼈의 형성과정은 두 가지로 볼 수 있는데 뼈발생세포에서 뼈모세포로 분화하고 다시 뼈세포로 분화해서 생기는 **막뼈되기**(membranous ossification)와, 중간엽세포가 연골모세포로 분화하고 다시 연골세포로 분화해서 연골모형을 만든 후에 뼈조직으로 대체되는 **연골뼈되기**(cartilagenous ossification)가 있다.

긴뼈의 연골뼈되기는 연골모형의 뼈몸통부분 연골막 바로 안쪽에서 시작된다. 이후 혈관이 침입하여 중앙부에 공간이 생기고 뼈형성이 시작된다[일차뼈되기중심(일차골화중심, primary ossification center)]. 이어서 **뼈끝**(골단, epiphysis)에도 **뼈되기중심**(골화중심, ossification center)이 생기면서(이차뼈되기중심, secondary ossification center) 뼈몸통과 뼈끝 경계부에는 연골이 남아 **뼈끝판**(골단판, epiphyseal plate)으로 남게된다. 이곳에서 연골과 뼈의 형성에 의해 뼈는 길어진다.

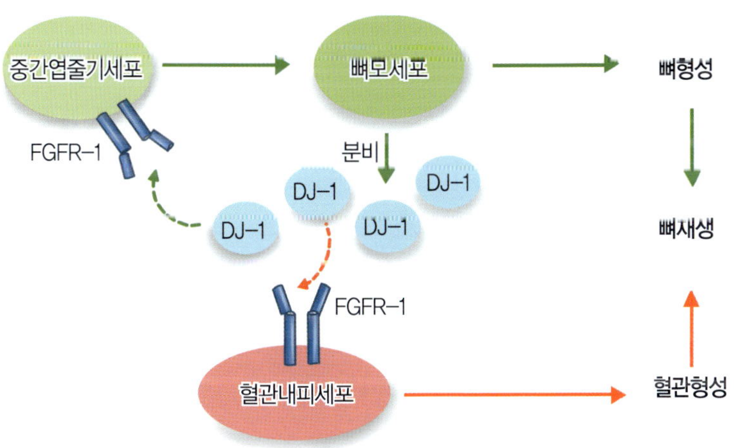

그림 3-3 뼈 형성과정(DJ-1: 뼈 재생 단백질)

(2) 뼈모세포(골모세포, osteoblast)

뼈를 형성하는 세포로 바탕질을 형성하기 위하여 유기물질을 합성할 뿐만 아니라 뼈의 합성을 도와준다. 뼈모세포는 평상시 유사분열(mitosis)을 하지 않지만 스트레스나 골절 시 뼈발생세포에서 분화를 시작한다. 따라서, 골절된 경우 뼈발생세포에서 유사분열이 촉진되어 뼈모세포의 수가 증가하며 골절의 유합이 시작된다.

(3) 뼈세포(골세포, osteocyte)

뼈조직을 이루는 주요 세포로 뼈모세포의 바탕질(기질, matrix)에 둘러싸이면서 뼈모세포는 뼈세포가 된다. 뼈세포는 영양을 공급하고 혈액의 대사작용을 한다. 또한 뼈조직내의 뼈밀도와 다른 무기질들의 항상성을 유지하는 역할도 하며 외부에서 가해지는 압력을 받을 때 적절히 조절하는 기능도 수행한다.

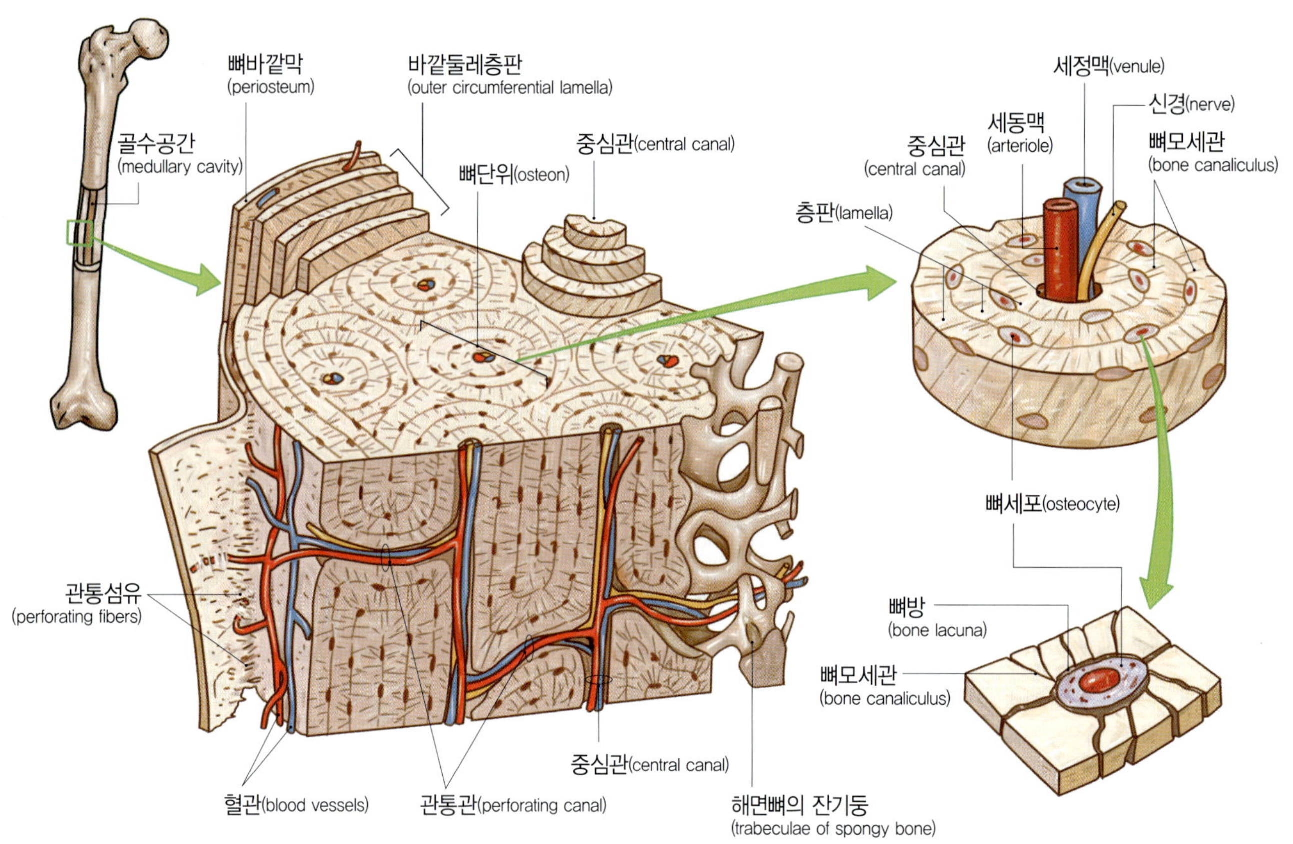

그림 3-4 뼈의 내면구조

(4) 뼈파괴세포(파골세포, osteoclast)

여러 단핵구(monocyte)들의 융합으로 이루어진 큰포식세포(대식세포,macrophage)를 말하며, 다량의 세포질을 함유하고 있어 뼈조직을 흡수하는 역할을 수행한다. 오래된 뼈가 **흡수되거나**(뼈파괴, osteoclasia), 뼈세포가 분해되는 것은 뼈의 성장이나 발달, 재형성되어지는 정상적인 과정이다.

(5) 뼈의 재형성(remodeling)

뼈는 정상적으로 형성된 후에도, 새로운 **뼈가 형성되는**(뼈형성, osteogenesis) 과정이 계속되는데, 이를 뼈의 재형성이라고 한다. 손상되거나 골절된 뼈의 회복도 재형성에 따른 것이다. **뼈파괴세포**(파골세포, osteoclast)가 **뼈바탕질**(골기질, bone matrix)을 파괴하면서 뼈를 흡수하고, **뼈모세포**(골모세포, osteoblast)가 뼈바탕질을 분비하면서 뼈가 형성된다. **뼈엉성증**(골다공증, osteoporosis)은 뼈의 재형성 균형이 무너져 뼈흡수보다 뼈형성이 낮아 골밀도가 감소하고 뼈가 취약해져 골절되기 쉬워진 상태이다.

3 | 뼈의 대사

뼈의 형성이나 재형성에서는 다음과 같은 몇 가지 요인들이 상호 관여하고 있다.

- 칼슘과 인, 마그네슘과 기타 미네랄
- 비타민 D, 비타민 A, 비타민 C와 같은 다량의 비타민
- 부갑상샘호르몬(PTH), 칼시토닌, 성호르몬, 성장호르몬(GH), 갑상샘호르몬 등의 호르몬
- 적절하게 신체에 가해지는 운동부하
- 뼈형성에 필요한 영양성분

이 중에서도 칼시토닌은 뼈대사의 중심적 존재라고 할 수 있다. 뼈는 신체에 존재하는 칼슘의 99%를 저장하고 있는 칼슘의 주요 저장소이다. 혈중 칼슘농도는 일정 범위 내로 유지될 필요가 있으며, 농도가 내려가면 **부갑상샘**(부갑상선, parathyroid gland)에서 분비되는 PTH가 뼈에 작용하여 뼈의 칼슘을 혈중으로 방출시킨다. 칼시토닌(calcitonin)은 PTH와 반대작용을 하며 혈중 칼슘농도가 과도하게 상승했을 때 분비된다. 뼈에서 PTH는 뼈파괴세포(파골세포, osteoclast)를 활성화하여 뼈의 흡수에, 칼시토닌과 여성호르몬(에스트로겐, estrogen)은 뼈모세포를 활성화하여 뼈의 형성에 작용한다.

창자에서 칼슘을 흡수할 때는 비타민 D가 필요하며 콩팥에서는 PTH와 비타민 D가 요세관(uriniferous tubule)에서의 칼슘 재흡수를 촉진하여 소변으로 배설되는 것을 억제한다.

4 | 뼈의 형태

뼈는 치밀뼈(치밀골, compact bone)와 해면뼈(갯솜뼈, spongy bone)로 구성되는데 대부분의 뼈는 치밀뼈로 구성되어 있고 약 20%정도만이 해면뼈로 이루어져 있다. 긴뼈의 뼈몸통의 경우 한 가운데의 공간을 제외하고는 주위가 모두 치밀뼈로 되어있는데 이 가운데 공간이 골수공간(뼈속질공간, medullary cavity; marrow cavity)이며 이 속에 조혈조직인 골수(뼈속질, bone marrow)가 들어 있다. 뼈끝은 바깥의 얇은 치밀뼈 층을 제외하고는 그 속이 해면뼈로 차 있으며 이 해면뼈가 이루는 뼈잔기둥의 작은 공간 속에는 골수가 차 있다.

(1) 치밀뼈(compact bone)

치밀뼈는 뼈조직이 전체적으로 단단하게 짜여져 있어 빈 공간이 없는 뼈의 바깥쪽 부분이다. 혈관을 중심으로 **뼈층판**(골층판, bone lamella)이 동심원상으로 배열되어 있다. **뼈단위**(골원, osteon, Haversian system)의 직경은 일정하지 않으며, 4~20개의 층판으로 이루어져 있다.

치밀뼈 내에서 관찰되는 혈관은 그 주행방향과 뼈층판과의 관계를 기준으로 두 가지로 분류할 수 있다. **하버스관**(중심관, Haversian canal)은 뼈단위의 중앙에 위치하며, 뼈단위의 장축에 평행하게 주행한다. 크기는 22-110㎛ 정도로 하나의 하버스관 내에 1~2개의 혈관이 들어 있다. 대개 모세혈관 또는 모세혈관 이후 소정맥이지만 드물게 소동맥이 들어 있는 경우도 있다. **관통관**(볼크만관, Volkmann's canal)은 하버스관을 뼈의 표면이나 골수공간으로, 또는 하버스관 사이를 연결해 준다. 따라서, 골수공간 또는 골막에 분포하는 혈관들은 관통관을 통해 하버스관과 연결되어 있다.

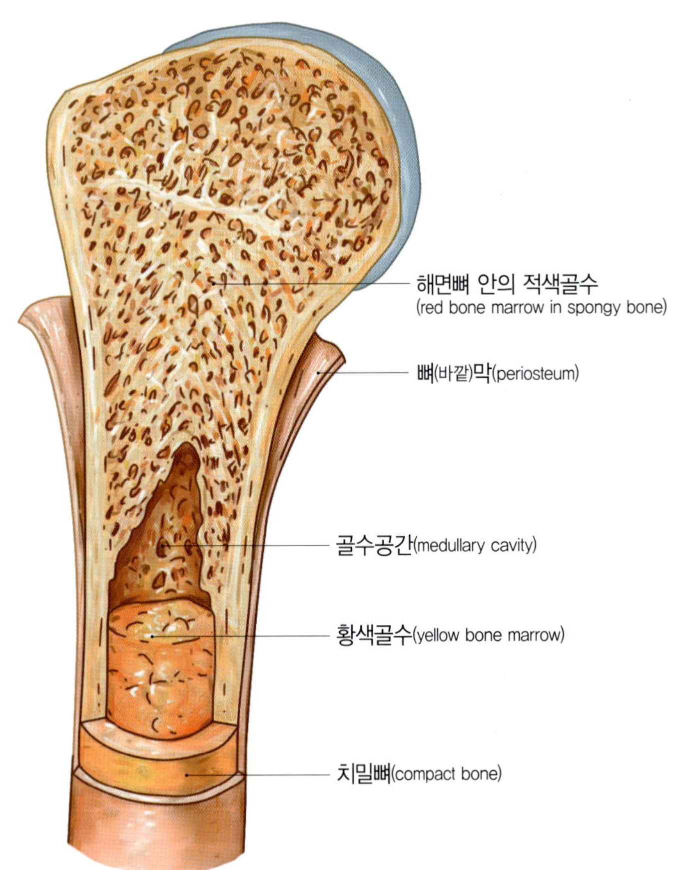

그림 3-5 성인의 치밀뼈와 해면뼈

(2) 해면뼈(spongy bone)

해면뼈는 뼈의 속 부분으로 뼈조직이 가느다란 기둥 모양의 뼈잔기둥(골소주, bone trabecula)으로 나누어져 사이사이에 작은 공간을 이루고 있어 전체적으로 스폰지 모양으로 보인다. 해면뼈를 이루는 뼈잔기둥(bone trabecula)도 3차원적인 격자구조의 뼈층판으로 구성되어 있지만, 그 내부에 혈관이 없으며 따라서 뼈단위도 관찰할 수 없다. 뼈잔기둥 사이의 공간에는 골수가 차있다. 해면뼈의 뼈세포는 뼈속막에 분포하는 혈관으로부터 뼈모세관(bone canaliculus)을 통해 확산된 영양분을 공급받는다. 치밀뼈와 해면뼈는 뚜렷한 경계 없이 이행된다.

3. 뼈대의 개요

사람의 뼈대는 크게 **몸통뼈대**와 **팔다리뼈대**로 나눌 수 있다. 몸통뼈대는 몸의 중심을 똑바로 잡아주고 일정한 형태의 틀을 만들어 준다. 몸통뼈대는 머리뼈와 척주 그리고 가슴우리(thoracic cage; 흉곽을 이루는 부분)를 포함하고 있다. 이음뼈는 팔과 다리뼈를 몸통과 이어주는 부분으로 팔과 팔이음뼈(어깨이음구조, shoulder girdle)는 상지를 구성하고 다리와 다리이음뼈(골반이음구조, pelvic girdle)는 하지를 구성한다.

정상 성인의 뼈 개수는 총 206개로 출생 및 유년기 뼈 개수와 차이가 있다.

표 3-1 각 부위별 뼈의 개수

뼈 종류	개 수
머리뼈, 목뿔뼈	23개
귓속뼈	6개
가슴우리	25개
척추뼈	26개
팔뼈	64개
다리뼈	62개

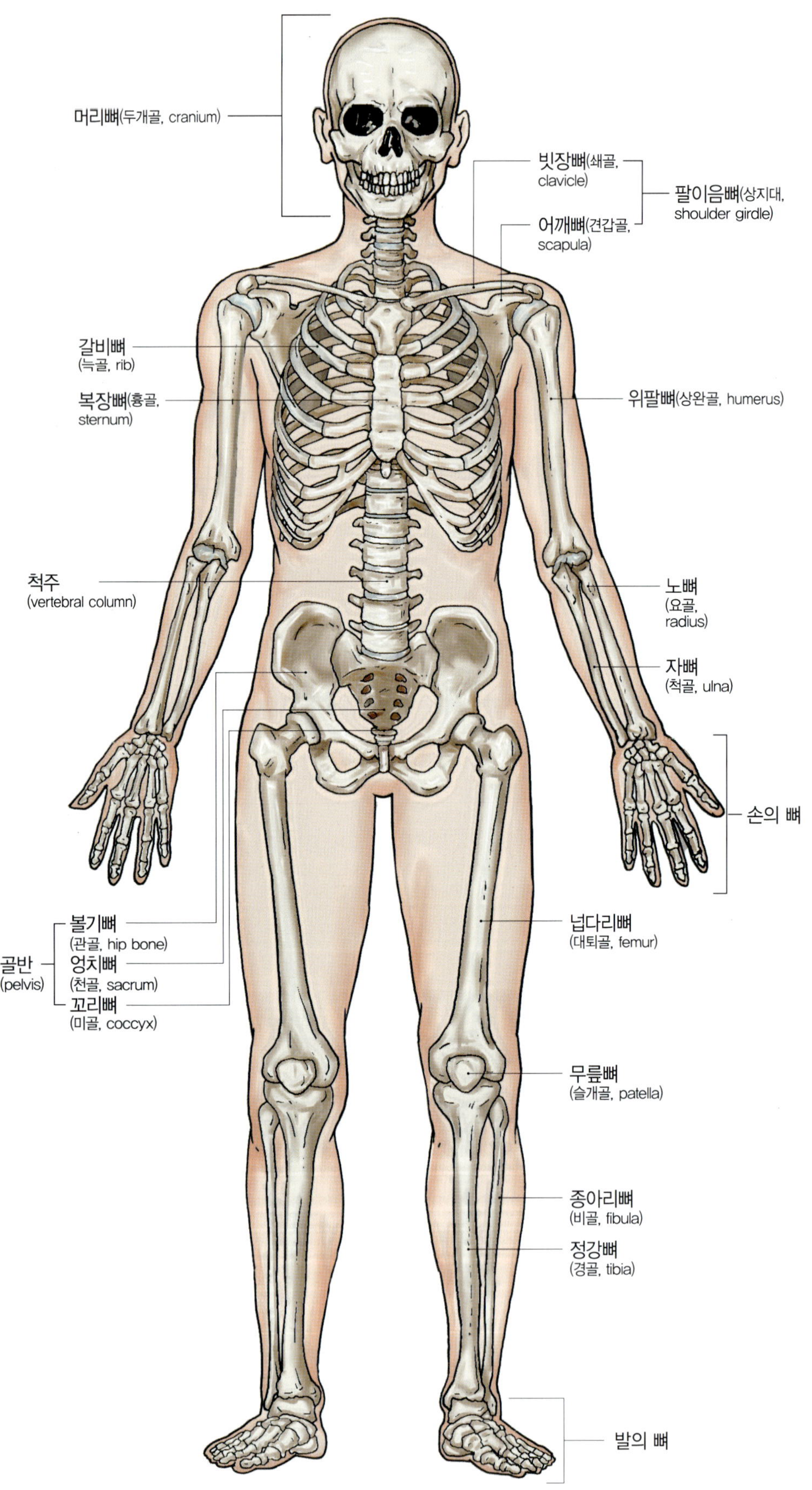

그림 3-6 인체의 뼈대(앞면)

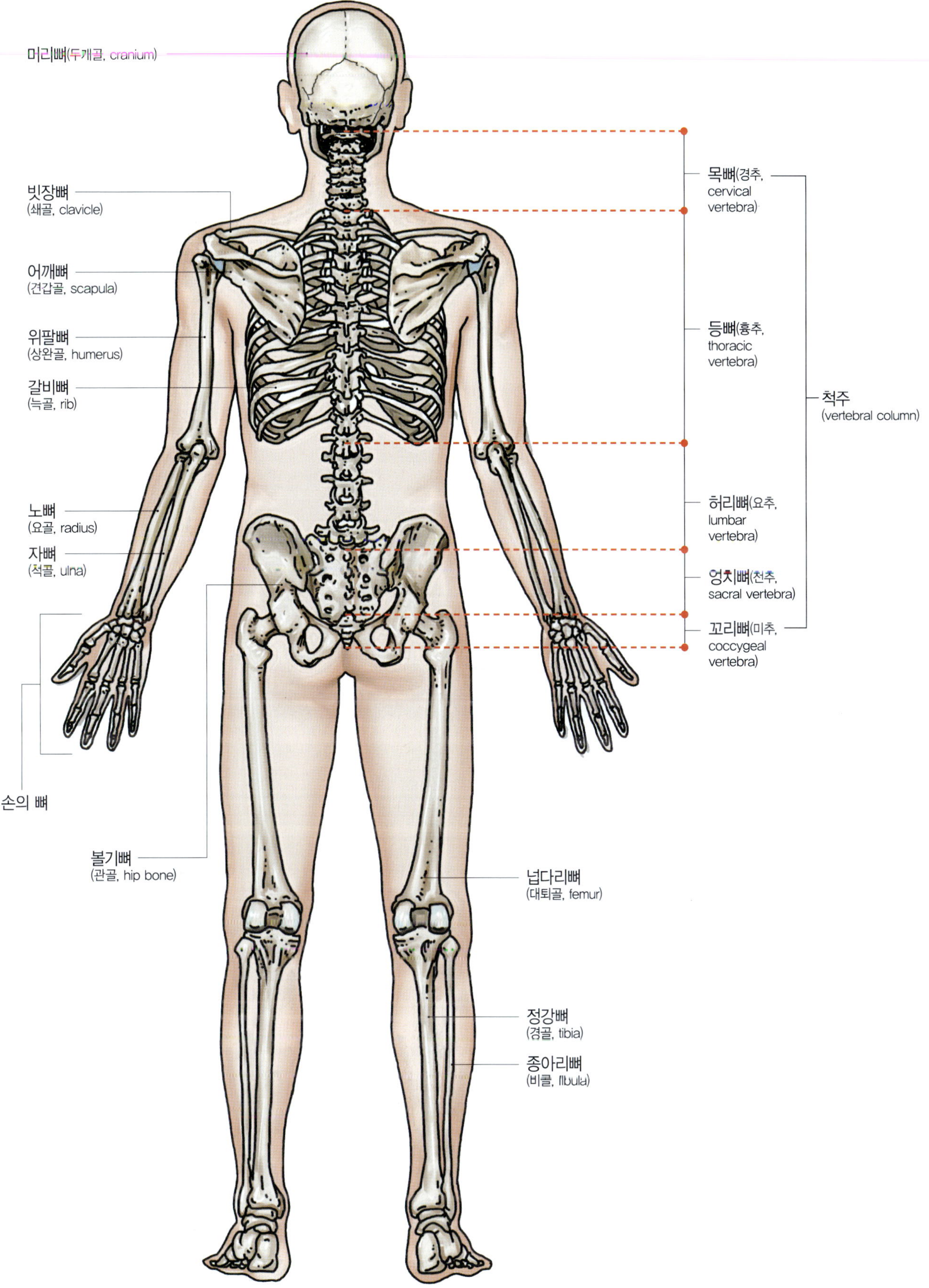

그림 3-7 인체의 뼈대(뒤면)

1 | 머리뼈(두개골, cranium)

머리뼈는 15종류의 뼈로 구성되어 있으며 전체적으로 23(목뿔뼈, hyoid bone 포함)개의 뼈들의 조합으로 이루어져 있다. 15종류는 얼굴을 중심으로 양쪽에 쌍으로 구성된 8종류와 단일뼈 7개로 되어 있다. 머리뼈는 크게 2부분으로 분류가 되는데 뇌를 감싸고 보호하는 **뇌머리뼈**(신경두개골, neurocranium)와 얼굴을 구성하는 **얼굴머리뼈**(내장두개골, viscerocranium; facial skeleton)로 나눈다. 머리뼈는 큰 공간과 작은 공간들로 구성되는데, 큰 공간 안에는 뇌를 함유하고 있으며 작은 공간들은 뇌에 필요한 신경이나 혈관들이 지나가는 통로를 형성하고 있다. 또한 **이마뼈**(전두골, frontal bone)와 **관자뼈**(측두골, temporal bone), **벌집뼈**(사골, ethmoid bone), **나비뼈**(접형골, sphenoid bone)들은 공기를 포함하고 있어 머리뼈의 무게를 가볍게 해주고 있다.

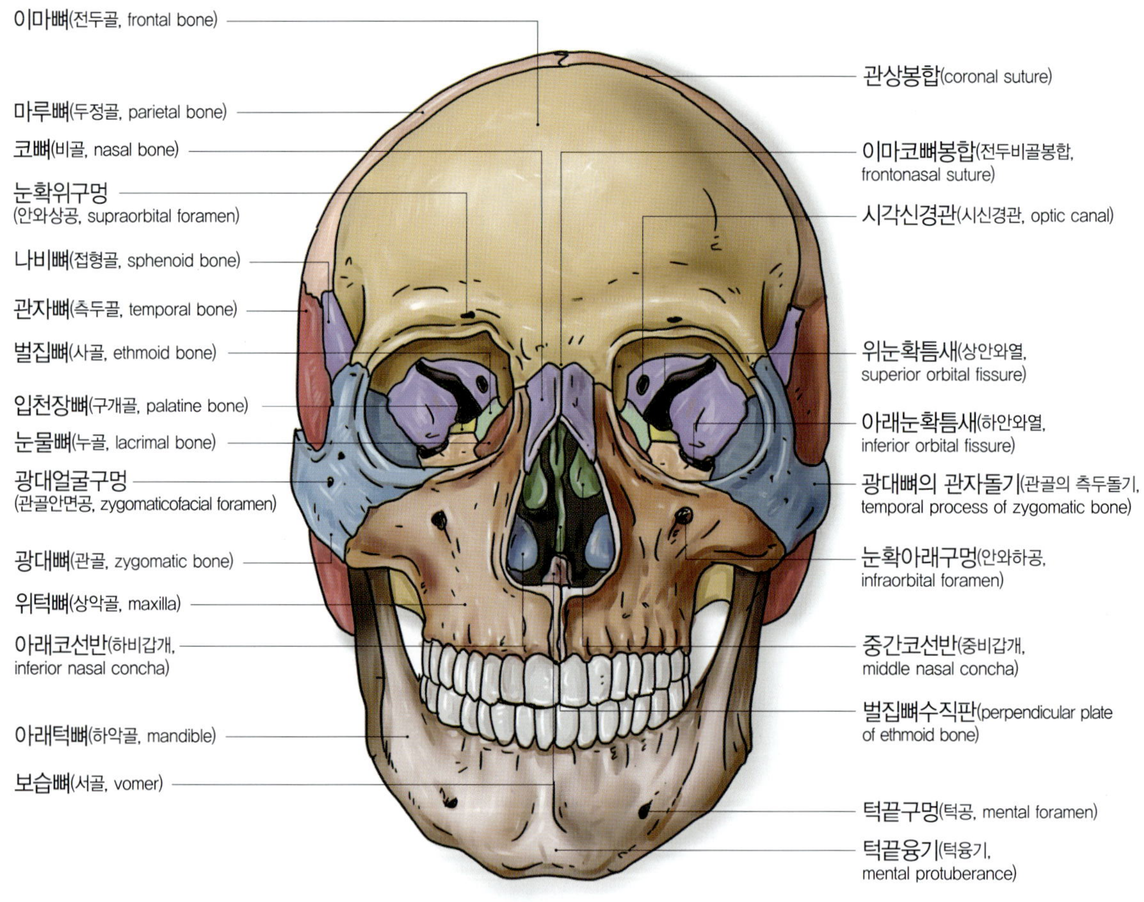

그림 3-8 머리뼈(앞면)

(1) 뇌머리뼈(신경두개골, neurocranium)

뇌머리뼈는 6종 8개로 되어 있으며 뇌를 감싸고 있고, 크게 두 부분으로 나눌 수가 있다. 머리꼭대기 부분의 둥근모양의 **머리덮개뼈**(두개관, calvaria)와 머리덮개뼈의 아랫부분인 **바닥**(base)이다. **머리덮개뼈**는 하나의 뼈가 아니라 여러 개의 뼈들이 봉합되어 단단한 형태를 이루고 있다. 뇌머리뼈는 **이마뼈**(전두골, frontal bone) 1개, **마루뼈**(두정골, parietal bone) 2개, **관자뼈**(측두골, temporal bone) 2개, **뒤통수뼈**(후두골, occipital bone) 1개, **나비뼈**(접형골, sphenoid bone) 1개, **벌집뼈**(사골, ethmoid bone) 1개 등 8개의 뼈로 구성된다.

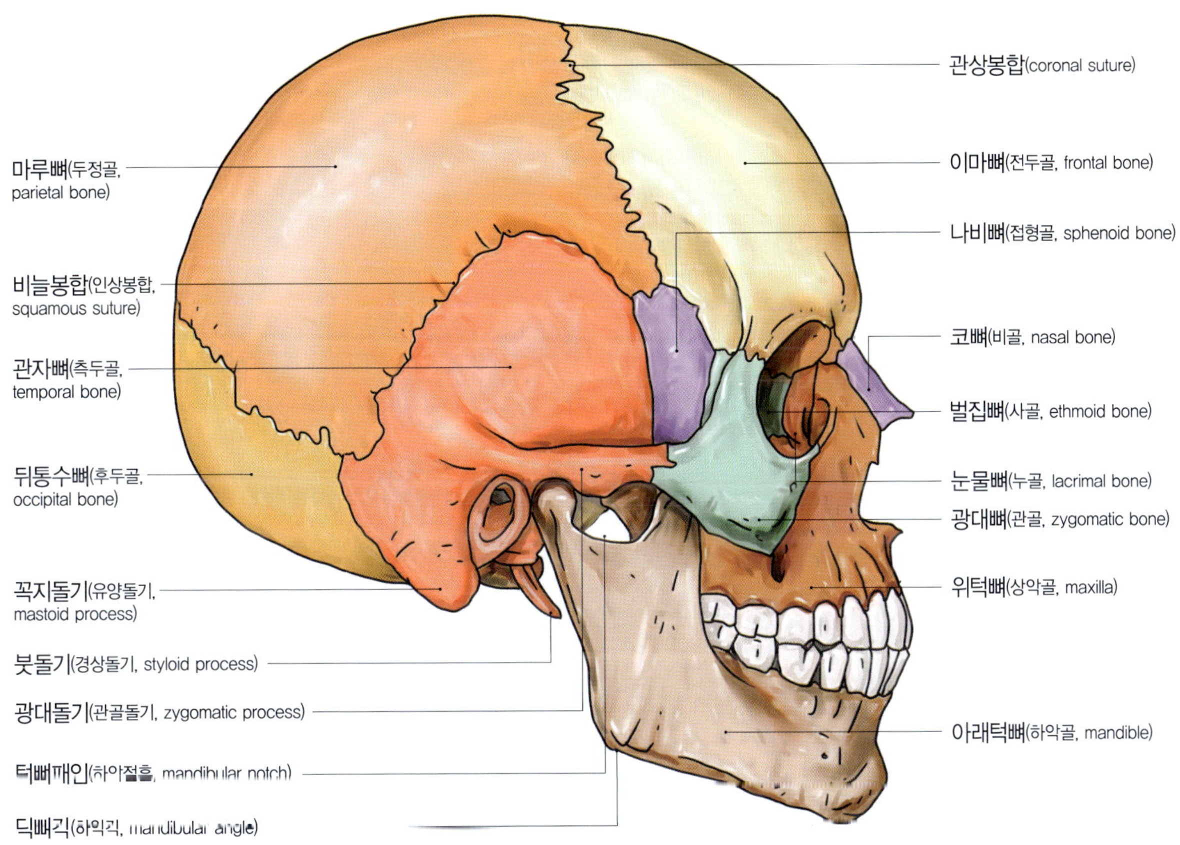

그림 3-9 머리뼈(오른쪽 옆면)

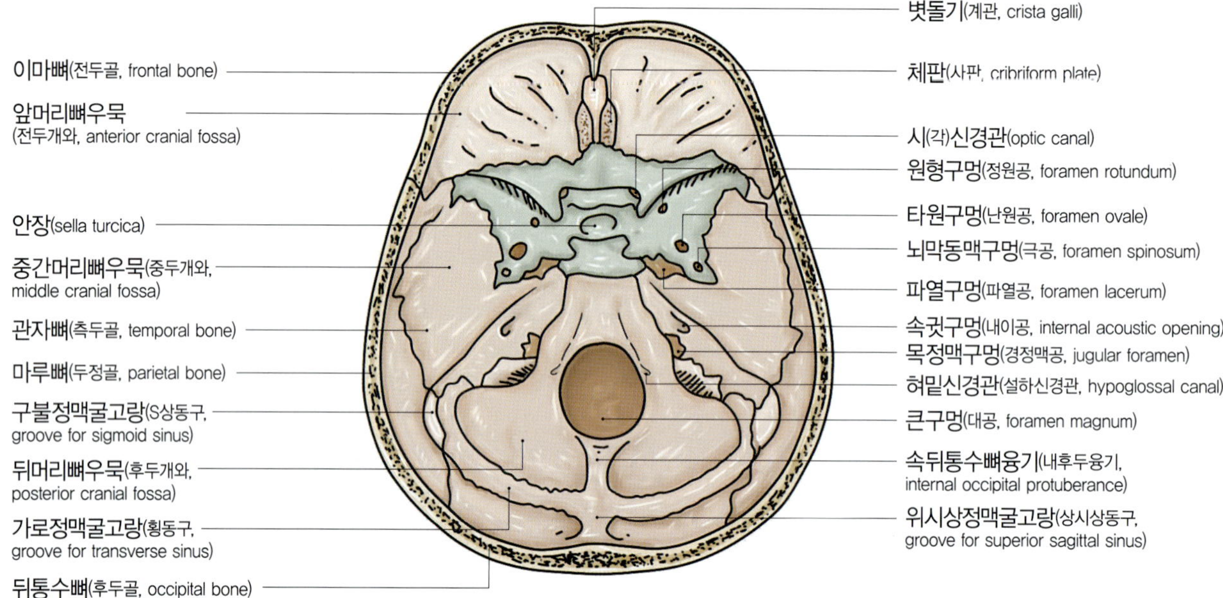

그림 3-10 머리뼈 바닥(속면)

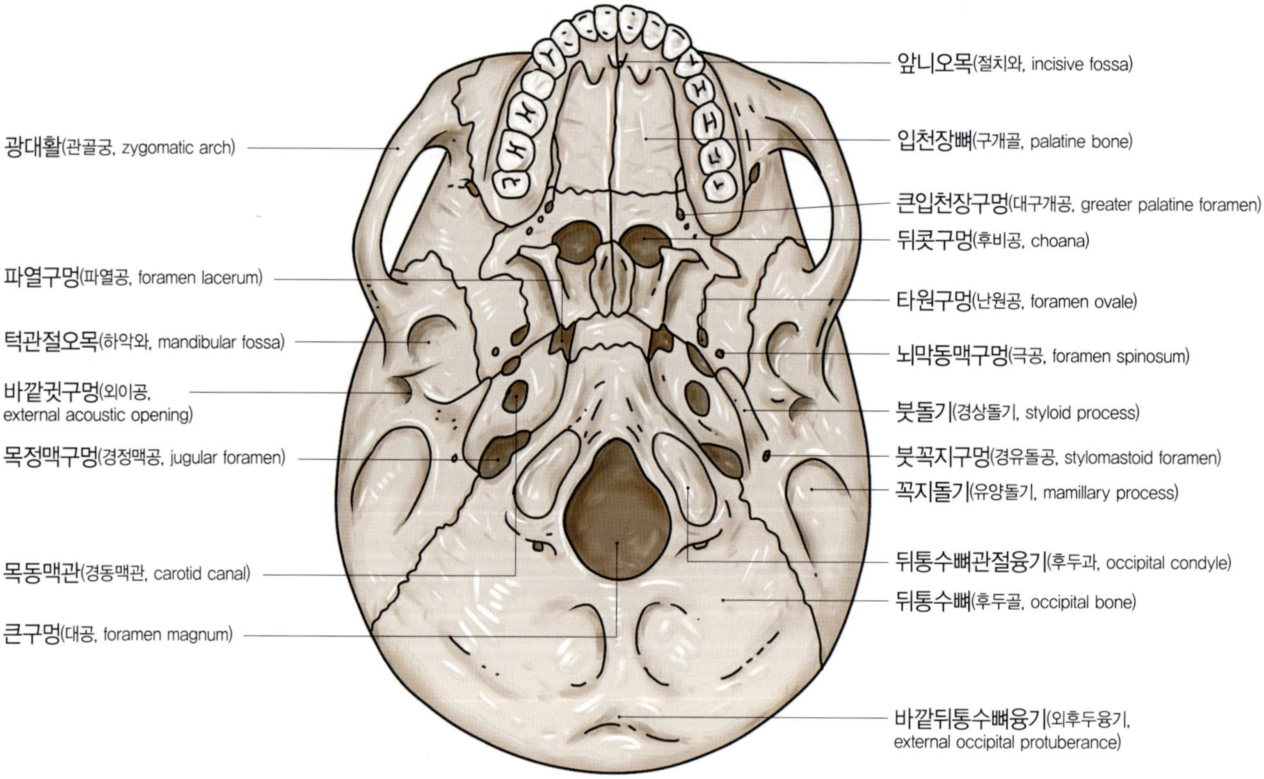

광대활(관골궁, zygomatic arch)
파열구멍(파열공, foramen lacerum)
턱관절오목(하악와, mandibular fossa)
바깥귓구멍(외이공,
external acoustic opening)
목정맥구멍(경정맥공, jugular foramen)
목동맥관(경동맥관, carotid canal)
큰구멍(대공, foramen magnum)
앞니오목(절치와, incisive fossa)
입천장뼈(구개골, palatine bone)
큰입천장구멍(대구개공, greater palatine foramen)
뒤콧구멍(후비공, choana)
타원구멍(난원공, foramen ovale)
뇌막동맥구멍(극공, foramen spinosum)
붓돌기(경상돌기, styloid process)
붓꼭지구멍(경유돌공, stylomastoid foramen)
꼭지돌기(유양돌기, mamillary process)
뒤통수뼈관절융기(후두과, occipital condyle)
뒤통수뼈(후두골, occipital bone)
바깥뒤통수뼈융기(외후두융기,
external occipital protuberance)

그림 3-11 머리뼈 바닥(바깥면)

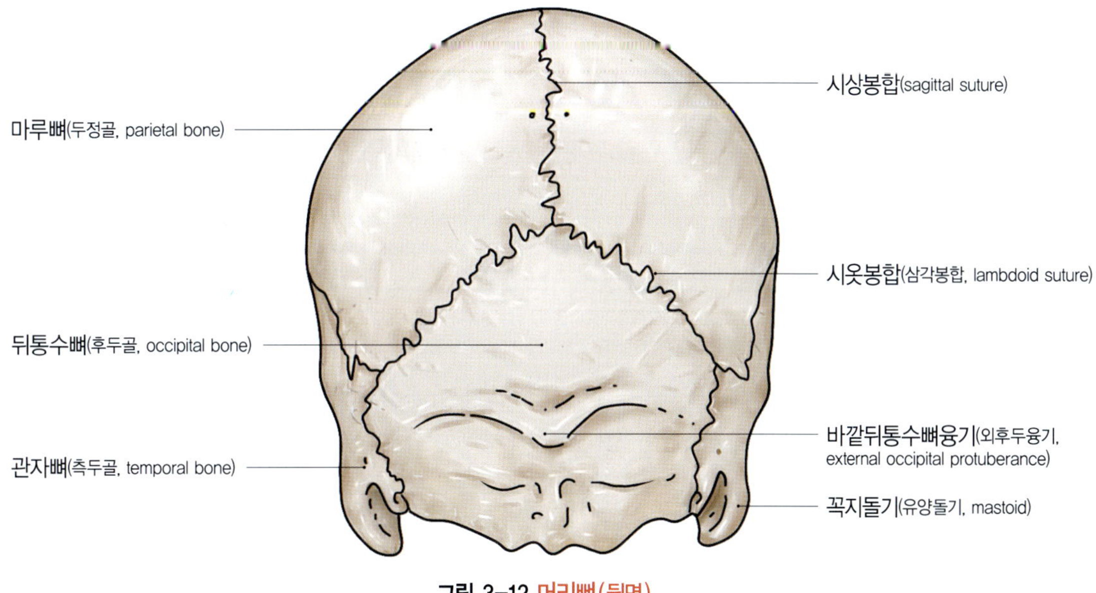

그림 3-12 머리뼈(뒷면)

① **이마뼈**(전두골, frontal bone): 이마를 구성하는 뼈로 정수리의 양쪽을 지나 관상봉합(coronal suture)에서 끝난다. 눈확의 윗부분을 형성하며, 마루뼈와 접해 있다. 머리뼈의 앞쪽과 윗벽을 형성하며 비늘부분(수직부분), 눈확부분(수평부분)으로 나눌 수 있다.

② **마루뼈**(두정골, parietal bone): 두 개의 뼈가 한 쌍을 이루며 머리뼈 윗면의 뒤쪽 약 2/3를 이루는 사각형의 판 모양이다. 머리뼈의 천장을 형성하며, 정중면에서 톱니가 물리듯 시상봉합으로 연결되어 있다. 특징적으로 안쪽면에 뇌의 표면을 감싸는 경막들이 분포하고 있으며 고랑이 파져있다.

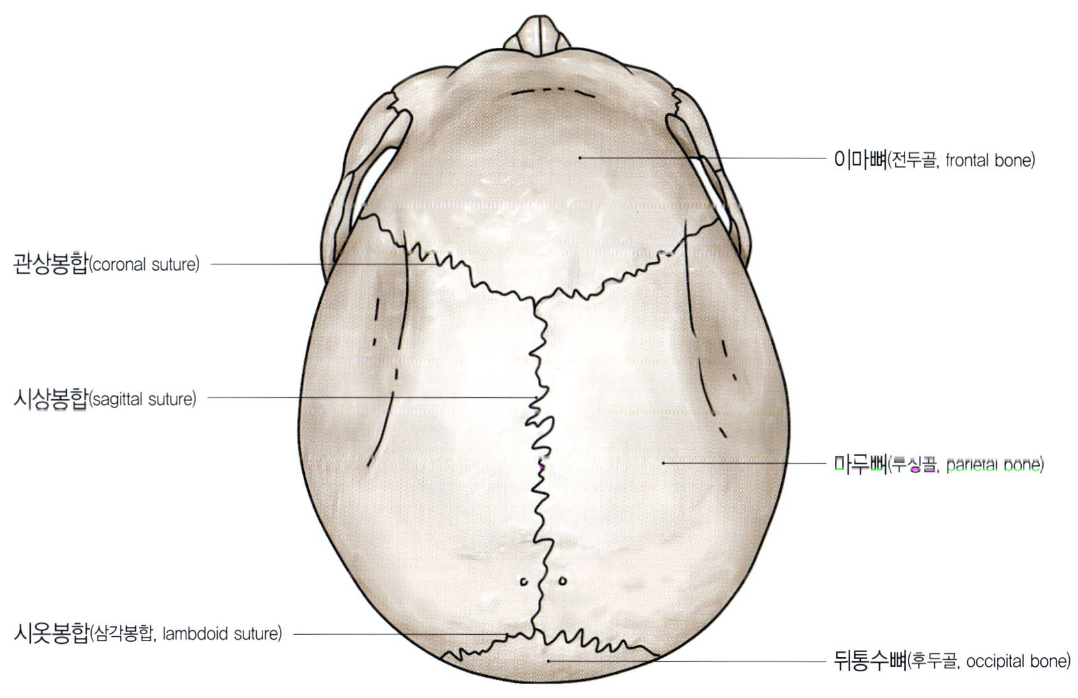

그림 3-13 머리뼈(꼭대기면)

③ **관자뼈**(측두골, temporal bone): 한 쌍으로 구성된 뼈로 머리뼈의 바닥과 옆면의 중간 부분에 있는 불규칙한 형태이며 대뇌의 관자엽(측두엽, temporal lobe)을 감싸고 있으며 보호하고 있다. 뼈의 안쪽으로는 가운데귀와 속귀가 있으며 아래쪽은 아래턱뼈와 관절을 이루고 있다. 관자뼈는 네 부분으로 구분하는데, 관자뼈 옆면의 편평한 부분인 **비늘부분**(인부, squamous part), 고막으로 연결되는 **고막틀부분**(고실부, tympanic part), 고막틀부분의 뒤쪽을 이루며 많은 근육들의 부착지점이 되는 돌출된 꼭지돌기(유양돌기, mastoid)와 붓돌기(경상돌기, styloid process)로 구성되는 **꼭지부분**(유양부, mastoid part), 그리고 머리뼈의 바닥을 이루며 산모양으로 되어 있고 가운데귀와 속귀의 구조물들이 있는 **바위부분**(추체부, petrous part)이다.

④ **뒤통수뼈**(후두골, occipital bone): 머리의 뒤쪽과 아래쪽의 대부분을 감싸고 있는 뼈로, 큰 특징인 **큰구멍**(대후두공, foramen magnum)은 **머리안**(두개강, cranial cavity)과 척주관(vertebral canal)을 연결하는 구멍이다.

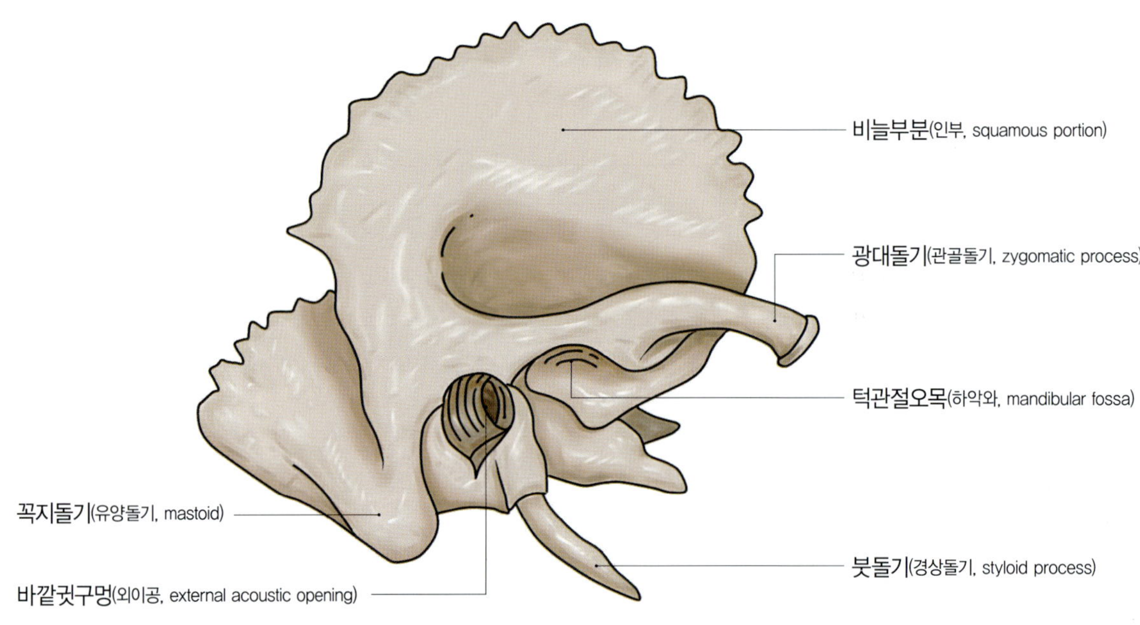

그림 3-14 관자뼈(가쪽면)

⑤ **나비뼈**(접형골, sphenoid bone): 머리뼈의 바닥 중앙과 관자뼈의 앞쪽에 위치하는 뼈로, 날개를 편 나비 모양이며, 눈확(안와, orbit)을 이루는 뼈 중 하나이다. 중앙의 두꺼운 **몸통**(body)과 양쪽의 **큰날개**(대익, greater wing)와 **작은날개**(소익, lesser wing)로 구성된 복잡한 형태의 뼈이다.

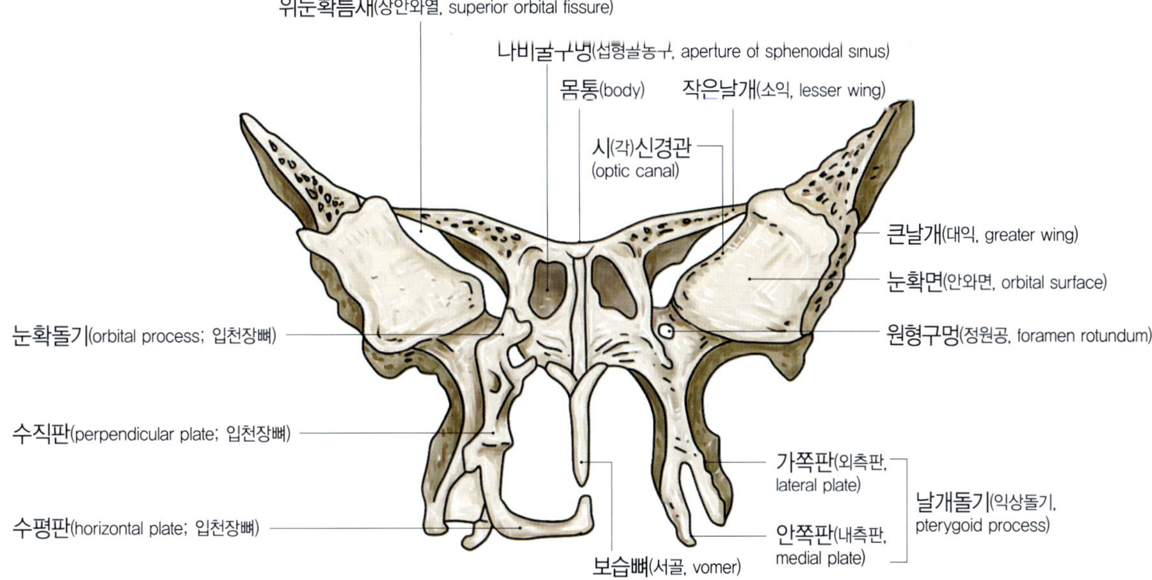

그림 3-15 아래앞쪽에서 본 나비뼈

⑥ **벌집뼈**(사골, ethmoid bone): 코안(비강)을 뇌로부터 분리하며, 코의 위쪽 벽 및 가쪽 벽과 코 중간 위부분 등 3부분으로 구성되는 복잡한 모양의 뼈로 눈확을 이루는 뼈들 중의 하나이다. 코안 위쪽 일부에 다수의 후각 신경이 지나는 작은 구멍이 벌집처럼 뚫려 있고 깨지기 쉬운 뼈로 구성되어 있다.

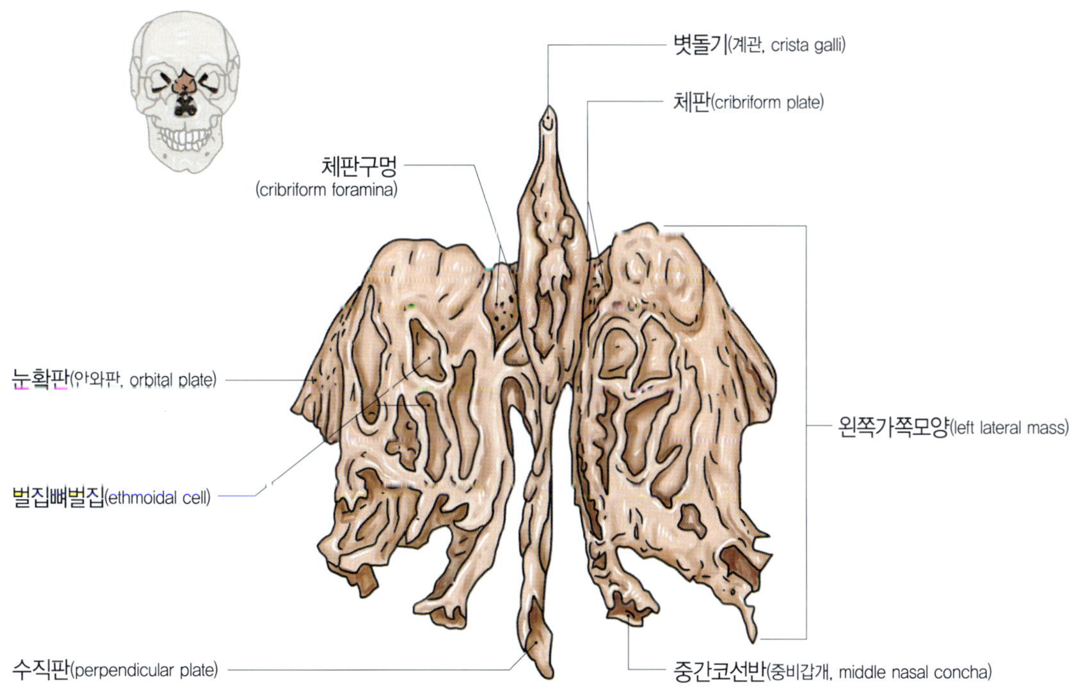

그림 3-16 벌집뼈

⑦ **봉합**(suture)과 **숫구멍**(천문, fontanelles): 머리뼈의 연결부위는 요철을 이루어 단단하게 서로 얽혀 결합하고 있다. 이들은 섬유성 연결의 일종으로 **봉합**이라고 한다(그림 3 13). 성인의 **머리덮개뼈**(두개관, calvaria)를 위쪽에서 보면 좌우의 마루뼈를 연결하며 세로로 주행하는 **시상봉합**(sagittal suture), 이마뼈와 좌우 마루뼈 사이를 연결하는 **관상봉합**(coronal suture), 좌우 마루뼈와 뒤통수뼈 사이를 시옷(ㅅ)자 모양으로 연결하는 **시옷봉합**(삼각봉합, lambdoid suture) 등이 관찰된다. 머리덮개뼈의 뼈 형성은 **막속뼈되기**(막내골화, intramembranous ossification)에 의해 성장을 하는데, 봉합의 조기 형성은 머리뼈의 발육을 억제하여 작은 머리가 된다. 신생아의 머리는 아직 봉합이 완성되지 않아서 분리된 뼈로서 관찰된다. 특히 주의해야 할 것은 뼈가 3개 이상 만나는 곳에 결합조직이 남아있다는 것이다. 이들을 총칭해서 **숫구멍**이라고 한다. 좌우의 이마뼈와 좌우의 마루뼈 사이에 생기는 것을 **앞숫구멍**(대천문, anterior fontanelle), 또 좌우의 마루뼈와 뒤통수뼈 사이에 생기는 것을 **뒤숫구멍**(소천문, posterior fontanelle)이라고 하며, 전자는 마름모꼴의 큰 숫구멍으로 생후 2년 정도에 뼈형성을 통해 닫히고, 후자는 삼각형의 작은 숫구멍으로 생후 3개월경에 닫힌다.

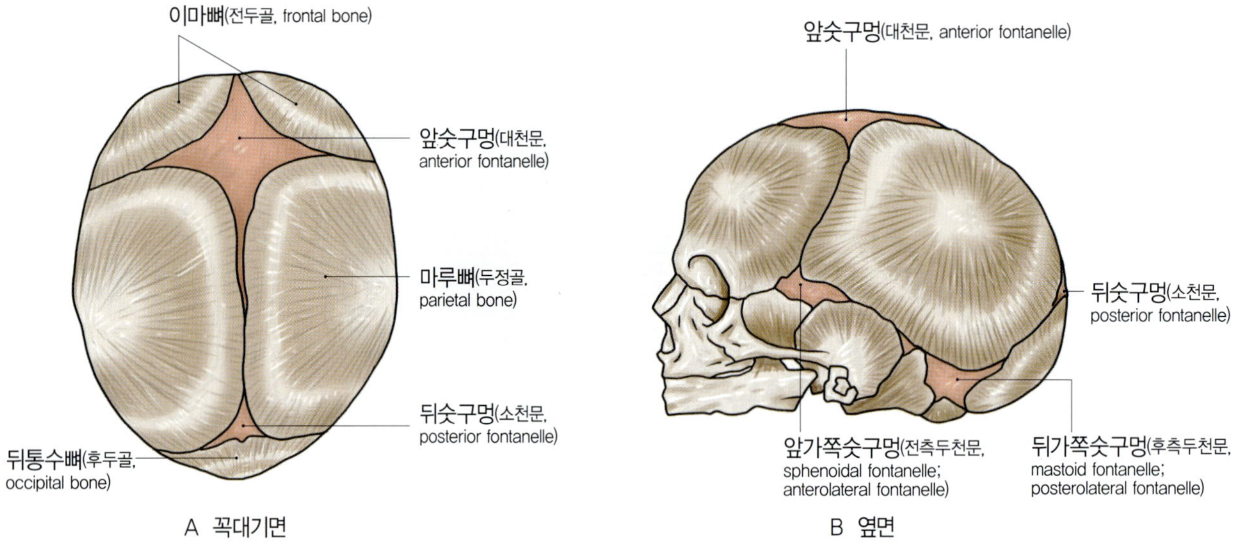

그림 3-17 신생아의 머리뼈(숫구멍)

(2) 얼굴머리뼈(안면골, viscerocranium; facial skeleton)

머리뼈 중에 뇌를 싸지 않고 얼굴을 이루는 뼈는 9종류, 15개의 뼈로 구성되어 있다. 얼굴의 형태를 결정하며 호흡 계통의 코와 소화 계통의 입이 연결되어 있으며, 많은 얼굴의 근육과 씹기근육(저작근)들이 부착하고 있다. 그 구성은 눈물뼈(누골, lacrimal bone) 2개, 코뼈(비골, nasal bone) 2개, 코선반뼈(비갑개, inferior nasal concha) 2개, 위턱뼈(상악골, maxilla) 2개, 광대뼈(관골, zygomatic bone) 2개, 입천장뼈(구개골, palatine bone) 2개, 보습뼈(서골, vomer) 1개, 아래턱뼈(하악골, mandible) 1개, 목뿔뼈(설골, hyoid bone) 1개로 구성되어 있다.

① **코뼈**(비골, nasal bone): 두 개의 작고 편평한 직사각형 모양으로 콧대를 형성하며, 코 안의 위쪽 입구를 보호한다. 코의 이랫부분은 연골로 구성되어 있어 코뼈 끝과 연골부위 경계부분의 촉진이 가능하다.

② **눈물뼈**(누골, lacrimal bone): 양쪽 눈확 안쪽에 있는 얇고 작은 뼈로 얼굴머리뼈에서 가장 작은 뼈이다. 함몰된 **눈물고랑**(누낭구, lacrimal groove)에 **눈물주머니**(누낭, lacrimal sac)가 있다. 눈물주머니는 눈물샘(누선, lacrimal gland)에서 나오는 눈물을 모아 코 안으로 배출시킨다.

③ **위턱뼈**(상악골, maxilla): 위턱을 형성하는 뼈로 좌우 한 쌍으로 구성되어 있으며 얼굴머리뼈에서 가장 큰 뼈이다. 양쪽 위턱뼈는 치아에서부터 위쪽의 눈확 아래쪽까지 연결되어 있으며 아래쪽 가장자리에는 윗니가 있다. 위턱뼈에서 비어 있는 공간을 위턱굴(상악동, maxillary sinus)이라 한다. 위턱뼈의 수평 연장부인 **입천장돌기**(구개돌기, palatine process)는 입의 천장과 코 안의 바닥을 형성한다. 눈확 바로 아래에 **눈확아래구멍**(안와하공, infraorbital foramen)이 있어 얼굴의 혈관과 코와 뺨의 감각신경이 지나가는 통로 역할을 한다.

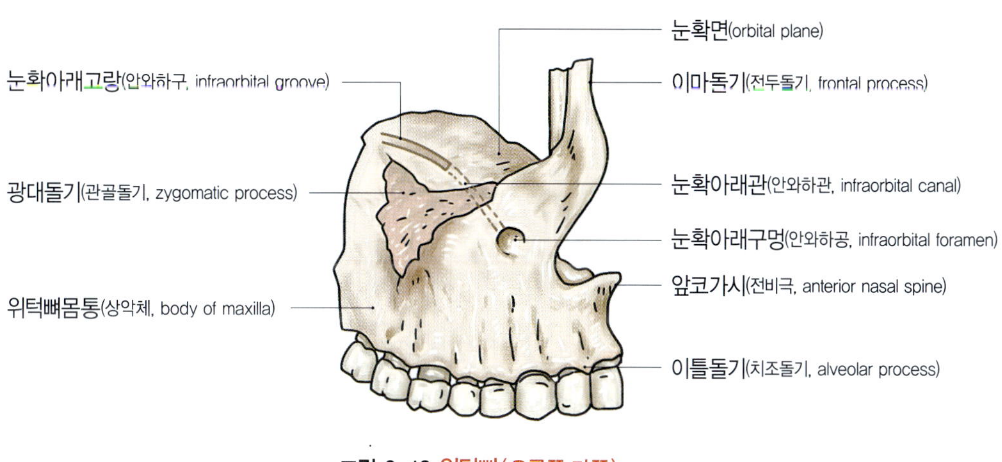

그림 3-18 위턱뼈(오른쪽 가쪽)

④ **코선반뼈**(하비갑개, inferior nasal concha): 위턱뼈와 입천장뼈에 부착되어 있으며 좌우 양쪽의 코 안 아래 가쪽에 있는 조가비모양의 작은 뼈이다. 코선반은 벌집뼈의 일부인 위코선반과 중간코선반 그리고 독립되어 있고 가장 큰 뼈인 코선반뼈로 구성된 아래코선반의 세부분이 있다.

⑤ **광대뼈**(관골, zygomatic bone): 양쪽 눈아래 뺨의 튀어나온 부분과 눈확의 아래쪽 모서리 일부를 이루는 네모꼴의 뼈를 말한다.

⑥ **입천장뼈**(구개골, palatine bone): 코 안의 뒤쪽 벽에 자리 잡고 있으며 단단입천장(경구개, hard palate; 입천장 앞쪽의 단단한 부분)의 뒤쪽을 구성하는 한 쌍의 L자형의 납작한 뼈이다. 양쪽 입천장뼈에는 큰 **입천장구멍**(대구개공, greater palatine foramen)이 있어 입천장신경이 통과한다.

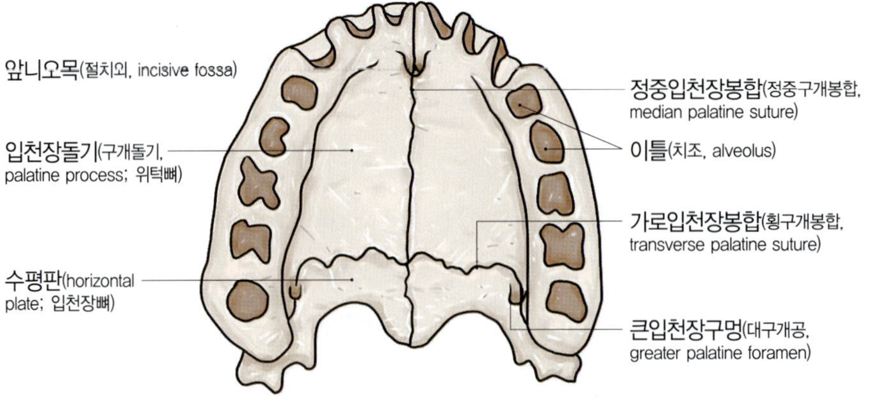

그림 3-19 입천장뼈

⑦ **보습뼈**(서골, vomer): 코중격(nasal septum)의 아래뒤부분을 이루는 뼈로 정중시상선에 위치하는 한 개의 뼈이다. 뼈의 모양이 마름모꼴의 보습과 비슷하다하여 붙여졌으며, 코중격의 위쪽은 벌집뼈(사골, ethmoid bone)의 수직판(perpendicular plate)이 형성하고 있고, 코중격연골은 코중격의 앞부분을 구성한다.

⑧ **아래턱뼈**(하악골, mandible): 얼굴머리뼈 중 가장 크고 단단하며 유일하게 움직일 수 있는 뼈이다. 아래턱을 이루는 말발굽 모양의 뼈로 좌우의 턱관절에 의하여 관자뼈와 결합되어 있다. 다른 뼈와 떨어져 있고 U자 모양으로 되어있으며 몸통과 가지로 구분한다. 또한 뼈 위에 아랫니가 있으며 씹기 근육과 표정근육의 부착점이 되기도 한다.

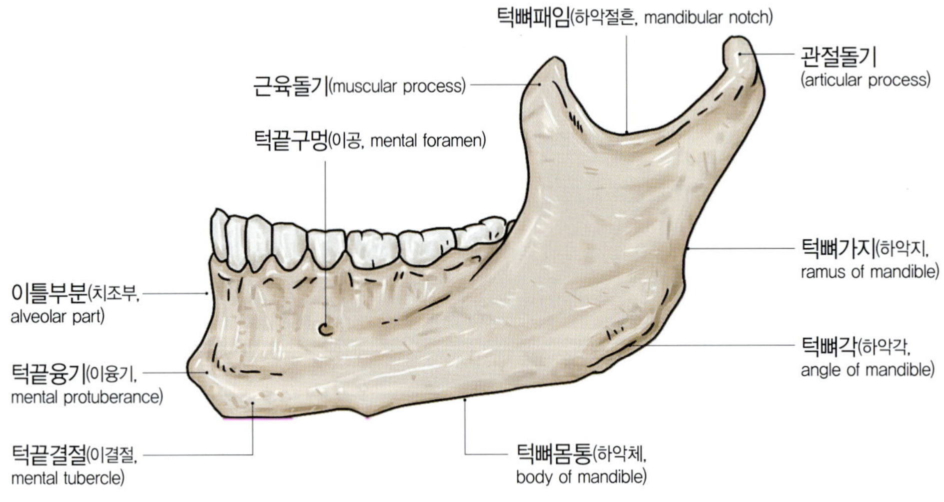

그림 3-20 아래턱뼈

⑨ **목뿔뼈**(설골, hyoid bone): 아래턱뼈와 후두(larynx)의 방패연골(갑상연골, thyroid cartilage) 사이에 있는 'U'자 모양의 작은 뼈다. 다른 뼈들과 직접적으로 관절하지 않고 인대에 의해 후두와 머리뼈에 연결되어 있다. 아래턱과 후두를 조절하는 근육들이 부착하는 곳이기도 하다.

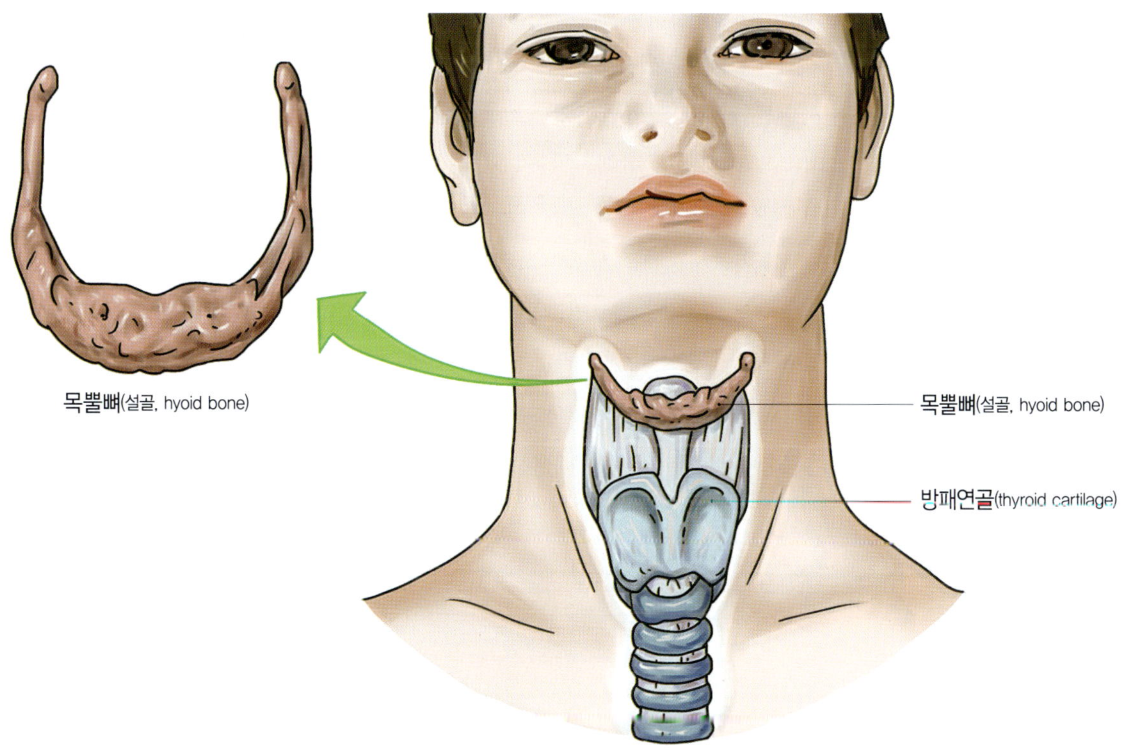

그림 3-21 목뿔뼈

2 | 척주(vertebral column)

(1) 척주의 일반적인 특징

몸통의 뒤쪽에서 몸을 지지하는 구조물을 흔히 척추뼈(추골, vertebra)라고 부른다. 각 척추뼈를 위아래로 연결시킨 기둥 모양의 뼈대를 총칭하여 척주라고 한다. 척주는 몸통구조상 중심축으로서 신체의 기둥이다. 척주의 뼈는 부위에 따라 다음과 같이 나뉠 수 있는데, 성인과 소아에서는 구성하는 뼈의 수가 다르다(표 3-2). 척추뼈 사이는 척추사이원반(추간판, intervertebral disc)에 의해 분리된다(엉치뼈와 꼬리뼈는 제외). 척주에는 척주관(vertabral canal)이라 하는 공간이 있으며, 그 안에 들어있는 척수(spinal cord)를 둘러싸고 보호한다.

척추뼈는 모양에 따라 불규칙뼈(irregular bone)에 속하며, 중심이 되는 척추뼈몸통(척추체, vertebral body)과 뒤위쪽으로 나와 있는 활 모양의 척추뼈고리(추궁, vertebral arch), 그리고 여러 돌기(process) 등으로 구성되며, 척추뼈몸통과 척추뼈고리에 둘러싸인 커다란 척추구멍(추공, vertebral foramen)이 있다.

성인의 척추 뼈는 26개이다. 이 가운데 엉치뼈(천골, sacrum)와 꼬리뼈(미골, coccyx)는 각각 5개의 엉치뼈(천추, sacrum)와 3~5개의 꼬리뼈(미추, coccyx)가 사춘기(17~18세 무렵)에 유합하여 하나의 뼈가 된 것이다. 따라서 엉치뼈와 꼬리뼈가 유합되기 전 인체의 척주를 구성하는 척추뼈 수는 33(32~34)개가 된다.

표 3-2 척주의 구성

척추(추골, vertebra)	**소아**	**성인**
목 뼈(경추, cervical vertebra)	7	7
등 뼈(흉추, thoracic vertebra)	12	12
허리뼈(요추, lumbar vertebra)	5	5
엉치뼈(천추, sacral vertebra, sacrum)	5	1
꼬리뼈(미추, coccygeal vertebra, coccyx)	3 ~ 5	1
	32 ~ 34	26

(2) 척추뼈의 기본적 구조

척추뼈는 **척추뼈몸통**(척추체, vertebral body)과 **척추뼈고리**(추궁, vertebral arch)로 이루어진다. 척추뼈몸통과 척추뼈고리에 의해 둘러싸인 큰 구멍을 **척추구멍**(추공, vertebral foramen)이라고 한다. 척추뼈의 구조를 이해하려면 그 발생과정을 알아야 한다. 가장 먼저 척추뼈몸통에 상당하는 부분이 형성되고 이어서 척추뼈고리가 되는 부분이 뒤쪽에 반원형으로 나타나고, 뒤쪽으로 발육해서 좌우가 합쳐진다. 그리고 이 척추뼈고리에서 각종 돌기가 뻗어 나온다. 척추뼈의 형태는 부위에 따라 약간씩 다른데, 그 기본적인 구조는 **등뼈**(흉추, thoracic vertebra)에서 관찰되므로 우선 기본적인 구조는 등뼈로 이해하면 된다. 척추뼈몸통은 앞쪽의 원반 모양 부분이고, 척추뼈고리는 척추뼈 몸통에서 뒤쪽으로 고리 모양으로 뻗은 부분이다. 척추뼈고리에서는 나아가 3종 7개의 돌기가 나오고 있다. 즉, 뒤쪽 아래로 돌출하는 1개의 돌기를 **가시돌기**(극돌기, spinous process)라고 하고, 가쪽으로 돌출하는 1쌍의 돌기를 **가로돌기**(횡돌기, transverse process)라고 한다. 또 척추뼈고리의 뿌리 가까이에 위·아래로 향하는 한 쌍의 **관절돌기**(articular process)가 있다. 척추뼈몸통에서 척추뼈고리로의 이행부 위면과 아래면은 자국이 있으며 각각 **위척추패임**(상추절흔, superior vertebral notch) 및 **아래척추패임**(하추절흔, inferior vertebral notch)이라고 한다. 위 척추뼈의 아래척추패임과 아래 척추뼈의 위척추패임으로 **척추사이구멍**(추간공, intervertebral foramen; 척수신경의 출구)이 만들어진다. 또한 각각의 척추뼈를 연결하면 척추구멍은 위아래로 긴 관이 된다. 이를 **척주관**(vertebral canal; 안에 들어있는 척수를 보호하고 있다)이라고 하며, 이 관은 뒤통수뼈의 큰구멍을 지나 머리 안으로 연결되어 있다.

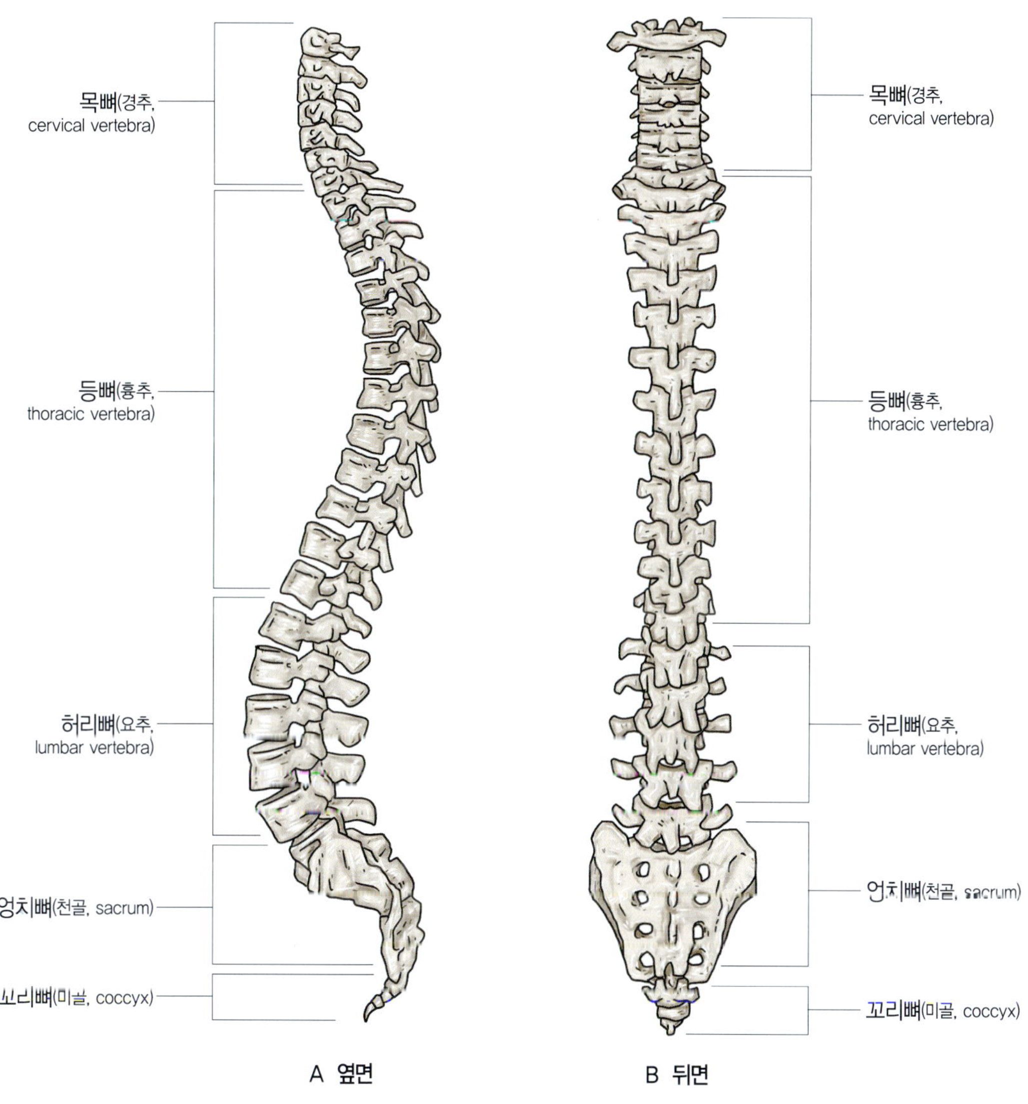

그림 3-22 척주

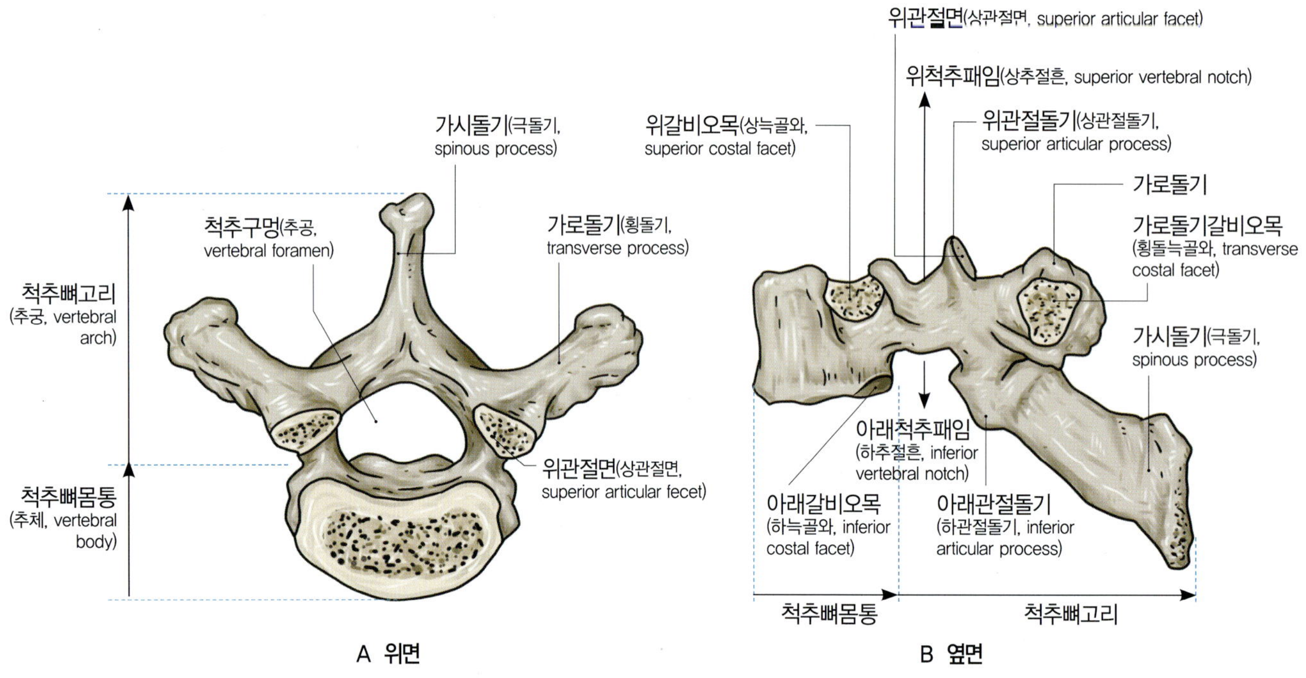

그림 3-23 척추뼈의 구조(등뼈)

(3) 척추뼈의 연결

척추뼈는 척추뼈몸통 사이와 척추뼈고리 사이에서 연결되어 있다. 척추뼈몸통 사이는 섬유연골성 **척추사이원반**(추간판, intervertebral disc)에 의해 위아래의 척추뼈몸통이 연결된다. 척추사이원반은 중앙부가 가장 두꺼우며 내부의 중앙은 연골세포군과 부드러운 섬유연골로 된 **속질핵**(수핵, nucleus pulposus)이 있으며, 여기에는 다량의 수분이 함유되어 있다. 원반의 가장자리는 결합조직과 섬유연골로 되어 있는 **섬유테**(섬유륜, anulus fibrosus)가 있다. 척주의 부위에 따라서 척추사이원반의 두께가 다른데 등뼈가 가장 얇고 허리뼈가 가장 크고 두껍다. 척추사이원반은 그 구조상 강한 탄력성과 팽창성을 가지고 있으며, 척주의 굽힘과 폄운동이나 척주를 중심으로 하는 몸의 지지에 중요한 역할을 하고 있다. 이러한 척추사이원반이 외상으로 섬유테의 퇴행변성이 일어나 속질핵이 돌출되는 것을 척추사이원반탈출(원반탈출, herniated disc)이라고 한다.

척주의 운동은 이 척추사이원반의 탄력성과 척주뒷부분의 척추관절에 의하여 가능하게 된다. 척추뼈고리 사이 연결은 **돌기사이관절**(추간관절, zygapophysial joint; 평면관절)이라고 하며, 위 척추뼈의 아래관절돌기와 아래척추뼈의 위관절돌기 사이에 생기는 연결로 윤활막성 연결(윤활관절)이다. 각 척추뼈는 이러한 연결 이외에도 많은 인대(ligament; 앞세로인대, 뒤세로인대, 목덜미인대 등)에 의해서도 연결되어 있다.

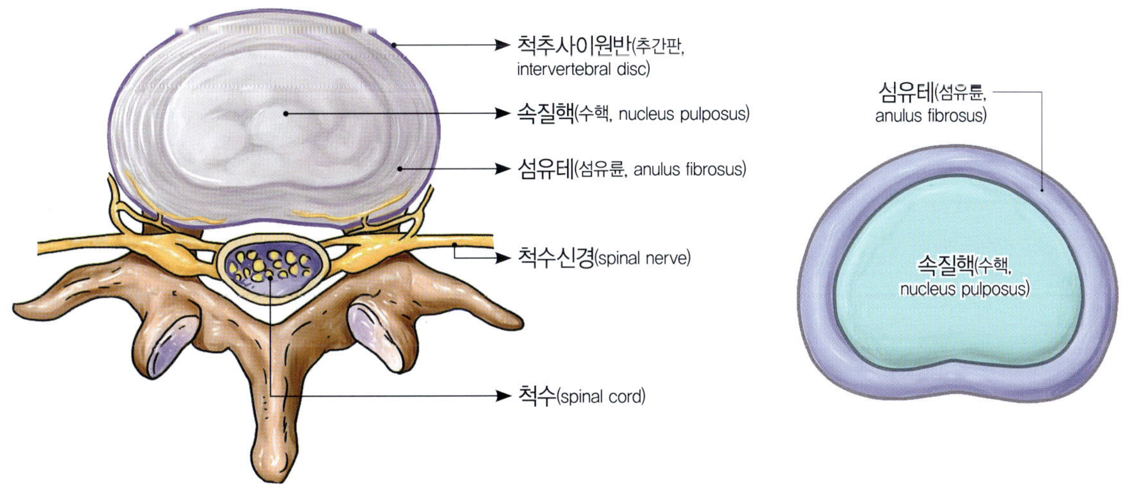

그림 3-24 척추뼈와 척추사이원반

(4) 척주굽이(척주만곡, vertebral curvature)

척주를 앞 또는 뒤에서 바라보면 거의 수직으로 내려가고 있는데, 옆에서 바라보면 목과 허리에서는 **앞으로 볼록한 만곡**(척추앞굽음, 척추전만, swayback)을, 등부위와 엉치꼬리부위에서는 반대로 **뒤로 볼록한 만곡**(척추뒤굽음, 척추후만, humpback)을 나타내는 S자형 곡선을 그리고 있다. 목굽이(경굴곡, cervical curvature)는 앞쪽으로 볼록한 모양이며, 치아돌기의 꼭지부터 시작하여 제2등뼈의 중간에서 끝난다. 목굽이의 각도는 다른 굽이에 비해서 가장 작다. 제7목뼈의 **가시돌기**(극돌기, spinous process)는 뒤쪽에서 가장 튀어나온 부분이다. 등굽이(흉추만곡, thoracic cuvature)는 앞쪽으로 오목한 모양이며, 제2등뼈의 중간부터 시작하여 제12등뼈 중간에서 끝난다. 허리굽이는 앞쪽으로 볼록한 모양이며, 마지막 등뼈의 중간부터 시작하여 **허리엉치각**(lumbosacral angle)에서 끝난다. 가장 아래쪽 척추뼈 3개의 굽이 각도가 위쪽 척추뼈 2개의 각도보다 훨씬 크며, 남성보다 여성에서 굽이가 더 뚜렷하다. 엉치굽이는 앞쪽으로 오목한 모양이며, **허리엉치관절**(lumbosacral joint)부터 시작하여 꼬리뼈의 끝에서 끝난다.

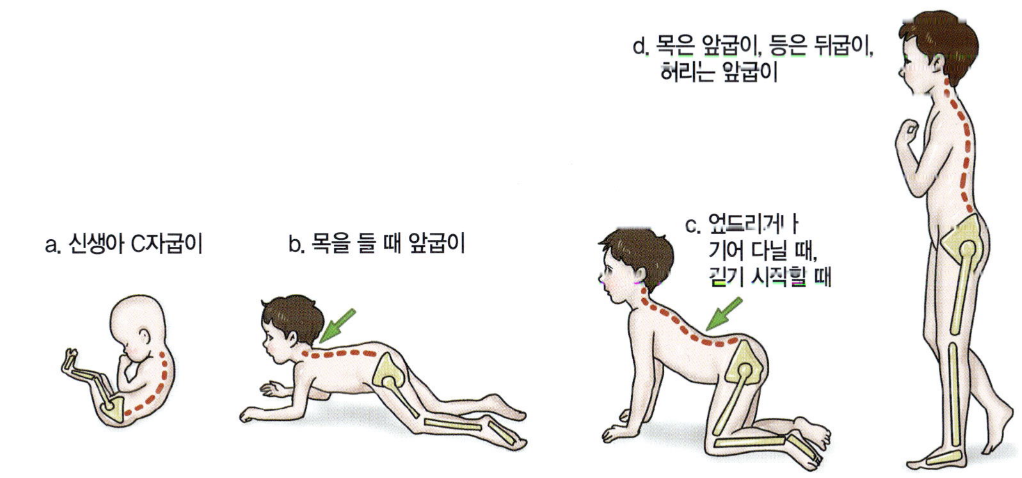

그림 3-25 척주굽이

등부위와 엉치꼬리부위의 척주뒤굽이는 이미 태아기에서도 관찰되어 척주에 본래 갖추어져 있는 만곡이지만, 앞굽이는 출생 후에 생긴 이차적인 형태이다. 따라서 등굽이와 엉치굽이(sacral curvature)를 **일차굽이**(primary curvature)라고도 한다. 왜냐하면 두 영역은 태아기 때 이미 굽이의 방향과 정도가 형성되어 성인까지 유지되기 때문이다. 반면, 목굽이와 허리굽이는 **이차굽이**(secondary curvature)라고 하는데, 그 이유는 굽이의 방향이 태아기 때는 일차굽이처럼 앞으로 오목한 모양이다가 출생 후 성장함에 따라 앞으로 볼록하게 변화하기 때문이다. 목굽이의 경우 아기가 목을 가눌 때쯤(3~4개월) 형성되며, 허리굽이는 아기가 걷기 시작하는 12~18개월 쯤 형성된다.

(5) 척주뼈의 부위별 특징

① 목뼈(경추, cervical vertebrae)

목뼈(경추)는 7개(C_1~C_7)로 구성되며 척추뼈 중에서 가장 작은 뼈이다. 아래쪽으로 갈수록 점점 크기가 커진다. 또한 다른 척추뼈인 등뼈, 허리뼈와 구조적으로 분명히 구별이 되는데, 특히 목뼈의 가로돌기에는 **가로구멍**(횡돌기공, transverse foramen)이 있어 이곳으로 척추동맥(추골동맥, vertebral artery)이 지나간다. 제1~2번 목뼈는 다른 뼈와 기능적 차이 때문에 다른 형태를 가지지만, 제3~6번 목뼈는 전형적인 목뼈의 모양을 가지고 있다. 제7번 목뼈에서는 드물게 절반이 분리·독립하여 커져서 목갈비뼈(경부늑골, cervical rib)를 만드는 경우도 있다. 그 밖에 척추뼈몸통은 작고 척추구멍(추공, vertebral foramen)은 비교적 크며 삼각형 모양을 이루고 있다. 가시돌기 끝이 둘로 나뉘어 있는 특징도 있다.

■ 고리뼈(환추, atlas; C_1)

첫째목뼈인 고리뼈는 고리 모양으로 다른 목뼈와 전혀 다른 형태를 하고 있다. 척추뼈몸통이 없고 **양쪽 가쪽덩이**(외측괴, lateral mass)와 이를 연결하는 **앞고리**(전궁, anterior arch)와 **뒤고리**(후궁, posterior arch)로 이루어져 있다. 가쪽덩이 위면에 있는 **위관절면**(상관절면, superior articular surface)은 뒤통수뼈의 뒤통수뼈관절융기 사이에 **고리뒤통수관절**(환추후두관절, atlanto-occipital joint)을 형성하여, 고개를 끄덕(nodding movement)이는 운동에 관여한다.

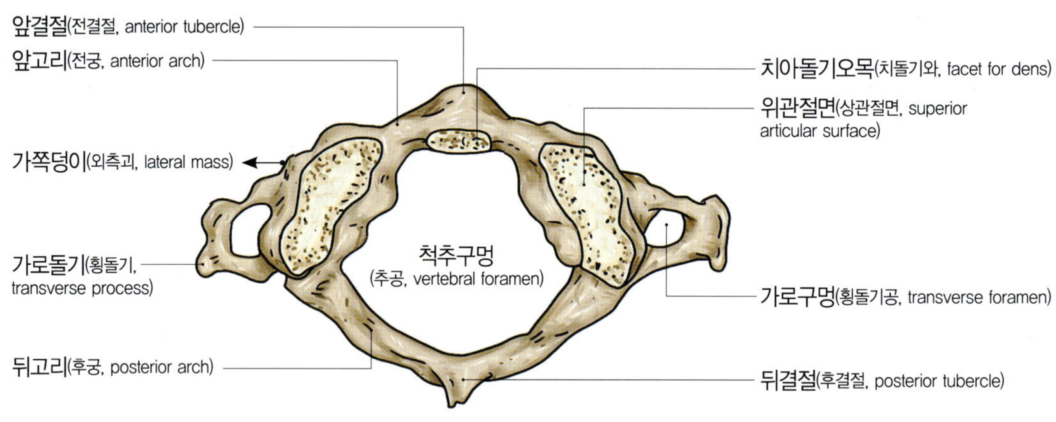

그림 3-26 고리뼈(C_1)

■ 중쇠뼈(축추, axis; C_2)

둘째목뼈인 중쇠뼈는 척추뼈몸통 위부분에서 치아돌기(치돌기, odontoid process, dens)가 위쪽으로 돌출된 것이 특징이다. 치아돌기는 본래 고리뼈의 척추뼈몸통에 해당하는 것으로, 이것이 분리하여 중쇠뼈로 유합한 것이다. 고리뼈 앞고리 뒤면에 있는 치아돌기오목과 정중고리중쇠관절(정중환축관절, median atlantoaxial joint)을 만든다. 중쇠뼈의 기능은 고개를 젓는 것과 같이, 머리를 옆으로 돌리는 돌림운동에 관여한다.('아니오' 할 때의 작용)

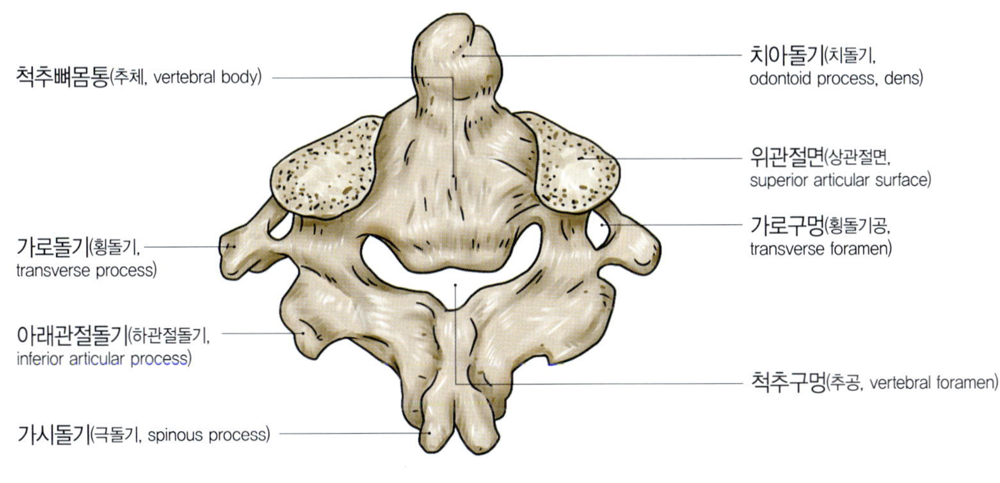

그림 3-27 중쇠뼈(C_2)

■ 솟을뼈(융추, vertebra prominens; C_7)

일곱째목뼈로 가시돌기가 길고 큰 것이 특징이다. 머리를 앞으로 구부렸을 때 가시돌기 끝이 목덜미 아래에 선명하게 돌출하는 점에서 다른 척추뼈 번호를 셀 수 있는 기준이 된다.

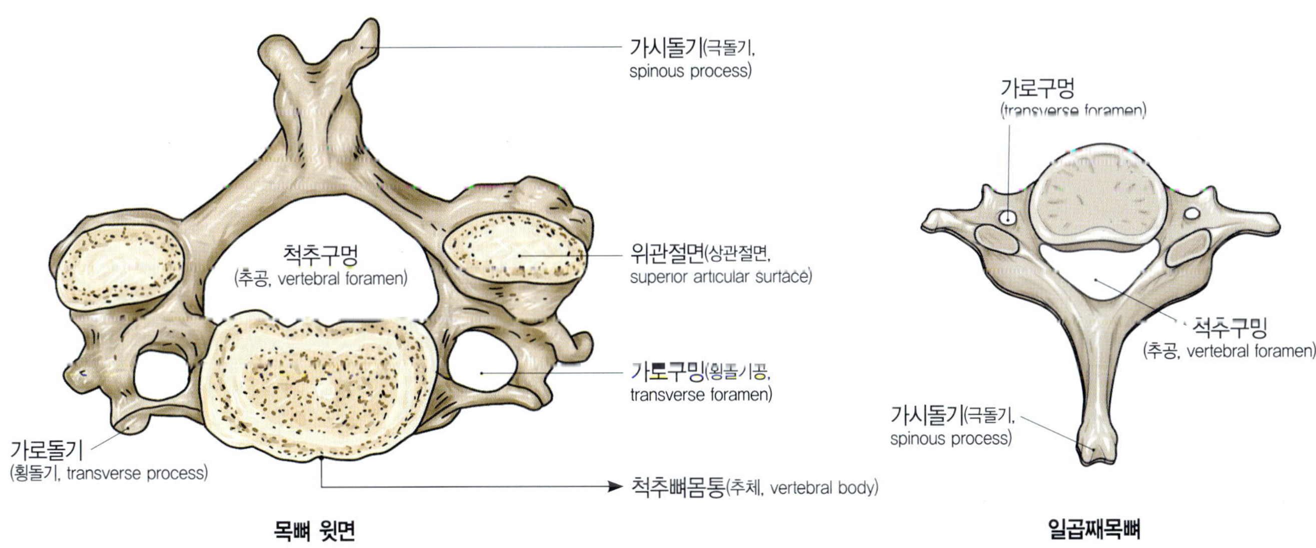

그림 3-28 목뼈(C_5) 윗면과 일곱째목뼈(솟을뼈)

② **등뼈**(흉추, thoracic vertebra, 그림 3-23)

등뼈(흉추, T_1~T_{12})는 12개의 뼈로 구성되어 있으며 12쌍의 **갈비뼈**(늑골, rib)와 연결되는 관절면(articular surface)을 가지는 것이 가장 큰 특징이다. 등뼈는 심장과 허파를 보호하는 가슴우리(흉곽)를 지지해준다. 관절면의 수, 형태, 크기 등은 등뼈의 높이에 따라 다소 다른데, 대부분은 척추뼈몸통의 가쪽면 뒤에 위아래의 **갈비오목**(늑골와, costal facet)이 있고 또 가로돌기의 가쪽끝 앞면에 **가로돌기갈비오목**(횡돌늑골와, transverse costal facet)이 있다. 아래쪽으로 갈수록 등뼈의 척추뼈몸통은 커지고 척추구멍은 거의 원형으로 비교적 작아진다.

제1등뼈(T_1)는 척추뼈몸통의 양쪽에 커다란 온관절면(complete facet)이 있어 제1갈비뼈의 머리와 관절을 형성한다. 몸통 아래쪽에는 반관절면(demifacet)이 한 쌍 있는데, 제2등뼈 몸통의 위쪽에 있는 반관절면과 함께 제2갈비뼈의 머리와 관절을 형성한다. **척추뼈몸통**(척추체, vertebral body)은 목뼈의 모양과 비슷하여 좌우로 넓다. 윗면은 오목하고 아랫면은 입술 같은 모양이다. **위관절면**(상관절면, superior articular surface)은 뒤아래쪽을 향한다. **가로돌기**(transverse process)는 길고, 위척추뼈패임은 다른 등뼈들에 비해 깊다. T_{11}~T_{12}는 갈비뼈 머리와 만나는 관절면이 크기가 크고 척추뼈고리뿌리 위에 위치한다. 척추뼈몸통, 척추뼈고리판, 가시돌기 등이 허리뼈와 좀 더 비슷한 모양이다.

③ **허리뼈**(요추, lumbar vertebra; L_1~L_5)

허리뼈는 5개로 구성되어 있으며, 두껍고 단단한 몸통과 네모꼴의 가시돌기를 가지고 있다. 가로돌기의 뒤쪽 아래쪽에 돌출된 **덧돌기**(부돌기, accessory process)가 있으며, 위관절돌기 뒷면에는 **꼭지돌기**(유두돌기, mamillary process)가 있는 것이 특징이다.

척추뼈몸통 그리고 척추뼈고리는 모두 튼튼하며, 척추구멍은 큰 마름모꼴 또는 삼각형을 나타낸다.

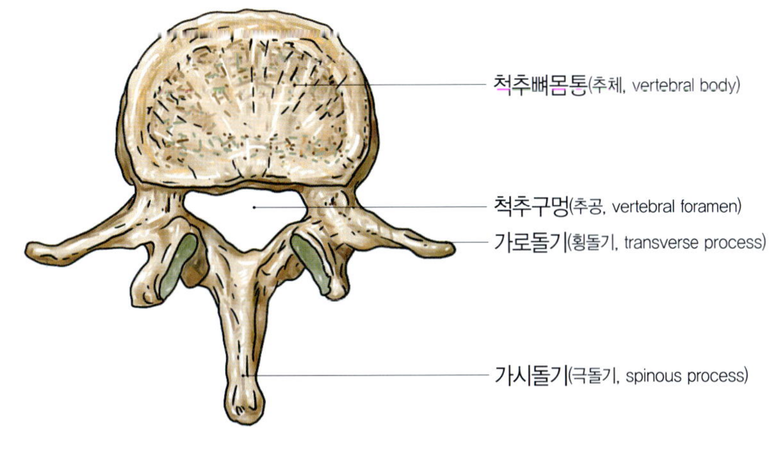

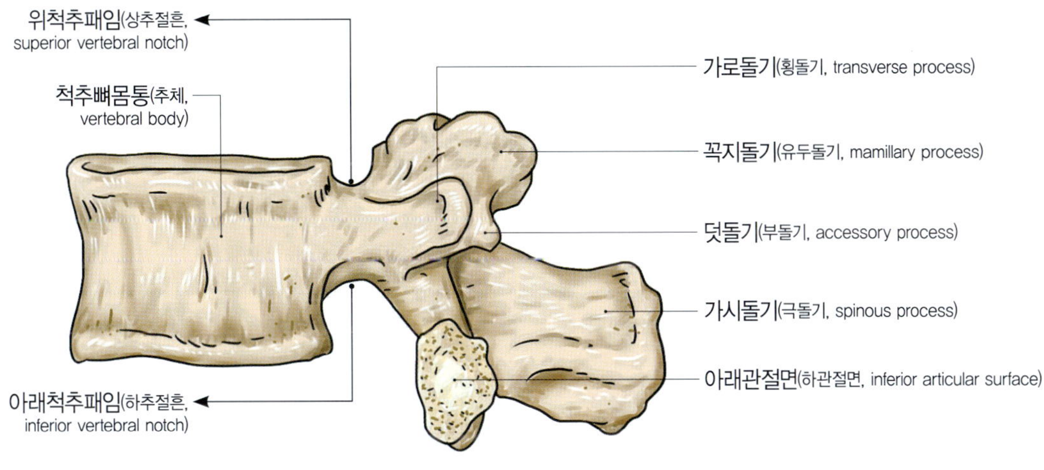

그림 3-29 허리뼈

④ **엉치뼈**(천골, sacrum)

엉치뼈는 척추뼈 중에서 가장 큰 뼈로, 유년기에 5개의 **엉치뼈**(천추, sacral vertebra)가 성인이 되면서 유합하여 생긴 것이다. 전체가 뒤집힌 이등변삼각형 모양이며, 위쪽을 **엉치뼈바닥**(천골저, base of sacrum), 아래쪽을 **엉치뼈끝**(천골첨, apex of sacrum)이라고 한다. 엉치뼈는 골반안의 뒤벽을 형성하고 골반내부의 장기를 보호한다. 이 뼈의 중심축을 세로로 주행하는 **엉치뼈관**(천골관, sacral canal)이 관통하며 척주관의 하단부를 이룬다. 앞면은 매끄럽고 각 엉치뼈의 척추뼈몸통이 유합한 자국으로서 4개의 **가로선**(횡선, transverse line)이 관찰된다. 가로선 양끝에는 **앞엉치뼈구멍**(전천골공, anterior sacral foramen)이 있고, 이 구멍들은 앞에서 설명한 엉치뼈관으로 연결되어 있다. 또한, 앞면 위쪽 중앙부는 심하게 앞쪽으로 돌출해서 **엉치뼈곶**(갑각, promontory)이라 불리는데, 골반 측정에서는 중요한 측정점이 된다. 뒷면은 요철이 많은 산맥 모양으로 세로로 주행하는 5개의 능선(crest)이 관찰된다. 이들은 정중앙에 있는 것에서부터 가쪽으로 **정중엉치뼈능선**(정중천골능, median sacral crest), **중간엉치뼈능선**(중간천골능, intermediate sacral crest), **가쪽엉치뼈능선**(외측천골능, lateral sacral crest)이라고 하는데, 각각 엉치뼈의 가시돌기, 관절돌기, 가로돌기 부분이 유합해서 생긴 것이다. 중간엉치뼈능선 가쪽에 4쌍의 **뒤엉치뼈구멍**(후천골공, posterior sacral foramen)이 있으며 뼈 안의 엉치뼈관과 연결된다. 가쪽 윗부분에는 귀 모양의 큰 **귓바퀴면**(이상면, auricular surface)이 있으며 볼기뼈와 **엉치엉덩관절**(천장관절, sacroiliac joint; SI joint)을 형성한다.

⑤ 꼬리뼈(미골, coccyx)

3~5개의 작은 **꼬리뼈**(미추, coccygeal vertebra)는 성인이 되어 유합하며, 척주의 가장 아래에 위치한다. 태아기에는 꼬리뼈의 기원을 9개 확인할 수 있는데, 점차 아래쪽에서부터 소실되어 위쪽의 3~5개가 남는다. 인류에서는 퇴화된 뼈로, 꼬리뼈의 수에 개인차가 많다.

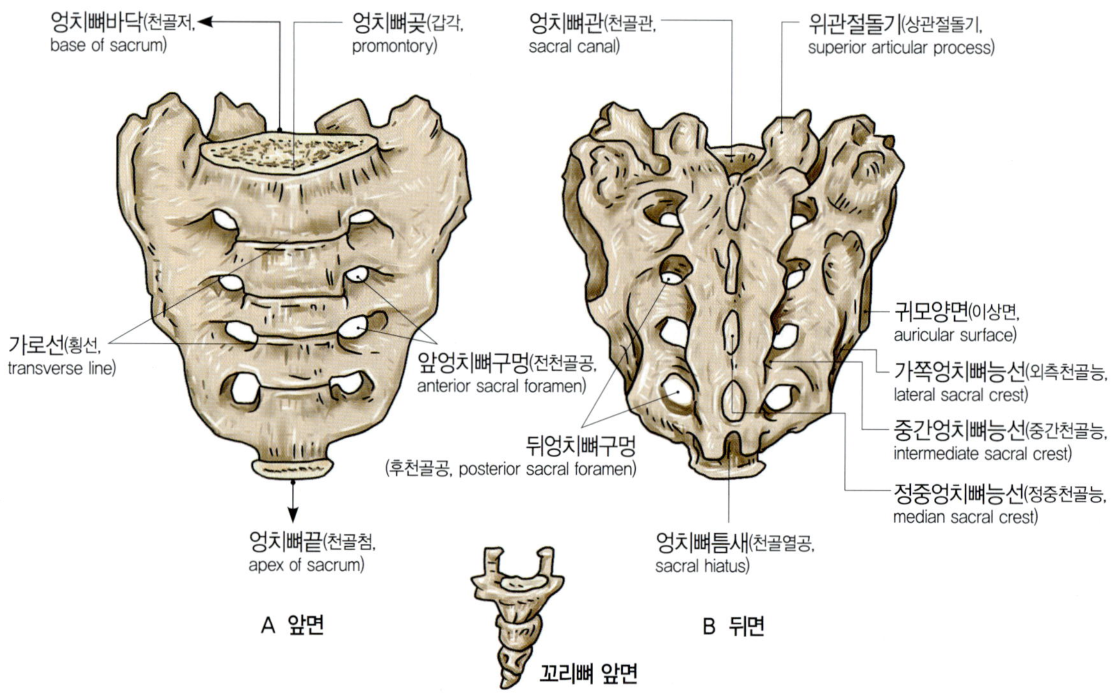

그림 3-30 엉치뼈와 꼬리뼈

3 | 가슴우리(흉곽, thoracic cage)

가슴우리는 12개의 **등뼈**(흉추, thoracic vertebra), 12쌍의 **갈비뼈**(늑골, rib), 1개의 **복장뼈**(흉골, sternum)로 구성되는 타원형의 형태를 갖추고 있으며, 내부에 **가슴안**(흉강, thoracic cavity)을 만들고 있다. 가슴안의 위쪽 출구를 **위가슴문**(흉곽상구, superior thoracic aperture), 아래쪽 출구를 **아래가슴문**(흉곽하구, inferior thoracic aperture)이라고 한다. 성인의 가슴우리 가로단면은 좌우 지름이 전후 지름보다 큰 타원형을 띤다. 가슴우리를 형성하는 근육들은 호흡운동에 관여하고 심장을 중심으로 하는 순환계통과 허파를 중심으로 하는 호흡계통의 주요 장기를 보호하고 있다.

(1) 갈비뼈(늑골, rib)

갈비뼈는 12쌍이 있으며 뼈와 연골로 이루어져 있다. 골성 부분을 **갈비뼈**(늑골, costal bone), 연골성 부분을 **갈비연골**(늑연골, costal cartilage)로 구별한다. 갈비뼈는 뒤쪽에서는 등뼈에, 앞쪽에서는 갈비연골에 의해 복장뼈에 연결되어 있다. 위 7쌍의 갈비뼈는 갈비연골을 통해 직접 복장뼈와 연결되어 **참갈비뼈**(진늑골, true rib)라고 하고, 아래 5쌍의 갈비뼈는 위쪽갈비연골에 합쳐져서 복장뼈에 연결되어 거짓갈비뼈(가늑골, false rib)라고 한다.

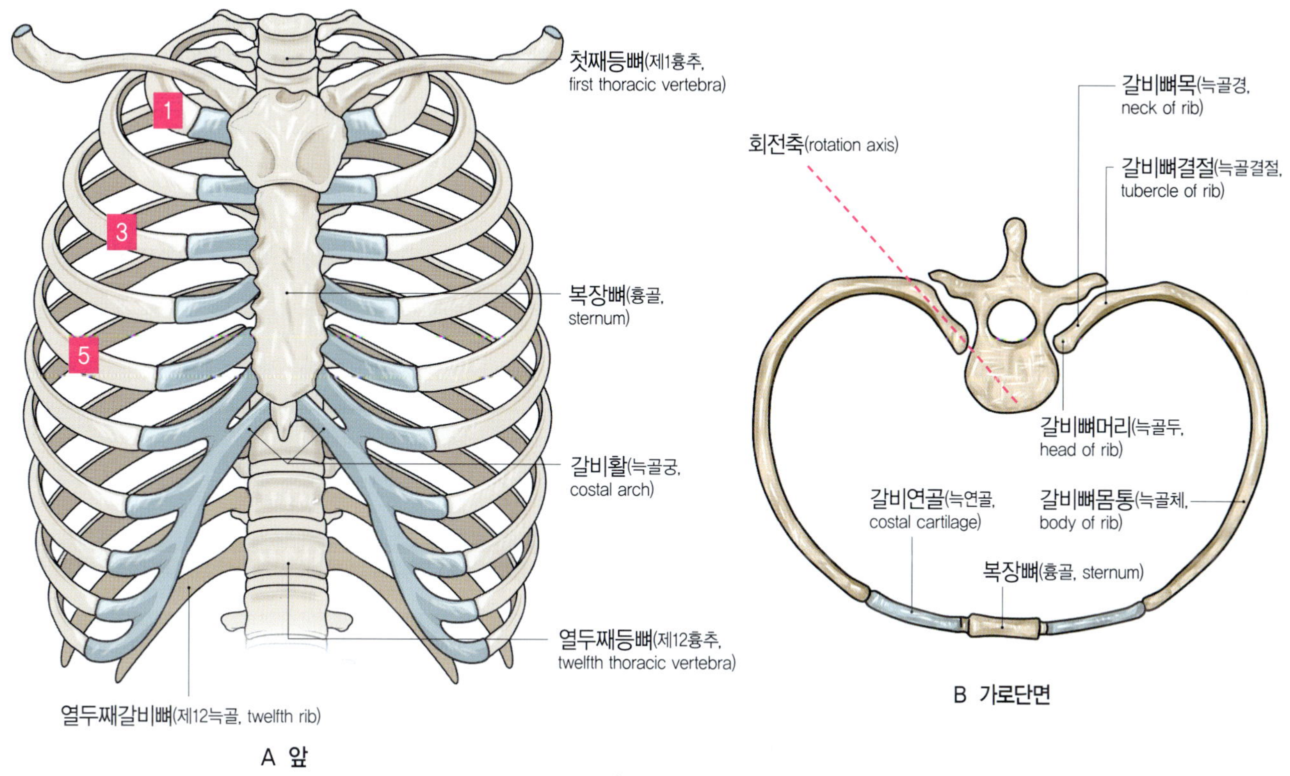

그림 3-31 가슴우리

갈비뼈는 활 모양으로 구부러져 **갈비뼈머리**(늑골두, head of rib), **갈비뼈목**(늑골경, neck of rib), **갈비뼈몸통**(늑골체, body of rib)으로 이루어진다. 갈비뼈목의 바로 가쪽에는 다소 융기한 **갈비뼈결절**(늑골결절, tubercle of rib)이 있다. 각 갈비뼈는 형태나 길이나 구부러지는 정도가 조금씩 다르지만, 일반적으로 위모서리는 둔하고 아래모서리는 예리하며 또 아래모서리의 속면에는 혈관이나 신경의 통로가 되는 얕은 고랑인 **갈비뼈고랑**(늑골구, costal groove)이 있다.

가슴우리 앞면에서 제7~10갈비연골의 아래모서리에 생기는, 위안쪽에서 아래바깥쪽으로 주행하는 좌우 1쌍의 활 모양 선을 **갈비활**(늑골궁, costal arch)이라고 한다. 또, 갈비뼈 사이 틈새를 **갈비사이공간**(늑간강, intercostal space)이라고 하는데, 예를 들어 제1갈비뼈와 제2갈비뼈 사이는 제1갈비사이공간이라고 한다.

(2) **복장뼈**(흉골, sternum)

복장뼈는 가슴우리 앞 부위의 정중앙에 위치하는 가늘고 긴 편평한 뼈로, **복장뼈자루**(흉골병, manubrium), **복장뼈몸통**(흉골체, body), **칼돌기**(검상돌기, xiphoid process)의 3부위로 이루어진다. 복장뼈는 1쌍의 **빗장뼈**(쇄골, clavicle) 및 7쌍의 갈비연골과 연결되어 있다. 복장뼈자루의 위모서리에 있는 자국은 **목아래패임**(경절흔, jugular notch)이라고 하며 그 양끝에 빗장뼈와의 관절면은 **빗장패임**(쇄골절흔, clavicular notch)이다.

복장뼈자루와 복장뼈몸통의 가쪽모서리에는 7쌍의 **갈비패임**(늑골절흔, costal notch)이 있으며 제1~7갈비뼈와 관절하는 장소가 된다. 즉, 제1갈비패임은 복장뼈자루에, 제2갈비패임은 복장뼈자루 아래끝과 복장뼈몸통 위쪽끝으로 걸쳐지며, 제3갈비패임 이하는 복장뼈몸통에 있다. 복장뼈자루와 복장뼈몸통의 이행부는 앞쪽으로 돌출해 있으며 이를 **복장뼈각**(흉골각, sternal angle)이라고 한다. 이 부위는 생체에서는 가로로 주행하는 융기로서 몸 표면에서 쉽게 만져지며 갈비뼈의 순서를 정할 때 기준이 된다. 제1갈비뼈는 빗장뼈 안쪽에 숨겨져 있어 거의 만져지지 않는다. 복장뼈각 양쪽에는 제2갈비연골이 연결되기 때문에 제2갈비뼈를 결정한 후 순서대로 갈비뼈 번호를 정한다. 칼돌기는 성인의 경우도 일부는 연골이며, 노인이 되어서야 완전히 **뼈형성**(골화, ossification)이 된다.

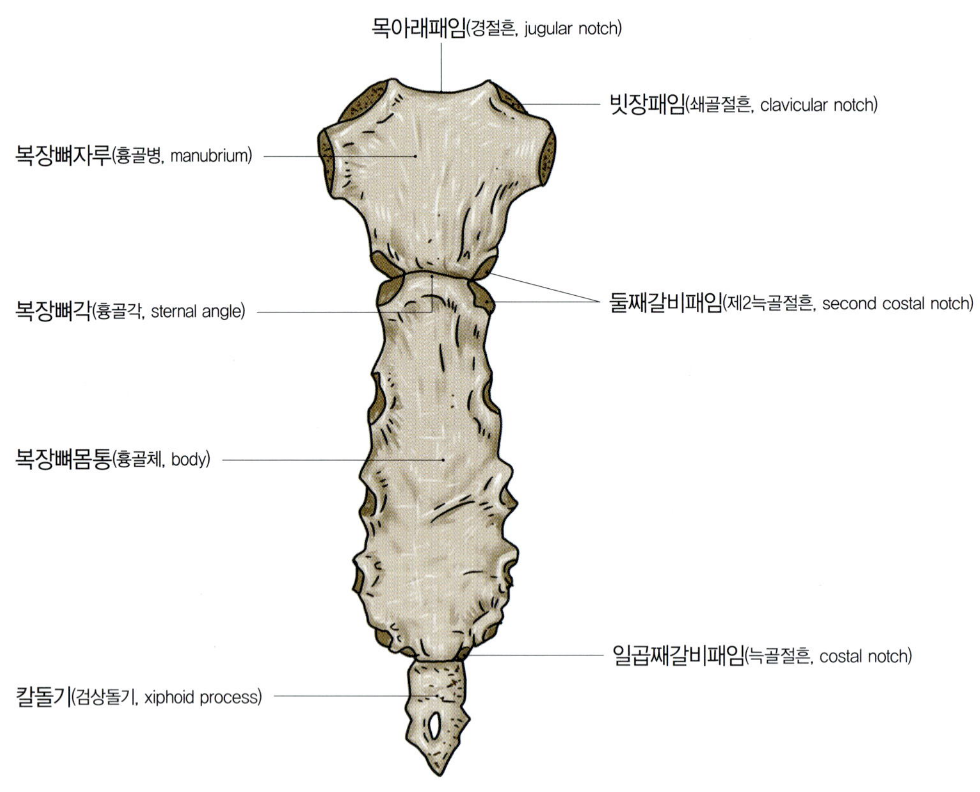

그림 3-32 복장뼈

(3) 갈비뼈와 복장뼈

위쪽 7쌍(참갈비뼈)의 갈비연골은 복장뼈의 갈비패임과 직접 **복장갈비관절**(흉늑관절, sternocostal joint)을 이룬다. 이에 비해 아래쪽 5쌍(거짓갈비뼈)의 갈비연골은 복장뼈까지 도달하지 않고 이 중 위쪽 3쌍(제 8, 9, 10)은 각각 바로 위의 갈비연골에 연결되고 아래쪽 2쌍(제11, 12)은 복장뼈와는 관계없이 따로 떨어져 있다.

(4) 갈비뼈와 등뼈

갈비뼈는 앞쪽으로는 복장뼈와 관절을 이루는 반면 뒤쪽으로는 등뼈와 2곳에서 관절을 이루며 연결되어 있다. 즉, 갈비뼈머리의 관절면은 등뼈의 **위갈비오목**(상늑골와, superior costal facet)과 **갈비뼈머리관절**(늑골두관절, joint of head of rib)을 형성하고, 갈비뼈결절은 등뼈의 **가로돌기갈비오목**(횡돌늑골와, transverse costal facet)과 **갈비가로돌기관절**(늑골횡돌기관절, costotransverse joint)을 이루고 있다.

4 | 팔이음뼈와 팔뼈(shoulder girdle & upper limb)

팔은 한쪽에 32개씩 양쪽 모두 64개의 뼈로 이루어져 있으며, **팔이음뼈**(상지대, shoulder girdle)와 **자유팔뼈**(자유상지골, bones of free part of upper limb)로 나뉜다. 팔이음뼈는 위팔뼈 이하의 자유팔뼈를 몸통뼈대와 연결시키는 뼈로, **빗장뼈**(쇄골, clavicle)와 **어깨뼈**(견갑골, scapula)가 있다. 자유팔뼈는 팔의 실질적인 부분으로 정상적인 기능을 수행하기 위한 **위팔뼈**(상완골, humerus)와 **아래팔뼈**(아래팔, forearm), **손목뼈**(수근골, carpal bones)와 손(hand)을 이루는 뼈로 구성된다. 아래팔뼈는 **노뼈**(요골, radius)와 **자뼈**(척골, ulna)로 이루어져 있으며, 손은 **손허리뼈**(중수골, metacarpal bone)와 **손가락뼈**(수지골, phalanges)로 구성되어 있다.

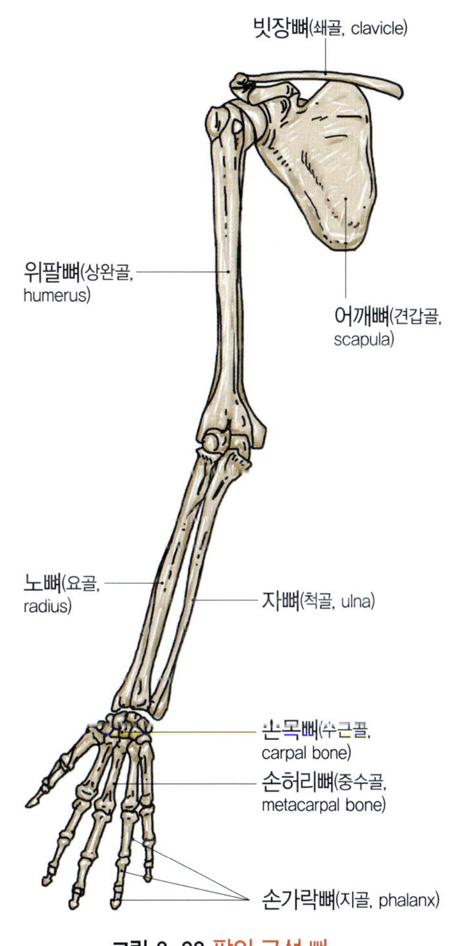

그림 3-33 팔의 구성 뼈

(1) 팔이음뼈(어깨이음구조, shoulder girdle)

① 빗장뼈(쇄골, clavicle)

갈비뼈의 첫 번째 부분을 거의 수평하게 주행하는 **긴뼈**(장골, long bone)로, S자모양으로 약간 굽어 있으며 팔이음뼈의 앞쪽을 지지해주는 역할을 한다. 안쪽 끝을 **복장끝**(흉골단, sternal end), 가쪽 끝을 **봉우리끝**(견봉단, acromial end)이라고 하고, 각각 관절면을 가지며 복장뼈 및 어깨뼈 사이에 관절을 이루고 있다. 이들 관절을 각각 **복장빗장관절**(흉쇄관절, sternoclavicular joint) 및 **봉우리빗장관절**(견쇄관절, acromioclavicular joint)이라고 한다.

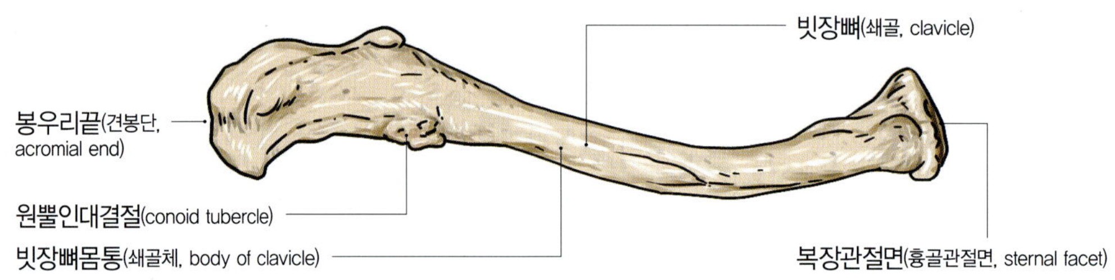

그림 3-34 빗장뼈

② 어깨뼈(견갑골, scapula)

어깨뼈는 제2갈비뼈에서 제7(8)갈비뼈의 높이에 놓여있는 **납작뼈**(편평골, flat bone)로, 역삼각형 모양을 하고 있어서 앞·뒤 2면, 3개의 꼭지각(위각, 아래각, 가쪽각), 3개의 모서리(위모서리, 안쪽모서리, 가쪽모서리)를 확인할 수 있다.

어깨뼈의 넓은 앞면은 **갈비면**(늑골면, costal surface)이라고 하며 **어깨뼈밑오목**(견갑하와, subscapular fossa)을 이루고 있으며 약간 오목한 형태이다. 뒤쪽 표면은 **등쪽면**(배측면, dorsal surface)이라고 한다. 이 면의 위쪽 약 1/4을 비스듬하게 가로질러 뒤쪽으로 돌출하는 **어깨뼈가시**(견갑극, spine of scapula)는 등쪽면을 위아래로 나누고 있어, 위쪽의 깊게 파인 부분을 **가시위오목**(극상와, supraspinatus fossa)이라 하고 가시 아래의 넓은 표면을 **가시아래오목**(극하와, infraspinatus fossa)이라 한다.

어깨뼈가시의 끝은 편평하게 비대하여 가쪽각보다도 바깥쪽으로 돌출해서 **어깨뼈봉우리**(견봉, acromion)라고 불린다. 가쪽각에는 타원형의 얕고 넓은 오목이 있고, 위팔뼈와의 사이에 관절을 이루는 패임을 만들고 있다. **접시오목**(관절와, glenoid fossa)은 위팔뼈머리(상완골두)와 관절을 이루어 어깨관절을 형성하는 부분이다. 위모서리에는 **어깨뼈패임**(견갑골절흔, scapular notch)이라고 하는 자국이 있으며, 그 가쪽에는 갈고리처럼 가쪽으로 구부러져 돌출하는 **부리돌기**(오구돌기, coracoid process)가 있어서 근육이나 인대의 부착부위가 되고 있다.

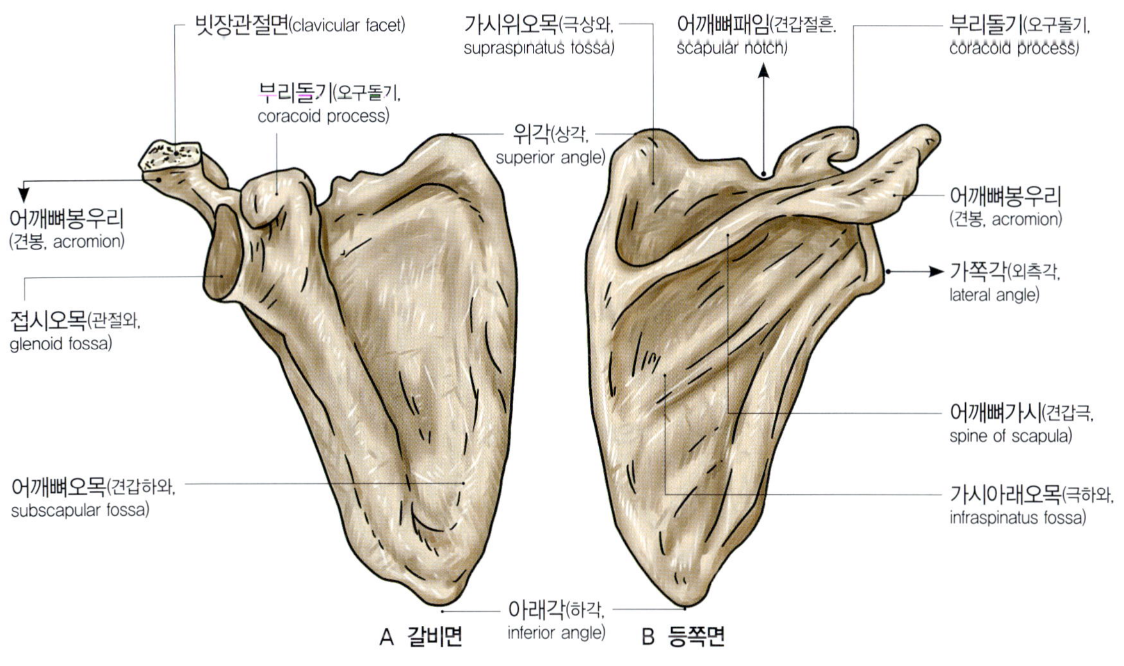

그림 3-35 오른쪽 어깨뼈

(2) 팔뼈(upper limb)

① 위팔뼈(상완골, humerus)

팔뼈 중 가장 긴 뼈로, 세 부분으로 나눌 수가 있는데 어깨뼈와 관절하는 위끝과 팔꿈치와 연결하는 아래끝 그리고 중간부분인 몸통으로 구분한다. 위쪽에는 어깨뼈의 **접시오목**(관절와, glenoid fossa)과 어깨관절을 이루는 반구 모양의 **위팔뼈머리**(상완골두, humeral head)가 있다. 머리의 뿌리부위는 잘록하고 비스듬하게 주행하는 얕은 고랑으로, 고리 모양으로 구별되어 **해부목**(해부경, anatomical neck)이라고 한다. 이 고랑에 이어서 가쪽으로 **큰결절**(대결절, greater tubercle), 앞면에 **작은결절**(소결절, lesser tubercle)이라고 하는 2개의 융기가 있어 근육의 부착점이 된다. 큰결절과 작은결절 바로 밑에 **위팔뼈몸통**(상완골체, body of humerus)으로 이어지는 부분은 급격히게 가늘어져서 골절이 잘 발생하므로 **외과목**(외과경, surgical neck)이라고 불린다. 위팔뼈몸통은 위쪽이 원주 모양, 아래쪽이 삼각기둥 모양을 띠며 가쪽면 중앙부에는 **세모근거친면**(삼각근조면, deltoid tuberosity), 또 뒷면에는 **노신경고랑**(요골신경구, groove for radial nerve)이 관찰된다.

아래끝은 앞뒤로 눌려 편평하게 넓어지는데, 양끝 돌출부를 **안쪽위관절융기**(내측상과, medial epicondyle) 및 **가쪽위관절융기**(외측상과, lateral epicondyle)라고 한다. 안쪽위관절융기 뒷면은 **자신경**(척골신경, ulnar nerve)이 지나가는 **자신경고랑**(척골신경구, groove for ulnar nerve)이 있고, 두 융기 사이에는 중앙부에 큰 원주 모양의 **위팔뼈도르래**(상완골활차, trochlea of humerus), 그 가쪽에 작은 반구 모양의 **위팔뼈작은머리**(상완골소두, capitulum)라고 하는 관절면이 있다. 또 위팔뼈도르래 위쪽에서 앞면에는 **갈고리오목**(구돌와, coronoid fossa), 뒷면에는 **팔꿈치오목**(주두와, olecranon fossa)이라고 하는 깊이 패인 곳이 있으며, 팔꿈치오목은 팔꿈치를 굽히고 펼 때 자뼈의 팔꿈치머리 부분이 들어가는 장소가 된다.

④ **손목뼈**(수근골, carpal bone)

손목을 형성하는 뼈로 몸쪽과 먼쪽에 2열로 4개씩 총 8개의 작은 뼈들로 구성되어 있다. 즉, 몸쪽 줄 가쪽에서 안쪽으로 순서대로 나열해 보면 **손배뼈**(주상골, scaphoid bone), **반달뼈**(월상골, lunate bone), **세모뼈**(삼각골, triquetrum), **콩알뼈**(두상골, pisiform)가 활 모양으로, 먼쪽 열은 노쪽에서 자쪽으로 **큰마름뼈**(대능형골, trapezium), **작은마름뼈**(소능형골, trapezoid), **알머리뼈**(유두골, capitate), **갈고리뼈**(유구골, hamate)가 직선 모양으로 배열해 있다. 손목뼈들은 서로 **손목뼈중간관절**(수근중앙관절, midcarpal joint)과 **손목뼈사이관절**(수근간관절, intercarpal joint)로 연결되는데, 생체에서는 인대에 의해 서로 단단하게 결합되어 있으므로 운동은 상당히 제한된다.

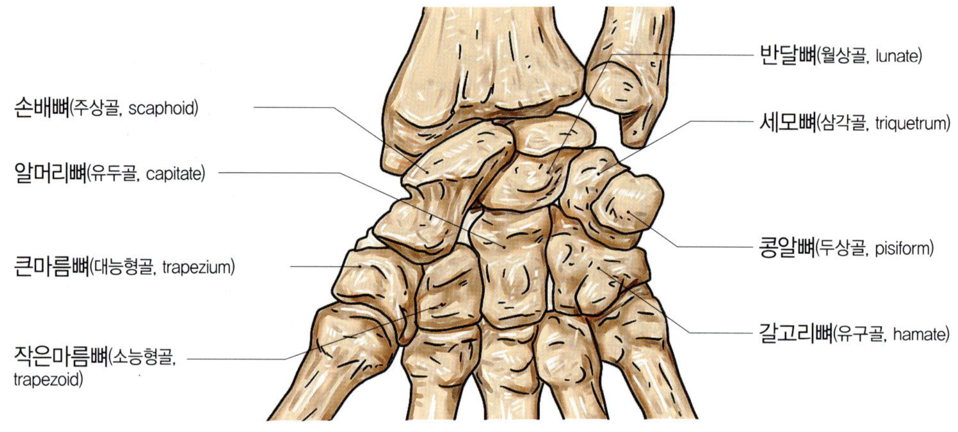

그림 3-38 손목의 뼈

⑤ **손허리뼈**(중수골, metacarpals)

손바닥을 이루는 뼈로 5개의 가늘고 긴 관모양이다. 엄지쪽부터 **제1, 제2, 제3, 제4, 제5손허리뼈**(중수골, metacarpals)라고 한다. 모든 손허리뼈는 양끝이 부풀어 있으며 몸쪽 끝을 **바닥**(저부, base), 먼쪽 끝을 **머리**(두부, head), 그 사이의 가는 부위는 몸통(체부, body)이라고 한다.

⑥ **손가락뼈**(지골, phalanges)

한쪽 손에 총 14개의 손가락뼈가 있다. 둘째에서 다섯째 손가락에는 3개의 마디뼈가 있으며, 몸쪽에서부터 **첫마디뼈**(기절골, proximal phalanx), **중간마디뼈**(중절골, middle phalanx), **끝마디뼈**(말절골, distal phalanx)가 있고, 첫번째 손가락에는 첫마디뼈와 끝마디뼈 2개만 있다. 손가락뼈는 작으면서도 긴뼈로 모두 바닥, 몸통, 머리를 가진다.

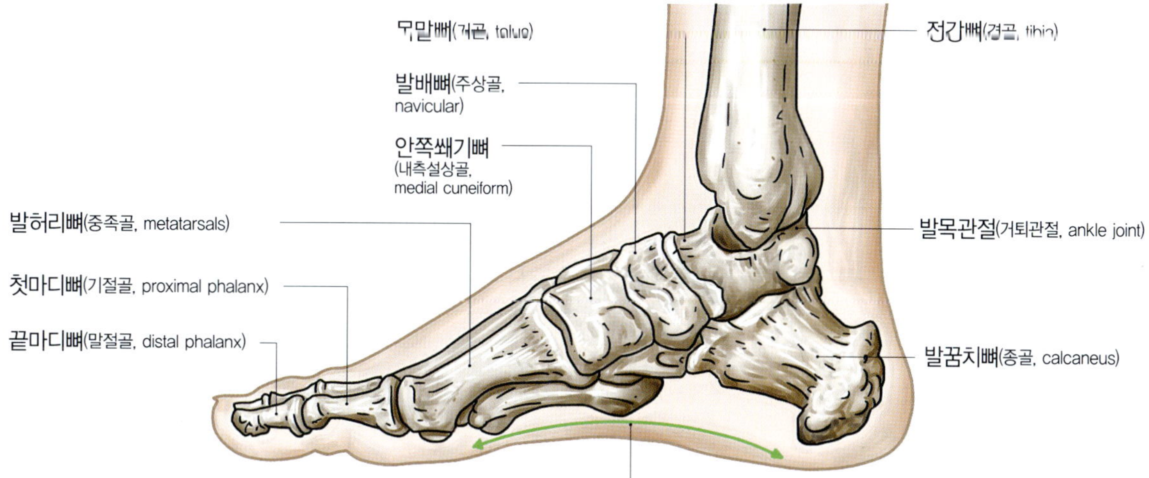

그림 3-47 발의 뼈(오른쪽, 안쪽면)

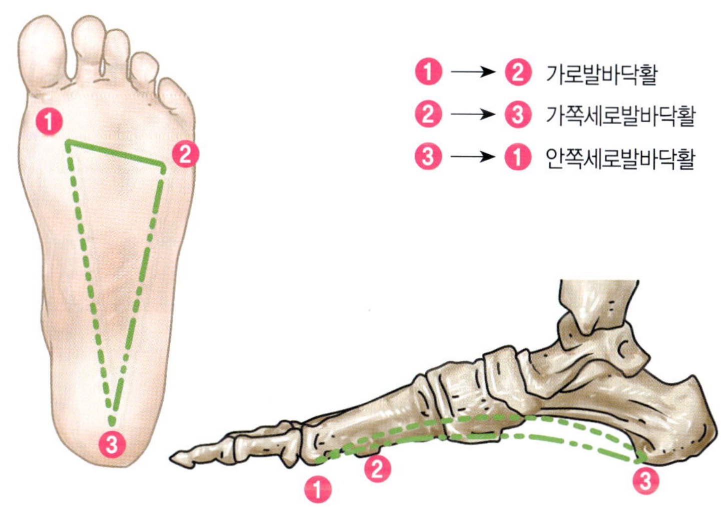

그림 3-48 발의 활

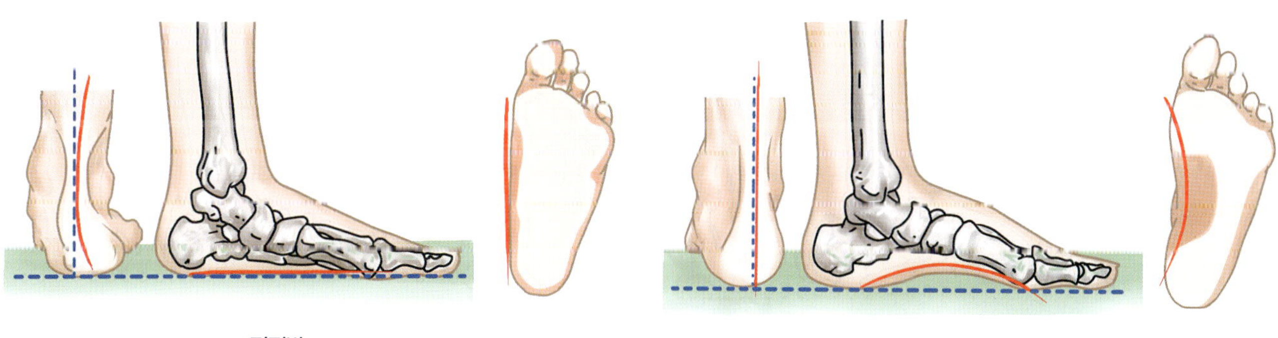

그림 3-49 편평발과 정상발

PART

II

지지와 움직임의 기관

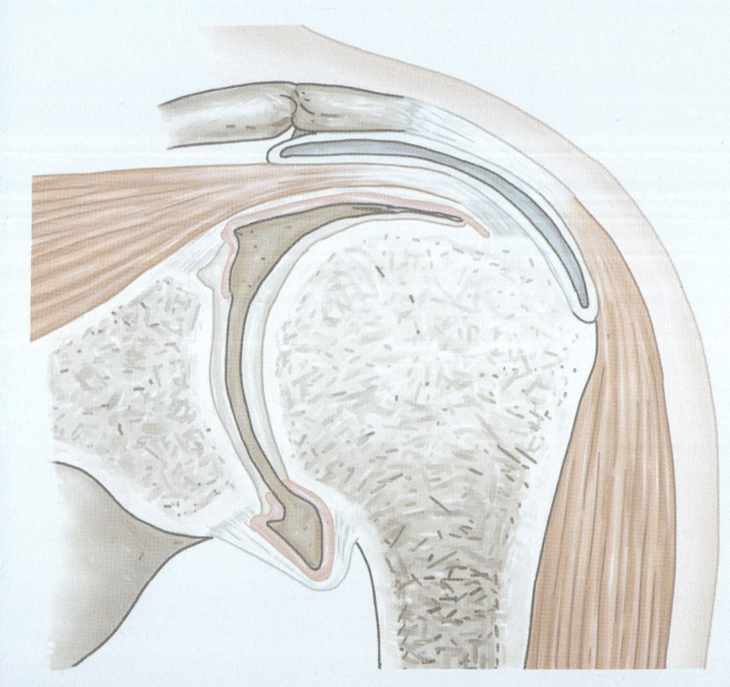

4

CHAPTER

관절계통

1. 관절의 형태
2. 윤활관절
3. 인체의 주요관절

학습목표

▶ 관절의 기능과 종류에 대하여 설명한다.

▶관절의 유형에 대하여 이해하고 설명한다.

▶각 부위별 관절의 형태를 설명한다.

1. 관절(joint)의 형태

관절이란 두 개 이상의 뼈 사이 결합으로, 다양한 형태와 운동성을 가지고 있다. 관절은 움직임의 여부에 따라 가동성이 없는 부동관절과 가동성이 있는 가동관절로 분류되고, 뼈 사이 구조물의 성분에 따라 섬유관절, 연골관절, 윤활관절로 구분한다.

1 | 섬유관절(fibrous Joint)

섬유관절은 부동관절(synarthrodial joint)이라고도 하며 뼈와 뼈 사이가 섬유조직으로 채워져 있다. 섬유관절을 3가지로 분류하면 **봉합**(suture)과 **못박이관절**(정식관절, gomphosis) 그리고 **인대결합**(syndesmosis)이 있다.

(1) 봉합(suture)

봉합은 뼈와 뼈가 서로 맞물려 밀착하여 연결된 섬유관절의 한 종류이다. 대부분은 섬유관절로 되어 있으며 나이를 먹게 되면 거의 움직임은 없게 된다. 형태에 따라 3가지로 나누어 볼 수 있다.

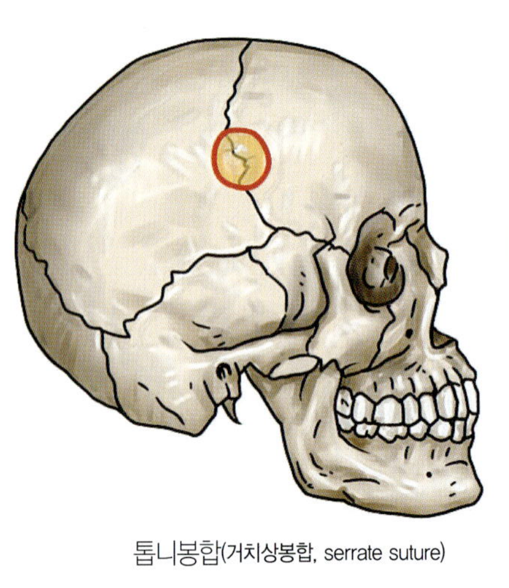

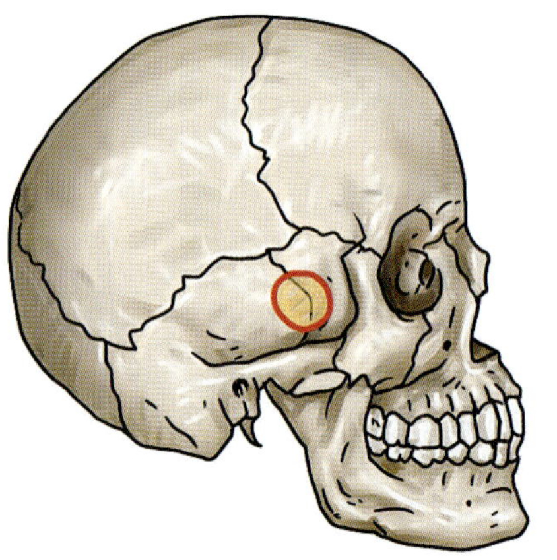

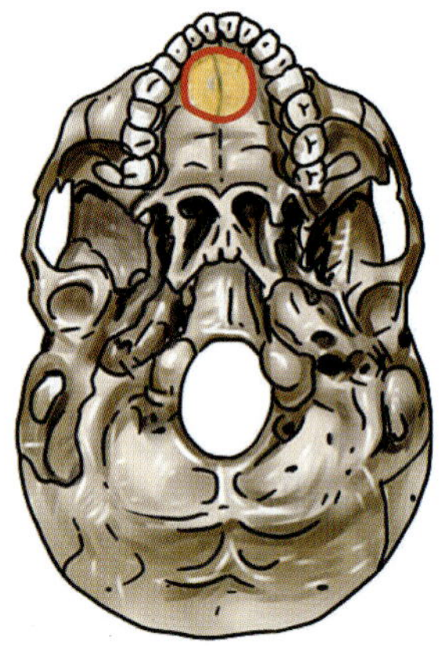

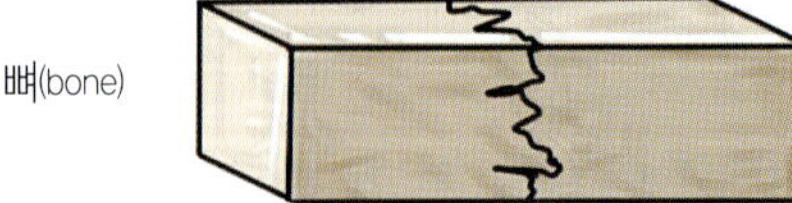

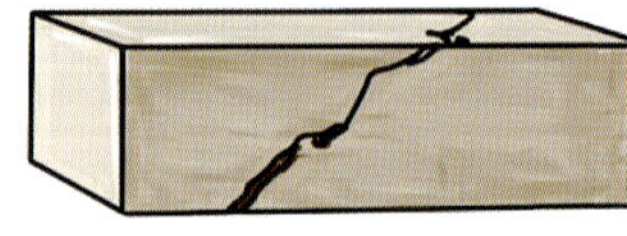

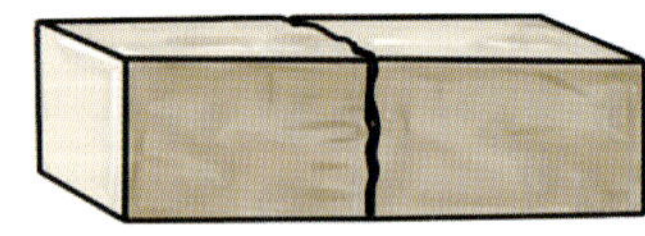

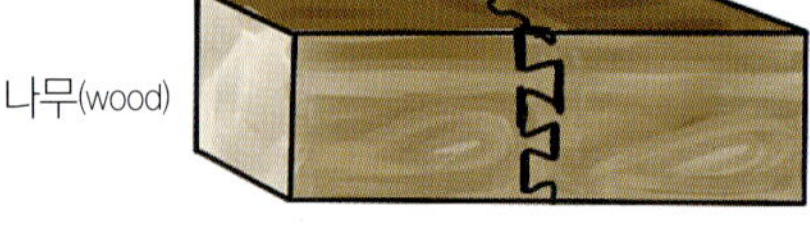

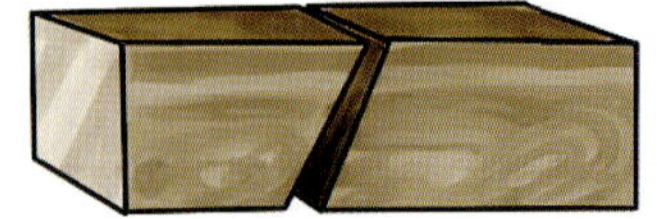

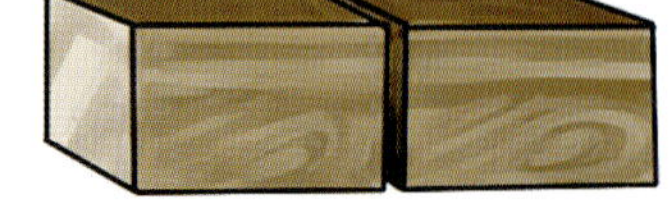

그림 4-1 봉합의 세 가지 형태

① **톱니봉합**(거치상봉합, serrate suture): 인접하는 뼈가 퍼즐의 조각처럼 딱 맞게 붙어 있는 모습이 마치 목공열장과 같이 열장관절(dovetail joint)이라 한다. 오른쪽과 왼쪽 마루뼈 사이의 **시상봉합**(sagittal suture), 이마뼈와 마루뼈 사이의 **관상봉합**(coronal suture), 마루뼈와 뒤통수뼈 사이의 **시옷봉합**(삼각봉합, lambdoid suture) 등이 있다.

② **비늘(겹침)봉합**[인상봉합, squamous(lap) suture]: 인접한 뼈조각이 부분적으로 덮는 형태이며, 비스듬한 모습을 볼 수 있는 봉합으로 주교관관절(miter joint)의 한 형태이다. 관자뼈(측두골, temporal bone) 대부분의 결합이 여기에 속한다.

③ **평면봉합**(plane suture): 인접한 뼈가 중복되지 않는 똑바른 형태의 봉합으로 두 뼈가 맞낸 관절(butt joint)처럼 두 개의 면에서 각각 관절을 한다. 위턱뼈의 입천장돌기에서 볼 수 있다.

(2) 인대결합(syndesmosis)

인대결합은 인접한 두 뼈가 긴 아교섬유에 의해 결합하는 섬유관절의 한 종류이다. 이와 같은 섬유관절은 약간의 움직임이 허용된다. 노뼈와 자뼈의 인대결합은 뼈사이막에 의해 두 뼈의 몸통이 연결되어 있어 **엎침**(회내, pronation)과 **뒤침**(회외, supination)처럼 움직임을 할 수 있게 만들고 있다.

(3) 못박이관절(gomphosis)

못박이관절은 나무에 못을 박는 것과 같은 관절의 형태로 치아의 뿌리가 위턱과 아래턱의 섬유성 치주인대에 의해 단단히 교합되어 있다.

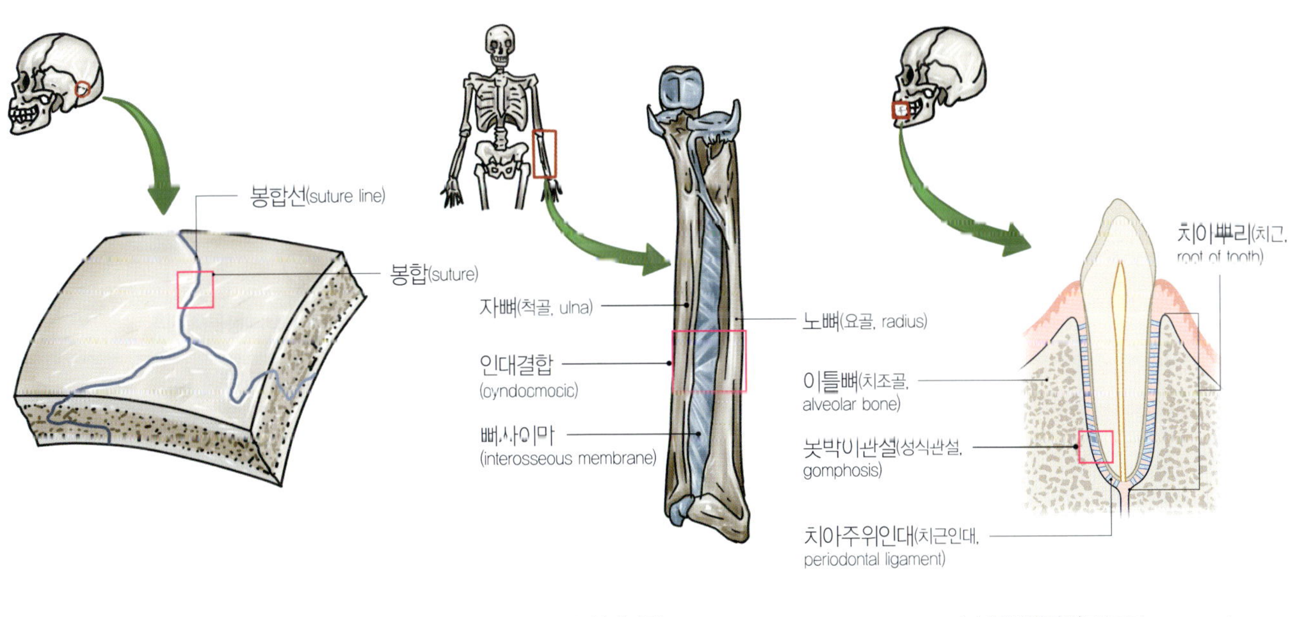

그림 4-2 섬유관절의 종류

2. 윤활관절(synovial joint)

1 | 윤활관절의 구조

관절(joint)의 기본적인 기능은 움직임을 수행할 수 있어야 한다. 윤활관절은 자유로운 운동을 할 수 있는 전형적인 **가동관절**(diarthrosis)이다. 관절을 이루고 있는 뼈는 보통 한쪽이 볼록하고 다른 한쪽이 오목하다. 볼록한 쪽을 **관절머리**(관절두, articular head)라고 하고, 오목한 쪽을 **관절오목**(관절와, articular fossa)이라고 한다. 윤활관절을 이루는 뼈 부분에는 관절연골이라는 **유리연골**(hyaline cartilage)로 덮여 있다. 유리연골은 관절이 움직이는 동안 마찰을 줄이고 충격을 흡수하도록 도와주고 있다. 관절연골에는 혈관의 분포가 없는 대신 윤활액으로부터 움직이는 동안 영양을 공급 받는다.

관절 주위는 결합성 조직인 **관절주머니**(관절낭, articular capsule)로 싸여 있으며 바깥쪽은 **섬유막**(fibrous membrane)으로 안쪽은 **윤활막**(활맥막, synovial membrane)으로 구성되어 있다. 이 윤활막은 윤활액을 분비하는 섬유모세포(섬유아세포, fibroblast)로 구성되어 있고 노폐물을 흡수해주는 큰포식세포(대식세포, macrophages)가 관절안을 채우고 있다. 윤활막은 점성이 있는 윤활액을 분비하여 관절연골과 윤활막을 덮고 있다. 윤활액은 관절연골의 영양이며 관절의 마찰을 줄여주고 충격을 흡수한다.

윤활관절을 형성하는 일부 관절에서는 섬유연골로 이루어진 **관절원반**(관절원판, articular disc)이 인접한 뼈 사이에 패드 형태로 부착되어 있다. 무릎관절(knee joint)의 경우에는 완전하지 않은 원반형태의 관절반달(meniscus)이 있다. 반달은 무릎관절의 안정성을 높여주며 탈구를 예방하고, 충격과 압박의 힘을 흡수시키며 움직일 수 있는 공간을 확보해 준다. 관절원반과 더불어 **관절테두리**(관절순, articular labrum)도 관절 주위를 감싸고 있어 관절을 보호하고 뼈의 접촉면을 넓혀준다(예: 엉덩관절, hip joint).

윤활관절의 주위에는 인대(ligament), 힘줄(건, tendon) 그리고 윤활주머니(synovial bursa)가 있다. **윤활주머니**(점액낭, synovial bursa)는 관절 주위의 근육 사이와 뼈와 피부 사이, 근육과 뼈 사이, 인대와 뼈 사이 그리고 힘줄과 뼈 사이에 존재하며 관절의 움직임 시 마찰을 최소화 시키고 외부의 충격에 쿠션 역할을 한다.

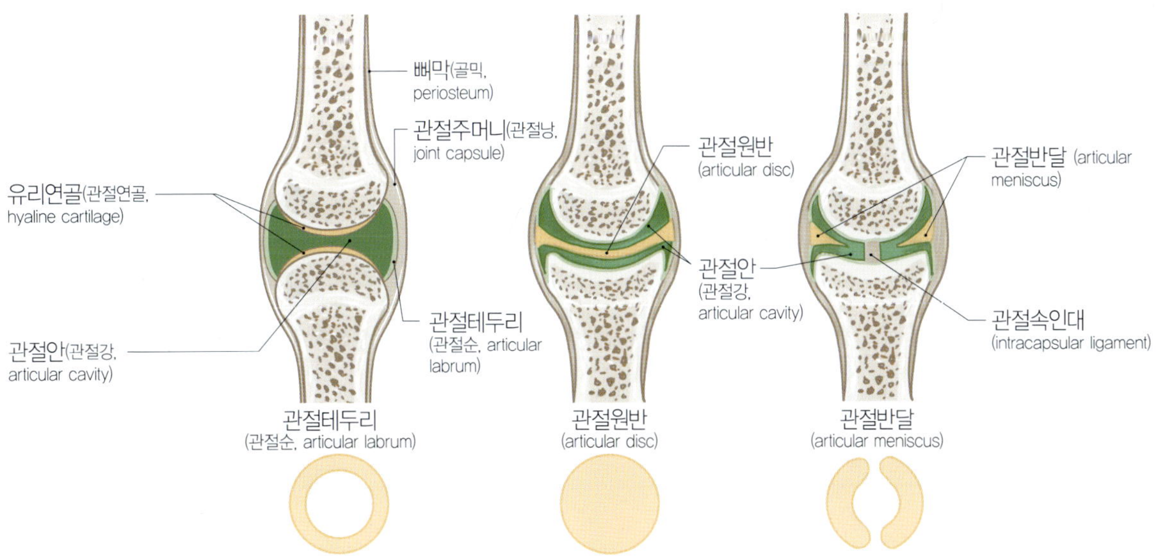

그림 4-5 관절의 구조

2 | 윤활관절의 종류

윤활관절의 움직임은 관절면의 모양에 따라서 결정되며 그것을 바탕으로 분류된다. 하나의 관절주머니에 싸인 관절을 구성하는 뼈가 2개이면 단순관절(simple joint), 3개 이상이면 복합관절(복관절, compound joint)이라고 한다. 또한 축에 의한 분류를 보면 일축성관절(홑축관절, uniaxial joint)은 하나의 축과 평면에서의 움직임으로 경첩관절(접번관절, hinge joint)과 중쇠관절(차축관절, pivot joint)에서 볼 수 있다. 이축성관절(biaxial joint)은 두 개의 평면관절에서 움직이는 관절로 안장관절(saddle joint)과 타원관절[과상관절, condylar(ellipsoidal) joint]에서 볼 수 있다. 다축관절(multiaxial joint)은 다양한 축을 가지고 있으며 관절의 면이 다양하기 때문에 어디서든 움직일 수 있는 관절로 절구관절(구상관절, ball and socket joint)에서 볼 수 있다.

(1) 절구관절(구상관절, ball and socket joint)

절구관절은 한쪽은 관절머리(관절두)가 둥근 형태이고, 반대쪽은 컵모양의 오목한 형태인 관절로, 가장 가동성이 높은 다축관절이다. 어깨관절(shoulder joint)과 엉덩관절(hip joint)에서 볼 수 있다.

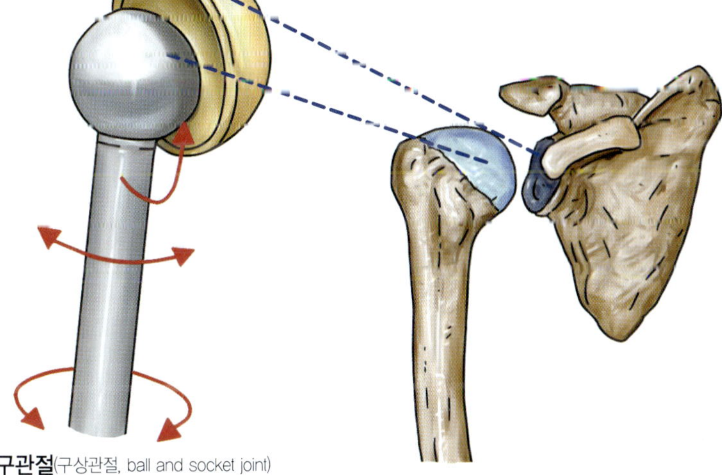

그림 4-6 절구관절

(2) 타원관절[과상관절, condylar(ellipsoidal) joint]

타원관절은 한쪽의 관절머리가 볼록한 반구형이며 반대쪽은 오목하여 다양한 운동을 수행한다. 손목관절(wrist joint)과 손허리손가락관절(metacarpophalangeal joint)에서 볼 수 있다.

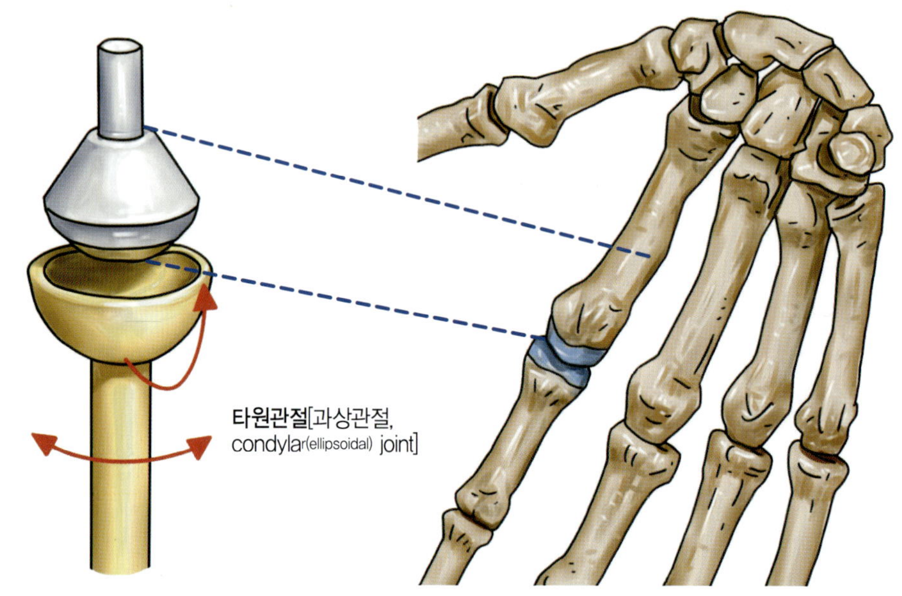

그림 4-7 타원관절

(3) 안장관절(saddle joint)

안장관절은 양쪽의 관절면이 모두 말안장 모양인 관절이다. 엄지손가락의 손목손허리관절(carpometacarpal joint)과 복장빗장관절(흉쇄관절, sternoclavicular articulation)에서 볼 수 있다.

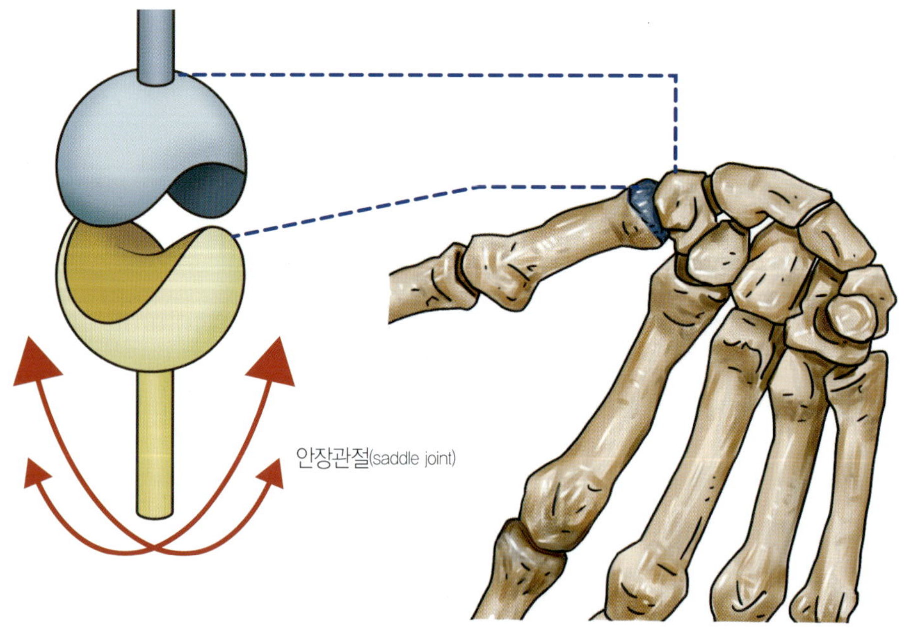

그림 4-8 안장관절

(4) 경첩관절(접번관절, hinge joint)

경첩관절은 관절머리가 옆으로 향한 원기둥 모양의 관절로 굽히고 펴는 동작만을 할 수 있는 전형적인 1축 관절이다. 무릎관절(knee joint)과 팔꿉관절(elbow joint)에서 볼 수 있다.

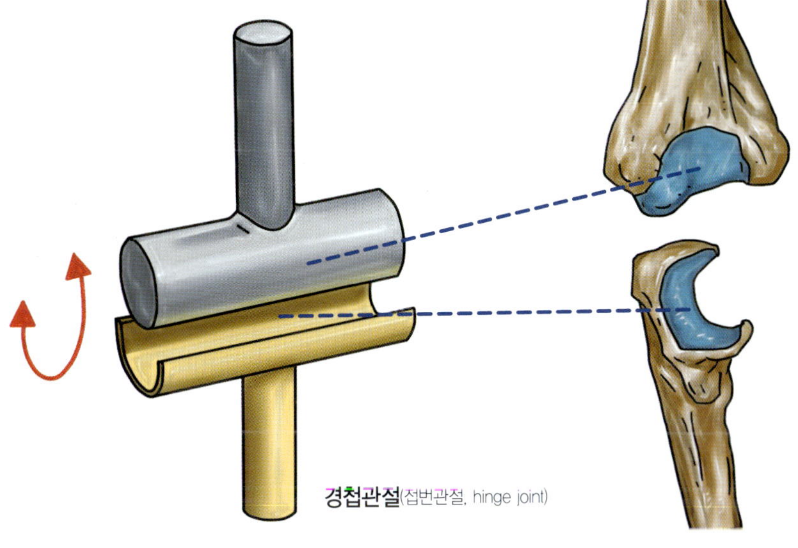

그림 4-9 경첩관절

(5) 중쇠관절(차축관절, pivot joint)

중쇠관절은 세로축에서 회전성 운동을 하는 1축성 관절이다. 노자(요척골, radioulnar)관절과 고리중쇠관절(환축관절, atlantoaxial articulation)에서 볼 수 있다.

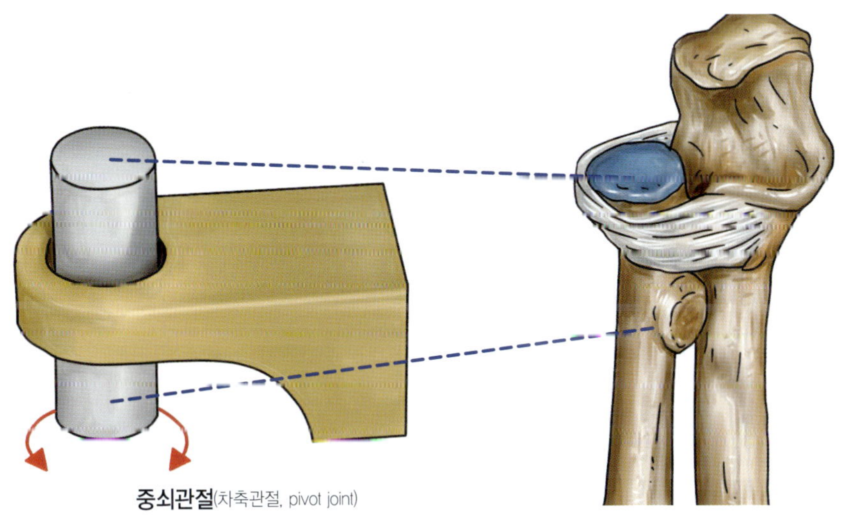

그림 4-10 중쇠관절

(6) 평면관절(plane joint)

평면관절은 관절면이 평면이거나 약간 구부러진 모습이며 인접한 뼈는 서로 약간 미끄러지는 정도만 움직일 수 있을 뿐 거의 가동성이 없다. 손목뼈사이관절(intercarpal joint), 봉우리빗장관절(acromioclavicular joint), 갈비척추관절(costovertebral joint) 등에서 보여 진다.

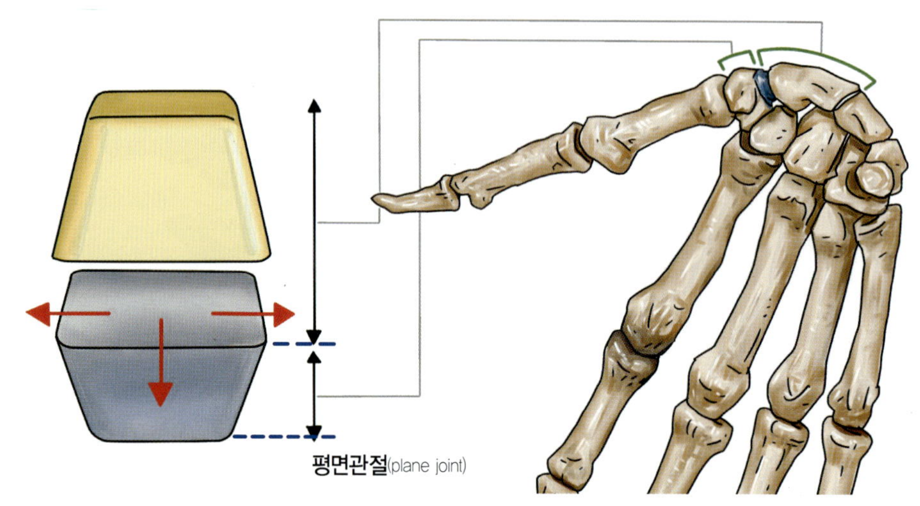

그림 4-11 평면관절

표 4-1 관절의 형태와 기능

형 태		기 능	예
섬유관절		부동관절이며, 뼈와 뼈 사이가 아교섬유로 채워져 있다.	
봉합	톱니봉합	뼈가 퍼즐의 조각처럼 딱 맞게 붙어 있는 모습	시상, 관상, 시옷
	비늘(겹침)봉합	뼈조각이 부분적으로 덮는 형태이며, 비스듬한 모습	관자뼈 주위
	평면봉합	뼈가 중복되지 않는 똑바른 형태의 봉합, 맞댄 관절	
못박이관절		나무에 못을 박는 것과 같은 관절의 형태	치아
인대결합		인접한 두 뼈가 긴 아교섬유에 의해 결합하는 관절	노자관절
연골관절		두 뼈가 연골에 의해 연결, 반가동 관절이며 약간의 움직임을 허용	
유리연골결합		유리연골과 결합하는 관절의 형태	복장뼈와 갈비뼈사이 관절
섬유연골결합		두 개의 뼈가 섬유연골에 의해 결합되어 있는 관절	두덩결합, 척추사이원반
윤활관절		자유로운 운동을 할 수 있는 전형적인 움직관절의 구조이다.	
절구관절		한쪽은 둥근형태의 관절이고 반대쪽은 컵 모양의 오목한 형태로 가장 가동성이 높은 다축관절	어깨관절, 엉덩관절
타원관절		한쪽은 타원형처럼 불룩하고 반대쪽은 뼈가 오목한 면에 들어가 있어 다양한 운동을 수행	손목관절, 손허리손가락관절
안장관절		양쪽면이 모두 말안장 모양 관절	엄지손목손허리관절, 복장빗장관절
경첩관절		관절머리가 옆으로 향한 원기둥 모양의 관절로 움직임은 한 개의 면에서 자유롭게 일어나는 관절	무릎관절, 팔꿉관절
중쇠관절		세로축에서 회전성 운동을 하는 관절로 한 방향의 운동밖에 못하는 1축성 관절	노자(요척)관절, 고리중쇠관절
평면관절		관절이 평면인 경우 인접한 뼈는 약간 미끄러지는 정도만 움직일 수 있을 뿐 거의 가동성이 없는 관절	손목뼈사이관절

3 | 관절의 운동

인체 운동의 기본은 근육의 수축(contraction)과 이완(relaxation)이다. 이러한 근육의 움직임을 원활하게 할 수 있는 것은 관절을 중심으로 근육의 양 끝이 다른 뼈에 붙어 있기 때문이다. 각 부위의 관절운동은 기본적으로 해부학자세(anatomical position)를 기준으로 움직이는 방향과 형태 그리고 위치에 따라 다르다.

(1) 관절운동(각운동, angular motion)

① 굽힘(굴곡, flexion)

시상면에서 볼 때 두 뼈 사이의 관절 각도가 감소하는 운동이다. 경첩관절인 관절과 절구관절인 어깨관절과 엉덩관절에서 움직임이 일어날 때 분명하게 보여진다. 어깨관절에서는 정면을 향해 팔을 들어 올릴 때, 엉덩관절에서는 발을 앞으로 들어 올릴 때 일어나는 운동이다.

② 폄(신전, extension)

굽힘의 반대 현상으로 두 뼈 사이의 관절 각도가 증가하는 운동이다. 폄의 동작은 해부학자세로 되돌아오는 현상이다. 폄운동이 과도하게 더 진행되는 경우를 젖힘(과신전, hyperextension) 상태라 한다.

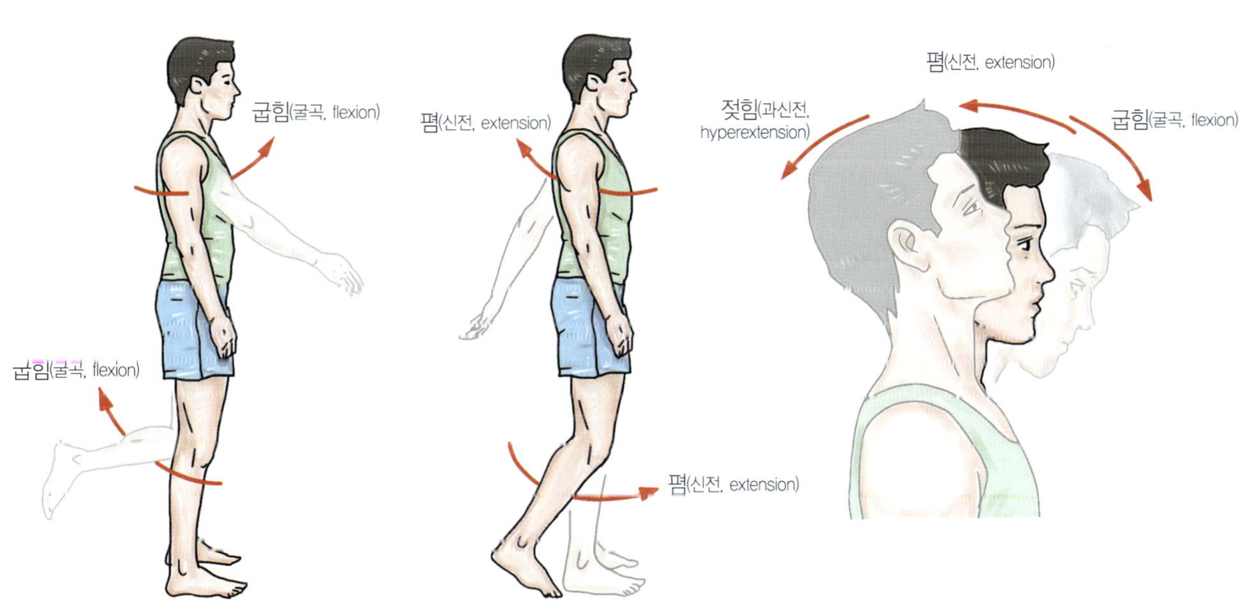

그림 4-12 굽힘과 폄 운동

③ **벌림**(외전, abduction)

해부학자세에서 몸이 정중앙선으로부터 가쪽으로 멀어지는 운동을 말한다. 어깨관절에서 팔을 옆으로 벌리는 동작이나 엉덩관절에서 발을 옆으로 벌리는 경우의 운동이다.

④ **모음**(내전, adduction)

벌림의 반대현상으로 관상면을 따라 정중시상면으로 즉, 가쪽에서부터 몸의 중앙선으로 되돌아오는 운동이다. 어깨관절이나 엉덩관절에서 팔과 다리를 몸 쪽으로 붙이는 현상이다.

⑤ **돌림**(회전, rotation)

고정된 축을 중심으로 오목한 면에서 볼록한 면이 돌아가는 것을 의미하며 세로축에서 뼈의 돌림(rotation)을 말한다. 축을 중심으로 안쪽으로 돌리는 운동을 안쪽돌림[내회전, medial(internal) rotation]이라하고 바깥쪽으로 돌아가는 것을 바깥돌림[외회전, lateral(external) rotation]이라 한다.

⑥ **휘돌림**(circumduction)

한쪽은 정지되어 있는 상태에서 다른 쪽이 연속적으로 원을 그리듯이 움직이는 동작을 말한다. 어깨관절과 목관절, 엉덩관절에서 일어난다.

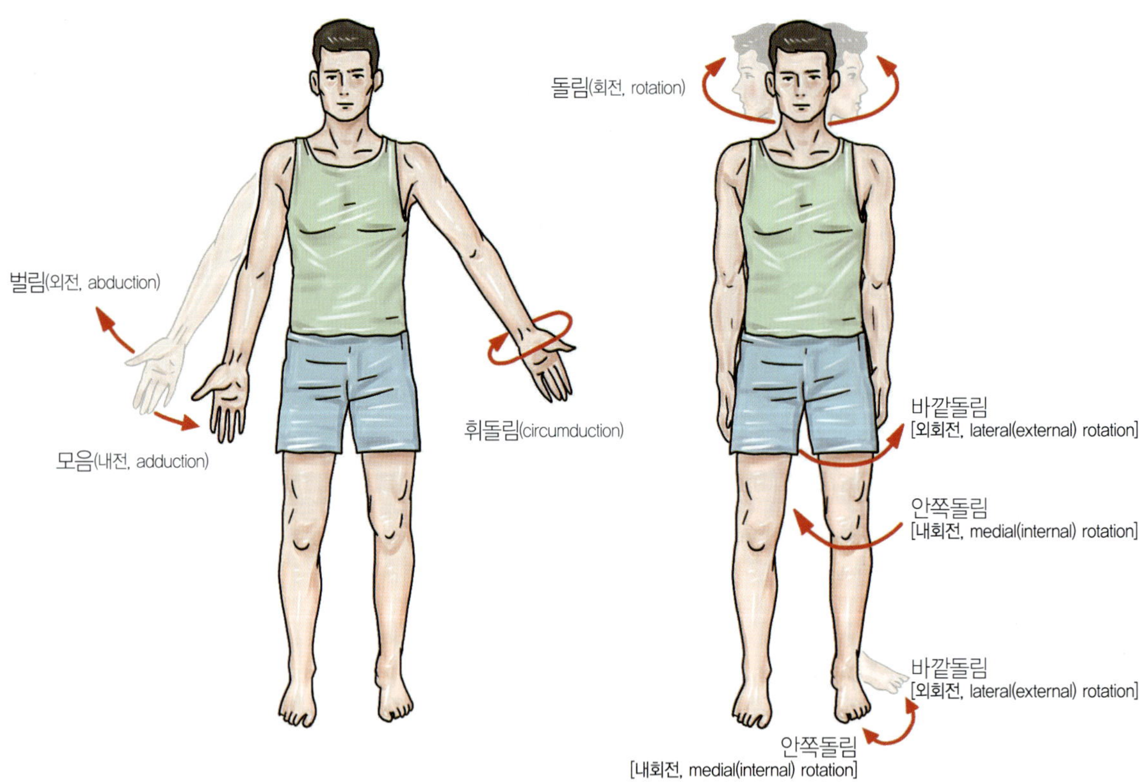

그림 4-13 벌림과 모음 그리고 돌림 운동

(2) 각 부위의 특수운동

① 엎침(회내, pronation)

아래팔에서 일어나는 동작으로 해부학자세에서 손바닥이 뒤쪽을 향하거나 아래팔 굽힘 상태에서 손바닥이 아랫방향으로 향하는 동작이다. 이때 노뼈는 자뼈와 X자 모양이 된다.

② 뒤침(회외, supination)

엎침과 반대의 동작으로 손바닥이 앞쪽이나 윗방향으로 향하는 동작이다. 이때 노뼈와 자뼈는 평행한 상태가 된다.

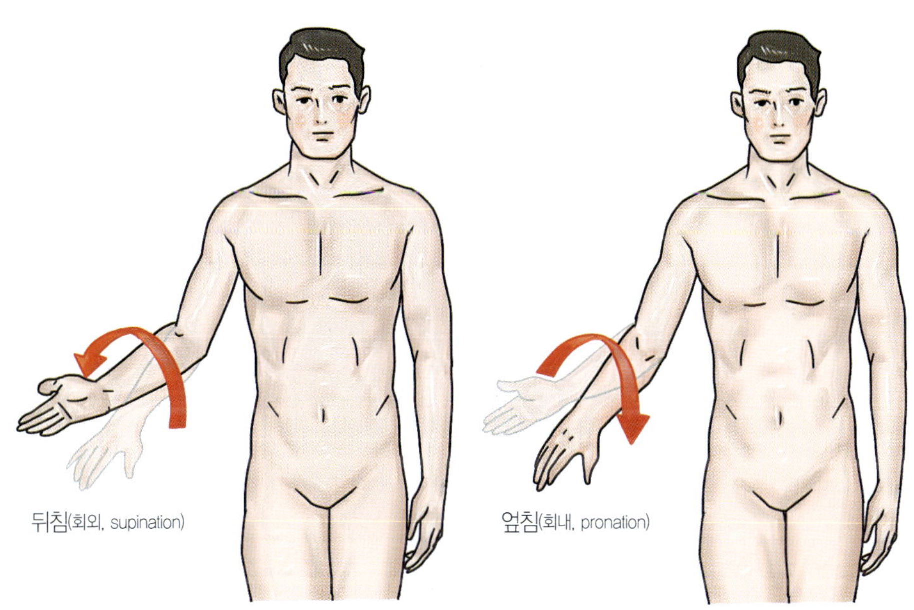

그림 4-14 아래팔에서의 운동

③ 안쪽번짐(안쪽들림; 내번, inversion)

발바닥을 안쪽으로 향하게 하는 동작으로 발목뼈사이관절의 움직임으로 일어난다.

④ 가쪽번짐(가쪽들림; 외번, eversion)

안쪽번짐의 반대동작으로 발바닥을 바깥쪽으로 향하게 하는 동작으로 발목뼈사이관절의 움직임으로 일어난다.

⑤ 발등굽힘(배측굴곡, dorsiflexion)

발목관절을 중심축으로 하여 발등과 발가락을 들어 올리는 동작을 말한다. 걸어갈 때 발꿈치딛기(뒤축딛기, heel strike)시 행하는 동작이다.

⑥ 발바닥굽힘(저측굴곡, plantar flexion)

발목관절을 중심축으로 하여 발등과 발가락을 아래로 내리는 동작을 말한다. 발꿈치를 바닥에서 올리거나 걸어갈 때 발가락 떼기(toe off) 동작에서 일어나는 동작이다.

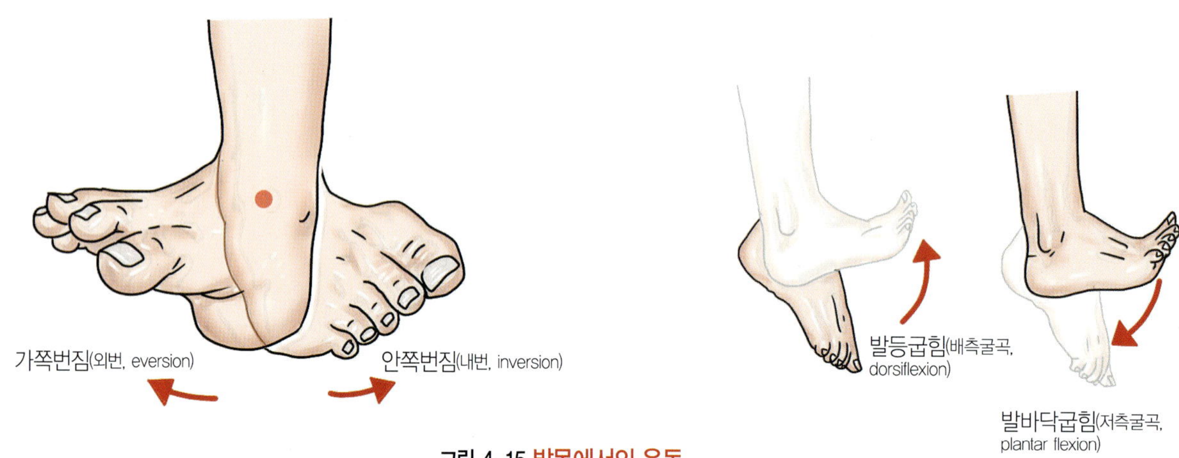

그림 4-15 발목에서의 운동

⑦ 올림(상전, elevation)

신체의 부위를 위쪽으로 움직이는 동작을 말한다. 턱관절에서 입을 닫을 때 아래턱이 올라가고, 봉우리빗장관절에서 어깨를 귀 쪽으로 들어 올릴 때 일어나는 동작들이다.

⑧ 내림(하전, depression)

올림의 반대현상으로 신체부위를 아래 방향으로 내리는 동작이다. 입을 열거나 음식을 씹을 때 아래턱이 내려가는 동작이다. 올라갔던 어깨를 다시 원위치 시키는 경우도 내림의 동작이다.

⑨ 내밂(전인, protraction)

신체의 일부를 가로면을 따라 앞으로 움직이는 동작을 의미한다.

⑩ 들임(후인, retraction)

내밀었던 신체를 다시 원위치시키기 위해서 뒤로 움직이는 동작이다.

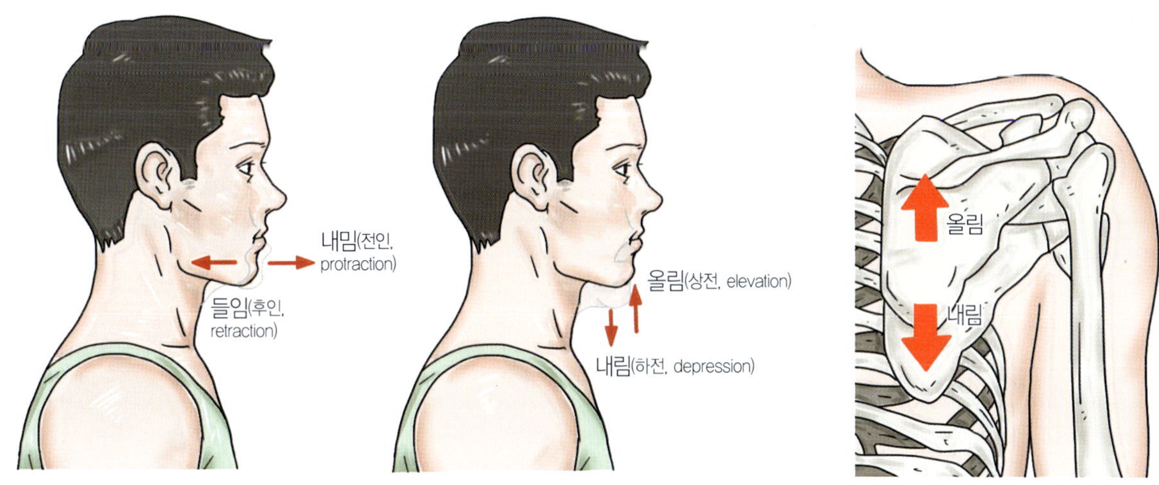

그림 4-16 턱관절과 어깨에서의 운동

⑪ **맞섬**(대립, opposition)

엄지손가락에서 일어나는 움직임으로 엄지손가락의 끝부분이 다른 손가락의 끝부분과 서로 만나는 운동이다.

⑫ **노뼈쪽굽힘[요골쪽굽힘, radial flexion(deviation)]**

손목을 축으로 하여 손을 엄지쪽으로 굽히는 동작을 말한다.

⑬ **자뼈쪽굽힘[척골쪽굽힘, ulnar flexion(deviation)]**

손목을 축으로 하여 손을 새끼손가락 쪽으로 굽히는 동작을 말한다. 이들의 동작은 손을 흔드는 동작이나 유리를 닦을 때와 손바닥을 지면에 대고 좌우로 움직이는 동작들이다.

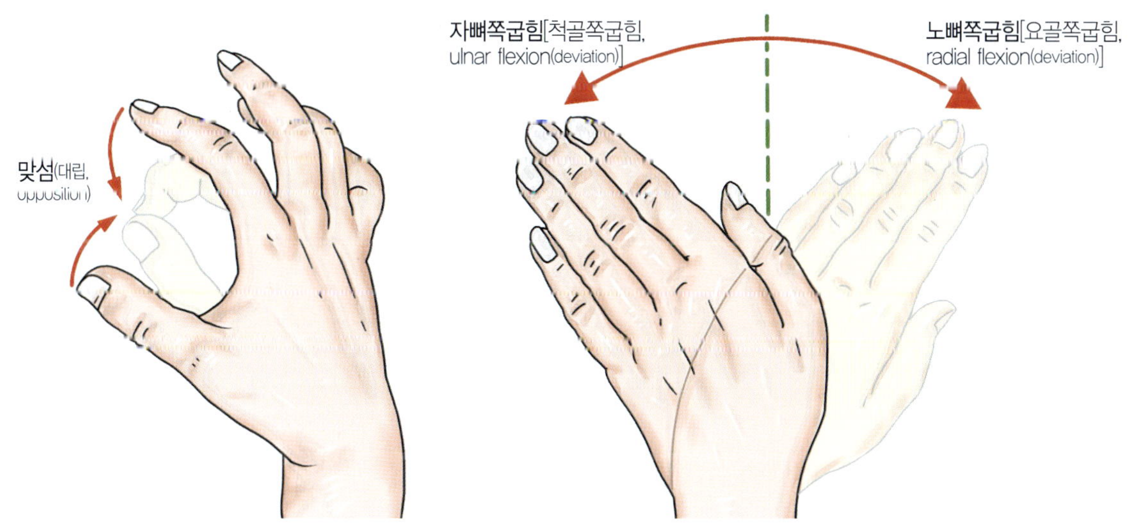

그림 4-17 손목과 손가락에서의 운동

3. 인체의 주요관절

1 | 턱관절(악관절, temporomandibular joint; TMJ)

턱관절은 관자뼈(측두골, temporal bone)의 **턱관절오목**(하악와, mandibular fossa)과 아래턱뼈(하악골, mandible)의 **관절돌기**(condylar process) 사이에 형성되는 관절이다.

머리뼈를 이루는 관절에서 유일하게 움직임이 가능한 관절로 턱관절의 운동은 여러 움직임이 복합적으로 일어나는데, 아래턱이 올라오거나 내려갈 때에는 경첩관절(hinge joint)의 기능을 수행하고 음식을 씹을 때에는 들임과 내밈의 동작을 통해 미끄러지는 운동을 하며, 어금니에서 음식을 씹거나 갈 때에는 옆으로 미끄러지는 가쪽운동(lateral movement)을 수행하고 있다.

아래턱이 움직일 때 **관절원반**(관절원판, articular disc)에 의해 2개의 공간으로 나뉘어져 있는데, 위공간은 미끄럼운동이 일어나고, 아래공간에서는 경첩운동이 일어난다. 턱관절은 2개의 인대에 의해 지지를 받고 있으며 관절의 옆면을 강화하거나 아래턱뼈가 탈구되는 것을 방지하고 있다. 즉, **가쪽인대**(외측인대, lateral ligament)와 **나비아래턱인대**(접형하악인대, sphenomandibular ligament)가 있는데, 가쪽인대는 아래턱이 뒤쪽으로 탈구되는 것을 방지해주며 나비아래턱인대는 관절의 안쪽에 있으며 나비뼈(접형골, sphenoid bone)에서 아래턱까지 연결되어 있다.

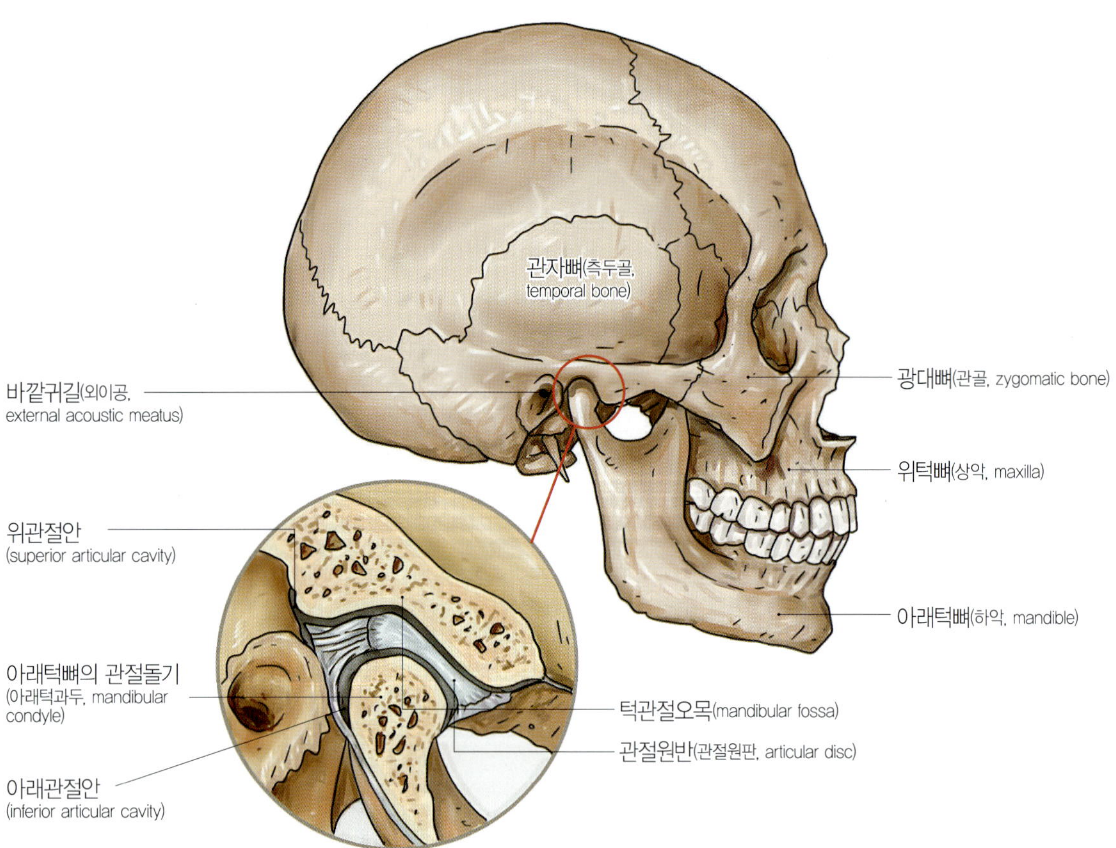

그림 4-18 턱관절의 구조

2 | 어깨관절(견관절, shoulder joint)

어깨관절은 어깨뼈의 **관절오목**(관절와, glenoid cavity)과 위팔뼈의 머리사이에서 이루어지며 절구관절(ball and socket joint)이다. 관절의 구조를 살펴보면 어깨관절주머니는 위팔뼈머리에 비해 관절오목의 공간이 얕아 완전한 형태의 관절을 이루지 못하고 있다. 이러한 불안정한 구조가 어깨관절의 움직임을 오히려 더 자연스럽게 한다. 어깨관절에서 일어나는 운동을 보면 굽힘과 폄, 모음과 벌림, 돌림과 휘돌림 등 관절에서 할 수 있는 모든 운동이 가능하며 운동범위 또한 다른 관절에 비해 아주 넓다. 이런 불안정한 형태의 관절은 주위의 인대와 **근육둘레띠**(회선근개, rotator cuff)에 의해 지지를 받고 있으며 힘의 동력을 얻고 있다. 관절주머니(관절낭, articular capsule)는 어깨관절을 전체적으로 둘러싸고 있는 얇고 느슨한 주머니로 관절오목에서부터 위팔뼈의 해부목까지 연결되어 있다.

어깨관절은 5개의 주요인대로 구성된다. 튼튼하고 넓은 인대로 관절의 윗부분을 강하게 지지하고 있는 **부리위팔인대**(오훼상완인대, coracohumeral ligament)는 어깨뼈의 부리돌기에서 위팔뼈의 큰결절까지 연결되어 있다. **가로위팔인대**(횡상완인대, transverse humeral ligament)는 위팔두갈래근(상완이두근, biceps brachii muscle)의 긴갈래를 지지하며 큰결절과 작은결절을 연결한다. **접시위팔인대**(관절상완인대, glenohumeral ligament)는 관절주머니 앞쪽 부분을 강화시켜주는 3개의 띠로서 위, 중간, 아래 3개가 있으며, 접시오목에서 위팔뼈의 해부목까지 연결되어 위팔의 최대 가동범위로 움직일 때 관절의 안정에 도움을 준다.

또한 어깨뼈 주변에는 4개의 윤활주머니(bursa)가 존재하여 압력이나 마찰 등을 감소시켜 관절을 보호하거나 안정적인 운동을 할 수 있도록 되어있다. 이들의 이름은 위치에 따라 **어깨세모근밑주머니**(삼각근하낭, subdeltoid bursa), **봉우리밑주머니**(견봉하낭, subacromial bursa), **부리밑주머니**(오훼돌기하낭, subcoracoid bursa), **어깨밑근힘줄밑주머니**(견갑하근건하낭, subtendinous bursa of subscapularis muscle)가 존재한다.

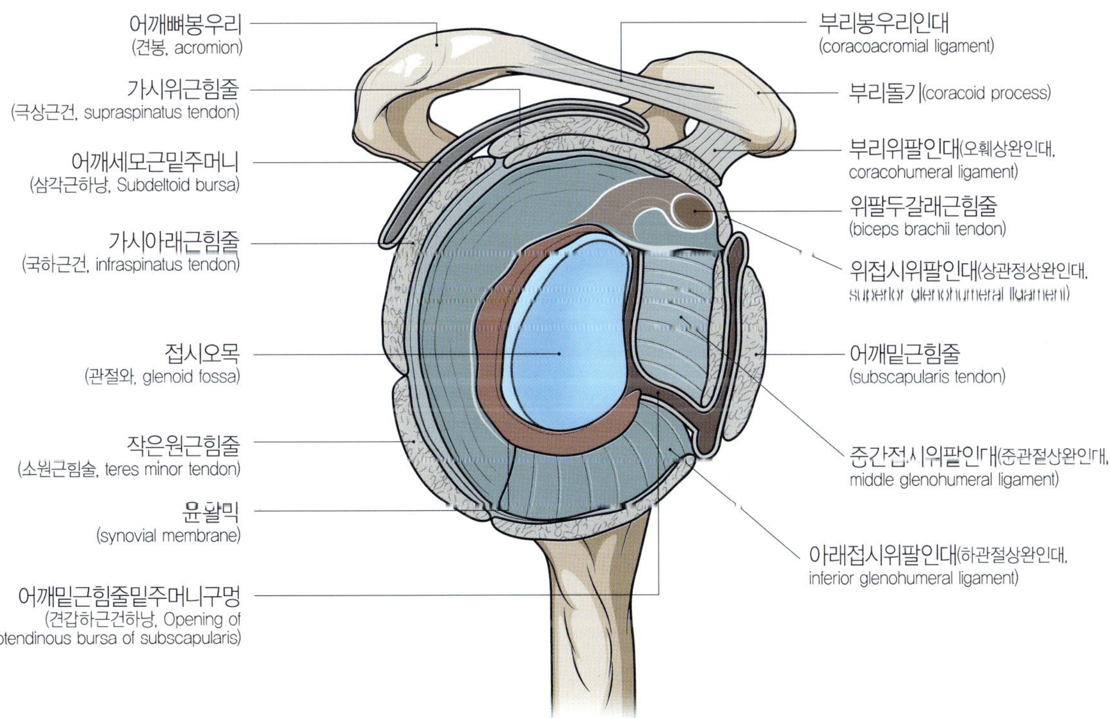

그림 4-19 어깨관절 옆면

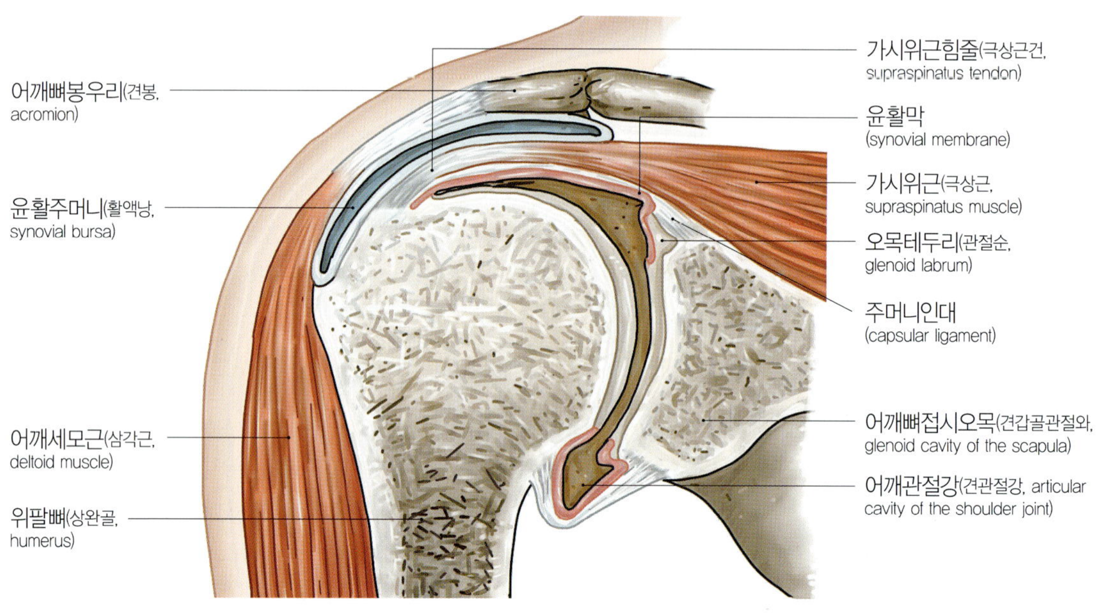

그림 4-20 어깨관절 전면

3 | 팔꿉관절(주관절, elbow joint)

팔꿉은 두 개의 관절로 구성된 경첩관절(hinge joint)이다. 두 개의 관절은 자뼈의 도르래패임(활차절흔, trochlear notch)과 위팔뼈의 도르래(활차, trochlea)가 만나는 **위팔자관절**(상완척골관절, humeroulnar articulation)과 위팔뼈작은머리(상완골소두, capitulum)와 노뼈머리가 만나는 **위팔노관절**(상완요골관절, humeroradial articulation)이다. 이 두 개의 관절은 하나의 관절 주머니가 팔꿉 전체를 보호하고 있다. 또한, 팔꿉관절은 한 쌍의 인대에 의해 지지를 받고 있는데 안쪽위관절융기로부터 갈고리돌기와 자뼈팔꿈치머리까지 연결되어 있는 **자쪽곁인대**(안쪽곁인대; 내측측부인대, ulnar collateral ligament)와 위팔뼈의 가쪽위관절융기로부터 노뼈의 머리띠인대와 노패임까지 이어져 노뼈머리를 단단하게 지지하고 있는 **노쪽곁인대**(가쪽곁인대; 외측측부인대, radial collateral ligament)가 있다.

또 다른 관절은 **몸쪽노자관절**(상요척관절, proximal radioulnar joint)이다. 이 관절은 경첩관절은 아니며 노뼈머리를 에워싸고 있는 **노뼈머리띠인대**(요골윤상인대, annular ligament of radius)에 의해 지지를 받고 있다.

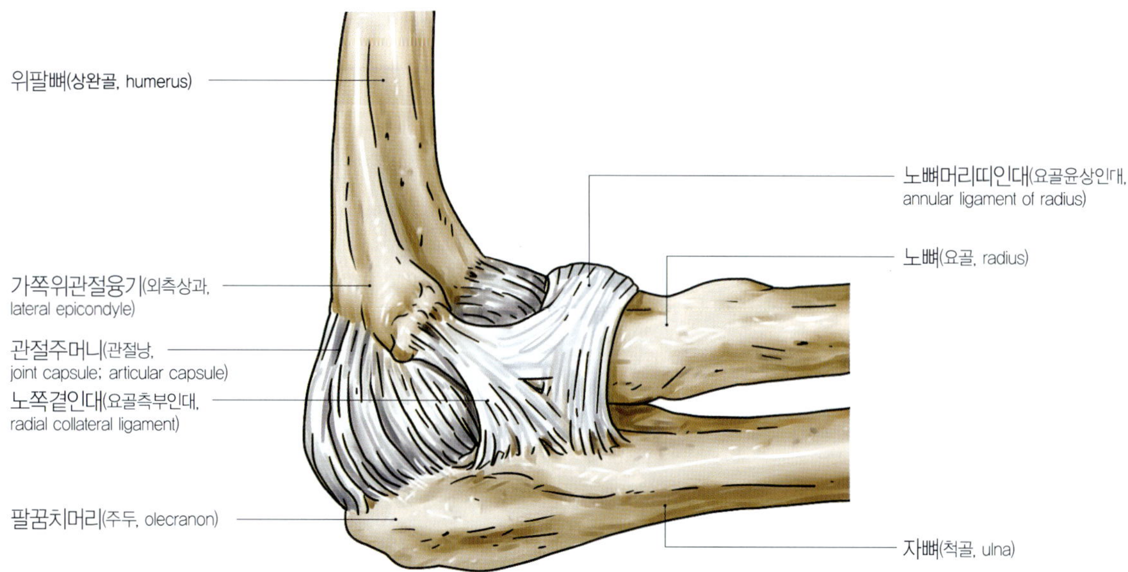

그림 4-21 오른쪽 팔꿉관절(바깥쪽면)

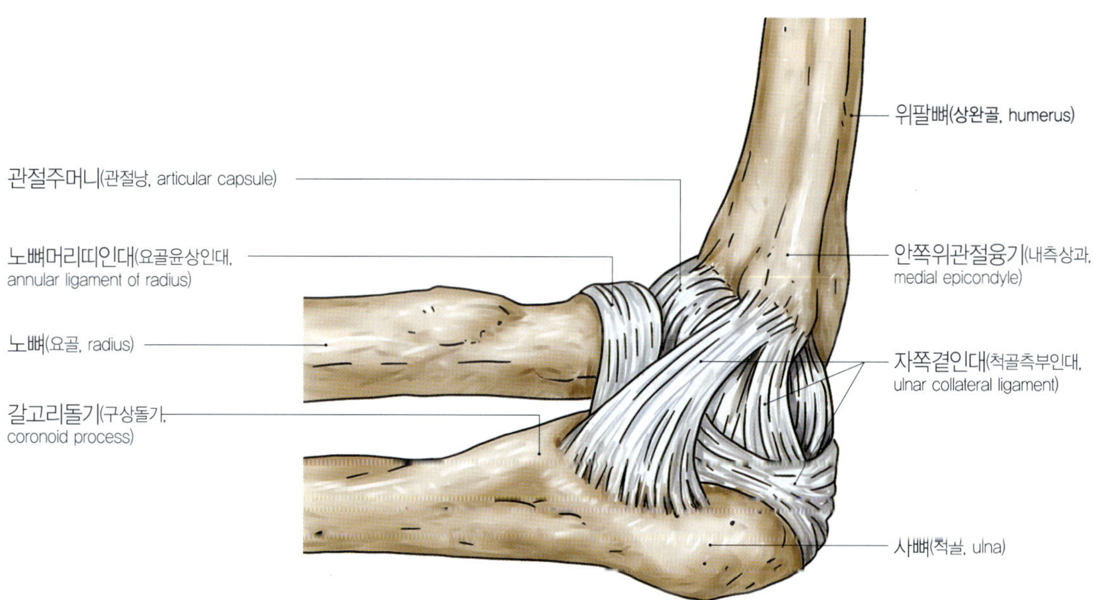

그림 4-22 오른쪽 팔꿉관절(안쪽면)

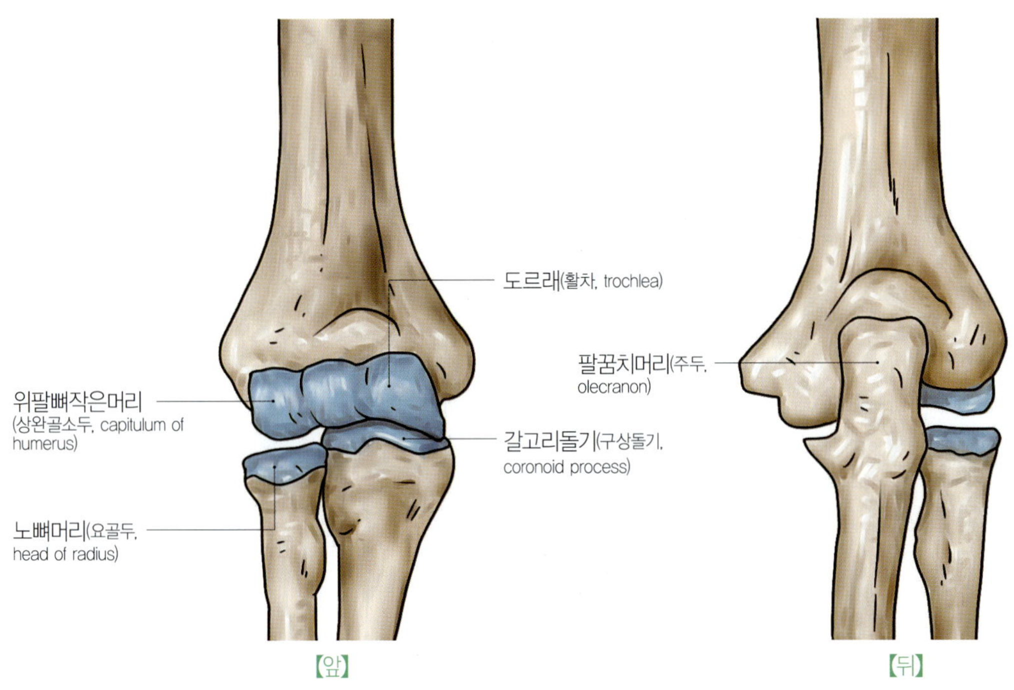

그림 4-23 팔꿉관절(파란색은 관절연골)

4 | 엉덩관절(고관절, hip joint)

엉덩관절은 **볼기뼈절구**(관골구, acetabulum)와 넙다리뼈머리(대퇴골골두, femur head)로 이루어진 **절구관절**(ball and socket joint)이다. 기본적인 관절의 움직임은 모두 일어나 굽힘과 폄, 벌림과 모음, 돌림과 휘돌기 등의 움직임은 가능하나 어깨관절과 비교해보면 가동범위는 적은 편이다. 볼기뼈절구의 소켓은 깊고, 주위에 섬유연골성 **절구테두리**(관절순, acetabular labrum)가 고리모양으로 붙어있어 넙다리뼈머리가 완전하게 결합을 하고 있다. 또한 아래쪽 가장자리에는 절구파임(관골구절흔, acetabular notch) 위로 **절구가로인대**(관골구횡인대, transverse acetabular ligament)가 매우 튼튼하게 자리하고 있으며, 주변에 강한 근육들로 둘러싸여 있다. 이러한 여러 가지 이유로 엉덩관절은 매우 안정적이어서 체중의 지지와 중력을 충분히 견뎌낼 수 있는 구조이다. 반면 움직임은 어깨관절에 비해 상당히 제한적이다.

엉덩관절의 지지인대들은 앞쪽에 **엉덩넙다리인대**(장골대퇴인대, iliofemoral ligament)와 **두덩넙다리인대**(치골대퇴인대, pubofemoral ligament)가 있다. 엉덩넙다리인대는 아래앞엉덩뼈가시부터 넙다리뼈돌기사이선까지 연결되어 있으며 인대 중 가장 강하고 젖힘을 방지한다. 두덩넙다리인대는 볼기뼈절구의 두덩부분에서 넙다리뼈목까지 연결되어 있으며 넙다리가 과도하게 벌어지는 것을 방지하는 역할을 한다. 관절뒤쪽으로는 **궁둥넙다리인대**(좌골대퇴인대, ischiofemoral ligament)가 감싸고 있는데 볼기뼈절구의 궁둥부분에서 넙다리뼈목까지 연결되어 있어서 관절주머니를 보다 더 강하게 보조하고 있으며, 엉덩관절이 과도하게 젖혀지는 것을 막는다.

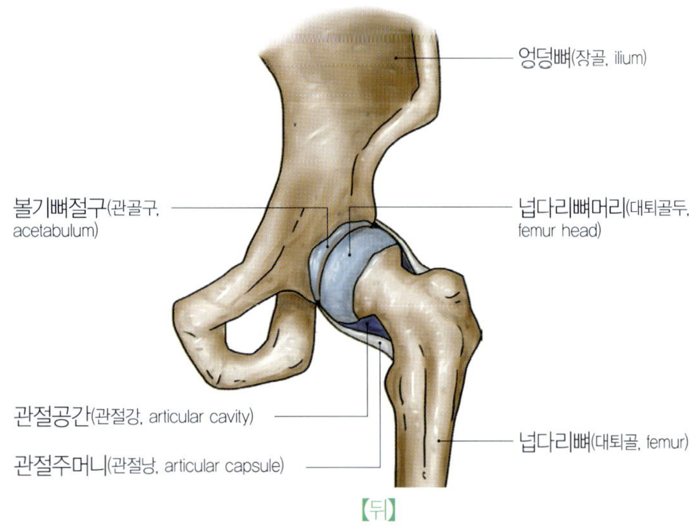

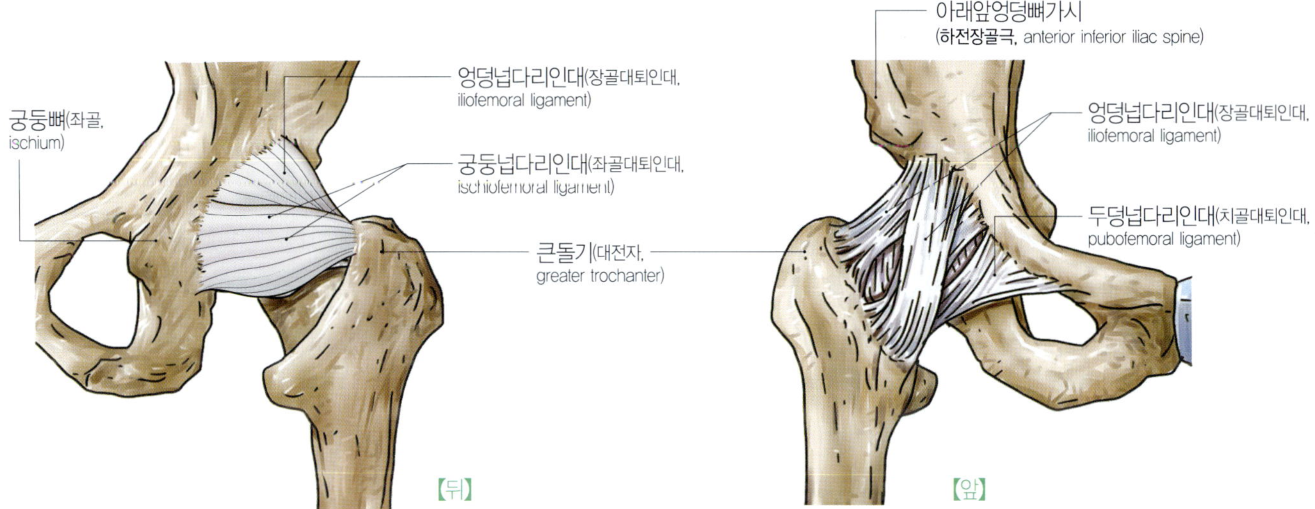

그림 4-24 엉덩관절

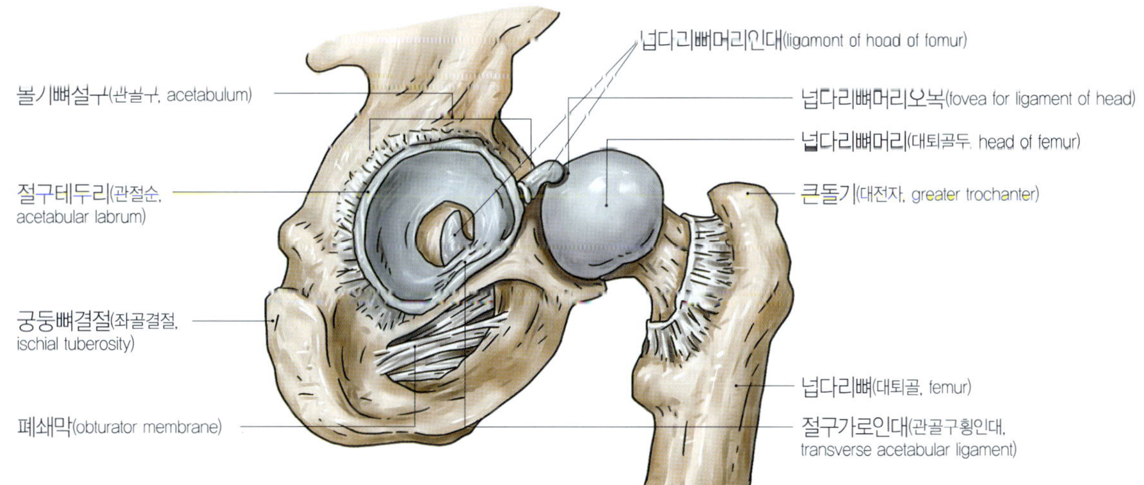

그림 4-25 넙다리뼈를 엉덩관절에서 분리한 모습

5 | 무릎관절(knee joint)

무릎관절은 정강넙다리관절(tibiofemoral joint)과 무릎넙다리관절(patellofemoral joint)로 구성되며, 인체에서 가장 크고 복잡한 구조로 되어있는 변형된 경첩관절(hinge joint)이다. 주된 움직임은 굽힘과 폄 동작이며, 굽힘을 하는 동안 약간의 돌림현상과 가쪽으로 미끄러지는 동작이 일어난다.

관절주머니(관절낭, joint capsule)의 안쪽과 가쪽에는 안쪽넓은근과 가쪽넓은근의 널힘줄이 연장된 **무릎지지띠**(슬개지대, patellar retinaculum)가 관절주머니를 지지한다. 무릎의 앞쪽에는 넙다리네갈래근힘줄(대퇴사두근건)이 있으며 뒤쪽에는 반막모양근힘줄(반막근건)이 있어 무릎의 안정화에 중요한 역할을 한다.

무릎관절안(knee joint cavity)에는 초승달 모양의 **가쪽반달**(외측반월, lateral meniscus)과 **안쪽반달**(내측반월, medial meniscus)이라는 섬유연골판들이 있어 무릎의 위쪽과 아래쪽에서의 충격을 흡수해 주고 넙다리뼈가 정강뼈로부터 흔들리지 않고 안정되게 해주는 역할을 한다. 이 반달들은 **무릎가로인대**(슬횡인대, transverse ligament of knee)에 의해 결합되고 지지된다. 무릎관절은 관절주머니속인대(관절낭내인대, intracapsular ligament)와 바깥에 있는 관절주머니바깥인대(관절낭외인대, extracapsular ligament)에 의해 안정성이 유지된다.

관절공간 안쪽의 정강뼈 융기사이공간의 안쪽과 뒤쪽에는 두 개의 관절주머니속인대가 존재한다. **앞십자인대**(전십자인대, anterior cruciate ligament; ACL)는 무릎을 펴면 팽팽해지기 때문에 넙다리뼈가 정강뼈 뒤쪽으로 이탈되거나 무릎이 젖혀지는 것(hyperextension)을 막아준다. **뒤십자인대**(후십자인대, posterior cruciate ligament; PCL)는 무릎을 굽히면 팽팽해지므로 넙다리뼈가 정강뼈 앞으로, 또는 정강뼈가 넙다리뼈 뒤로 이탈되는 것을 막아주고 무릎이 과도하게 굽혀지는 것도 방지해 준다.

관절주머니바깥인대에는 **가쪽곁인대**(외측측부인대, lateral collateral ligament)와 **안쪽곁인대**(내측측부인대, medial collateral ligament)가 있다. 가쪽곁인대는 넙다리두갈래근의 힘줄로 덮여 있고 무릎의 바깥쪽을 지지하거나 강화시키고 있다. 안쪽곁인대는 무릎 안쪽에 작용되는 힘을 받아들여 안정을 시키며 안쪽반달과 연결되어 있기 때문에 인대가 손상되면 반달도 동반손상을 일으키는 경우가 많다.

무릎관절에는 앞쪽과 뒤쪽에 다량의 **윤활주머니**(synovial bursa)가 있어 마찰이나 충격으로부터 관절을 보호하고 있다. 앞쪽에는 **무릎아래주머니**(슬개하낭, infrapatellar bursa), **무릎위주머니**(슬개상낭, suprapatellar bursa) 그리고 **무릎앞주머니**(슬개전낭, prepatellar bursa)가 있고 무릎아래주머니는 표층과 심층에 두 개로 나누어 분포한다. 오금 부위에는 **오금주머니**(슬와낭, popliteal bursa)와 **반막근주머니**(반막상근낭, bursa of semimembranosus)가 있다.

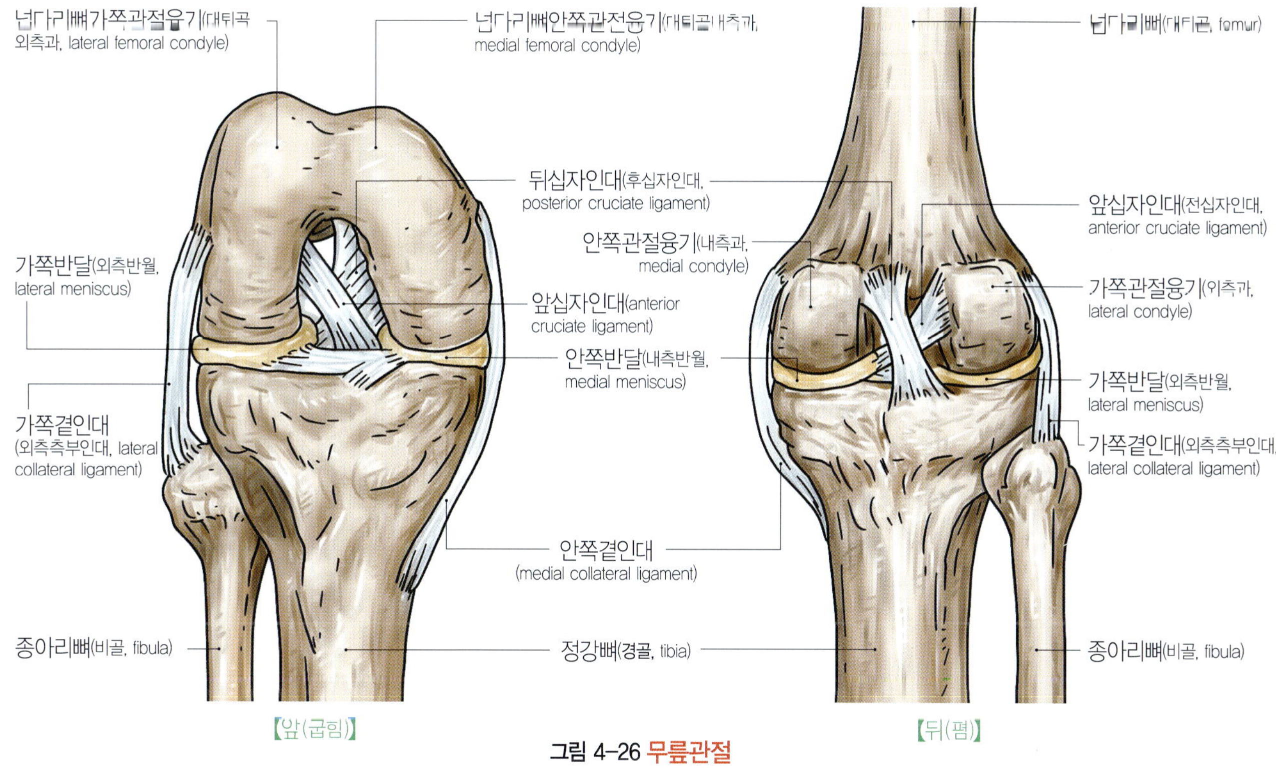

그림 4-26 무릎관절

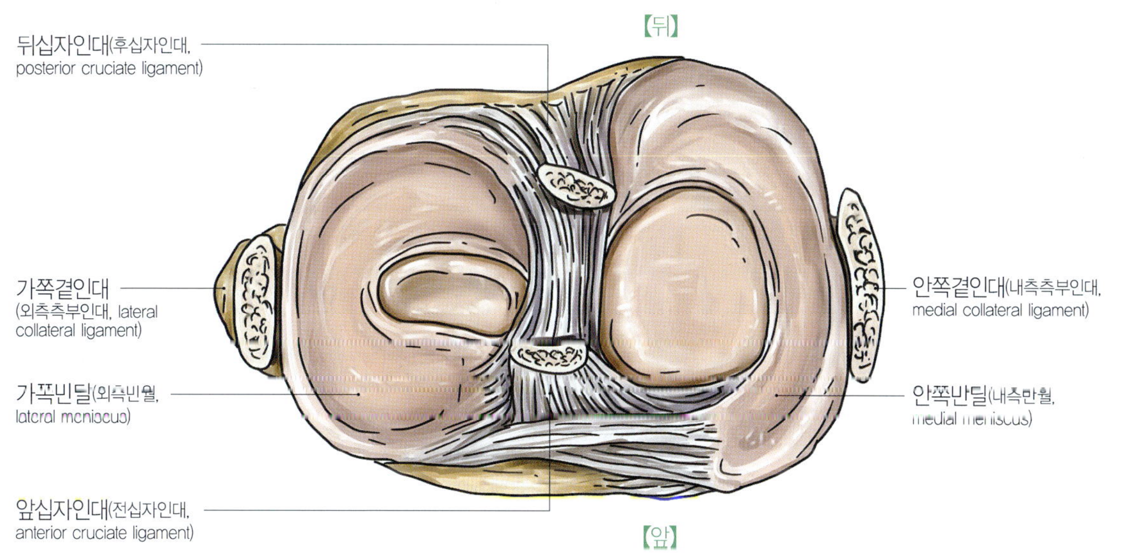

그림 4-27 무릎관절 안 반달의 평면도

6 | 발목관절(족관절, ankle joint)

발목관절은 경첩관절로 이루어져 있으며, 두 개의 관절로 구성되는데 정강뼈(경골, tibia)의 먼쪽과 목말뼈(거골, talus)사이의 안쪽관절과 종아리뼈(비골, fibula) 가쪽복사(외과, lateral malleolus)와 목말뼈와의 가쪽관절이 하나의 관절주머니에 싸여 발목관절을 형성한다.

발목주위 인대에는 정강뼈와 종아리뼈를 연결하는 **앞정강종아리인대**(전경비인대, anterior tibiofibular ligament)와 **뒤정강종아리인대**(후경비인대, posterior tibiofibular ligament), 정강뼈에서 발목의 안쪽을 연결하는 **안쪽(세모)인대**[삼각인대, medial(deltoid) ligament], 종아리뼈에서 가쪽을 연결하는 **가쪽인대**(외측인대, lateral ligament)가 있으며 종아리근육에서 발뒤꿈치로 연결되는 **발꿈치힘줄**[아킬레스힘줄, calcaneal(achilles) tendon]이 있다. 안쪽인대는 모양이 삼각형(deltoid)의 형태이므로 세모인대라고도 하며 네 개로 구성되어있다.

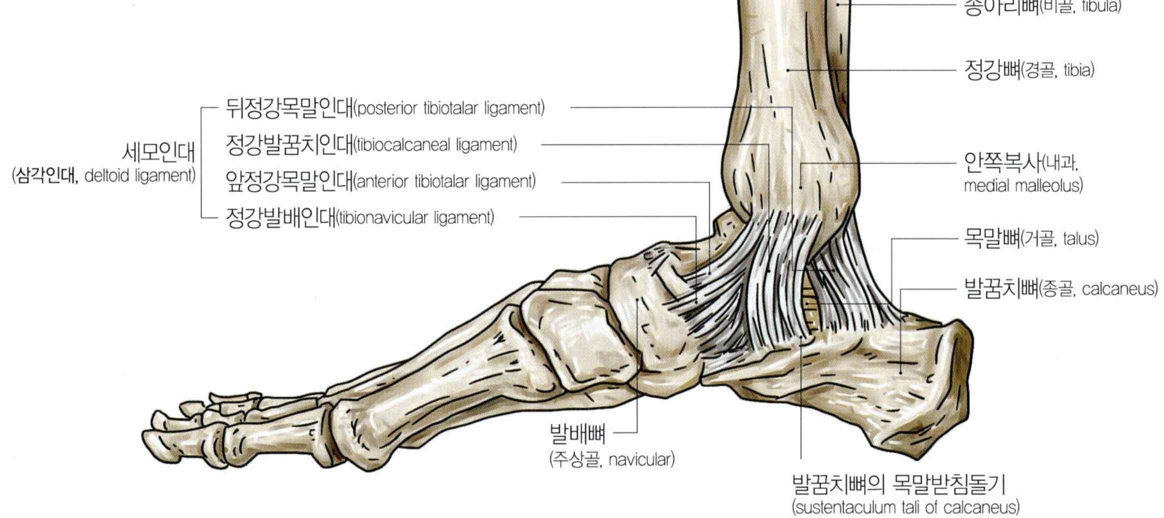

그림 4-28 발목관절(안쪽)

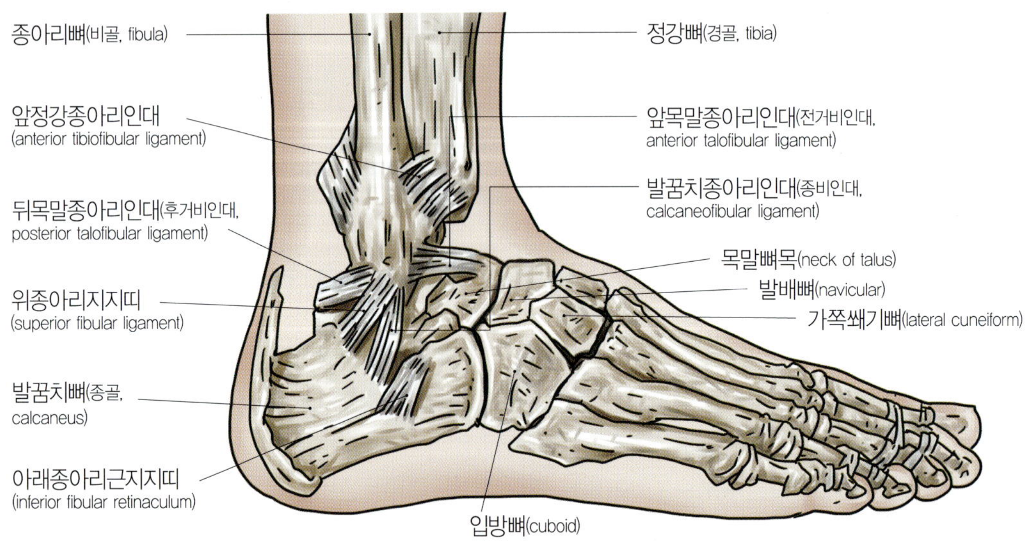

그림 4-29 발목관절(바깥쪽)

표 4-2 주요관절 요약

관 절	기 능
턱관절 (temporomandibular joint)	관절유형: 평면관절, 경첩관절
	동작: 올림, 내림, 내밈, 들임, 옆으로 미끄러지는 가쪽운동
	관절연결: 아래턱뼈의 관절돌기와 관자뼈의 턱관절오목
	인대: 가쪽인대, 나비아래턱인대
	연골: 관절원반
어깨관절 (shoulder joint)	관절유형: 절구관절
	동작: 굽힘, 폄, 젖힘, 벌림, 모음, 안쪽돌림, 가쪽돌림, 휘돌림
	관절연결: 위팔뼈 머리와 어깨뼈의 접시오목
	인대: 부리위팔인대, 가로위팔인대, 접시위팔인대
	연골: 접시테두리
	윤활주머니: 어깨세모근밑주머니, 봉우리밑주머니, 부리밑주머니, 어깨밑근힘줄밑주머니
팔꿉관절 (elbow joint)	관절유형: 경첩관절 (참고: 팔꿉관절과는 별도로 노자관절은 중쇠관절이다.)
	동작: 굽힘, 폄 (참고: 팔꿉관절과는 별도로 노자관절은 엎침, 뒤침)
	관절연결: 위팔뼈 도르래와 자뼈 도르래패임 사이의 위팔자관절, 위팔뼈 작은머리와 노뼈머리 사이의 위팔노관절
	인대: 안쪽곁인대, 가쪽곁인대
엉덩관절 (hip joint)	관절유형: 절구관절
	동작: 굽힘, 폄, 젖힘, 벌림, 모음, 안쪽돌림, 가쪽돌림, 휘돌림
	관절연결: 넙다리뼈머리와 볼기뼈의 절구
	인대: 엉덩넙다리인대, 두덩넙다리인대, 궁둥넙다리인대, 넙다리뼈머리인대, 절구가로인대
	연골: 절구테두리
무릎관절 (knee joint)	관절유형: 경첩관절(약간변형)
	동작: 굽힘, 폄, 약간의 돌림, 가쪽미끄러짐
	관절연결: 가쪽정강넙다리, 안쪽정강넙다리, 무릎넙다리
	인대: 가(안)쪽무릎지지띠, 무릎가로인대, 가(안)쪽곁인대, 앞십자인대, 뒤십자인대
	연골: 안쪽반달, 가쪽반달
	윤활주머니: 무릎앞주머니, 무릎아래주머니, 무릎위주머니, 오금근주머니, 반막근주머니
발목관절 (ankle joint)	관절유형: 경첩관절
	동작: 발등굽힘, 발바닥굽힘, 휘돌림, 안(가)쪽 번짐
	관절연결: 정강뼈 먼쪽과 목말뼈사이, 종아리뼈 가쪽복사와 목말뼈사이
	인대: 세모인대(안쪽인대), 가쪽인대, 앞정강종아리인대, 뒤정강종아리인대
	힘줄: 발꿈치힘줄

PART

II

지지와 움직임의 기관

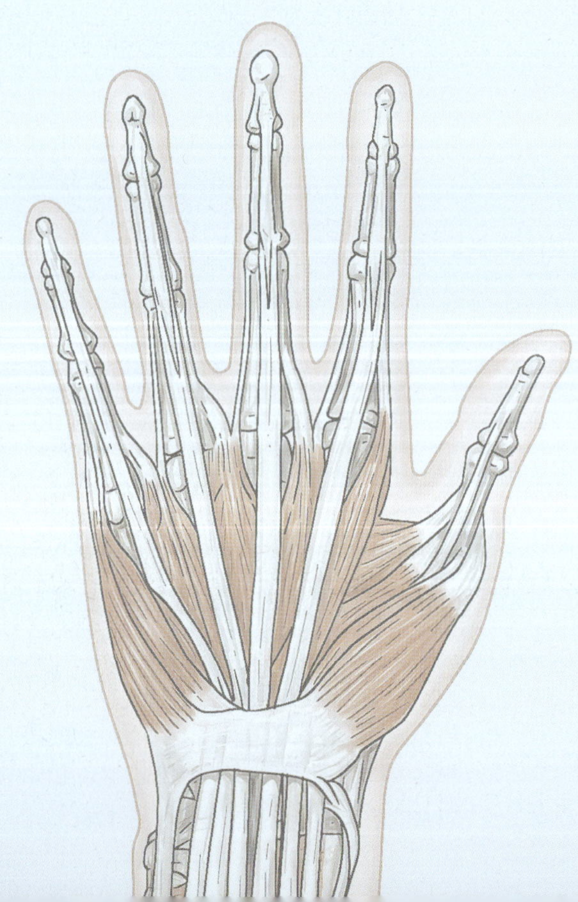

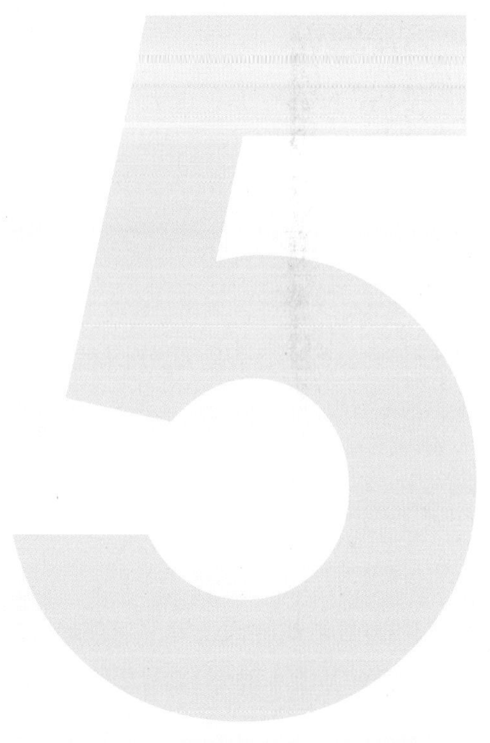

CHAPTER

근육계통

학습목표

- ▶ 근육의 형태와 기능을 이해한다.
- ▶ 근육구성의 일반적인 해부학을 이해한다.
- ▶ 뼈대근육의 구조와 기능을 설명할 수 있다.
- ▶ 몸통근육들의 구조와 기능을 설명할 수 있다.
- ▶ 팔과 다리근육들의 구조와 기능을 설명할 수 있다.

1. 근육조직의 특성 및 기능

1 | 근육의 종류

인체를 구성하는 근육조직은 크게 3종류로 구분한다. 인체의 뼈대를 구성하는 뼈대근육과 심장을 이루는 심장근육 그리고 내장이나 소화기를 구성하는 민무늬근육이다. 이들 근육은 일반적으로 기능적인 측면이나 조직의 형태, 위치, 신경지배 그리고 내분비계통과의 연관성에 따라 다르게 분류된다. 이 장에서는 주로 뼈대근육에 대한 부분만을 설명한다.

(1) 뼈대근육(골격근, skeletal muscle)

뼈대근육세포는 세포 여러개가 융합하여 만들어지며, 그 가장자리에 여러 개의 핵(nucleus)이 위치한다. 각각의 뼈대근육세포는 가늘고 긴 섬유로 되어 있어서 각각의 세포가 뼈대근육섬유(골격근섬유, skeletal muscle fiber)라고도 하며, 가로무늬근육(횡문근, cross striation)으로 분류된다. 뼈대근육은 의지대로 움직일 수 있고 통제할 수 있어서 수의근(맘대로근, voluntary muscle)으로 분류된다. 주로 뼈대에 부착하여 이를 움직이기 때문에 뼈대근육(골격근, skeletal muscle)이라고 하며 뼈와 함께 운동기관에 속한다.

(2) 심장근육(심근, cardiac muscle)

심장근육은 심장의 근육층을 형성하여 심장벽을 구성한다. 심장근육은 수축과 이완을 통하여 혈액을 전신으로 순환시키는 근육조직이다. 뼈대근육과 마찬가지로 가로무늬근육이지만 수축과 이완의 작용은 자율신경(autonomic nerve)의 조절에 따르며 의지대로 조절할 수 없어서 불수의근(제대로근, involuntary muscle)이다. 인체에는 이른바 '근육'을 만드는 뼈대근육 이외에도 수축을 주요 작용으로 하는 세포가 있는데, 뼈대근육세포를 포함하여 이들을 근(육)세포(myocyte)라고 한다. 심장근육세포는 중간에서 두 갈래로 나뉘어 이웃하는 세포와 긴축 방향으로 강하게 결합해 있다. 이 결합부위를 사이원반(개재원반, intercalated disc)이라고 하는데, 세포와 세포를 결합할 뿐만 아니라 자극을 전달하기도 한다. 심장근육세포는 전체적으로 그물 모양으로 되어 있으며 이 전체를 심장근육섬유(cardiac myofiber)라고 한다. 각각의 심장근육세포에는 가운데에 1개에서 2개의 핵이 있다.

(3) 민무늬근육(평활근, smooth muscle)

민무늬근육은 혈관을 포함한 내장의 근육층을 만드는 근육으로 민무늬근육세포(평활근세포, smooth muscle cell)로 구성된다. 민무늬근육세포 안에는 수축단백질이 비스듬하게 그물 모양으로 분산되어 있어서 가로무늬가 보이지 않는다. 민무늬근육세포는 가늘고 긴 방추형 세포로, 중앙에 1개의 핵을 가진다. 각각의 민무늬근육세포를 민무늬근섬유(평활근섬유, smooth muscle fiber)라고도 하며, 세포와 세포는 밀착된 부분을 통해 자극을 전달하여 전체적으로 기능을 수행한다. 심장근육이나 민무늬근육은 자율신경(autonomic nerve)이 지배하여 의지대로 조절할 수 없기 때문에 불수의근(제대로근, involuntary muscle)이라고 한다.

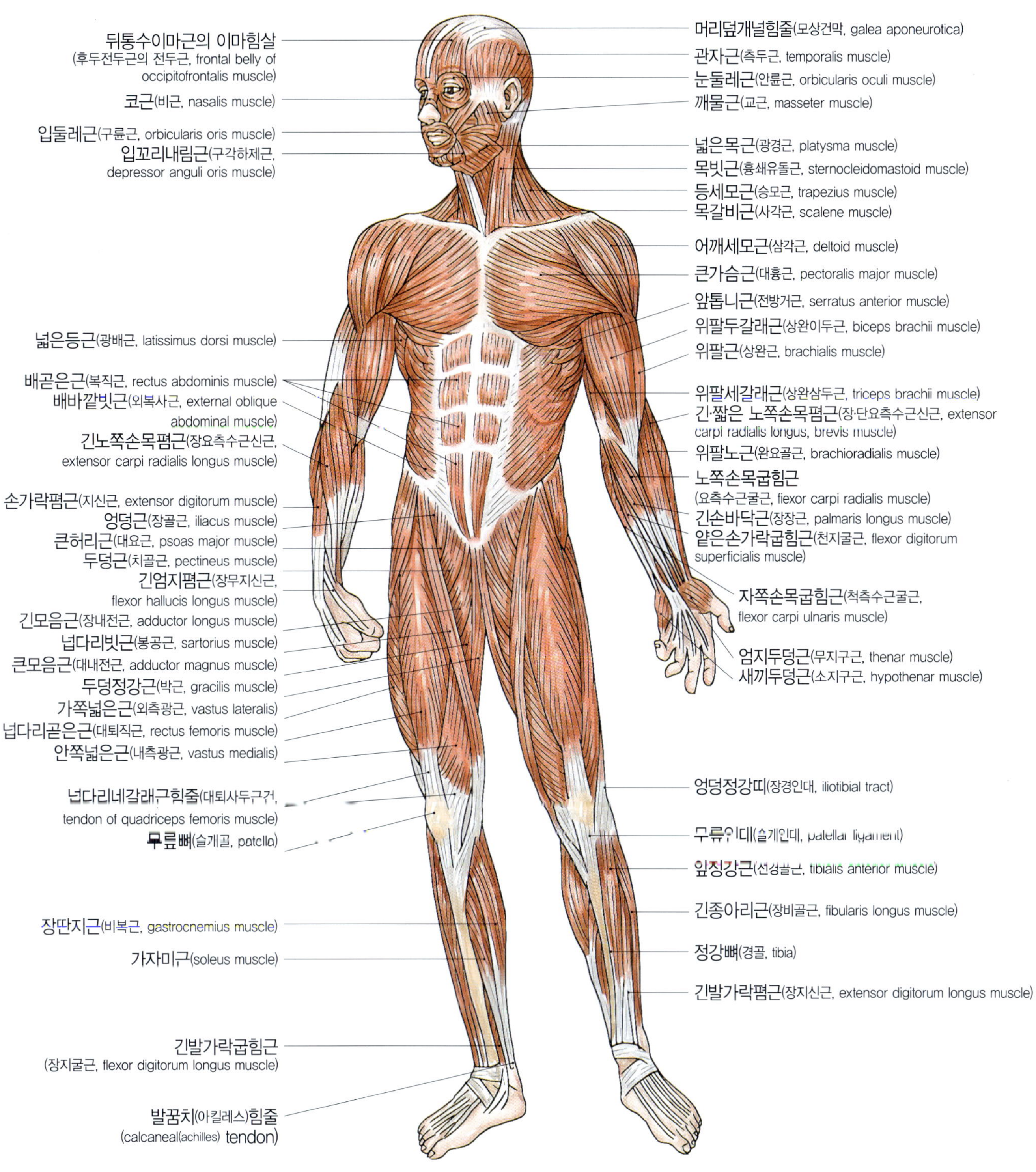

그림 5-1 인체의 근육(앞면)

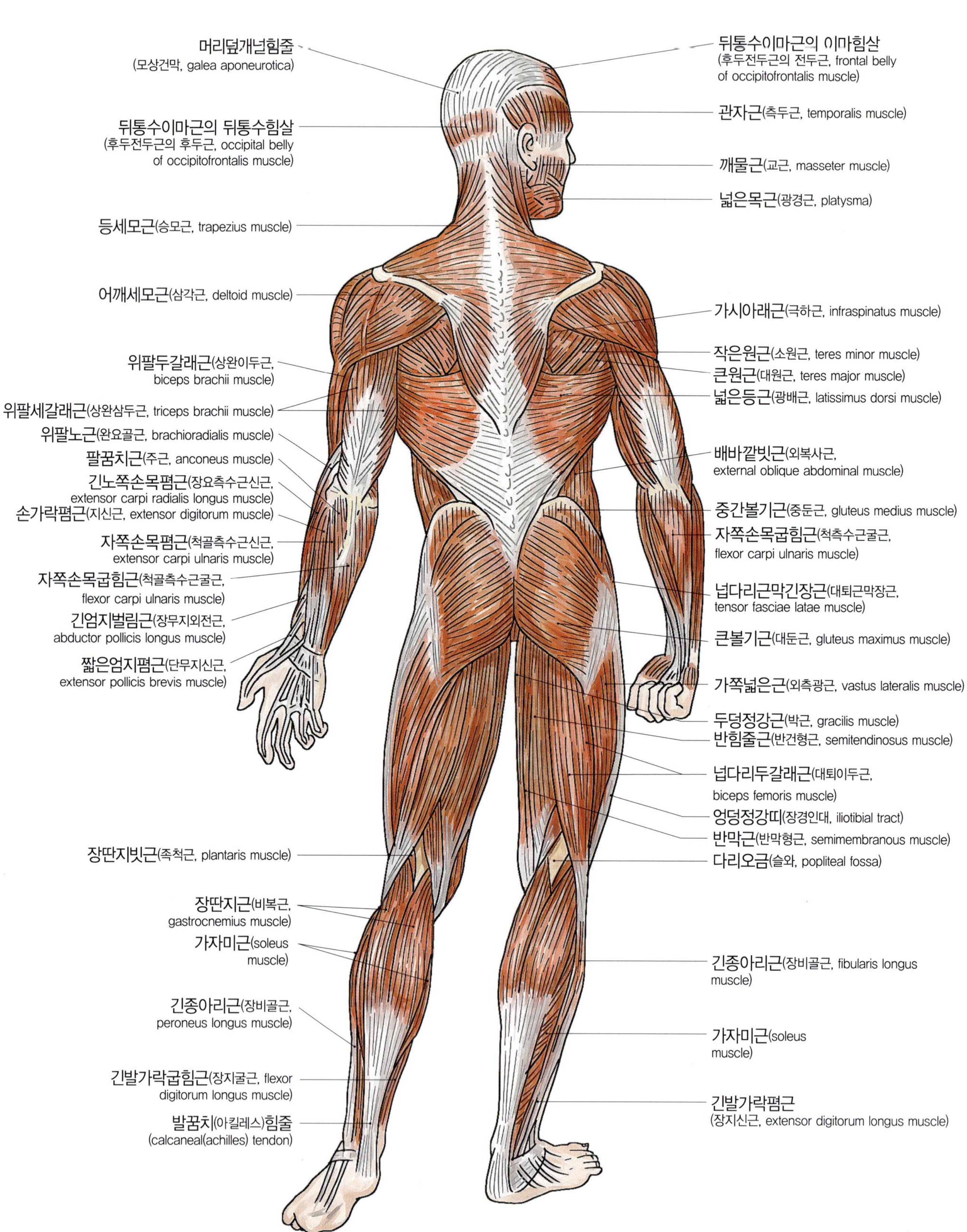

그림 5-2 인체의 근육(뒷면)

2 | 뼈대근육의 구조

(1) 일반적인 구조

뼈대근육은 근막(fascia)에 싸여 있으며 대부분의 경우 그 양끝이 힘줄(건, tendon)을 통해 뼈막(골막, periosteum)에 부착한다. 힘줄은 현저하게 길거나 또 때로는 막 처럼 넓은 모양(널힘줄, aponeurosis)인 경우도 있다. 뼈대근육은 여러 개의 근육섬유(muscle fiber)로 이루어져 있으며, 근육섬유는 다수의 근육원섬유(myofibril)로 구성된다. 각각의 근육섬유는 근육속막(근내막, endomysium)이라는 결합조직에 싸여있다. 근육섬유가 모여 다발(근육다발, muscle fascicle)을 만들면 그 주위는 근육다발막(근주위막, perimysium)에 싸이고, 이 근육다발이 모이면 하나의 근육이 된다. 근육 전체는 근육바깥막(epimysium)이라는 비교적

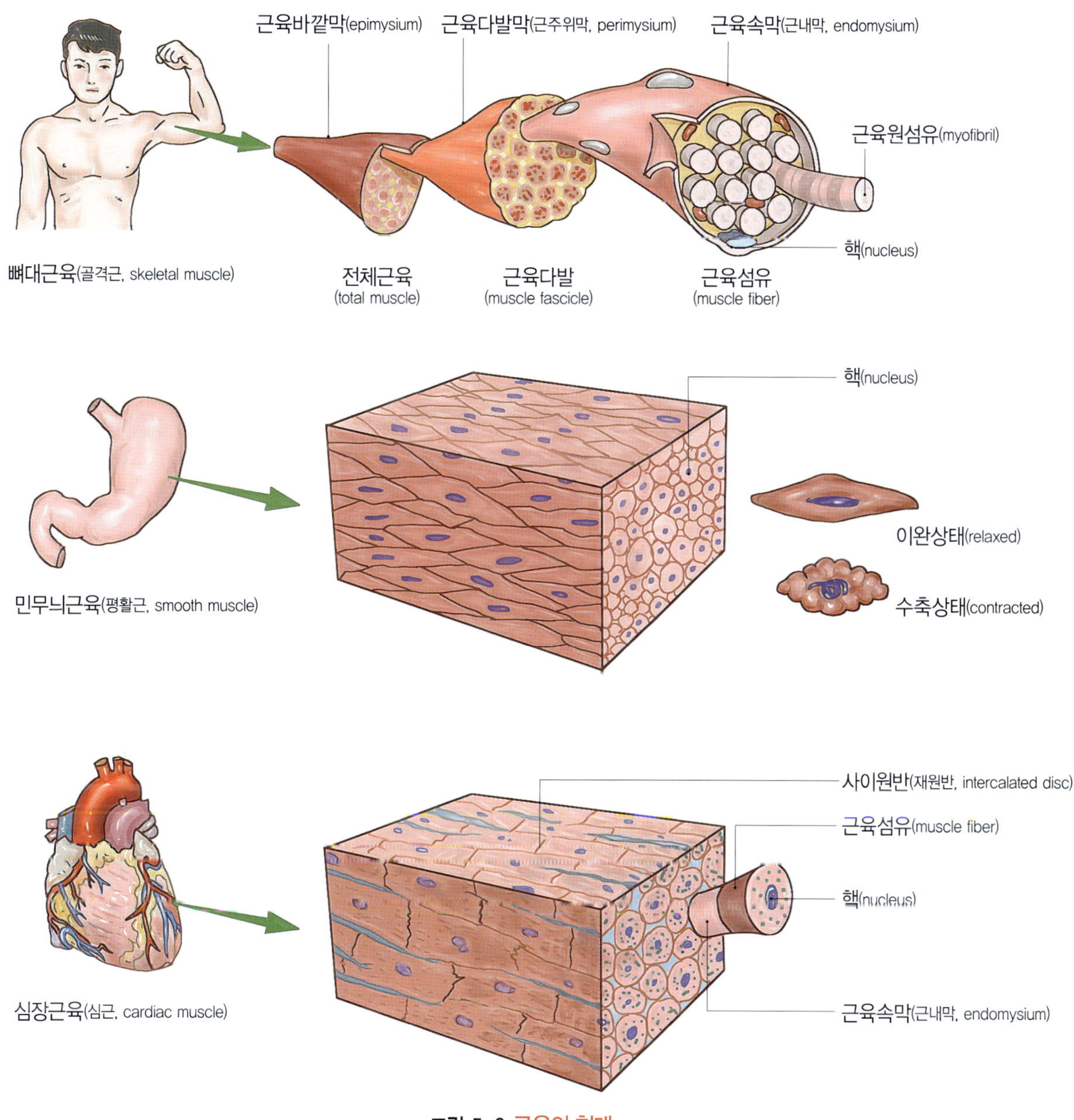

그림 5-3 근육의 형태

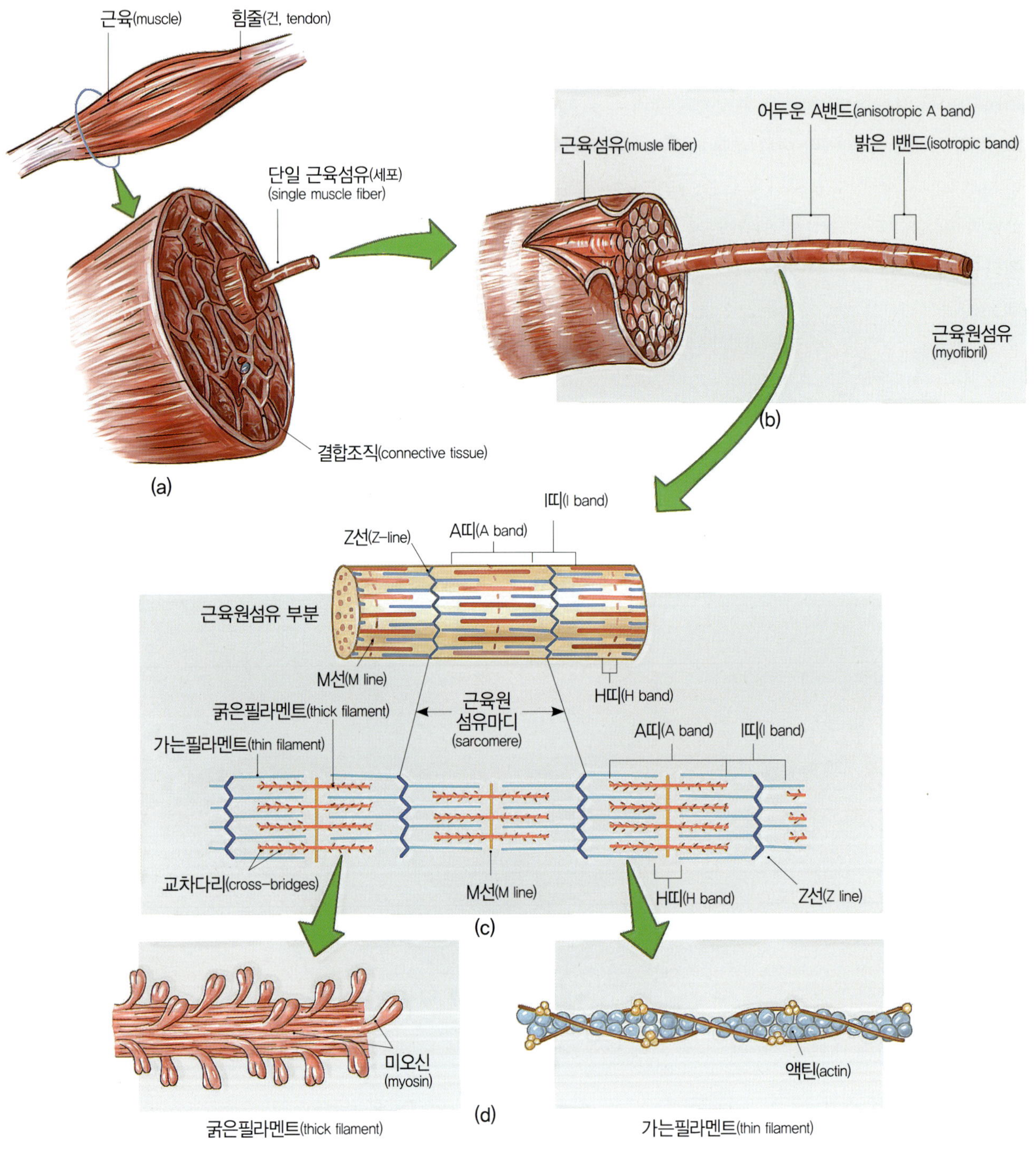

그림 5-4 뼈대근육의 미세구조

치밀한 결합조직의 막에 싸여 근육다발이 분리되지 않는다. 근육세포는 수축에 관여하는 단백질이 상당히 규칙적으로 배열되어 있으며 그 때문에 가로무늬(횡문, cross striation)가 생긴다.

근육원섬유에서 나타나는 규칙적인 가로무늬(횡문, cross striation)에서는 A띠(A band), I띠(I band), H띠(H band), Z선(Z line) 등이 관찰된다. 근육원섬유마디(근절, sarcomere; Z띠와 Z띠 사이)를 전자현미경으로 보면 굵은 필라멘트(미오신필라멘트, myosin filament)와 가는 필라멘트(액틴필라멘트, actin filament)가 보이는데, 굵은 필라멘트를 미오신(myosin), 가는 필라멘트를 액틴(actin)이라고 한다. 가는 필라멘트에는 액틴 외에 트로포미오신(tropomyosin)과 트로포닌(troponin)도 있다. 근육원섬유의 A띠(어두운띠)와 I띠(밝은띠)가 반복되어 관찰되기 때문에 가로무늬로 보이게 한다. A띠에는 굵은 필라멘트가 있고 I띠에는 가는 필라멘트만 있으며, 가는 필라멘트는 Z선에 부착해 있다. A띠에는 중앙부의 밝은 부분인 H띠를 가지는데 이곳은 가는 필라멘트가 없는 부분이다. H띠 양쪽에 있는 A띠의 어두운 부분은 가는 필라멘트와 굵은 필라멘트가 중복해 있어서 어둡게 보인다.

(2) 근육섬유의 배열에 따른 뼈대근육의 분류

근육의 움직임 형태는 근육섬유의 배열에 따라 다음과 같이 분류한다.

① **방추근육**(방추상근, fusiform muscle): 방추형으로 가운데는 굵고 양끝이 가늘어지는 근육으로, 머리(근두, head), 힘살(근복, belly), 꼬리(근미, tail)로 구별된다. 위팔두갈래근(상완이두근, biceps brachii muscle), 장딴지근(비복근, gastrocnemius muscle) 등이 여기에 속한다.

② **반깃근육**(반우상근, unipennate muscle): 평행하게 부착한 근육다발이 한쪽에만 있는 근육의 형태로 손바닥뼈사이근(장측골간근, palmar interosseous muscle), 반막모양근(반막양근, semimembranosus muscle)이 있다.

③ **깃근육**(우상근, bipennate muscle): 근육 중심에 힘줄이 있고 그 양쪽에 근육다발이 평행하게 부착한 근육의 형태로 넙다리곧은근(대퇴직근, rectus femoris muscle)이 있다.

④ **뭇깃근육**(multipennate): 한 지점에서 근육이 깃털처럼 모여 여러 개의 깃털의 형상을 하는 근육으로 어깨세모근(삼각근, deltoid muscle)이 있다.

⑤ **세모근육**(triangular): 근육의 이는곳(origin)은 아주 좁고 다른 부분은 아주 넓은 형태의 근육을 말하며 큰가슴근(대흉근, pectoralis major muscle)이 해당된다.

⑥ **평행근육**(parallel muscle): 이는곳(origin)과 닿는곳(insertion)의 근육섬유들이 평행하게 배열되어 있는 근육으로 배곧은근(복직근, rectus abdominis muscle), 넙다리빗근(봉공근, sartorius muscle) 등이 있다.

⑦ **돌림근육**(circular muscle): 근육섬유의 배열이 고리형태로 되어있는 근육으로 눈둘레근(안륜근, orbicularis muscle)이 있다.

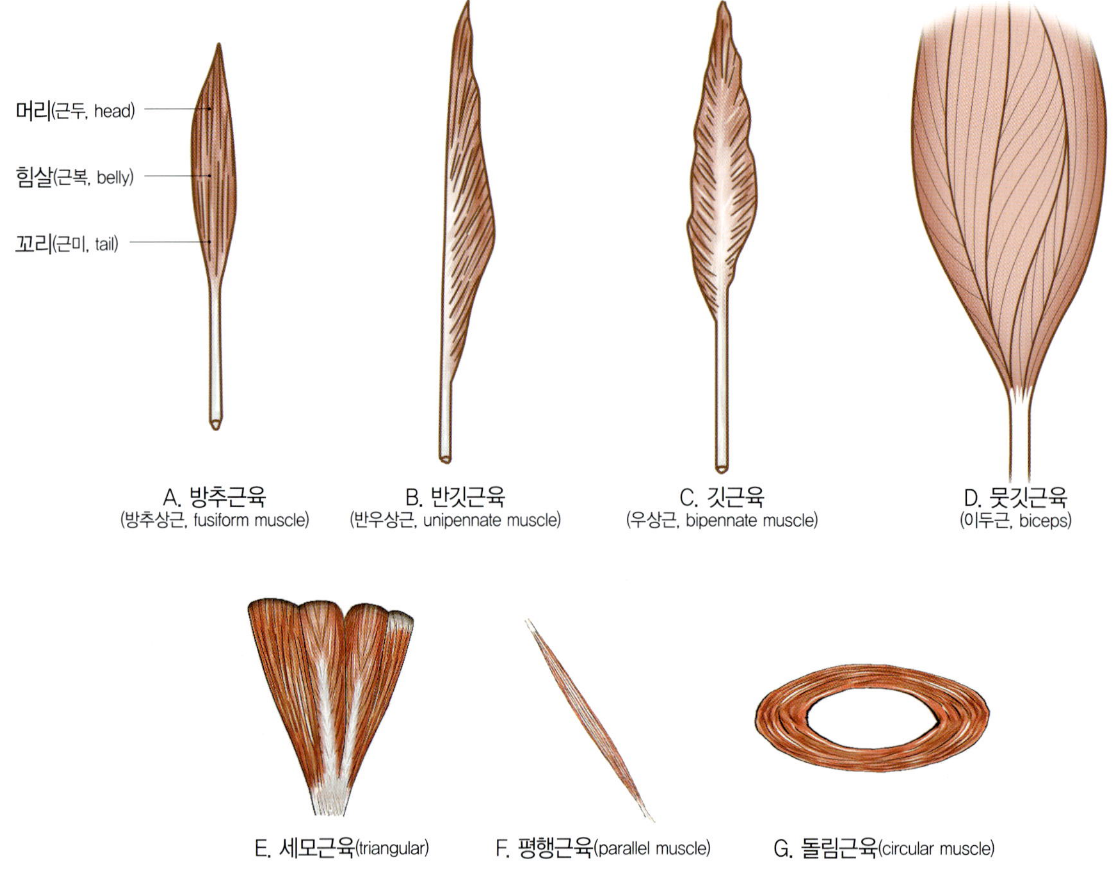

그림 5-5 근육섬유의 배열에 따른 분류

(3) 근육의 부착 지점

근육이 정상적인 움직임을 통해 기능을 발휘하기 위해서는 일정한 형태의 길이 변화가 있어야 하는데, 이러한 수축과 이완을 하기 위해서는 특정부분에 부착되어야 가능하다. 근육의 부착형태는 두 가지로 볼 수 있는데 하나는 근육의 끝이 점점 작아져 힘줄과 연결되는 경우이고 다른 하나는 근육이 직접적으로 뼈에 부착되는 경우이다. 근육이 뼈에 부착되어 움직일 때 양쪽 끝이 동시에 움직이는 것이 아니고 한쪽은 고정되어 있고 다른 쪽이 짧아지거나 늘어나는 형태로 수축과 이완을 한다. 근육의 이러한 현상에서 양끝 가운데 한쪽을 **이는곳**(기시부, origin), 다른 한쪽을 **닿는곳**(정지부, insertion)이라고 한다. 일반적으로 이는곳은 근육이 수축하는 경우의 지지점이 되는 쪽이고, 닿는곳은 운동점이 되는 쪽이다. 따라서 근육이 수축할 때는 닿는곳 쪽이 이는곳 쪽을 향해 이동하기 때문에 그 근육의 작용을 이해하려면 이는곳과 닿는곳의 부위를 파악하는 것이 중요하다. 대부분 팔다리의 근육에서는 몸통에 가까운 쪽(몸쪽), 몸통의 근육에서는 정중선에 가까운 쪽, 또 몸통의 근육이라도 정중선과 평행하게 주행하는 근육은 아래쪽이 이는곳이 되기도 한다.

(4) 근육의 작용

근육의 움직임은 뼈대의 동작을 통하여 관절과 협조하여 길이가 변하게 된다. 근육이 어떤 일을 하는냐에 따라 움직임의 목적이 달라진다. 그래서 동일한 근육이라 하더라도 움직임의 형태에 따라 분류가 달라진다.

① **주작용근**(주동근, prime mover; agonist): 관절을 통한 움직임이 일어날 때 가장 큰 힘을 발휘하는 근육을 말하며 예를들어, 팔꿉관절의 굽힘 동작 시 위팔근(상완골, brachialis muscle)이 주작용근이 된다.

② **협동근**(synergist): 주작용근이 움직일 때 보조하는 근육을 말하며 협동근이 작용하면 주작용근은 더 큰 힘을 발휘할 수 있다. 팔꿉관절의 굽힘 시 위팔근이 주작용근으로 일을 할 때 위팔두갈래근은 협동근으로 작용하여 좀더 효율적인 움직임을 만들어 낸다.

③ **대항근**(길항근, antagonist): 주작용근의 움직임과 반대로 일어나는 근육을 말한다. 대항근은 단지 반대로 동작을 하는 것이 아니고 주작용근을 적절하게 움직일 수 있도록 움직임의 범위나 속도 등을 적절하게 조절하며 긴장을 유지하는 역할도 하고 있다. 팔꿉관절의 굽힘 시 위팔근이 작용할 때 위팔세갈래근(상완삼두근, triceps brachii muscle)은 대항근으로 작용한다.

④ **고정근**(fixator): 관절의 움직임 시 뼈가 움직이지 않도록 고정하는 근육을 말한다. 고정의 의미는 동작이 진행되는 동안 목적한 일을 정상적으로 수행하도록 안정된 상태를 유지하는 것을 말한다. 팔꿉관절의 굽힘 시 어깨부분이 안정된 상태가 되어야 동작이 원만하게 진행되는데 이때 어깨부분의 근육 중 마름근(능형근, rhomboids)이 어깨뼈를 고정시키는 역할을 하게 된다.

3 | 근육의 기능

(1) 기본적 특성

근육의 기본적인 특성은 목적하는 동작을 일으키기 위해 근섬유들의 특성에 의한 수축과 이완이 일어나는 것이다. 근섬유는 신경계에서 전달하는 신호를 받게 되면 반응을 하게 된다. 어떤 신호가 얼마만큼의 강도로 전달되느냐에 따라 반응의 정도가 달리지는데 그 신호를 **흥분**(cxcitation)이라고 한다. 근섬유들은 흥분성 신호가 전달되면 길이가 변한다. 이렇게 근섬유가 흥분성 신호에 의해 반응을 하는 것을 **수축**(contraction)이라고 한다. 일정기간 동안 신호에 의한 수축이 진행되어 목적한 일을 하게되면 중추신경계는 더 이상의 흥분성 신호를 보내지 않고 중단하게 된다. 흥분성 신호가 중단되면 근섬유들은 더 이상 전기적 흥분을 하지 않게 되어 근육의 작용이 멈추게 되는데 이를 **이완**(relaxation)이라 한다. 이러한 수축과 이완의 동작이 반복되면서 근육은 자기의 기능을 발휘하는데 조직이 손상되지 않고 흥분성자극 만큼 늘어날 수 있는 것은 근육의 특성인 **신장성**(expansibility)이 있기 때문이다. 이렇게 늘어난 근섬유들은 이완의 과정을 통해 다시 원래의 모습으로 되돌아오게 되는데 이러한 특성은 근육의 **탄력성**(elasticity) 때문에 가능하다.

(2) 근육의 기능

근육섬유는 약 70%의 물과 약 20%의 단백질로 구성되어 있다. 그리고 단백질의 약 70%는 수축과 이완에 관련된 단백질로, 미오신(myosin)이 약 50%이고, 액틴(actin)이 약 20%이다.

뼈대근육은 양 끝에 있는 힘줄(건, tendon)을 통해 뼈에 결합하고 이 근육이 수축하거나 이완함으로써 자세를 유지하거나 운동을 할 수 있다. 뼈대근육은 운동 및 자세유지 외에도 관절 안정화, 열 발생에 중요한 역할을 한다. 심장근육이나 민무늬근육과 달리 뼈대근육은 신경자극이 없으면 수축하지 않는다. 이 운동신경의 세포체는 척수(spinal cord)에 있으며, 그 축삭(axon)은 앞뿌리(전근, anterior root)를 나와 뼈대근육에 도달해 있다. 운동신경의 종말부(축삭 말단부)는 분지하여 다수의 근육섬유를 지배한다. 하나의 운동신경을 자극하면 그에 지배되는 근육섬유군은 동시에 수축하는데, 하나의 운동신경과 그에 지배되는 근육섬유군을 종합하여 운동단위(motor unit) 또는 신경근단위(neuromuscular unit)라고 한다. 하나의 운동신경과 그에 지배되는 근육섬유수의 비율(지배비율)은 하나의 신경이 수개에서 수천개의 근섬유를 지배하는 것처럼 다양하다. 지배비율이 작을수록 수축하는 근육섬유수는 적기 때문에 얻을 수 있는 수축력은 작으나 섬세한 운동을 할 수 있다. 한편, 1개의 운동신경이 지배하는 근육섬유수가 많을수록(지배비율이 큼) 한번에 큰 수축력을 얻을 수는 있으나 섬세한 움직임을 요하는 운동에는 적합하지 않다.

2. 머리와 목의 근육(muscles of the head and neck)

1 | 머리의 근육

머리를 구성하는 근육은 크게 얼굴근육(facial muscle)과 씹기근육(저작근, masticatory muscle)으로 나뉜다.

(1) 얼굴근육(facial muscle)

얼굴근육은 감각적 자극을 통한 희로애락의 다양한 형태의 감정을 표현하는 근육으로 표정근육(expression muscle)이라고도 하며, 얼굴의 피부밑에 존재하며 근막이나 뼈에서 시작하여 피부에서 끝나기 때문에 피부근육(cutaneous muscle)이라고도 한다. 얼굴근육은 눈과 입 주위에 주로 많이 분포하고 있으며 눈과 입의 움직임을 통하여 다양한 표정을 나타내게 된다. 대부분 7번째 뇌신경인 얼굴신경(안면신경, facial nerve) 지배를 받지만 유일하게 위눈꺼풀을 올리고 눈을 뜨게 하는 위눈꺼풀올림근(상안검거근, levator palpebrae superioris muscle)만은 3번째 뇌신경인 눈돌림신경(동안신경,oculomotor nerve)의 지배를 받는다. (보통, 위눈꺼풀올림근은 눈확의 근육에 포함된다.)

① 머리덮개근(두개표근, epicranial muscle)

뒤통수이마근(occipitofrontalis muscle)은 두 힘살로 이루어진 근육으로 두 힘살은 마루부위에서 머리덮개널힘줄(모상건막, galea aponeurotica)이라고 하는 결합조직성 막으로 연결되어 있다.

- 이마힘살(frontal belly)과 뒤통수힘살(occipital belly)로 되어 있다.
- 이마힘살은 눈썹을 위로 올리고 이마에 주름을 만들고, 뒤통수힘살은 머리덮개를 뒤로 당기고 고정하여 이마힘살의 작용을 돕는다.

② 눈과 코 주변 근육

- 눈둘레근(안륜근, orbicularis oculi muscle)은 눈꺼풀의 조임근으로 얼굴틈새(안열, facial fissure) 주위에서 고리모양으로 배열되어 있으며, 눈꺼풀(안검, palpebra)을 닫는 작용이 있다. 눈둘레근이 강하게 수축하면 가쪽눈구석(외안각, lateral canthus)에 부챗살 모양의 주름이 생긴다.
- 눈썹주름근(추미근, corrugator supercilli muscle)은 인상을 찌푸리게 하는 근육으로 눈썹을 움직이게 한다.
- 코근(비근, nasalis muscle)은 콧구멍을 넓히며 공기의 통로 역할을 한다

③ 입 주변의 근육

- 입둘레근(구륜근, orbicularis oris muscle)은 입을 둘러싸고 있으며, 입 주위를 고리 모양으로 주행한다. 입을 닫거나 입을 내밀거나 하는 근육으로, 휘파람을 불 때에는 이 근육이 작용한다.
- 위입술올림근(상순거근, levator labii superioris muscle)은 슬프거나 심각한 표정을 지을 때 또는 말을 할 때에도 작용한다.
- 작은광대근(소관골근, zygomaticus minor muscle)은 광대뼈에서 위입술쪽으로 비스듬하게 향하는 근육으로, 위입술을 끌어 올려 우는 얼굴을 만들며 윗 이빨을 보이게 하는 근육이다.
- 큰광대근(대관골근, zygomaticus major muscle)은 입꼬리를 위가쪽으로 당겨서 웃을 때 작용하는 근육이다.

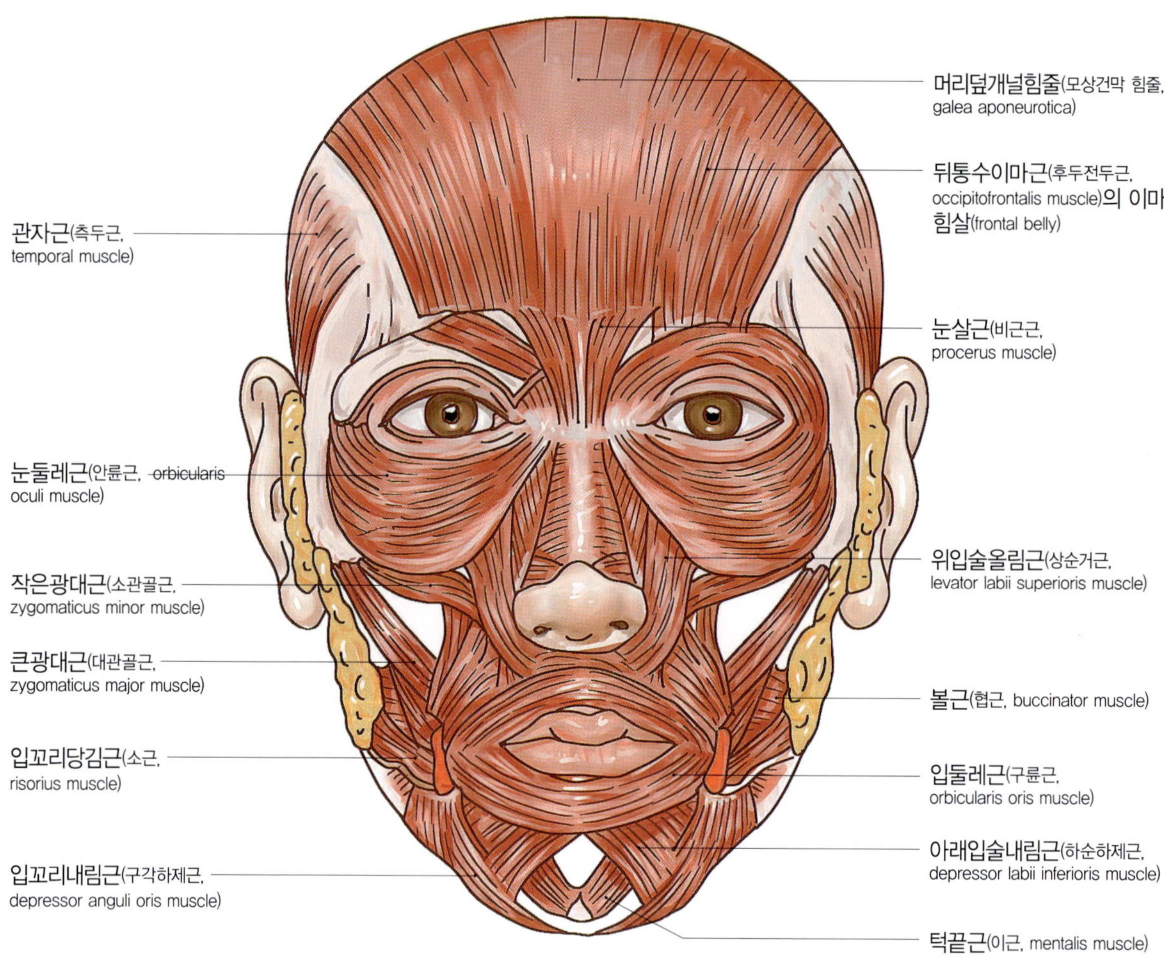

그림 5-6 얼굴근육(앞면)

- 입꼬리당김근(소근, risorius muscle)은 거의 수평으로 주행하여 보조개를 만들고, 웃거나 무시할 때의 표정으로 입꼬리를 옆으로 끌어당기는 근육이다.
- 입꼬리내림근(구각하제근, depressor anguli oris muscle)은 입꼬리를 아래쪽으로 당겨 불만스러운 얼굴을 만든다.
- 아래입술내림근(하순하제근, depressor labii inferioris muscle)은 아래 입술을 아랫 방향과 옆으로 움직여서 슬픈 표정을 만드는 근육이다.
- 턱끝근(이근, mentalis muscle)은 아래입술을 당기거나 턱끝의 피부를 끌어올린다.
- 볼근(협근, buccinator muscle)은 큰광대근이나 입꼬리당김근의 깊은곳에 있으며 근육 다발은 입꼬리를 향한다. 공기를 강하게 내뿜을 때에 작용하여, 나팔을 불 때는 이 근육이 수축한다.

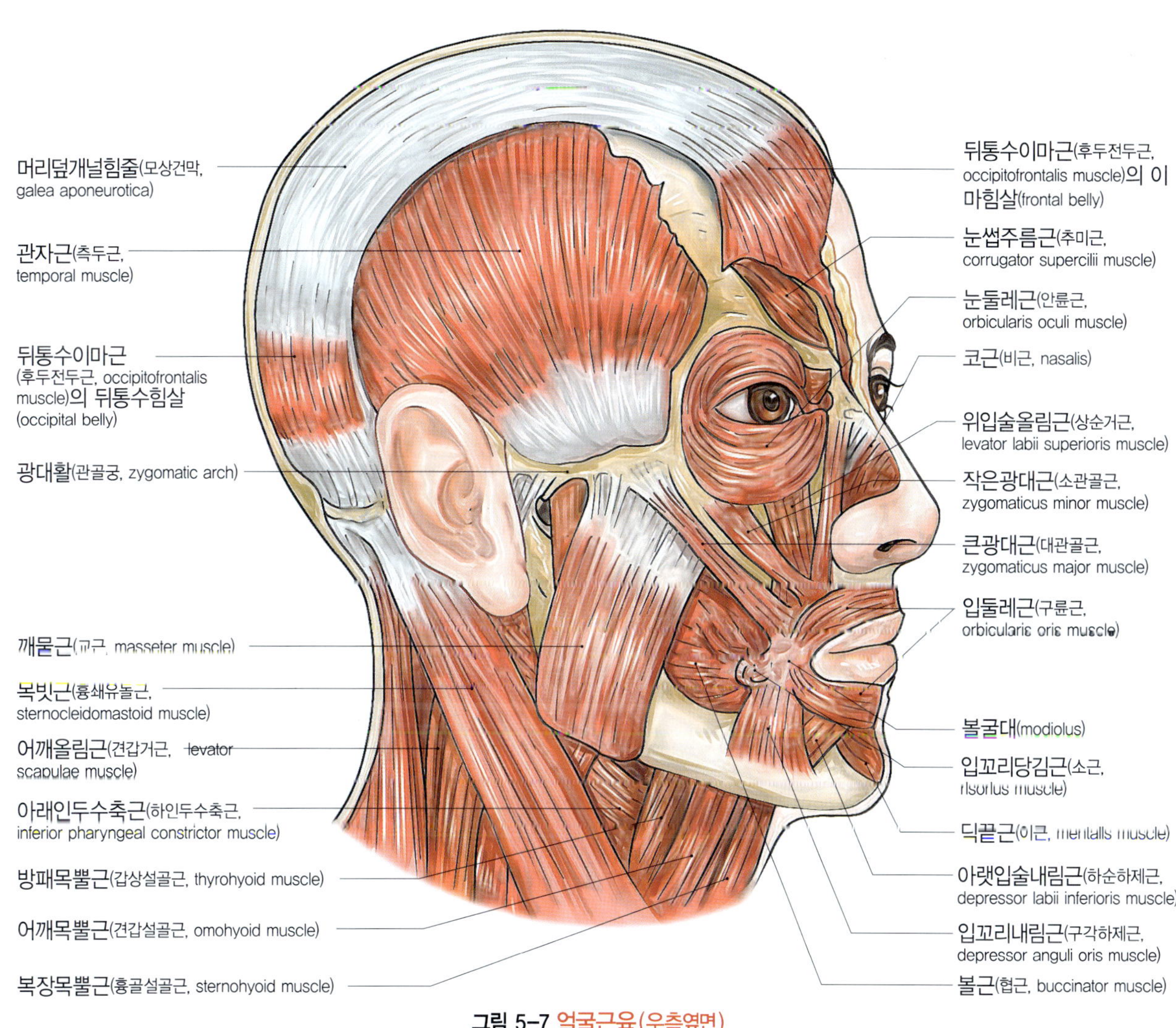

그림 5-7 얼굴근육(우측옆면)

표 5-1 얼굴근육

근 육	기 능	이는곳	닿는곳	신경
뒤통수이마근(occipitofrontalis muscle)의 이마힘살(frontal belly)	눈썹을 위로 올리고 이마에 주름을 만듬	머리덮개널힘줄	눈썹 피부밑조직	얼굴신경
뒤통수이마근(occipitofrontalis muscle)의 뒤통수힘살(occipital belly)	머리덮개를 당기고 고정 이마힘살의 작용을 돕는다	위목덜미선과 관자뼈	머리덮개널힘줄	얼굴신경
눈둘레근 (orbicularis oculi)	눈꺼풀의 조임근 눈꺼풀을 닫는 작용	위턱뼈, 눈물뼈, 이마뼈 주위	눈꺼풀 윗부분 눈꺼풀 아랫부분	얼굴신경
위눈꺼풀올림근 (levator palpebrae superioris) *눈확의 근육	위쪽눈꺼풀 올림 눈을 뜨게 함	눈확 뒤쪽 나비뼈	위쪽 눈꺼풀	눈돌림신경
눈썹주름근 (corrugator supercilli)	인상을 찌푸리게 하고 눈썹을 움직이게 함	눈확 가장자리	눈썹의 피부	얼굴신경
코근(nasalis)	콧구멍을 넓히며 공기의 통로 역할	코가쪽 위턱뼈	콧방울연골	얼굴신경
입둘레근 (orbicularis oris)	입을 닫거나, 입을 내밀거나, 휘파람을 불 때	위턱뼈, 아래턱뼈	입술의 피부와 점막	얼굴신경
위입술올림근 (levator labii superioris)	슬프거나 심각한 표정 말을 할 때	광대뼈와 눈확아래	위입술둘레근	얼굴신경
작은광대근 (zygomaticus minor)	위입술을 끌어 올림 윗 이빨을 보이게 함	광대뼈	위입술 근육	얼굴신경
큰광대근 (zygomaticus major)	입꼬리를 위가쪽으로 당겨서 웃을 때 작용	광대뼈	입꼬리 위가쪽	얼굴신경
입꼬리당김근 (risorius)	입꼬리 가쪽 끌어당김 보조개를 만들고, 웃을 때	귀근처근막	입꼬리	얼굴신경
입꼬리내림근 (depressor anguli oris)	입꼬리 아래쪽 당김 불만스러운 얼굴	아래턱 앞가쪽	입꼬리피부	얼굴신경
아래입술내림근 (depressor labii inferioris)	아래 입술을 아랫 방향과 옆으로 움직여서 슬픈 표정	아래턱뼈 앞면	입둘레근	얼굴신경
턱끝근 (mentalis)	아래입술을 당기거나 턱끝 피부 끌어올림	아래앞니근처 아래턱뼈	턱피부	얼굴신경
볼근 (buccinator)	공기 내뿜을 때 나팔을 불 때	아래턱뼈, 위턱뼈 가쪽면 이틀돌기	입둘레근	얼굴신경

(2) 씹기근육과 혀의 근육

① 씹기근육(저작근, masticatory muscle)은 머리뼈(두개골, cranial bone)의 각 부위에서 시작되어 모두 아래턱뼈(하악골, mandible)에 붙는 것으로, 치아를 교합시켜서 씹는 작용을 한다. 씹기근육은 모두 삼차신경의 가지인 아래턱신경(하악신경, mandibular nerve)의 지배를 받는다.

- 관자근(측두근, temporal muscle)은 아래턱을 올리는 작용을 하며, 아래턱을 뒤로 이동시키는 근육이기도 하다.
- 깨물근(교근, masseter muscle)은 아래턱을 위로 올리는 작용과 들임과 가쪽 또는 안쪽으로 움직임을 하는 근육이다.
- 가쪽날개근(외측익돌근, lateral pterygoid muscle)은 아래턱을 앞으로 이동시키고 입을 크게 벌리고 아래턱을 내밀 때 작용하는 근육이다.
- 안쪽날개근(내측익돌근, medial pterygoid muscle)은 아래턱을 위로 올리고 내밀며 가쪽과 안쪽으로 움직임을 하는 근육이다.

② 혀의 근육은 매우 민감하며 민첩한 근육이다. 입안의 음식물을 여러 방향으로 이동시켜 삼키기 좋은 상태로 만드는 씹기작용(저작)에 있어 매우 중요한 일을 수행한다.

- 턱끝혀근(이설골근, genioglossus muscle)은 한쪽으로 혀를 움직이게 하거나 혀를 내밀거나 중간으로 내리는 작용을 한다.
- 목뿔혀근(설골설근, hyoglossus muscle)은 혀를 내밀거나 수축할 때 작용하는 근육이다.
- 입천장혀근(구개설근, palatoglossus muscle)은 혀를 뒤로 올리게 하고 목구멍을 닫고 입천장혀활을 형성한다.
- 붓혀근(경돌설근, styloglossus muscle)은 혀를 수축하게 만들고 위쪽과 가쪽으로 끌어 당기는 역할을 한다.

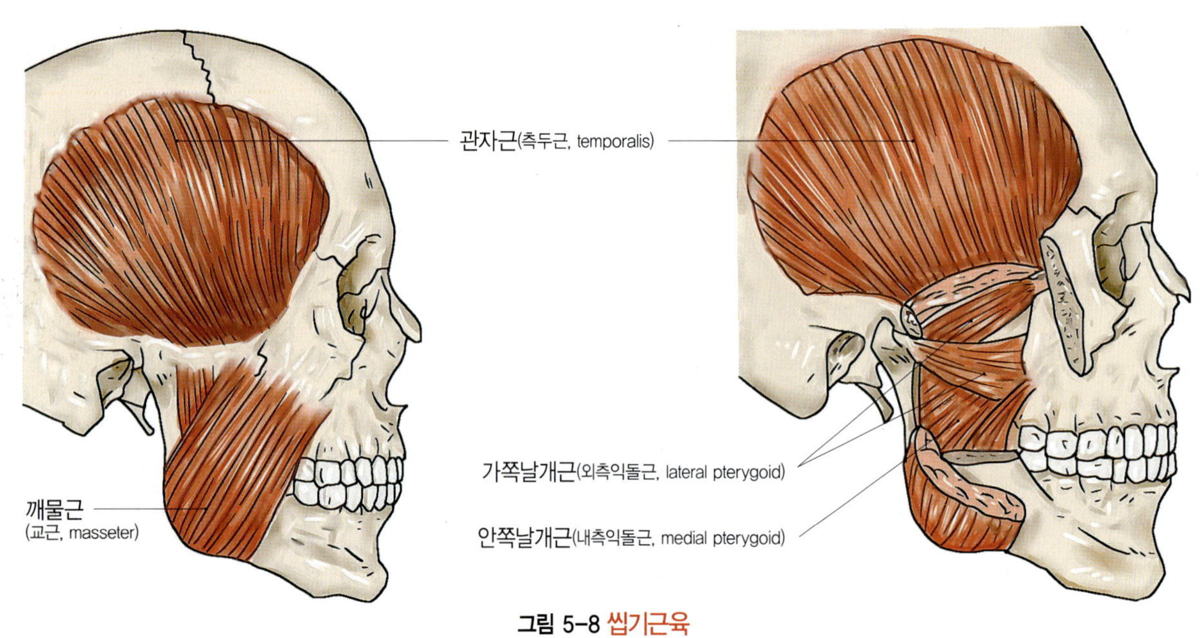

그림 5-8 씹기근육

표 5-2 씹기근육과 혀근육

근 육	기 능	이는곳	닿는곳	신경
관자근 (temporalis)	아래턱을 올림 아래턱 뒤로 이동	관자선과 관자우묵	근육돌기와 턱뼈가지	삼차신경
깨물근 (masseter)	아래턱을 위로 올리는 작용	광대활	턱뼈각과 턱뼈가지	삼차신경
가쪽날개근 (lateral pterygoid)	아래턱을 앞으로 이동	날개판 가쪽면과 나비뼈의 큰날개	아래턱뼈목의 앞쪽	삼차신경
안쪽날개근 (medial pterygoid)	아래턱을 올리고 내밀며 가쪽, 안쪽으로 움직임	날개판 안쪽면과 위턱뼈 가쪽면	턱뼈가지와 턱뼈각 안쪽면	삼차신경
턱끝혀근 (genioglossus)	한쪽으로 혀를 움직이게 하거나 혀를 내미는 동작	아래턱뼈의 안쪽면	혀 뿌리에서 끝까지	혀밑신경
목뿔혀근 (hyoglossus)	혀를 내리거나 수축할 때	목뿔뼈의 몸통	혀의 가쪽과 아래면	혀밑신경
입천장혀근 (palatoglossus)	혀의 뒤부분을 올리게 하고 목구멍을 닫게 함	물렁입천장 앞면	혀의 가쪽	인두신경얼기를 경유한 미주신경
붓혀근 (styloglossus)	혀를 수축하게 만들고(들임) 위쪽과 가쪽으로 끌어당김(올림)	관자뼈 붓돌기	혀아래와 가쪽	혀밑신경

2 | 목의 근육

① 목뿔위근육(설골상근, suprahyoid muscle)

- 목을 구성하는 근육들은 입에서 할 수 있는 다양한 형태의 동작들을 행하거나 보조해준다. 목의 앞쪽을 구성하는 근육들은 후두를 조절하고 아래턱을 내리며 입안의 구조물들을 안정적으로 유지해주고 있다. 머리뼈바닥이나 아래턱뼈와 목뿔뼈를 연결하는 근육들로 구성된다.
- 턱두힘살근(이복근, digastric muscle; 앞힘살과 뒤힘살)은 두 개의 힘살을 가지고 있는 근육으로 목뿔뼈가 고정되었을 때 아래턱을 내리게 하고 목뿔뼈와 후두를 올리게 하여 하품이나 음식물을 삼키고 말을 할 수 있도록 한다. 턱두힘살근 중 앞힘살(전복, anterior belly)은 삼차신경이, 뒤힘살(후복, posterior belly)은 얼굴신경이 지배하고 있다.
- 붓목뿔근(경돌설골근, stylohyoid muscle)은 목뿔뼈를 올리고 끌어 당겨 음식물을 삼키는 동작을 수행하며 얼굴신경의 지배를 받는다.
- 턱목뿔근(악설골근, mylohyoid muscle)은 목뿔뼈를 위뒤쪽으로 끌어 당기고 아래턱뼈를 좌우로 움직이게 한다. 삼차신경의 지배를 받는다.
- 턱끝목뿔근(이설골근, geniohyoid muscle)은 목뿔뼈와 아래턱을 서로 고정하거나 움직이게 만든다. 첫째 목신경(C1)의 지배를 받는다.

② 목뿔아래근육(설골하근, infrahyoid muscle)

목뿔아래근육은 목뿔뼈보다 아래쪽에 위치하는 근육으로 목뿔뼈, 방패연골, 복장뼈, 어깨뼈 등을 연결하는 근육의 무리이다.

- 복장목뿔근(흉골설골근, sternohyoid muscle)은 후두와 목뿔뼈를 내려주는 근육이다. 첫째에서 셋째 목신경이 지배한다.
- 복장방패근(흉골갑상근, sternothyroid muscle)은 삼키거나 발성 시에 방패연골과 후두를 내리며, 낮은음을 내는 데에 관여한다. 첫째에서 셋째 목신경이 지배한다.
- 방패목뿔근(갑상설골근, thyrohyoid muscle)은 목뿔뼈를 내리도록 하며, 고음을 낼때 방패연골을 올려준다. 첫째 목신경의 지배를 받는다.
- 어깨목뿔근(견갑설골근, omohyoid)은 목뿔뼈와 후두를 내리며 어깨에서 시작해서 목빗근을 통과해 목뿔뼈로 주행한다. 두 개의 힘살을 가지고 있는게 특징이며 첫째에서 셋째 목신경의 지배를 받는다.

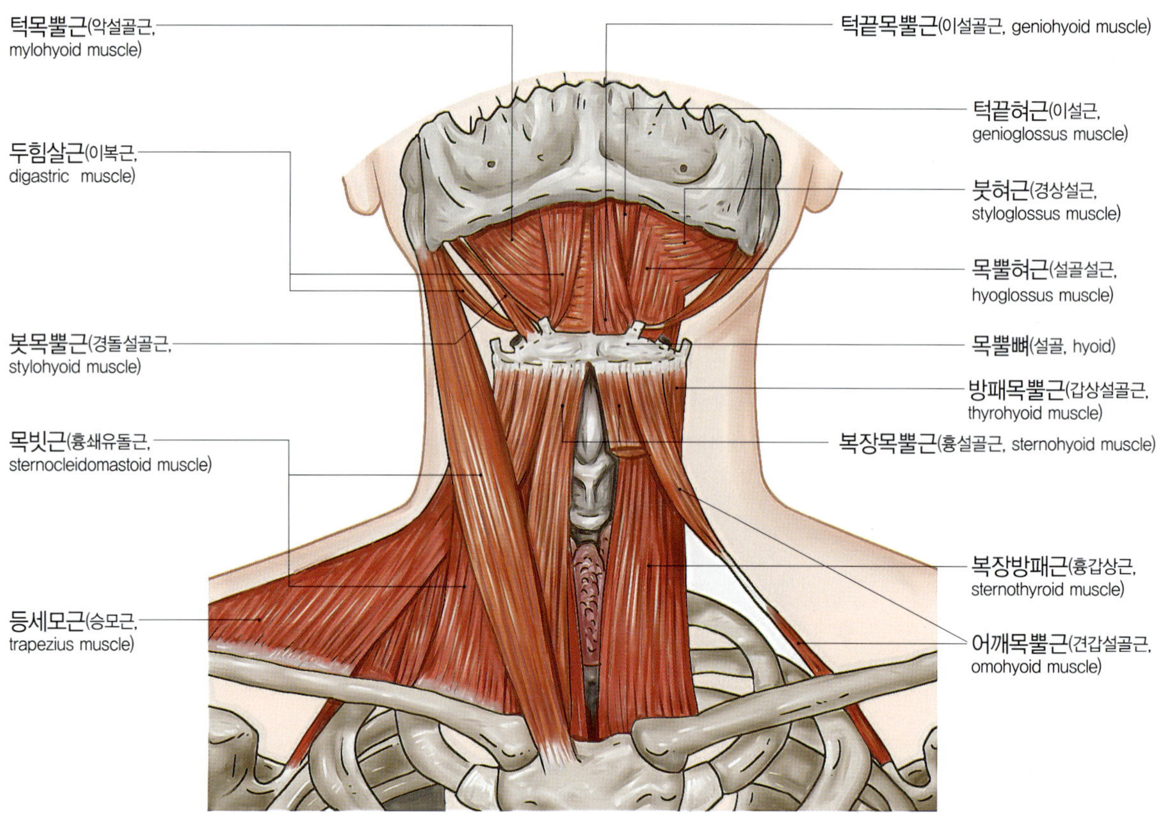

그림 5-9 목근육(앞모습)

③ 목갈비근(사각근, scalene muscle)

앞목갈비근(전사각근, anterior scalene muscle), 중간목갈비근(중사각근, middle scalene muscle), 뒤목갈비근(후사각근, posterior scalene muscle)이 있으며 3가지 근육 모두 목뼈의 가로돌기(횡돌기, transverse process)에서 시작되어 첫째 또는 둘째 갈비뼈에 붙는다. 이들 근육은 갈비뼈를 올려서 가슴우리를 확장시켜 호흡 시 들숨(흡기, inspiration)을 돕는다. 목갈비근 무리는 목신경 앞가지의 지배를 받는다. 또한, 앞목갈비근과 중간목갈비근 사이에서 첫째 갈비뼈 위쪽을 목갈비사이(사각근간, interscalene)라고 하며 이곳으로 팔신경얼기(완신경총, brachial plexus)의 뿌리부위와 빗장밑동맥(쇄골하동맥, subclavian artery)이 지나간다.

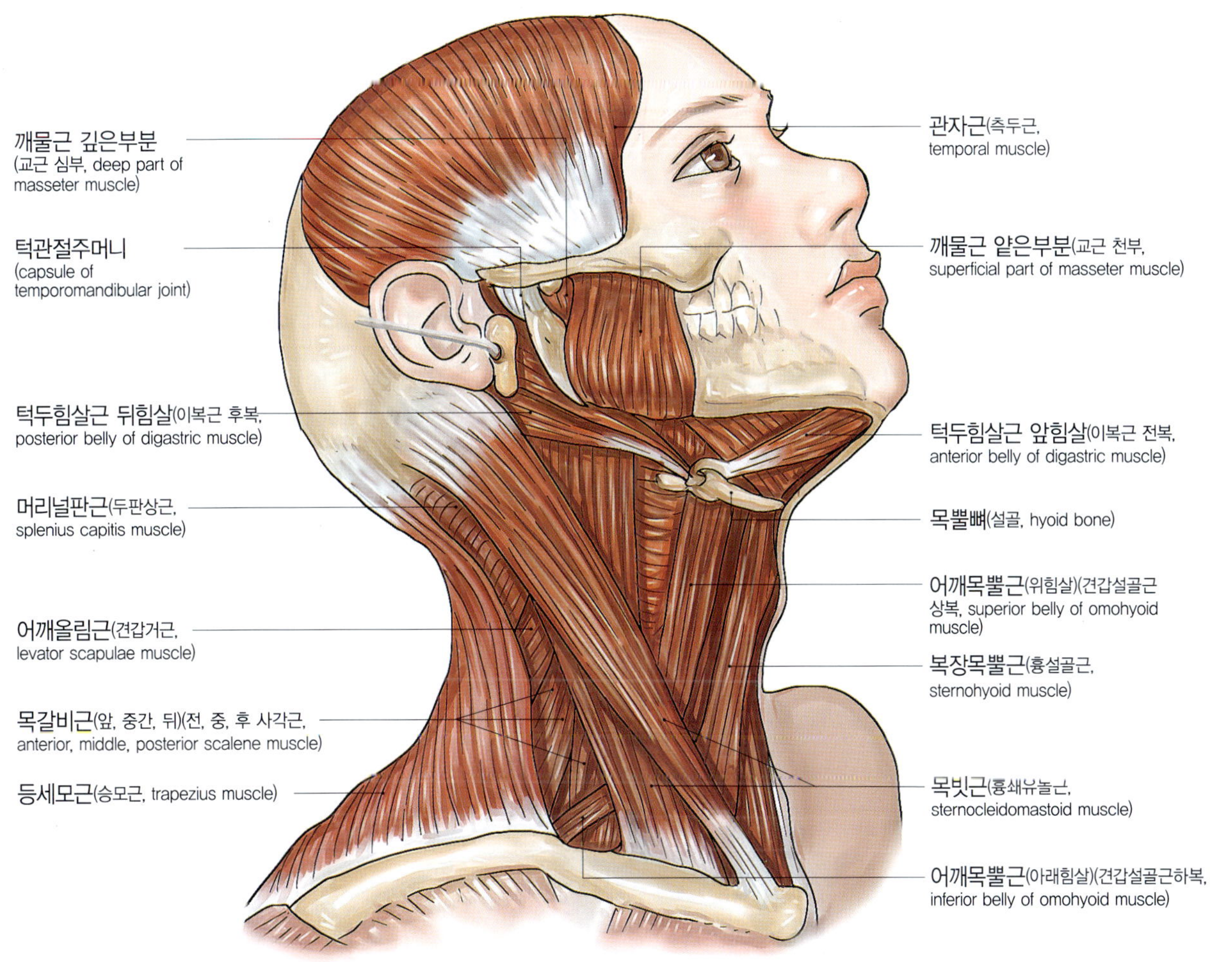

그림 5-10 목근육(우측 옆면)

표 5-3 목뿔위근육과 목뿔아래근육

근 육	기 능	이는곳	닿는곳	신경
턱두힘살근 (digastric)	목뿔뼈 올리고, 목뿔뼈 고정 시 아래턱뼈 내림	앞힘살: 아래턱뼈 턱두힘살근오목 뒤힘살: 관자뼈꼭지파임	중간힘줄	앞힘살: 삼차신경 뒤힘살: 얼굴신경
붓목뿔근 (stylohyoid)	목뿔뼈를 위 뒤로 올리고 들임	관자뼈의 붓돌기	목뿔뼈	얼굴신경
턱목뿔근 (mylohyoid)	목뿔뼈와 혀바닥을 올리고 목뿔뼈 고정 시 아래턱뼈 내림	아래턱뼈의 턱목뿔근선	목뿔뼈	삼차신경
턱끝목뿔근 (geniohyoid)	목뿔뼈와 혀바닥 올림	아래턱뼈 아래턱끝가시	목뿔뼈	혀밑신경과 같이 달리는 제1목신경
복장목뿔근 (sternohyoid)	후두와 목뿔뼈 내림	복장뼈자루 빗장뼈	목뿔뼈	제1~3목신경
복장방패근 (sternothyroid)	삼키거나 발성 시 후두를 내림	복장뼈 자루	후두의 방패연골	제1~3목신경
방패목뿔근 (thyrohyoid)	후두를 올리고 목뿔뼈 내림	후두의 방패연골	목뿔뼈	혀밑신경과 같이 달리는 제1목신경
어깨목뿔근 (omohyoid)	상승된 목뿔뼈 내림	어깨뼈 윗면	목뿔뼈	제1~3목신경

④ 목굽힘근

- **넓은목근**(광경근, platysma): 넓은목근은 아래턱뼈 모서리에서 일어나 목의 앞쪽 부위를 아래로 주행하며 제2갈비사이 공간 부근에서 피부로 끝나는 피부근육이다. 얼굴신경의 지배를 받으며 목의 피부를 긴장시킨다.
- **목빗근**(흉쇄유돌근, sternocleidomastoid muscle): 목빗근은 복장뼈 위쪽 끝과 빗장뼈의 복장끝에서 시작되어 가쪽 목부위를 뒤쪽 위로 비스듬히 주행해서 관자뼈의 꼭지돌기(유양돌기, mastoid process)에서 끝난다. 양쪽이 작용하면 머리를 앞쪽과 아래쪽으로 당긴다. 한쪽만 작용하면 머리와 목을 같은 쪽으로 기울이거나 돌린다. 또, 강한 호흡 시 가슴우리를 끌어올려 들숨(흡기, inspiration)을 돕는다. 더부신경(부신경, accessory nerve)과 목신경얼기(경신경총, cervical plexus)의 지배를 받는다.
- **앞, 중간, 뒤목갈비근**(사각근, anterior, middle, posterior scalene muscle)은 모든 목뼈의 가로돌기에서 시작하여 첫째와 둘째 갈비뼈에서 끝나는 근육으로 목을 고정시키면서 갈비뼈를 위로 올린다. 한쪽의 근육이 고정되었을 때 같은 쪽으로 굽히거나 반대쪽으로 약간의 돌림이 일어난다. 척추가 고정되었을 때 첫째와 둘째 갈비뼈를 위로 올려 호흡작용에 도움을 준다.

⑤ 목폄근

- **등세모근**(승모근, trapezius muscle)은 얕은층에 있으며 목부분에서 어깨를 지나 등까지 주행하는 삼각형 모양의 큰 근육이다. 목의 폄동작과 가쪽굽힘을 하는 근육이다.
- **머리널판근**(두판상근, splenius capitis muscle)은 깊은층에 있는 긴 근육으로 널판근에는 머리널판근과 목널판근이 있다. 양쪽이 작용되면 목의 폄동작에 작용하고, 한쪽만 작용하면 가쪽굽힘과 약간의 돌림을 한다.

표 5-4 머리 움직임 근육

근 육	기 능	이는곳	닿는곳	신경
넓은목근 (platysma)	턱을 아래로 당김	아래턱뼈 아래모서리	큰가슴근과 어깨세모근부위의 피부밑조직	얼굴신경
목빗근 (sternocleidomastoid)	한쪽작용: 같은 쪽으로 기울이고 돌린다. 양쪽작용: 머리를 앞쪽, 아래쪽으로 굽힘	복장뼈 위쪽 끝, 빗장뼈의 안쪽 1/3 윗면	관자뼈 꼭지돌기	더부신경 C2~C3
목갈비근 (scalenes)	갈비뼈를 올리고 머리 한쪽으로 기울임 반대편으로 머리돌림	C1~C7 가시돌기	갈비뼈 1~2번	목신경
등세모근 (trapezius)	목의 폄동작과 가쪽굽힘	바깥뒤통수뼈융기 목덜미인대 위목덜미선의 안쪽	어깨뼈 가시 빗장뼈가쪽 1/3	더부신경 C3~C4
머리널판근 (splenius capitis)	목의 폄동작 가쪽굽힘과 가쪽돌림	목덜미인대 꼬리쪽 1/2 C7~T3 가시돌기	관자뼈 꼭지돌기, 뒤통수뼈 위목덜미선 가쪽부분	목신경

3. 몸통근육

몸통을 이루는 근육은 크게 가슴우리의 앞부분과 등을 이루는 근육 그리고 호흡과 관련된 근육으로 구분하여 설명할 수 있다.

1 | 등부위 근육

등부위의 근육은 척주와 가슴우리 뒤쪽에 있으며 얕은 층과 깊은 층의 등근육으로 나누어 살펴 볼 수 있다. 이곳은 어깨의 작용과 팔 움직임이 많이 일어나는 부분으로 팔부위의 근육과 겹치는 부분이 있으나 여기서 살펴보기로 한다.

(1) 얕은층 등근육

얕은층의 등근육은 척주에서 시작해 어깨뼈, 빗장뼈 또는 위팔뼈에 붙는 근육으로, 팔의 운동을 주로 담당하고 있다.

① **등세모근**(승모근, trapezius muscle)은 등쪽 상단부위의 얕은층을 덮는 넓고 큰 근육으로, 한쪽에서는 삼각형의 근육이지만, 양쪽을 합하면 마름모꼴이 된다. 뒤통수뼈 아래부위, 목덜미인대, 일곱째목뼈에서 열두째등뼈까지의 가시돌기에서 시작하며, 어깨뼈가시, 어깨뼈봉우리, 빗장뼈의 가쪽 절반에 붙는다. 근육다발은 세 부위(위, 중간, 아래)로 나뉘며 위부위의 근육다발은 어깨뼈와 빗장뼈를 안쪽 위로 올리고, 중간부위는 어깨뼈를 안쪽으로 당기며, 아래부위는 어깨뼈를 안쪽 아래로 끌어내리고, 전체적으로 작용하면 어깨를 뒤쪽으로 당긴다. 더부신경과 목신경얼기의 지배를 받는다. 이 근육의 피로나 순환장애에 의해 '어깨결림'이 발생한다.

② **넓은등근**(광배근, latissimus dorsi muscle)은 등부위 아래쪽 얕은층을 덮는 삼각형의 큰 근육으로, 주로 일곱째등뼈 아래의 가시돌기와 엉덩뼈능선에서 시작되며 근육다발은 비스듬하게 위가쪽으로 주행하여 위팔뼈의 결절사이고랑의 안쪽능선에 붙는다. 위팔을 모으고 나아가 뒤 안쪽으로 당기는 작용이 있다. 가슴등신경(흉배신경, thoracodorsal nerve)의 지배를 받는다.

③ **마름근**(능형근, rhomboid muscle)은 등세모근에 덮이는 얇은 마름모꼴 근육으로, 큰마름근(rhomboid major)과 작은 마름근(rhomboid minor)으로 나뉜다. 큰마름근은 둘째에서 다섯째등뼈의 가시돌기에서 시작하여 어깨뼈의 가시부터 아래각까지의 안쪽모서리에서 끝난다. 작은마름근은 일곱째목뼈와 첫째등뼈의 가시돌기에서 시작되어 어깨뼈 안쪽모서리에 붙는다. 어깨뼈를 안쪽 위로 당기는 작용과 팔을 움직이는 동안 어깨뼈를 고정하는 역할을 한다. 등쪽어깨신경(견갑배신경, dorsal scapular nerve)의 지배를 받는다.

④ **어깨올림근**(견갑거근, levator scapulae muscle)은 첫째에서 넷째목뼈의 가로돌기에서 시작되어 어깨뼈 위각과 안쪽모서리 위에 붙는 근육이다. 마름근과 협력해서 어깨뼈를 안쪽 위로 끌어올린다. 등쪽어깨신경(견갑배신경, dorsal scapular nerve)과 셋째~넷째목신경의 지배를 받는다.

(2) 깊은층 등근육

깊은층의 등근육은 척주를 따라 세로로 주행하는 다양한 길이의 근육무리가 포함된다. 주로 척추뼈 사이를 연결하여 척주나 그 위의 머리를 지지하여 자세를 유지하는 기능과 머리와 척주의 굽힘과 폄, 회전운동에 관여한다. 주로 척주에 작용하는 고유등근육은 모두 척수신경 뒤가지의 지배를 받는다.

① **뒤톱니근**(후거근, serratus posterior muscle)은 위뒤톱니근(상후거근, serratus posterior superior muscle)과 아래뒤톱니근(하후거근, serratus posterior inferior muscle)이 있으며 전자는 마름근에, 후자는 넓은등근으로 덮여있다. 척추의 가시돌기에서 시작되어 갈비뼈에 붙는다. 위뒤톱니근은 둘째에서 다섯째갈비뼈를 끌어올려 들숨의 보조근육으로서 작용하며, 아래뒤톱니근은 아홉째에서 열두째갈비뼈를 아래쪽으로 당겨 날숨(호기, exhalation)의 보조근육으로서 작용한다. 두 근육 모두 갈비사이신경(늑간신경, intercostal nerve)의 지배를 받는다.

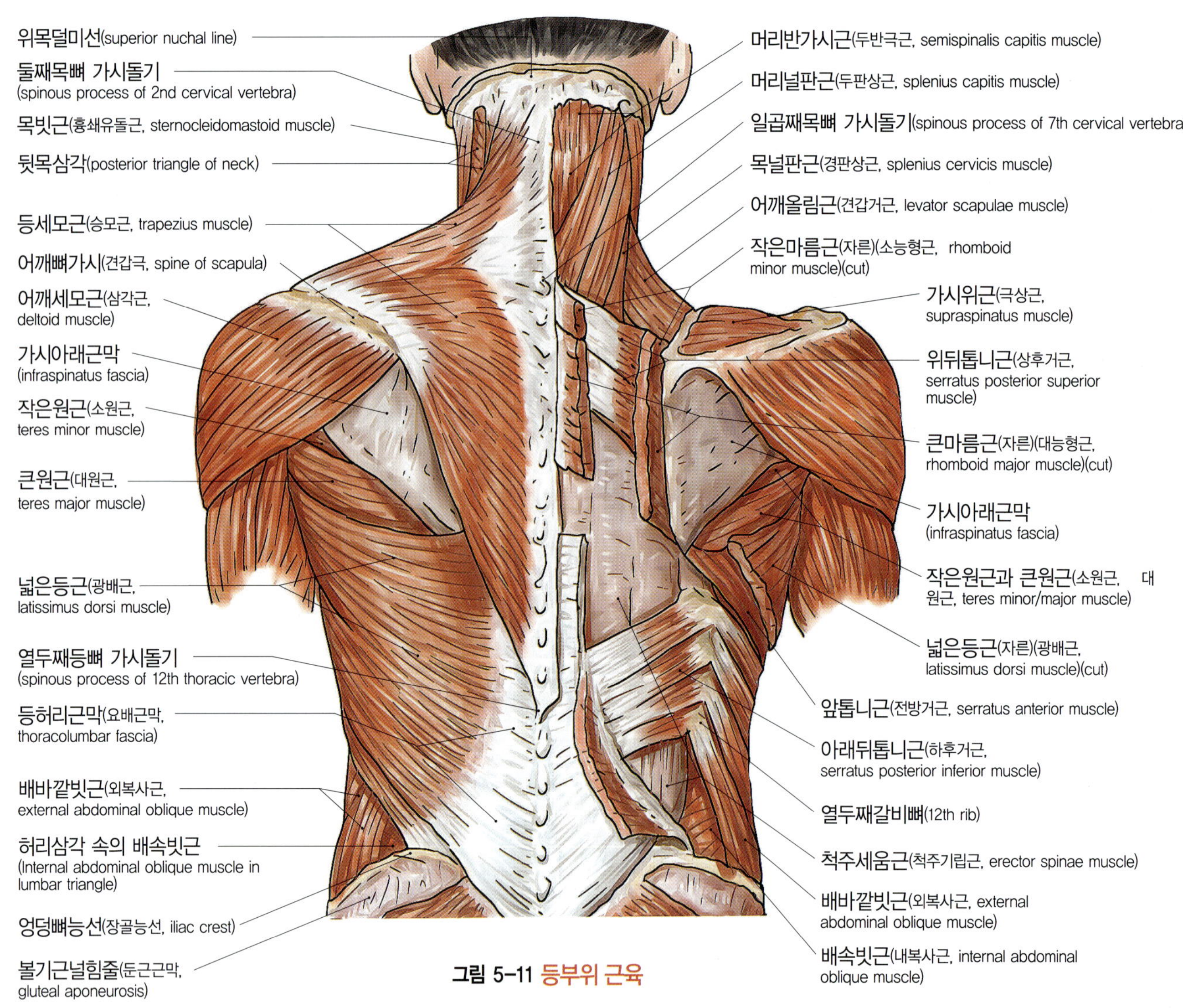

그림 5-11 등부위 근육

② **널판근**(판상근, splenius muscle)은 머리와 목에 있으며, 깊은층 등근육 가운데 가장 얕은층에 위치하는 근육으로, 목뼈 아래부위와 등뼈 위쪽 부위의 가시돌기에서 시작되어 주로 꼭지돌기에 붙는다. 한쪽이 작용하면 같은 쪽으로 목이 회전하고, 양쪽이 동시에 작용하면 머리와 목을 뒤쪽으로 젖힌다.

③ **척주세움근**(척주기립근, erector spinae muscle)은 엉덩갈비근(장늑근, iliocostalis muscle)과 가장긴근(최장근, longissimus muscle) 그리고 가시근(극근, spinalis muscle)으로 이루어지는 근육무리로, 척주의 전체 길이에 걸쳐 존재한다. 3가지 근육은 척주를 직립시키는(되돌아오게 하는) 작용이 있다. 엉덩갈비근은 가쪽에 위치하여 엉덩뼈능선이나 엉치뼈 뒤면에서 시작되며 전체 갈비뼈에 붙지만, 위쪽 부위에서는 목뼈의 가로돌기에도 붙는다. 가장긴근은 엉덩갈비근의 안쪽에 있어서 가슴부위, 목부위, 머리부위로 나뉜다. 가시근은 가장 안쪽에 위치하여 허리뼈와 등뼈의 가시돌기에서 시작되며 위쪽 척추뼈의 가시돌기에 붙는다.

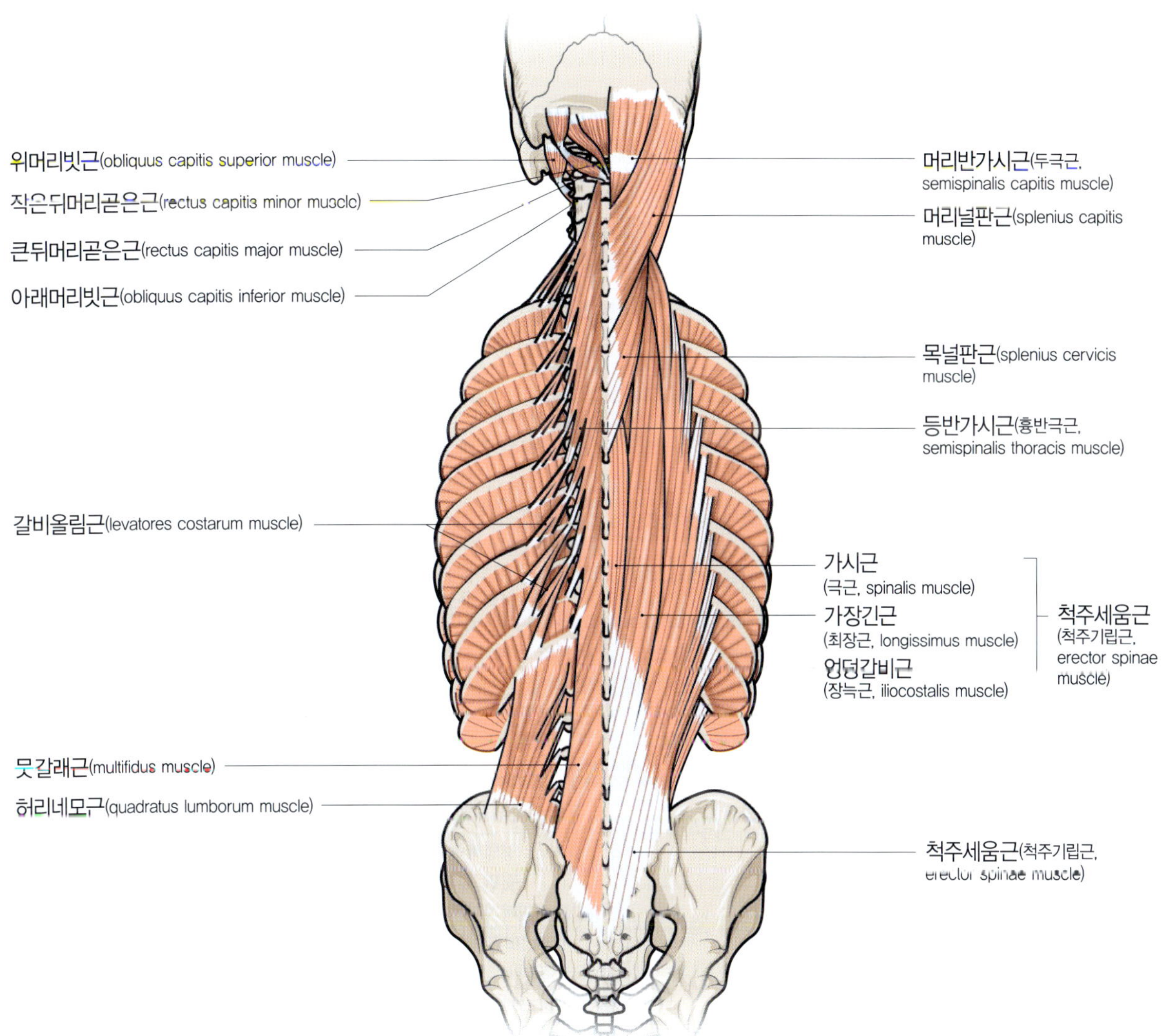

그림 5-12 깊은층 등근육

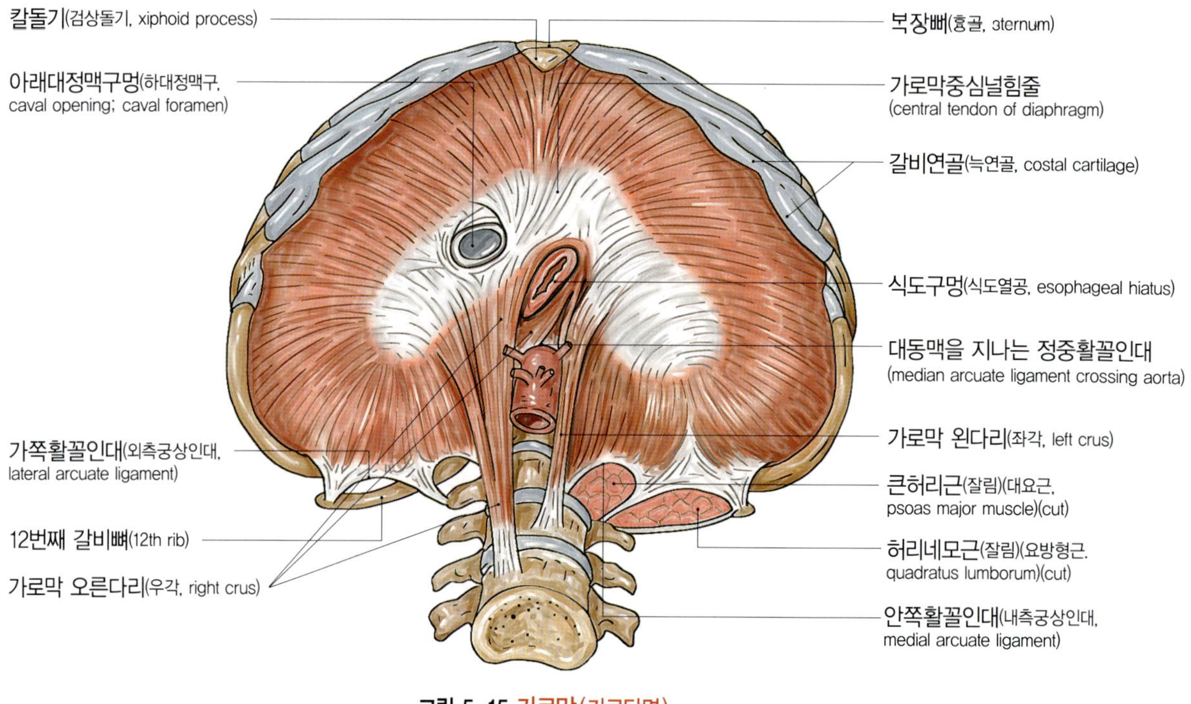

그림 5-15 가로막(가로단면)

4 | 배부위 근육

배근육은 갈비활(늑골궁, costal arch)과 골반 위모서리 사이에서 배벽을 만드는 근육이다. 이를 앞쪽, 가쪽, 뒤쪽의 세 부분으로 나눈다.

(1) 앞쪽배근육

① **배곧은근집**(복직근초, rectus sheath)은 배의 가쪽 근육의 널힘줄이 유합하여 배곧은근을 앞과 뒤에서 싼 것으로, 배부위의 근육 구성을 이해하는 데에 중요하다. 배곧은근집의 앞면을 앞층(전층, anterior layer), 뒤면을 뒤층(후층, posterior layer)이라고 하며 배꼽보다 아래에는 뒤층이 없다. 또 양쪽 배곧은근집이 정중선에서 서로 교차하며 백색선(백선, linea alba)이라고 하는 강한 결합조직을 형성한다. 백색선은 칼돌기에서 두덩결합까지 주행하며 그 중앙에는 배꼽고리(제륜, umbilical ring)가 위치한다.

② **배곧은근**(복직근, rectus abdominis muscle)은 백색선의 양쪽을 세로로 주행하는 판 모양의 긴 근육으로, 배곧은근집에 싸여 있다. 이 근육은 두덩결합 부근에서 시작되어 다섯째에서 일곱째 갈비연골에 붙으며 가슴우리의 앞벽을 끌어 내리는 작용을 한다. 이 근육에서 관찰되는 4~5개의 나눔힘줄(건획, tendinous intersection)은 힘살을 나누고 있는데, 이 근육이 발달한 사람은 배에 힘을 주면 나눔힘줄과 나눔힘줄 사이가 부풀어 보인다. 갈비사이신경의 지배를 받는다.

(2) 돌림근띠(rotator cuff)

어깨의 움직임은 인체에서 가장 크고 다양하다. 그러나 구조적으로 불안정한 형태를 이루고 있어 돌림근띠에 의해서 보강되어 있다. 가시위근, 가시아래근, 작은원근, 어깨밑근이 여기에 속한다.

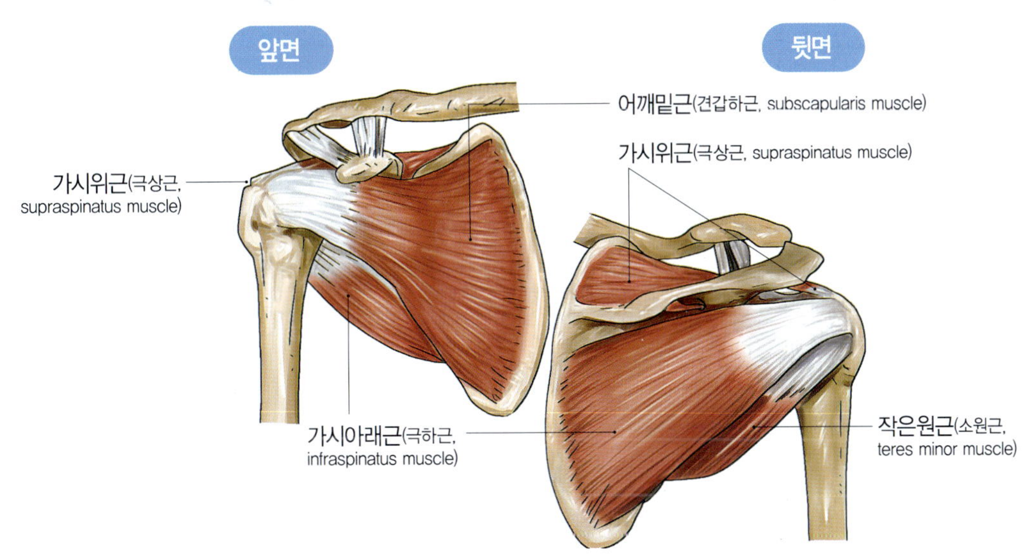

그림 5-17 돌림근띠

표 5-8 팔이음뼈의 근육

근 육	기 능	이는곳	닿는곳	신경
어깨세모근 (deltoid)	앞쪽섬유(빗장부분): 위팔의 굽힘, 안쪽돌림 가쪽섬유(봉우리부분): 위팔의 벌림 뒤쪽섬유(가시부분): 위팔의 폄, 가쪽돌림	빗장뼈 가쪽 1/3 어깨뼈봉우리 어깨뼈가시 뒤모서리	위팔뼈 세모근거친면	겨드랑신경
부리위팔근 (coracobrachialis)	위팔의 굽힘, 모음	부리돌기	위팔뼈몸통 중간 1/3 안쪽모서리	근육피부신경
큰원근 (teres major)	위팔의 모음, 안쪽돌림	어깨뼈 아래각	위팔뼈 작은결절능선	아래어깨밑신경
작은원근 (teres minor)	위팔의 가쪽돌림 어깨관절의 안정화	어깨뼈의 가쪽모서리 뒷면	위팔뼈큰결절	겨드랑신경
가시위근 (supraspinatus)	팔의 벌림, 어깨관절의 안정화	어깨뼈가시위오목	위팔뼈큰결절	어깨위신경
가시아래근 (infraspinatus)	위팔의 가쪽돌림 어깨관절의 안정화	어깨뼈가시아래오목	위팔뼈큰결절	어깨위신경
어깨밑근 (subscapularis)	위팔의 안쪽돌림, 모음, 어깨관절의 안정화	어깨뼈의 어깨밑오목	위팔뼈작은결절	위, 아래 어깨밑신경

2 | 위팔의 근육

위팔의 근육은 어깨뼈 또는 위팔뼈에서 시작되어 위팔뼈 또는 아래팔뼈에 붙는 근육무리로, 위팔의 앞쪽에 위치하며 근육피부신경(근피신경, musculocutaneous nerve)의 지배를 받는 굽힘근 무리와 뒤쪽에 위치해서 노신경(요골신경, radial nerve)의 지배를 받는 폄근 무리로 크게 나눌 수 있다.

(1) 굽힘근(굴근, flexor muscle)

① **위팔두갈래근**(상완이두근, biceps brachii muscle)은 긴갈래와 짧은갈래인 2개의 머리로 이루어지며 긴갈래(장두, long head)는 어깨뼈의 접시위결절(관절상결절, supraglenoid tubercle), 짧은갈래(단두, short head)는 어깨뼈의 부리돌기에서 시작되어 노뼈거친면에 붙는다. 주요 작용은 아래팔을 구부려서 팔꿉관절을 굽히는 것인데, 팔꿉관절의 뒤침(회외, supination) 운동에도 관여하고 있다. 근육피부신경의 지배를 받는다.

② **위팔근**(상완근, brachialis muscle)은 위팔뼈몸통의 아래에서 시작되어 자뼈거친면에 붙는다. 팔꿉관절의 굽힘에 작용한다. 근육피부신경의 지배를 받는다.

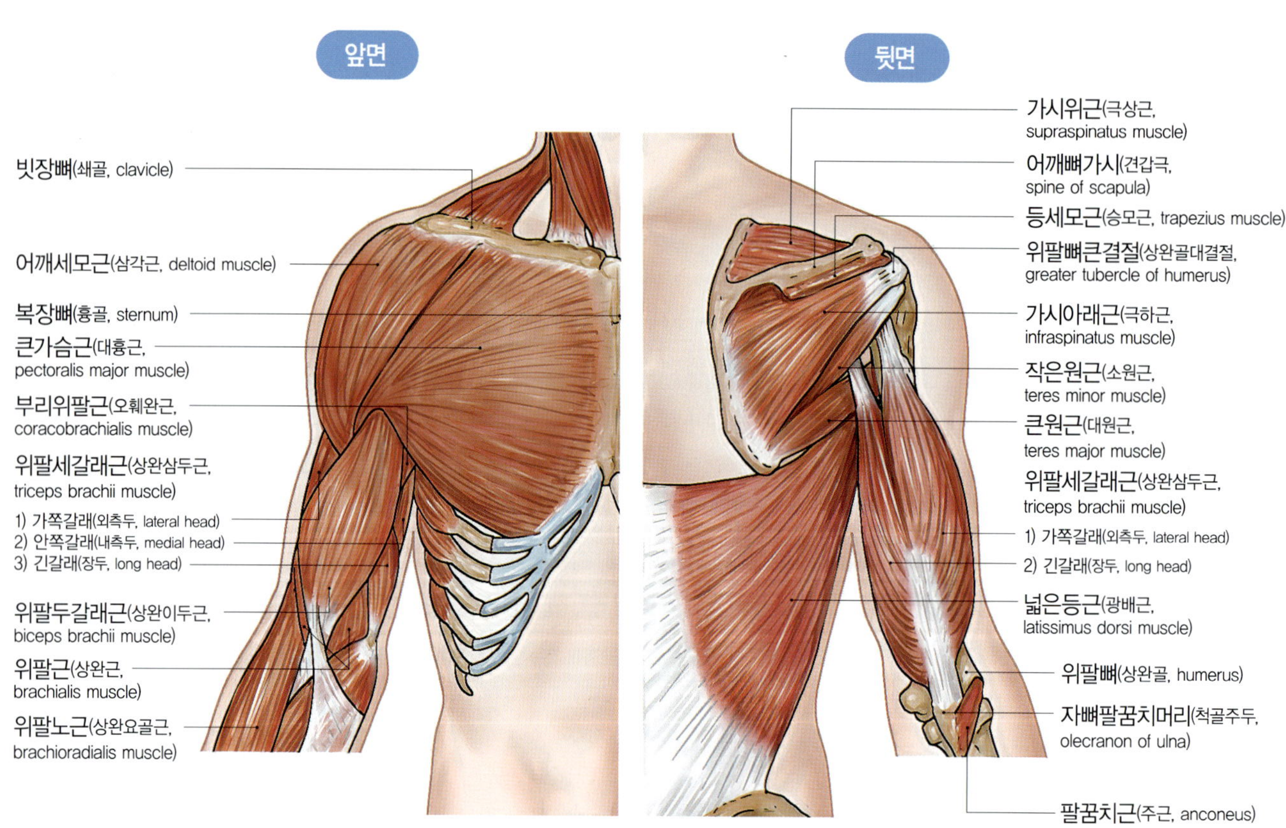

그림 5-18 팔의 근육

(2) 폄근(신근, extensor muscle)

① **위팔세갈래근**(상완삼두근, triceps brachii muscle)은 3개의 머리로 이루어져 있다. 긴갈래는 어깨뼈의 접시아래결절(관절하결절, infraglenoid tubercle), 안쪽갈래(내측두, medial head)와 가쪽갈래(외측두, lateral head)는 노신경고랑(요골신경구, groove for radial nerve)을 끼고 위팔뼈 뒷면에서 시작되어 자뼈의 팔꿈치머리에 붙는다. 이 근육은 아래팔을 편다. 지배하는 신경은 노신경이다.

② **팔꿈치근**(주근, anconeus muscle)은 팔꿈치의 뒷면 가쪽에 위치하는 작은 근육으로 위팔세갈래근을 도와서 아래팔을 펴는 작용을 한다. 노신경의 지배를 받는다.

③ **위팔노근**(상완요골근, brachioradialis muscle)은 팔꿉관절에 작용하여 아래팔을 구부린다.

표 5-9 위팔의 근육

근 육	기 능	이는곳	닿는곳	신경
위팔두갈래근 (biceps brachii)	아래팔의 굽힘, 뒤침, 어깨관절 약하게 굽힘	긴갈래: 어깨뼈 접시위결절 짧은갈래: 어깨뼈 부리돌기	노뼈거친면	근육피부신경
위팔근 (brachialis)	아래팔 굽힘	위팔뼈 앞면	자뼈거친면	근육피부신경
위팔노근 (brachioradialis)	아래팔 굽힘	위팔뼈 가쪽관절융기위능선	노뼈붓돌기	노신경
위팔세갈래근 (triceps brachii)	아래팔 폄	긴갈래: 접시아래결절 가쪽갈래: 노신경고랑 위쪽, 위팔뼈 뒷면 안쪽갈래: 노신경고랑 아래쪽, 위팔뼈 뒷면	팔꿈치머리, 아래팔깊은근막	노신경
팔꿈치근 (anconeus)	아래팔 폄	위팔뼈 가쪽위관절융기	팔꿈치머리, 자뼈뒷면	노신경

3 | 아래팔의 근육

아래팔의 근육은 위팔뼈 또는 아래팔뼈에서 시작되며 대부분의 근육은 손의 뼈에 부착되어 긴 힘줄을 가지고 있다. 이들 근육은 손가락의 섬세한 운동에 관여하고 있다. 크게 굽힘근 무리와 폄근 무리로 나뉘며, 굽힘근 무리는 자쪽손목굽힘근과 깊은손가락굽힘근의 일부가 **자신경**(척골신경, ulnar nerve)의 지배를 받는 것 외에는 모두 **정중신경**(median nerve)의 지배를 받는다. 한편, 폄근 무리는 모두 **노신경**(요골신경, radial nerve)의 지배를 받는다.

(1) 굽힘근(굴근, flexor muscle)

아래팔의 앞쪽에 위치하는 근육무리로 8개의 근육이 있으며, 주로 손목과 손가락의 굽힘과 아래팔의 엎침 운동을 한다.

① **얕은손가락굽힘근**(천지굴근, flexor digitorum superficialis muscle)과 **깊은손가락굽힘근**(심지굴근, flexor digitorum profundus muscle)은 둘째에서 다섯째손가락뼈의 중간마디뼈와 끝마디뼈를 굽힌다.

② **긴엄지굽힘근**(장무지굴근, flexor pollicis longus muscle)은 엄지손가락의 끝마디뼈를 굽힌다.

③ **노쪽손목굽힘근**(요측수근굴근, fiexor carpi radialis muscle)과 **자쪽손목굽힘근**(척측수근굴근, flexor carpi ulnaris muscle)은 손목을 굽히고, 각각 벌림과 모음을 한다.

④ **긴손바닥근**(장장근, palmaris longus muscle)은 손바닥에서 손바닥널힘줄(수장건막, palmar aponeurosis)을 당기고, 손목을 굽힌다.

⑤ **원엎침근**(원형회내근, pronator teres muscle)과 **네모엎침근**(방형회내근, pronator quadratus muscle)은 각각 아래팔의 위와 아래에 위치하여 아래팔의 엎침 운동에 작용한다.

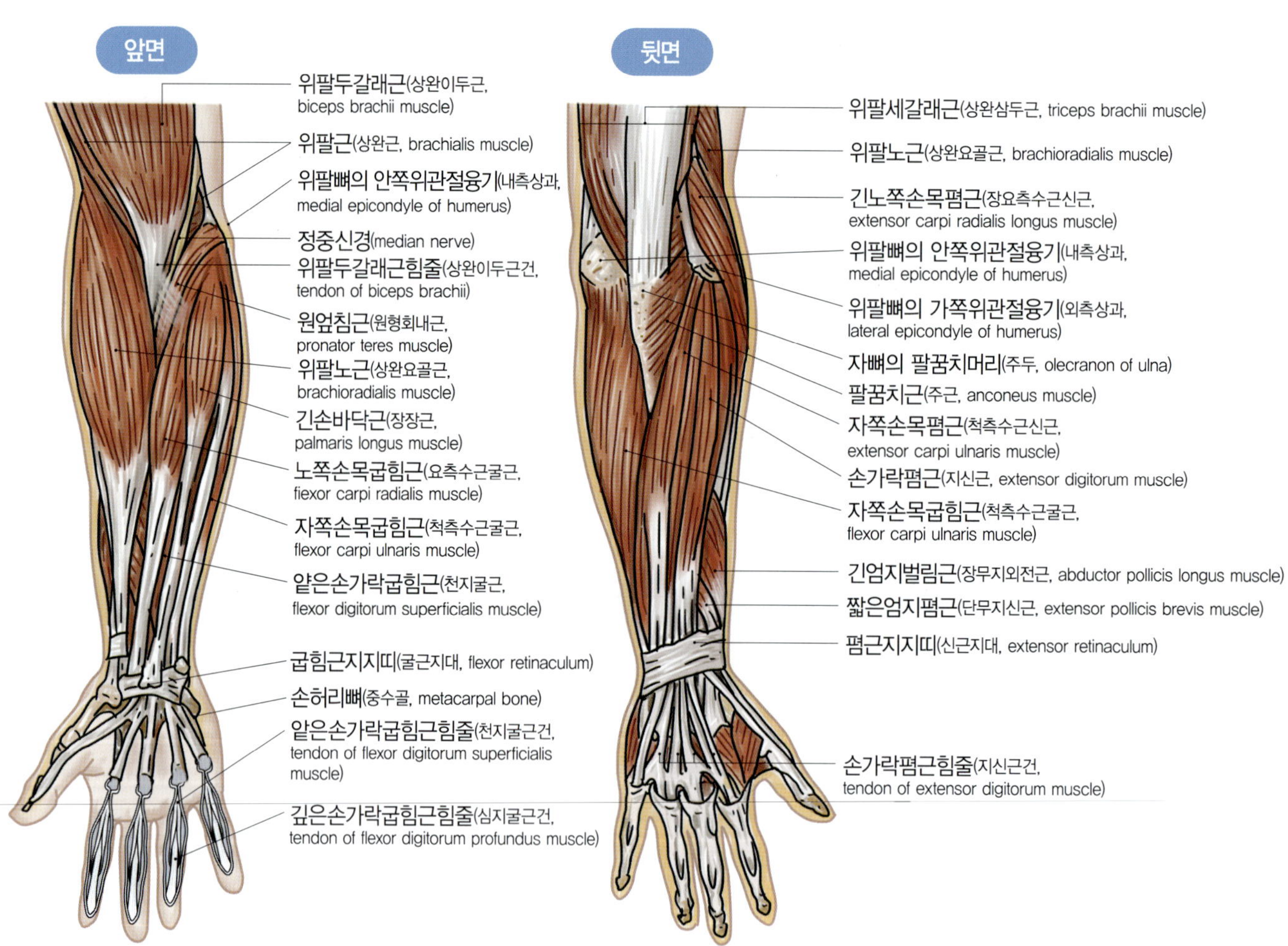

그림 5-19 아래팔의 근육

표 5-10 아래팔 굽힘근

근 육	기 능	이는곳	닿는곳	신경
얕은손가락굽힘근 (flexor digitorum superficialis)	2~3째 손가락 첫마디뼈, 중간마디뼈 굽힘, 손목, 팔꿉굽힘	위팔뼈 안쪽위관절융기, 갈고리돌기, 노뼈위쪽 절반	2~5째손가락 중간마디뼈	정중신경
깊은손가락굽힘근 (flexor digitorum profundus)	2~5째손가락 첫마디뼈, 중간마디뼈, 끝마디뼈 굽힘	자뼈 앞쪽과 안쪽면, 뼈사이막	2~5째손가락 끝마디뼈	가쪽부분: 정중신경 안쪽부분: 자신경
긴엄지굽힘근 (flexor pollicis longus)	엄지손가락 끝마디뼈 굽힘	노뼈앞면, 뼈사이막, 자뼈 갈고리돌기	엄지손가락 끝마디뼈	정중신경
노쪽손목굽힘근 (fiexor carpi radialis)	손목의 굽힘, 벌림, 손의 엎침, 팔꿉굽힘	위팔뼈 안쪽위관절융기	2~3째 손허리뼈	정중신경
자쪽손목굽힘근 (flexor carpi ulnaris)	손목의 굽힘, 모음	위팔갈래: 안쪽위관절융기 자갈래: 팔꿈치머리	콩알뼈, 갈고리뼈, 5째 손허리뼈	자신경
긴손바닥근 (palmaris longus)	손목굽힘, 손바닥널힘줄을 팽팽하게 함	위팔뼈 안쪽위관절융기	굽힘근지지띠, 손바닥널힘줄	정중신경
원엎침근 (pronator teres)	아래팔의 엎침, 아래팔 굽힘(팔꿉관절)	안쪽위관절융기, 자뼈갈고리돌기	노뼈 가쪽면 중간부위	정중신경
네모엎침근 (pronator quadratus)	아래팔 엎침(작용근)	자뼈몸통 앞면의 먼쪽 1/4	노뼈몸통 앞면의 먼쪽 1/4	정중신경

(2) 폄근(신근, extensor muscle)

아래팔의 뒷면을 차지하는 근육무리로 11개의 근육이 있으며, 주로 손가락의 폄과 아래팔의 뒤침 운동을 한다.

① **손가락폄근**(지신근, extensor digitorum muscle)과 **새끼폄근**(소지신근, extensor digiti minimi muscle) 그리고 **집게폄근**(시지신근, extensor indicis muscle)은 둘째에서 다섯째 손가락을 편다. 손가락폄근은 가장 강한 폄근으로 안쪽 4개 손가락 모두를 펴는 유일한 근육이다. 새끼폄근은 손가락폄근을 보조하는 근육이다.

② **긴엄지폄근**(장무지신근, extensor pollicis longus muscle)과 **짧은엄지폄근**(단무지신근, extensor pollicis brevis muscle)은 엄지손가락의 끝마디뼈와 첫마디뼈를 편다.

③ **긴노쪽손목폄근**(장요측수근신근, extensor carpi radialis longus muscle)과 **짧은노쪽손목폄근**(단요측수근신근, extensor carpi radialis brevis muscle) 그리고 **자쪽손목폄근**(척측수근신근, extensor carpi ulnaris muscle)은 손목을 편다. 긴노쪽손목폄근은 손목을 노쪽으로 벌리기 때문에 테니스팔꿉증이 자주 발생하는 곳이다. 자쪽손목폄근은 자쪽손목굽힘근과 함께 손목의 모음작용을 한다.

④ **긴엄지벌림근**(장무지외전근, abductor pollicis longus muscle)은 엄지손가락을 벌린다. 벌림근은 뒤침 운동에도 작용한다.

⑤ **손뒤침근**(회외근, supinator muscle)은 손바닥을 앞으로 보이게 하는 동작으로 네모엎침근과는 반대되는 동작이 일어난다.

표 5-11 아래팔 폄근

근 육	기 능	이는곳	닿는곳	신경
손가락폄근 (extensor digitorum)	손목과 2~5째손가락 폄	위팔뼈 가쪽위관절융기	2~5째 손가락 중간 및 끝마디뼈	노신경
새끼폄근 (extensor digiti minimi)	다섯째손가락 (새끼손가락) 폄	위팔뼈 가쪽위관절융기	다섯째손가락 첫마디뼈	노신경
집게폄근 (extensor indicis)	둘째손가락 (집게손가락) 폄	자뼈 뒷면, 뼈사이막	둘째손가락 첫마디뼈	노신경
긴엄지폄근 (extensor pollicis longus)	엄지손가락 끝마디뼈 폄	자뼈 뒷면, 뼈사이막	엄지손가락 끝마디뼈	노신경
짧은엄지폄근 (extensor pollicis brevis)	엄지손가락 첫마디뼈 폄	노뼈 뒷면, 뼈사이막	엄지손가락 첫마디뼈	노신경
긴노쪽손목폄근 (extensor carpi radialis longus)	손목 폄, 벌림	위팔뼈 가쪽관절융기위능선	둘째손허리뼈바닥	노신경
짧은노쪽손목폄근 (extensor carpi radialis brevis)	손목 폄, 벌림	위팔뼈 가쪽위관절융기	셋째손허리뼈바닥	노신경
자쪽손목폄근 (extensor carpi ulnaris)	손목 폄, 모음	위팔뼈 가쪽위관절융기, 자뼈 뒤모서리	다섯째손허리뼈바닥	노신경
긴엄지벌림근 (abductor pollicis ongus)	엄지와 손목의 벌림	노뼈와 자뼈 뒷면 뼈사이막	첫째손허리뼈바닥	노신경
손뒤침근 (supinator)	아래팔 뒤침	위팔갈래: 가쪽위관절융기, 팔꿉관절의 가쪽곁인대, 노뼈머리띠인대 자갈래: 자뼈 뒤침근능선	노뼈 몸쪽 1/3 노뼈목	노신경

4 | 손의 근육

손의 근육은 모두 굽힘근 무리에 속한다. 이들 근육 가운데 엄지쪽 융기를 **엄지두덩**(무지구, thenar eminence)이라고 하며, 새끼손가락쪽 융기를 **새끼두덩**(소지구, hypothenar eminence)이라고 한다.

① 엄지두덩에는 **짧은엄지벌림근**(단무지외전근, abductor pollicis brevis muscle), **짧은엄지굽힘근**(단무지굴근, flexor pollicis brevis muscle), **엄지맞섬근**(무지대립근, opponens pollicis muscle), **엄지모음근**(무지내전근, adductor pollicis muscle)이 포함된다.

② 새끼두덩에는 **짧은손바닥근**(단장근, palmaris brevis muscle), **새끼벌림근**(소지외전근, abductor digiti minimi muscle), **짧은새끼굽힘근**(단소지굴근, flexor digiti minimi brevis muscle), **새끼맞섬근**(소지대립근, opponens digiti minimi muscle)이 포함된다.

③ 손바닥 중앙부위에는 **벌레근**(충양근, lumbrical muscle), **바닥쪽뼈사이근**(장측골간근, palmar interosseus muscle), **등쪽뼈사이근**(배측골간근, dorsal interosseous muscle)이 있다. 이들 손의 근육은 정중신경(median nerve)과 자신경(척골신경, ulnar nerve)의 지배를 받고 있다.

표 5-12 손의 근육

근 육	기 능	이는곳	닿는곳	신경
짧은엄지벌림근 (abductor pollicis brevis)	엄지손가락 벌림	굽힘근지지띠 손배뼈, 큰마름뼈	첫째손가락 첫마디뼈바닥	정중신경
짧은엄지굽힘근 (flexor pollicis brevis)	엄지손가락 첫마디뼈 굽힘	굽힘근지지띠, 작은마름뼈, 알머리뼈	첫째손가락 첫마디뼈바닥	정중신경
엄지맞섬근 (opponens pollicis)	첫째손허리뼈 안쪽돌림, 각 손가락과 엄지손가락 맞섬	굽힘근지지띠, 큰마름뼈	첫째손허리뼈 노쪽부분 앞면	정중신경
엄지모음근 (adductor pollicis)	엄지손가락 모음, 맞섬	알머리뼈, 2~3째 손허리뼈	첫째손가락 첫마디뼈바닥	자신경
짧은손바닥근 (palmaris brevis)	손바닥 자쪽 부분의 피부를 주름지게 함	손바닥널힘줄	손바닥 자쪽 모서리 부분 피부	자신경
새끼벌림근 (abductor digiti minimi)	새끼손가락 벌림	콩알뼈	새끼손가락 첫마디뼈	자신경
짧은새끼굽힘근 (flexor digiti minimi brevis)	새끼손가락 첫마디뼈 굽힘	갈고리뼈	새끼손가락 첫마디뼈	자신경
새끼맞섬근 (opponens digiti inimi)	다섯째손허리뼈를 앞으로 돌려 엄지손가락과 맞서도록 함	갈고리뼈	다섯째손허리뼈	자신경
벌레근 (lumbrical)	손허리손가락관절에서 손가락 굽힘, 손가락사이관절에서 손가락 폄	깊은손가락 굽힘근힘줄	2~5째손가락 끝마디뼈바닥	가쪽 2개의 벌레근: 정중신경 안쪽 2개의 벌레근: 자신경
바닥쪽뼈사이근 (palmar interosseus)	손가락 모음	(1), 2, 4, 5째 손허리뼈	(1), 2, 4, 5째손가락 첫마디뼈	자신경
등쪽뼈사이근 (dorsal interosseous)	손가락 벌림	모든 손허리뼈가 이웃하는 부분	2~4째손가락 첫마디뼈	자신경

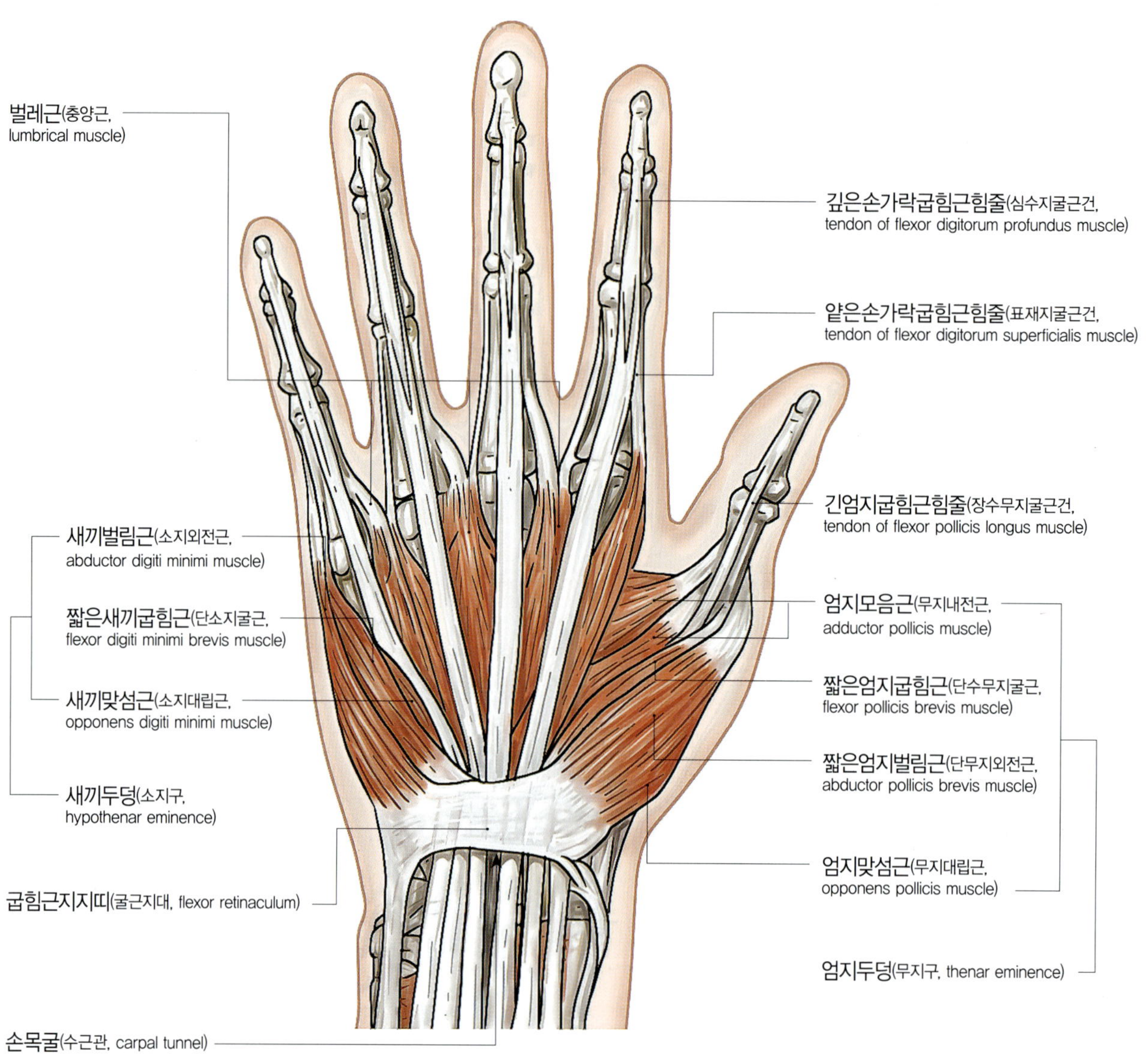

그림 5-20 손바닥의 근육과 힘줄(오른쪽)

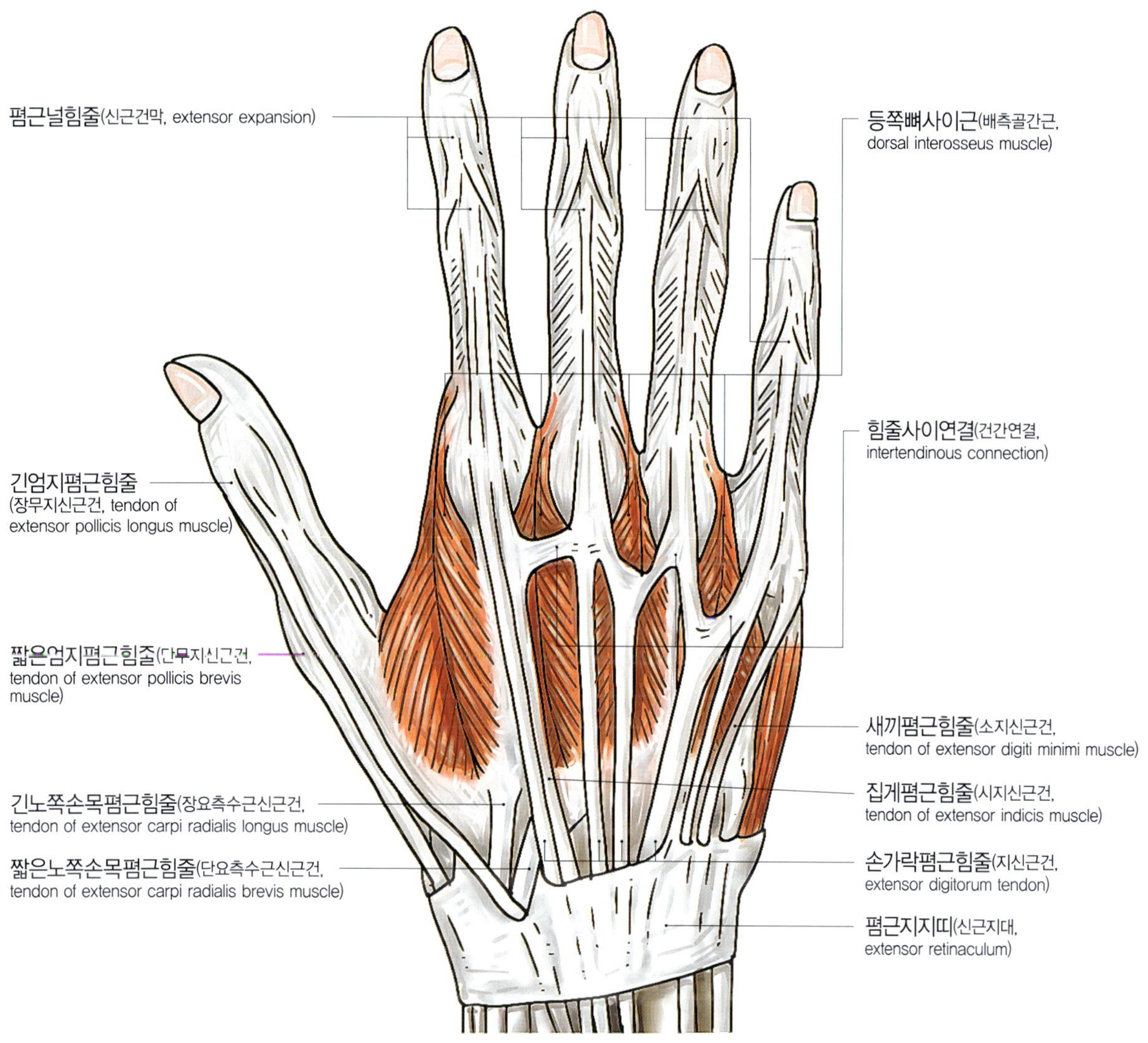

그림 5-21 손등의 근육과 힘줄(오른쪽)

② **돌림근**(회전근, rotator muscle) 무리에는 궁둥구멍근, 속폐쇄근, 위쌍동근, 아래쌍동근, 넙다리네모근이 있다.

- **궁둥구멍근**(이상근, piriformis muscle)은 엉치뼈 앞면에서 시작되어 넙다리뼈의 큰돌기에 붙는다. 궁둥구멍근을 포함한 돌림근 무리는 모두 **엉치신경얼기**(천골신경총, sacral plexus)의 지배를 받으며 넓적다리를 가쪽돌림 시킨다.
- 엉치뼈와 볼기뼈 사이에 인대가 있어서(엉치결절인대와 엉치가시인대) **큰궁둥구멍**(대좌골공, greater sciatic foramen)과 **작은궁둥구멍**(소좌골공, lesser sciatic foramen)이 형성된다. 궁둥구멍근은 골반 내에서 큰궁둥구멍을 지나 골반 밖으로 나오기 때문에 궁둥구멍근에 의해 큰궁둥구멍이 둘로 나뉜다. 궁둥구멍근 위구멍으로는 위볼기신경, 위볼기동·정맥이 통과하며, 궁둥구멍근 아래 구멍으로는 궁둥신경, 아래볼기신경과 혈관, 음부신경, 속음부동·정맥이 통과한다.

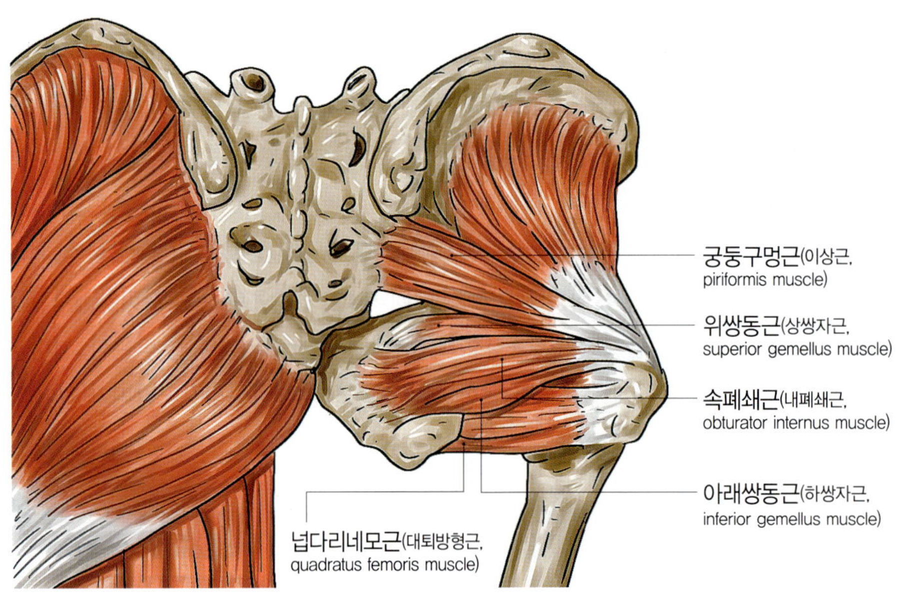

그림 5-24 볼기근육

표 5-13 다리이음뼈 근육

근 육	기 능	이는곳	닿는곳	신경
엉덩근 (iliacus muscle)	엉덩관절 안정, 넓적다리 굽힘	엉덩뼈오목	넙다리뼈 작은돌기	넙다리신경
큰허리근 (psoas major)	엉덩관절 안정, 넓적다리 굽힘	T12~L5 척추뼈몸통 및 척추사이원반 허리뼈가로돌기	넙다리뼈 작은돌기	둘째 및 셋째허리 신경
큰볼기근 (gluteus maximus)	넓적다리 폄	엉덩뼈, 엉치뼈, 꼬리뼈	넙다리뼈 볼기근 거친면	아래볼기신경
중간볼기근 (gluteus medius)	넓적다리 벌림, 안쪽돌림	앞볼기근선과 뒤볼기근선 사이	넙다리뼈 큰돌기	위볼기신경
작은볼기근 (gluteus minimus)	넓적다리 벌림, 안쪽돌림	앞볼기근선과 아래볼기근선 사이	넙다리뼈 큰돌기	위볼기신경
넙다리근막긴장근 (tensor fasciae latae)	넓적다리 굽힘 및 벌림, 안쪽돌림	엉덩뼈능선, 위앞엉덩뼈가시	엉덩정강띠	위볼기신경
궁둥구멍근 (piriformis)	넓적다리 가쪽돌림, 넓적다리 벌림	엉치뼈 앞면	넙다리뼈 큰돌기	엉치신경
속폐쇄근 (obturator internus)	넓적다리 가쪽돌림, 다리굽혔을 때 넓적다리 벌림	폐쇄구멍안쪽	넙다리뼈 큰돌기	속폐쇄근신경
위쌍동근 (gemellus superior)	넓적다리 가쪽돌림, 넓적다리 벌림	궁둥뼈가시	넙다리뼈 큰돌기	속폐쇄근신경
아래쌍동근 (gemellus superior)	넓적다리 가쪽돌림, 넓적다리 벌림	궁둥뼈결절	넙다리뼈 큰돌기	엉치신경얼기
넙다리네모근 (quadratus femoris)	넓적다리 가쪽돌림	궁둥뼈결절	넙다리뼈 돌기사이능선	엉치신경얼기

2 | 넓적다리의 근육

넓적다리의 근육은 앞쪽에 있는 폄근 무리, 안쪽에 있는 모음근 무리, 뒤쪽에 있는 굽힘근 무리의 세 무리로 나뉜다.

(1) 폄근 무리

① **넙다리네갈래근**(대퇴사두근, quadriceps femoris muscle)은 4개의 머리로 이루어져 있으며 대부분 넓적다리를 펴는 근육이다. 넙다리네갈래근은 **넙다리곧은근**(대퇴직근, rectus femoris muscle), **가쪽넓은근**(외측광근, vastus lateralis muscle), **중간넓은근**(중간광근, vastus intermedius muscle), **안쪽넓은근**(내측광근, vastus medialis muscle)으로 이루어진다. 넙다리곧은근(대퇴직근, rectus femoris muscle)은 볼기뼈에서 시작하며, 다른 3개의 머리는 넙다리뼈에서 시작된다. 이들 힘살은 합쳐져 넓적다리 앞면을 넓게 덮어서 아래로 주행하며 무릎인대(슬개인대, patellar ligament)가 되어 정강뼈 위끝의 정강뼈거친면(경골조면, tibial tuberosity)에 붙는다. 이들 근육은 무릎관절의 폄에 작용하며 종아리를 고정한 경우에는 넓적다리를 굽힌다. 종아리를 늘어뜨려 무릎인대를 두드리면 이 근육이 수축해서 무릎관절이 펴져 종아리가 위쪽으로 올라간다. 이를 무릎반사(슬개건반사, patellar tendon reflex; knee jerk)라고 한다.

② **넙다리빗근**(봉공근, sartorius muscle)은 가늘고 긴 띠 모양의 근육으로, 위앞엉덩뼈가시에서 시작하여 정강뼈안쪽면 윗부분에 붙는다. 넙다리빗근은 넓적다리를 앞으로 올린다(엉덩관절 굽힘). 폄근 무리는 모두 넙다리신경(대퇴신경, femoral nerve)의 지배를 받는다.

(2) 굽힘근 무리

넙다리두갈래근, 반힘줄근, 반막근이 여기에 속한다. **넙다리두갈래근**(대퇴이두근, biceps femoris muscle)은 긴갈래가 궁둥뼈결절(좌골결절, ischial tuberosity)에서, 짧은갈래는 넙다리뼈 뒷면에서 시작되어 종아리

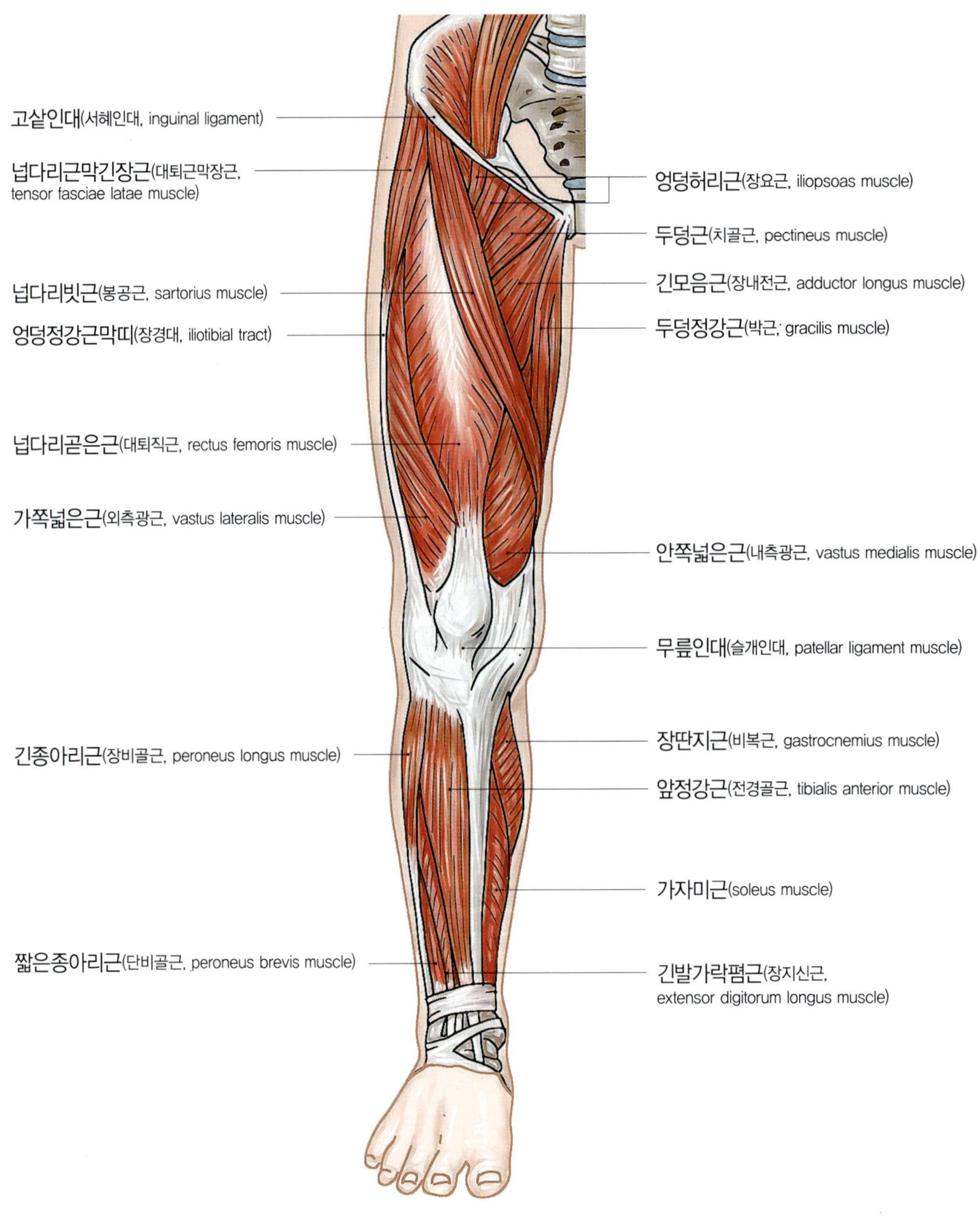

그림 5-25 다리의 근육(앞면)

뼈머리에 붙는다. **반힘줄근**(반건형근, semitendinosus muscle)과 **반막근**(반막형근, semimembranosus muscle)은 궁둥뼈결절에서 시작되어 정강뼈 위부분에 붙는다. 이들 근육은 무릎관절의 굽힘에 작용하며 궁둥신경(좌골신경, sciatic nerve)의 지배를 받는다.

(3) 모음근 무리

두덩근(치골근, pectineus muscle), **두덩정강근**(박근, gracilis muscle), **긴모음근**(장내전근, adductor longus muscle), **짧은모음근**(단내전근, adductor brevis muscle), **큰모음근**(대내전근, adductor magnus muscle), **바깥폐쇄근**(외폐쇄근, obturator externus muscle)이 여기에 속한다.

모음근 무리는 두덩뼈나 궁둥뼈에서 시작되어 넙다리뼈몸통 뒷면에 붙는다. 주로 폐쇄신경(obturator nerve)의 지배를 받으며 넓적다리를 모으는 기능이 있다.

표 5-14 넓적다리 근육

근육	기능	이는곳	닿는곳	신경
넙다리곧은근 (rectus femoris)	종아리를 폄, 넓적다리 굽힘	아래앞엉덩뼈가시	정강뼈거친면	넙다리신경
가쪽넓은근 (vastus lateralis)	종아리를 폄	넙다리뼈 큰돌기, 볼기근거친면	정강뼈거친면	넙다리신경
중간넓은근 (vastus intermedius)	종아리를 폄	넙다리뼈몸통의 앞쪽과 가쪽면	정강뼈거친면	넙다리신경
안쪽넓은근 (vastus medialis)	종아리를 폄	넙다리뼈돌기사이선, 넙다리뼈거친선	정강뼈거친면	넙다리신경
넙다리빗근 (sartorius)	앉을 때 넓적다리 굽힘, 종아리를 굽힘	위앞엉덩뼈가시	정강뼈몸쪽끝 안쪽면	넙다리신경
넙다리두갈래근 (biceps femoris)	종아리를 굽힘, 넓적다리 폄	긴갈래: 궁둥뼈결절 짧은갈래: 넙다리뼈거친선과 넙다리뼈 가쪽관절융기위선	종아리뼈머리	궁둥신경
반힘줄근 (semitendinosus)	넓적다리 폄, 종아리 굽힘, 굽힌 종아리 안쪽돌림	궁둥뼈결절	정강뼈위쪽안쪽면	궁둥신경
반막근 (semimembranous)	넓적다리 폄, 종아리 굽힘, 굽힌 종아리 안쪽돌림	궁둥뼈결절	정강뼈 안쪽관절융기의 뒤면	궁둥신경
두덩근 (pectineus)	넓적다리 굽힘과 모음	두덩뼈위가지	넙다리뼈 두덩근선	넙다리신경
두덩정강근 (gracilis)	넓적다리 모음, 종아리 굽힘과 안쪽돌림	두덩뼈아래가지	정강뼈안쪽면	폐쇄신경
긴모음근 (adductor longus)	넓적다리 모음	두덩뼈능선	넙다리뼈거친선	폐쇄신경
짧은모음근 (adductor brevis)	넓적다리 굽힘과 모음	두덩뼈아래가지	넙다리뼈거친선	폐쇄신경
큰모음근 (adductor magnus)	몸쪽부분은 넓적다리 모음과 굽힘, 먼쪽부분은 넓적다리 폄과 안쪽돌림	두덩뼈아래가지와 궁둥뼈결절	넙다리뼈거친선, 모음근결절	폐쇄신경, 궁둥신경
바깥폐쇄근 (obturator externus)	넓적다리 가쪽돌림	폐쇄구멍 모서리	넙다리뼈 돌기오목	폐쇄신경

3 | 종아리의 근육

종아리의 근육은 발과 발가락의 움직임을 수행한다. 앞쪽에 있는 폄근 무리, 가쪽에 있는 종아리근 무리 및 뒤쪽에 있는 굽힘근 무리로 나뉜다. 앞쪽의 근육들은 발을 발등쪽으로 굽히는데 작용을 하며, 가쪽의 근육들은 가쪽으로 유도하여 가쪽번짐을 수행한다. 뒤쪽의 근육들은 발바닥의 움직임과 발을 바닥쪽으로 굽히는 동작을 수행하고 있다.

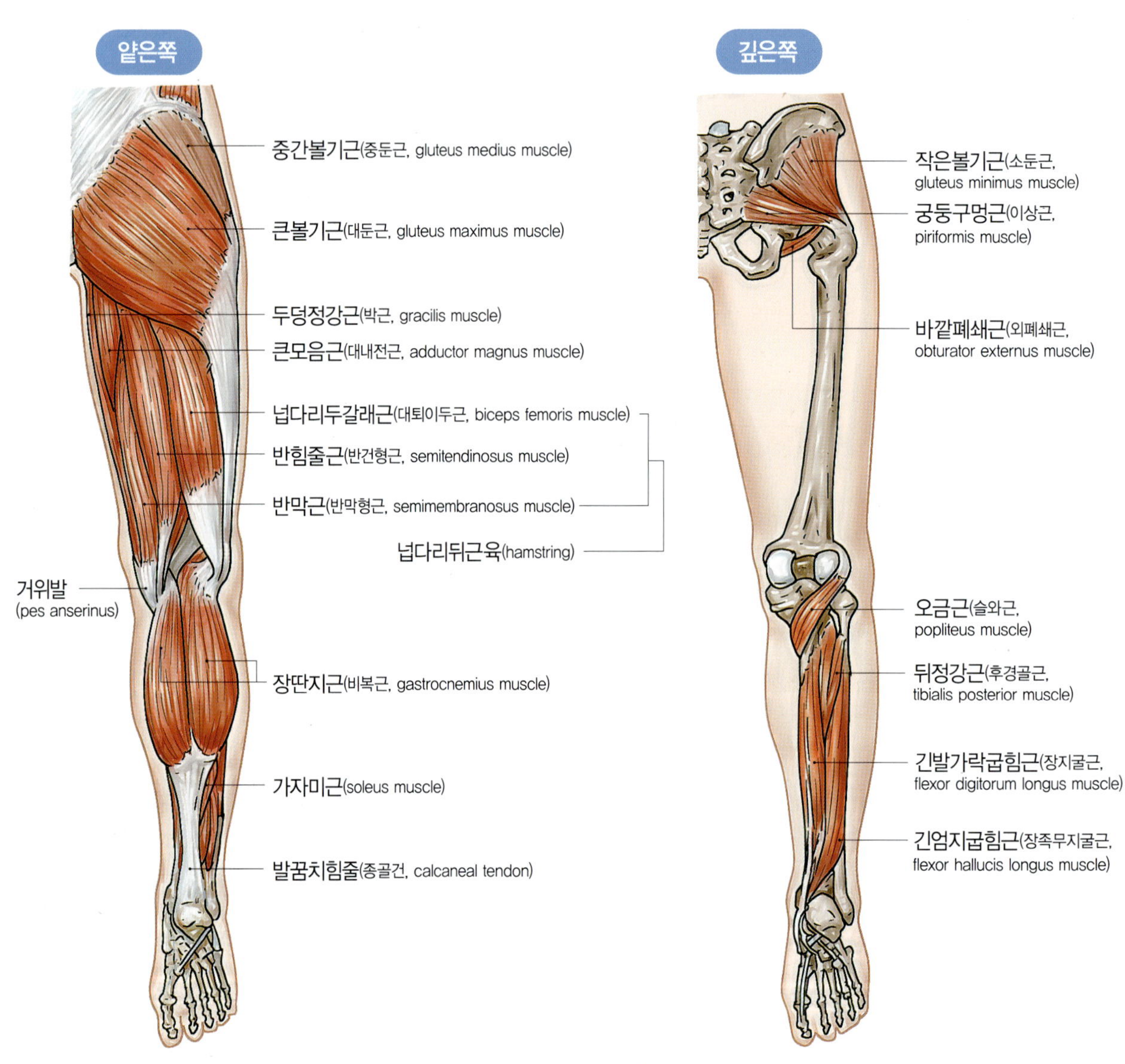

그림 5-26 다리의 근육(뒷면)

(1) 폄근 무리

폄근 무리에는 **앞정강근**(전경골근, tibialis anterior muscle), **긴엄지폄근**(장무지신근, extensor hallucis longus muscle), **긴발가락폄근**(장지신근, extensor digitorum longus muscle)이 있다. 이들 근육은 발을 등쪽으로 굽히거나 발가락을 편다. 폄근 무리는 모두 깊은종아리신경(심비골신경, deep peroneal nerve)의 지배를 받는다.

(2) 종아리근 무리

긴종아리근(장비골근, peroneus longus muscle)과 **짧은종아리근**(단비골근, peroneus brevis muscle)이 있다. 발을 가쪽으로 젖히는 가쪽번짐 기능이 있으며 얕은종아리신경(천비골신경, superficial peroneal nerve)의 지배를 받는다.

(3) 굽힘근 무리

종아리세갈래근(하퇴삼두근, triceps surae muscle), **장딴지빗근**(족척근, plantaris muscle), **오금근**(슬와근, popliteus muscle), **뒤정강근**(후경골근, tibialis posterior muscle), **긴엄지굽힘근**(장무지굴근, flexor hallucis longus muscle), **긴발가락굽힘근**(장지굴근, flexor digitorum longus muscle)이 있다.

① **종아리세갈래근**(하퇴삼두근, triceps surae muscle)은 **장딴지근**(비복근, gastrocnemius muscle)과 **가자미근**(soleus muscle)으로 이루어지며, 장딴지근은 안쪽갈래와 가쪽갈래 2개의 머리를 가지고 넙다리뼈 아래끝에서 시작되며, 가자미근은 정강뼈와 종아리뼈에서 시작된다.

두 근육은 종아리의 중앙에서 만나 발꿈치힘줄[종골건, calcaneal tendon; 라틴어로 tendo calcaneus; 아킬레스힘줄(아킬레스건, Achilles tendon)]이 되어 발꿈치뼈 뒷면에 붙는다. 이 근육은 발을 발바닥쪽으로 굽혀 발꿈치를 올리는 작용을 한다.

장딴지빗근(족척근, plantaris muscle)은 발꿈치힘줄로 연결되는 근육으로 종아리세갈래근의 약한 협력근으로 작용하나 임상적 의미는 크게 없다.

② **오금근**은 무릎관절을 구부린다. **뒤정강근**은 발을 안쪽번짐하고, **긴발가락굽힘근**과 **긴엄지굽힘근**은 발가락을 구부린다. 굽힘근 무리는 모두 정강신경(경골신경, tibial nerve)의 지배를 받는다.

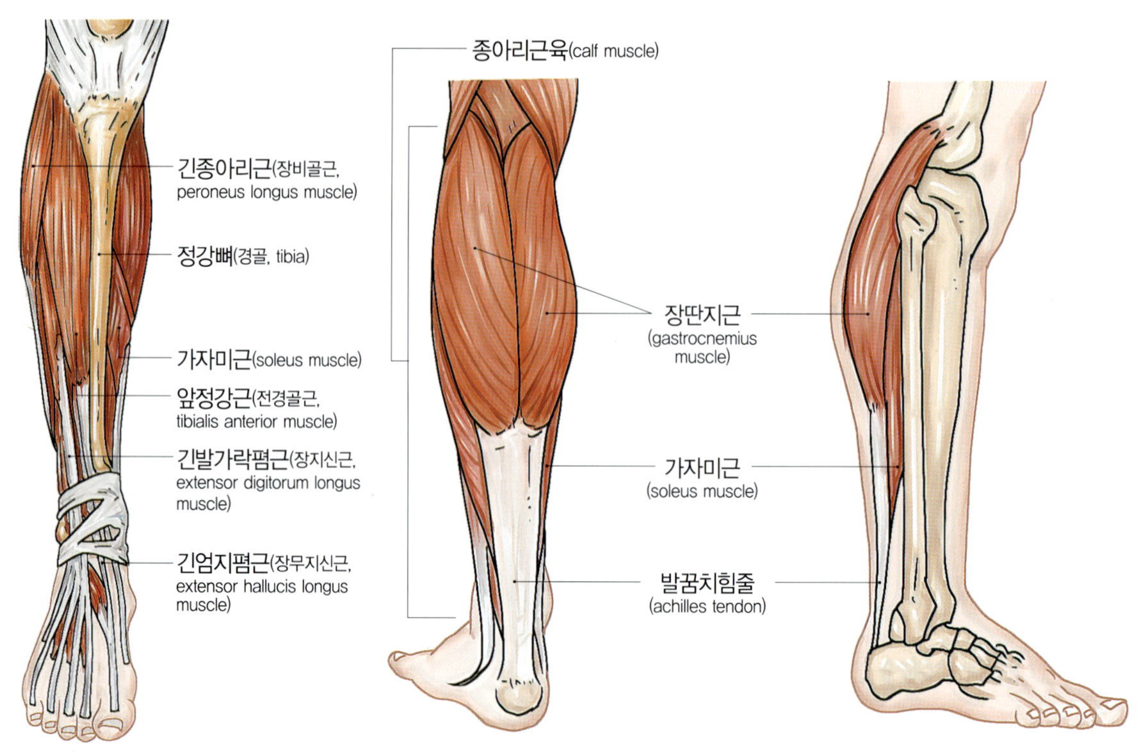

그림 5-27 종아리의 근육

표 5-15 종아리의 근육

근 육	기 능	이는곳	닿는곳	신경
앞정강근 (tibialis anterior)	발등굽힘, 안쪽번짐	정강뼈가쪽관절융기, 정강뼈가쪽모서리	첫째쐐기뼈(안쪽쐐기뼈) 첫째 발허리뼈	깊은종아리신경
긴엄지폄근 (extensor hallucis longus)	엄지발가락폄, 발등굽힘	종아리뼈앞쪽중간, 뼈사이막	엄지발가락 끝마디뼈	깊은종아리신경
긴발가락폄근 (extensor digitorum longus)	2~5째 발가락폄, 발등굽힘	정강뼈가쪽관절융기, 종아리뼈 몸통	2~5째 발가락 중간마디뼈와끝마디뼈	깊은종아리신경
긴종아리근 (peroneus longus; fibularis longus)	발바닥굽힘, 가쪽번짐	종아리뼈머리와 종아리뼈몸통	첫째 발허리뼈바닥과 안쪽쐐기뼈	얕은종아리신경
짧은종아리근 (peroneus brevis; fibularis brevis)	발바닥굽힘, 가쪽번짐	종아리뼈가쪽모서리	다섯째 발허리뼈바닥	얕은종아리신경
오금근 (popliteus)	종아리굽힘, 정강뼈안쪽돌림	넙다리뼈가쪽관절융기, 가쪽반달	정강뼈 위쪽 뒷면	정강신경
뒤정강근 (tibialis posterior)	안쪽번짐, 발바닥굽힘	정강뼈몸통, 종아리뼈몸통	발배뼈, 입방뼈, 쐐기뼈, 발꿈치의 목발받침돌기, 2~4째 발허리뼈	정강신경
긴엄지굽힘근 (flexor hallucis longus)	엄지발가락굽힘, 발바닥굽힘	종아리뼈아래 2/3, 뼈사이막	엄지발가락끝마디뼈	정강신경
긴발가락굽힘근 (flexor digitorum longus)	2~5째 발가락굽힘, 발바닥굽힘	정강뼈뒤안쪽면	2~5째 발가락 끝마디뼈	정강신경
장딴지근 (gastrocnemius)	발바닥굽힘, 무릎굽힘	가쪽갈래: 넙다리뼈 가쪽 관절융기 안쪽갈래: 넙다리뼈 오금면, 안쪽관절융기	발꿈치뼈	정강신경
가자미근 (soleus)	발바닥굽힘, 발목고정	종아리뼈머리뒷쪽, 정강뼈중간 1/3	발꿈치뼈	정강신경

4 | 발의 근육

발의 근육은 발등의 근육과 발바닥의 근육으로 나뉘며, 발바닥의 근육은 나아가 **엄지두덩근**(무지구근, thenar muscle), **새끼두덩근**(소지구근, hypothenar muscle) 및 **발목뼈중간근**(중족근, midtarsal muscle)으로 나눌 수 있다. 손의 근육과 매우 유사하지만, 발에서는 발등에 **짧은발가락폄근**(단지신근, extensor digitorum brevis muscle)이 있다는 점이며 그 밖에 **짧은발가락굽힘근**(단지굴근, flexor digitorum brevis muscle), **발바닥네모근**(족저방형근, quadratus plantae muscle)도 손에서는 볼 수 없는 근육들이다.

발에는 발가락을 움직이는 종아리 근육의 힘줄이 들어온다. 이들 힘줄은 발등에 있는 위아래의 **폄근지지띠**(신근지대, extensor retinaculum)나 뒤쪽 안에 있는 **굽힘근지지띠**(굴근지대, flexor retinaculum) 등에 의해 보정된다. 종아리에서 발가락에 이르는 폄근(extensor muscle)이나 굽힘근(굴근, flexor muscle)의 힘줄이 지지띠(지대, retinaculum)를 지나는 곳에는 힘줄집(건초, tendon sheath)이 있어 마찰을 줄여준다. 또, 손과 마찬가지로 발에도 발목뼈나 발허리뼈에서 시작하여 발가락뼈에 이르는 근육 무리가 있다.

발바닥에는 안쪽복사와 발꿈치뼈 사이의 굽힘근지지띠 아래를 지나 들어오는 긴발가락굽힘근의 힘줄이 있고, 발꿈치뼈에서 시작하여 둘째에서 다섯째발가락에 이르는 짧은발가락굽힘근도 있다.

발등의 근육은 폄근에 속하며, 깊은종아리신경의 지배를 받는다. 한편, 발바닥의 근육은 굽힘근으로 안쪽·가쪽 발바닥신경(족저신경, plantar nerve)의 지배를 받는다.

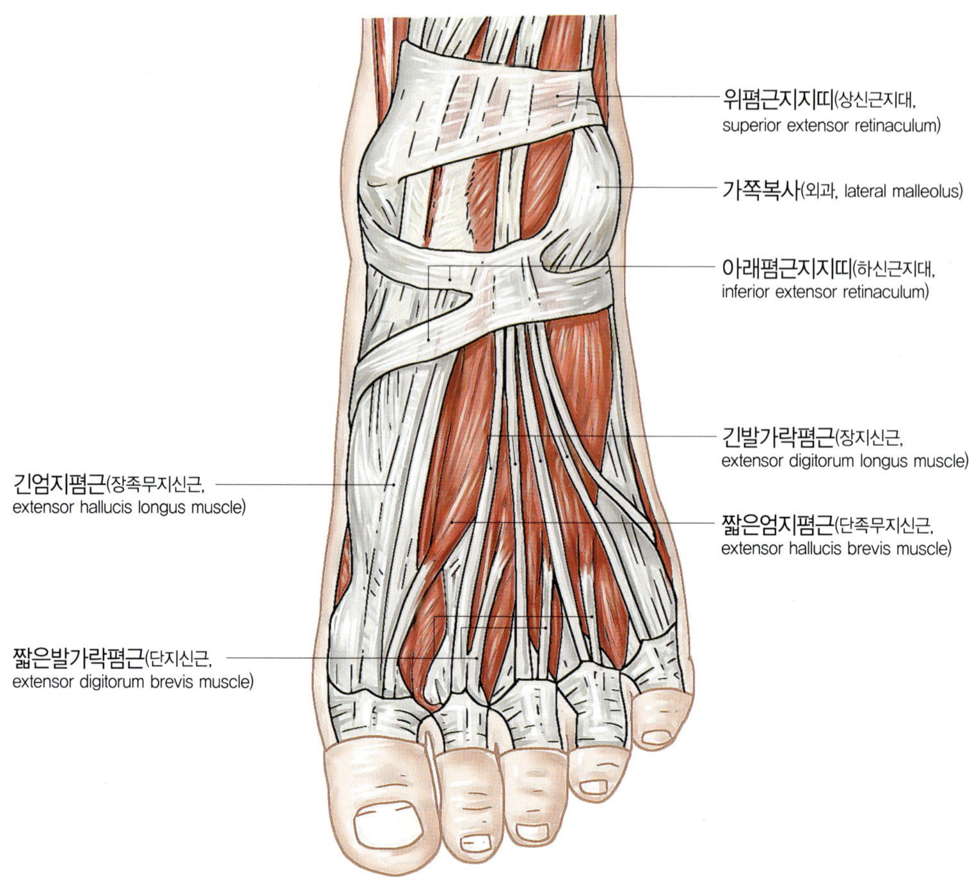

그림 5-28 발의 근육과 힘줄(왼발)

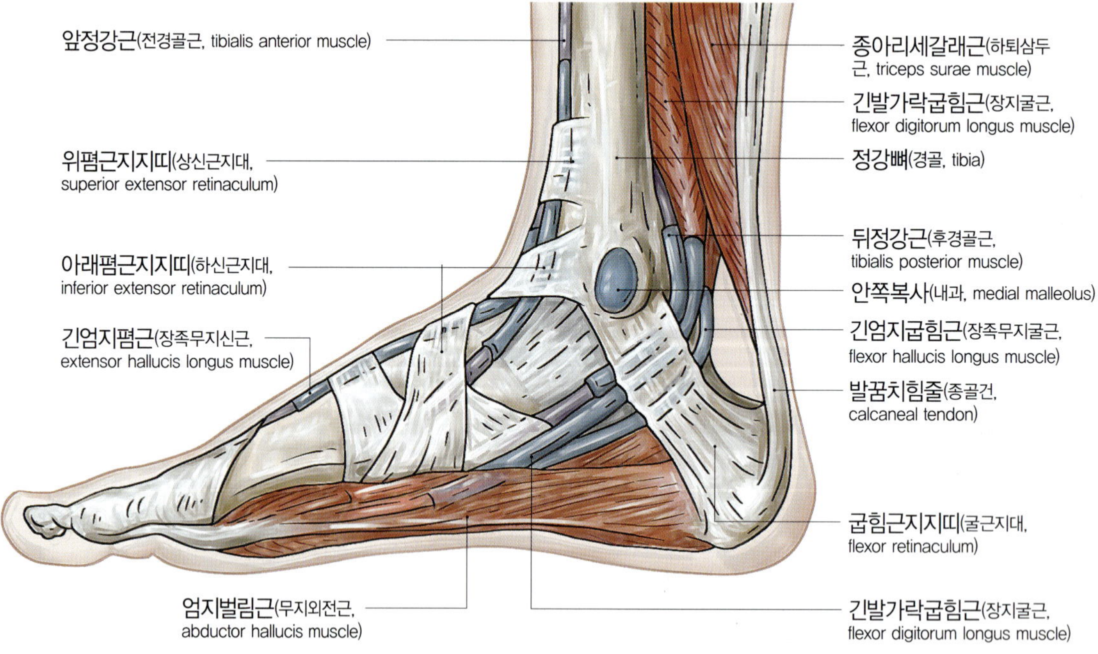

그림 5-29 발의 근육과 힘줄(오른발 안쪽)

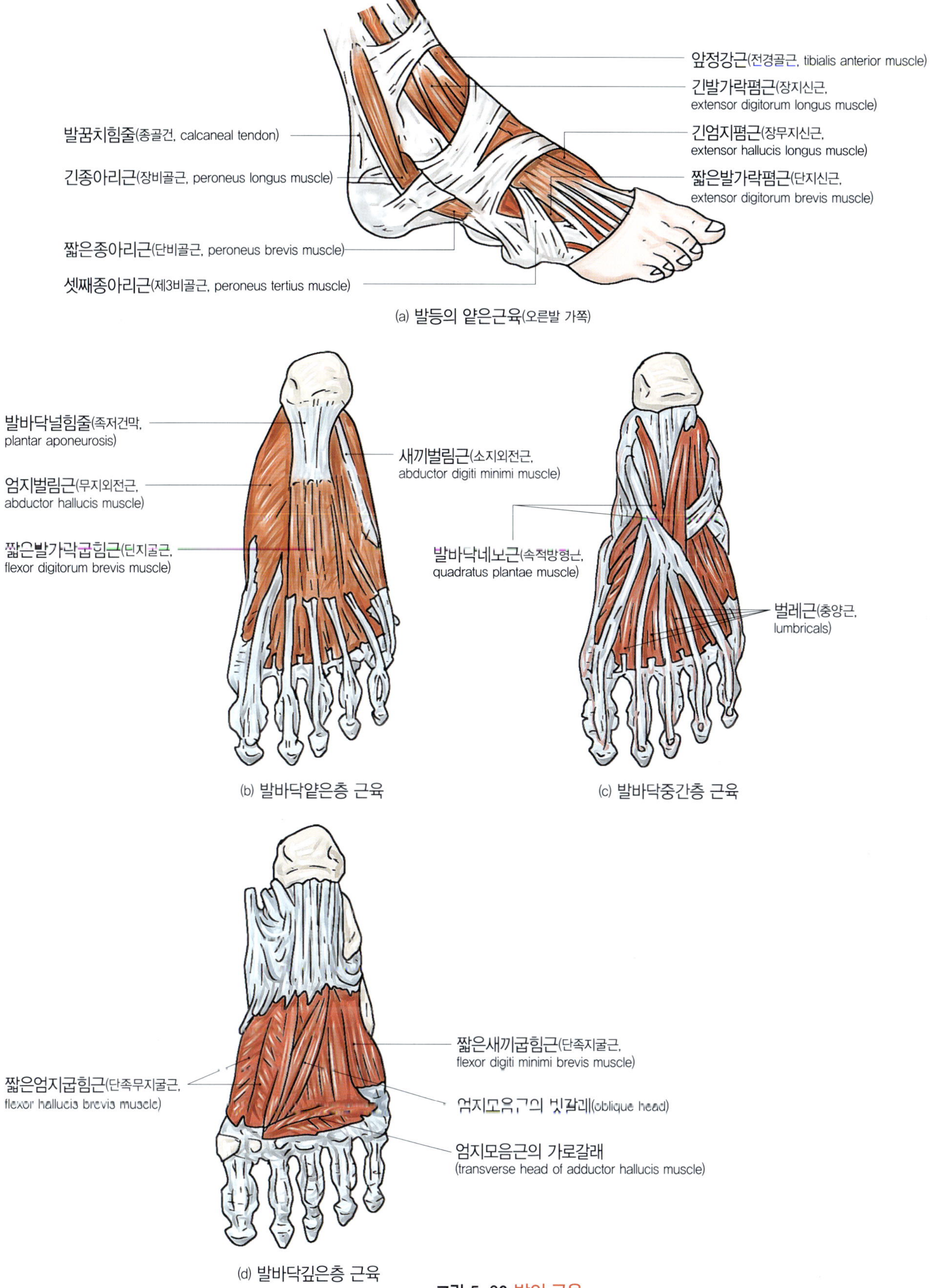

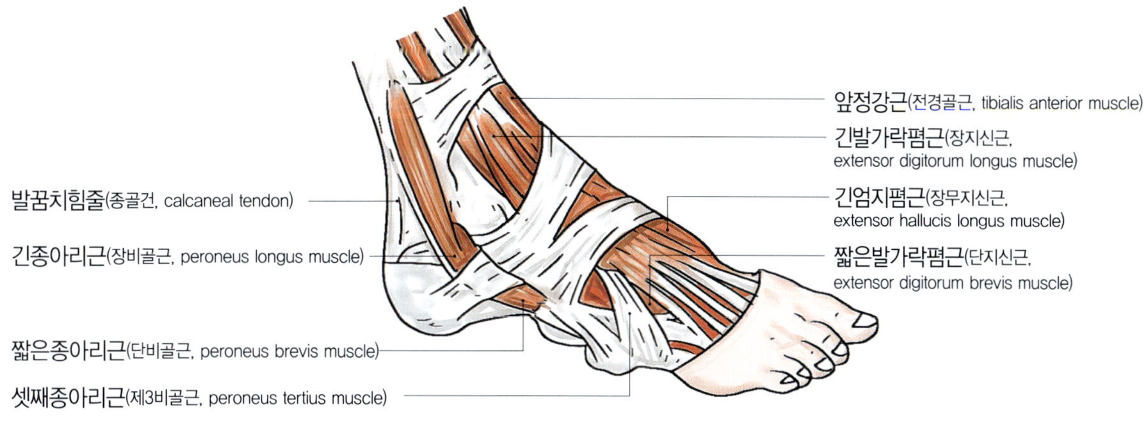

앞정강근(전경골근, tibialis anterior muscle)
긴발가락폄근(장지신근, extensor digitorum longus muscle)
발꿈치힘줄(종골건, calcaneal tendon)
긴엄지폄근(장무지신근, extensor hallucis longus muscle)
긴종아리근(장비골근, peroneus longus muscle)
짧은발가락폄근(단지신근, extensor digitorum brevis muscle)
짧은종아리근(단비골근, peroneus brevis muscle)
셋째종아리근(제3비골근, peroneus tertius muscle)
(a) 발등의 얕은근육(오른발 가쪽)
발바닥널힘줄(족저건막, plantar aponeurosis)
새끼벌림근(소지외전근, abductor digiti minimi muscle)
엄지벌림근(무지외전근, abductor hallucis muscle)
발바닥네모근(족척방형근, quadratus plantae muscle)
짧은발가락굽힘근(단지굴근, flexor digitorum brevis muscle)
벌레근(충양근, lumbricals)
(b) 발바닥얕은층 근육
(c) 발바닥중간층 근육
짧은새끼굽힘근(단족지굴근, flexor digiti minimi brevis muscle)
짧은엄지굽힘근(단족무지굴근, flexor hallucis brevis muscle)
엄지모음근의 빗갈래(oblique head)
엄지모음근의 가로갈래 (transverse head of adductor hallucis muscle)
(d) 발바닥깊은층 근육

그림 5-30 발의 근육

표 5-16 발의 근육

근 육	기 능	이는곳	닿는곳	신경
짧은발가락폄근 (extensor digitorum brevis)	긴발가락폄근이 안쪽 4개의 발가락을 펴는데 도움	발꿈치뼈, 아래폄근지지띠	2~4째발가락의 긴폄근힘줄	깊은종아리신경
짧은발가락굽힘근 (flexor digitorum brevis)	2~5째발가락 굽힘, 발의 활 지지	발꿈치뼈, 발바닥널힘줄	2~5째발가락 중간마디뼈	안쪽발바닥신경
새끼벌림근 (abductor digiti minimi)	새끼발가락벌림과 굽힘, 발의 활 지지	발꿈치뼈, 발바닥널힘줄	새끼발가락 첫마디뼈	가쪽발바닥신경
엄지벌림근 (abductor hallucis)	엄지발가락벌림, 굽힘, 발의 활 지지	발꿈치뼈, 발바닥널힘줄	엄지발가락 첫마디뼈	안쪽발바닥신경
발바닥네모근 (quadratus plantae)	2~5째발가락 굽힘, 발의 활 지지	발꿈치뼈	긴발가락 굽힘근힘줄	가쪽발바닥신경
벌레근 (lumbrical)	2~5째 발가락 첫마디뼈 굽히고, 중간마디뼈와 끝마디뼈 폄	긴발가락 굽힘근힘줄	2~5째발가락 위에 있는 폄근널힘줄	가쪽 3개: 가쪽 발바닥신경 안쪽 1개: 안쪽 발바닥신경
짧은새끼굽힘근 (flexor digiti minimi brevis)	새끼발가락 굽힘	새끼발가락 발허리뼈	새끼발가락 첫마디뼈	가쪽발바닥신경
짧은엄지굽힘근 (flexor hallucis brevis)	엄지발가락 첫마디뼈 굽힘	입방뼈, 가쪽쐐기뼈	엄지발가락 첫마디뼈	안쪽발바닥신경
엄지모음근 (adductor hallucis)	엄지발가락 모음	빗갈래: 2~4째 발허리뼈 가로갈래: 발허리발가락 관절의 바닥쪽인대	엄지발가락 첫마디뼈	가쪽발바닥신경
등쪽뼈사이근 (dorsal interosseous)	2~4째발가락 벌림, 발허리발가락관절 굽힘	1~5째발허리뼈의 몸통면	둘째발가락 첫마디뼈 안쪽면, 2~4째발가락뼈 첫마디뼈 가쪽면	가쪽발바닥신경
바닥쪽뼈사이근 (plantar interosseous)	3~5째발가락 모음, 발허리발가락관절 굽힘	3~5째 발허리뼈바닥 안쪽면	3~5째 발가락 첫마디뼈	가쪽발바닥신경

MEMO

PART

III

생명유지기관

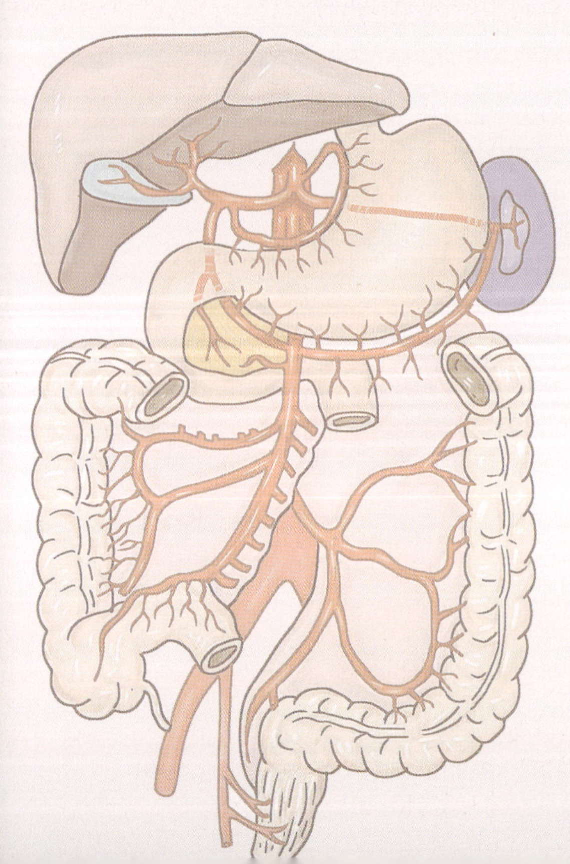

CHAPTER

순환계통

1. 혈액
2. 심장
3. 혈관
4. 림프계

학습목표

- ▶ 순환기관의 구조와 기능을 이해한다.
- ▶ 심장의 구조와 순환에 대하여 설명한다.
- ▶ 인체 각 조직의 순환의 형태에 대하여 설명한다.
- ▶ 동맥과 정맥의 혈관에 대하여 설명한다.
- ▶ 림프조직에 대하여 설명한다.

1. 혈액

순환계통(circulatory system)은 혈액 및 림프가 순환되는 기관을 통틀어 말한다. 혈액을 순환시키는 기관에는 혈액을 온 몸으로 박출시키는 심장, 박출된 혈액을 온 몸의 기관이나 장기로 보내는 혈관(동맥, 정맥)이 있다. 이 장에서는 각각의 기본적인 형태와 구조 그리고 기능들에 대해서 살펴보기로 한다.

1 | 혈액의 성분

혈액은 심장의 박동에 의해 동맥, 모세혈관, 정맥을 통하여 순환하며 산소와 영양분 그리고 노폐물을 운반하는 일을 한다. 우리 몸은 수많은 세포로 이루어져 있는데, 이 세포들은 각자 맡은 역할을 충실히 수행하기 위하여 산소와 영양분을 필요로 한다. 혈액은 허파(폐)에서 산소를 공급받아 이를 필요로 하는 세포로 전달하고 위장관에서 흡수한 영양 물질들을 세포로 운반해주는 중요한 역할을 한다. 그리고 혈액은 세포의 노폐물을 콩팥(신장)으로 운반하여 제거하도록 하는 일도 하고 있다. 혈액은 또한 우리 몸에 침입한 세균 및 바이러스 등에 대항하여 싸울 수 있는 성분인 백혈구와 항체 등을 가지고 있어 우리 몸이 세균 감염 등의 질병으로부터 보호받을 수 있도록 하는 아주 중요한 역할도 하고 있다.

혈액은 액체성분인 **혈장**(plasma)과 유형성분인 **혈액세포**(혈구, hemocyte; blood cells)로 구성되어 있다. 혈장은 전체 혈액의 55~60%를, 혈액세포는 40~45%를 차지하고 있다. 혈장의 91%는 수분으로, 그 외에는 약 1%의 전해질과 약 8%의 유기물을 함유한다. 혈장에 있는 혈장단백질(plasma protein)은 영양소 등 산소 이외의 물질을 운반하거나 출혈 시에 혈액응고를 일으킨다. 혈장에서 응고성분(섬유소)을 제거한 것을 **혈청**(serum)이라고 한다.

혈구들은 골수의 조혈모세포로부터 적혈구, 백혈구 그리고 혈소판으로 분화되어 만들어진다. 혈액 1방울을 채취하여 현미경으로 관찰하면 담황색 액체 안에 많이 떠있는 세포가 혈액세포이다. 혈액세포는 크게 **적혈구**(erythrocyte; red blood cell), **백혈구**(leukocyte; white blood cell), **혈소판**(platelet)의 3종류로 나뉘며, 이 중에서 가장 무겁고 가장 많은 것이 적혈구이다.

2 | 혈청과 혈장

혈액을 시험관에 채취해 잠시 방치해 두면 젤리처럼 굳는데, 이 젤리와 같은 혈액 덩어리를 피덩이(피떡, blood clot)라고 한다. 피덩이는 혈액응고반응이 일어나 굳은 것이다. 시간이 더 지나면 혈액응고성분 단백질과 세포들이 더 응축하여 엉기면서 피덩이에서 투명한 액체(황색)가 분리되어 나온다. 이 액체를 **혈청**(serum)이라고 한다. 한편, 혈액응고억제제를 사용하여 응고가 일어나지 않도록 처리한 혈액을 원심분리하면 혈액은 액체성분과 유형(세포)성분으로 나뉘는데, 이 때의 액체성분을 **혈장**(plasma)이라고 한다. 혈장에는 혈액응고인자인 섬유소원(피브리노겐, fibrinogen)이 함유되어 있다.

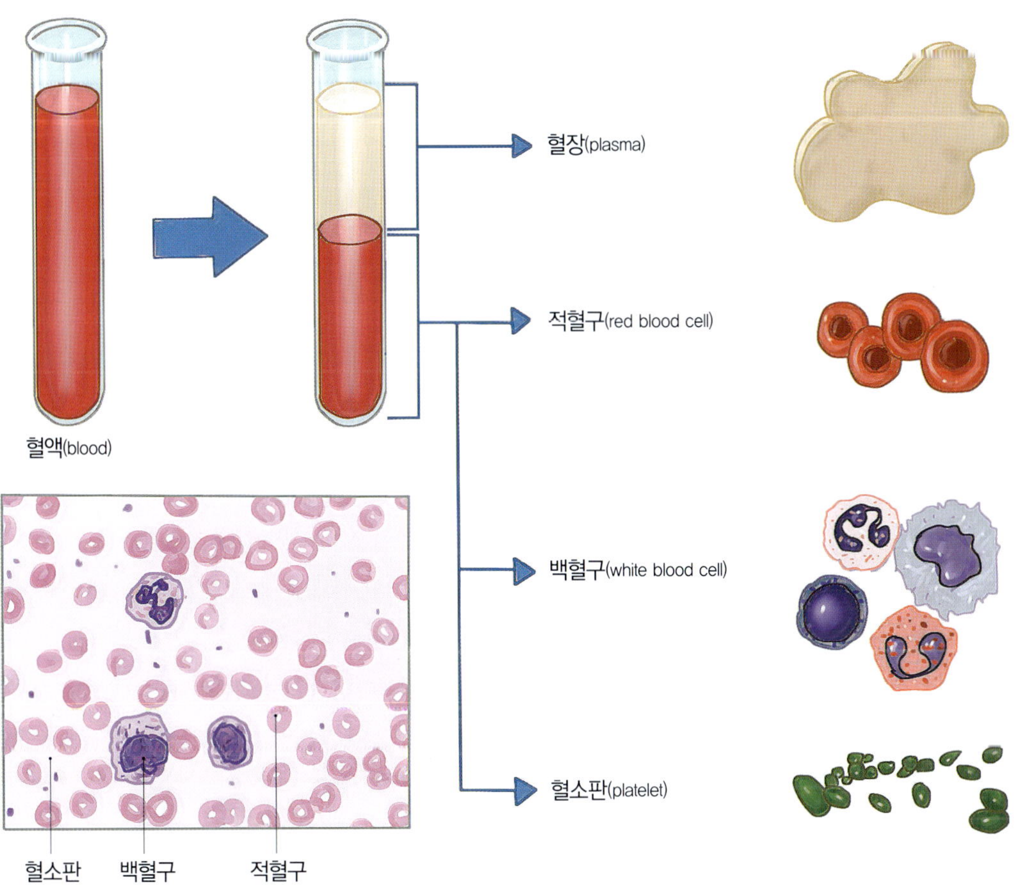

그림 6-1 혈액의 구성성분

3 | 혈구의 역할과 형성

혈구(대부분은 적혈구)가 혈액 중에 차지하는 용적 비율(%)을 헤마토크리트(적혈구용적률, hematocrit; HCT)치라고 한다. 정상의 HCT치는 남성이 40~50%, 여성이 35~45%이다. 100%에서 HCT치를 뺀 것을 혈장량으로 볼 수 있다.

혈구는 골수에 있는 미분화 줄기세포(stem cell)에서 만들어진다. 동일한 줄기세포에서 적혈구계, 백혈구계, 혈소판계 각 혈구의 선조세포가 분열하거나 분화하여 성숙형 혈구가 되어 혈액 안으로 나간다. 3종류의 혈구는 같은 줄기세포에서 만들어지나, 각각의 혈구가 만들어질 때 관여하는 호르몬은 다르다. 적혈구에는 콩팥에서 생산되는 에리트로포이에틴(적혈구형성인자, erythropoietin)이 관여하지만, 백혈구가 생산될 때는 다른 호르몬이 관여한다.

혈구형성(조혈, hemopoiesis)은 골수에서 이루어지는데, 긴뼈(장골, long bone)보다 납작뼈(편평골, flat bone 복장뼈나 골반의 엉덩뼈 등)에서 활발하다. 혈구형성이 활발한 골수는 적색(적색골수, red marrow)으로 보이지만, 혈구형성이 이루어지지 않는 골수는 황색(황색골수, yellow marrow)으로 보인다. 이는 골수가 지방으로 치환되기 때문이며, 노화와 함께 적색골수의 비율은 감소한다. 혈구형성은 성인의 경우 보통 골수에서만 이루어지나, 태아의 경우 이자나 간에서도 이루어진다.

혈구형성줄기세포(조혈줄기세포)는 골수(bone marrow)에 함유되어 있으나 최근 탯줄혈액(제대혈, umbilical cord blood)에도 골수와 비슷하게 풍부하게 존재하는 사실이 밝혀져 골수이식의 줄기세포원으로서 주목을 받고 있다. 조혈줄기세포는 말초혈액에도 매우 미량이지만 함유되어 있다.

(1) 적혈구

① 적혈구의 형태

적혈구(erythrocyte)는 지름 7~8μm이며, 중앙이 움푹 파인 원반 모양의 세포로, 핵이 없다. 중앙의 움푹 파인 부분에 의해 표면적을 넓혀 산소교환에 좋을 뿐만 아니라 변형성이 높아 적혈구보다 지름이 작은 모세혈관도 통과할 수 있다. 말초혈액의 적혈구 수는 성인 남성의 경우 약 500만/μL, 성인 여성의 경우 약 450만/μL이다. 조직의 산소분압(산소장력, oxygen tension)이 저하하면 콩팥에서 에리트로포이에틴(적혈구형성인자, erythropoietin)이 생산, 방출되어 골수의 줄기세포에서 적혈구모세포(적모구, erythroblast)의 분비를 촉진한다. 적혈구모세포가 성숙하면 핵이 제거되고 적혈구가 되어 혈액으로 나간다.

적혈구에는 미토콘드리아가 없어 적혈구의 활동에너지는 해당계(glycolysis system)에서 얻고 있다. 적혈구는 핵이 없기 때문에 분열할 수 없고 수명이 다되면 지라(비장, spleen)나 간에서 파괴된다(하루에 2,000억 개의 적혈구가 생산되고 같은 수의 적혈구가 파괴된다). 적혈구의 수명은 약 120일이다. 따라서 항상 새로운 적혈구를 보충해야 하며 골수에서는 쉬지 않고 조혈줄기세포의 분열이 반복된다.

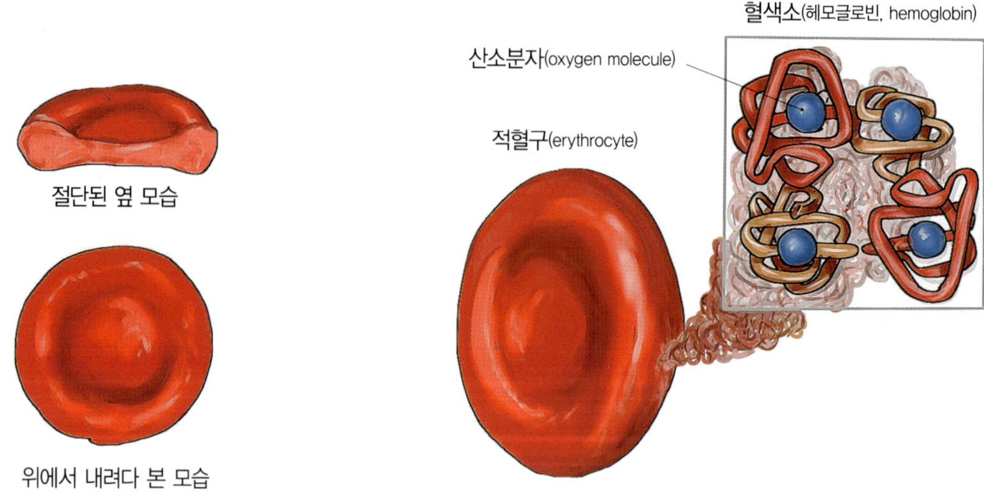

그림 6-2 적혈구와 혈색소의 구조

② 적혈구의 기능

적혈구의 가장 중요한 역할은 산소 운반이다. 혈장도 미량의 산소를 운반하지만, 적혈구는 혈장 약 70배의 산소를 운반할 수 있다. 적혈구는 우리 몸 안에서 산소(O_2)를 필요로 하는 모든 세포들에게로 산소를 운반해 주는 아주 중요한 일을 하고 있다. 적혈구 안에는 헤모글로빈(hemoglobin)이라고 하는 철 성분을 가지고 있는 분자들이 들어 있다. 적혈구 한 개당 약 3백만 개 정도의 많은 헤모글로빈이 들어 있다. 이들이 허파에서 공기중의 산소를 받아 운반해 준다. 산소와 결합된 헤모글로빈은 **산소헤모글로빈**(산소혈색소, oxyhemoglobin)이라고 하는데 이들은 밝은 붉은 색을 띤다. 옥시헤모글로빈을 가지고 있는 적혈구가 동맥을 통해 각 조직의 세포들로 가서 산소를 전해 주고 대신 세포의 노폐물 중 하나인 이산화탄소(CO_2)를 받아 온다. 이산화탄소를 받으면 적혈구 안의 헤모글로빈은 **카복시헤모글로빈**(carboxyhemoglobin)으로 변하고 색깔도 검붉게 된다. 정맥을 도는 피의 색깔이 검붉은 이유는 바로 이 때문이다.

③ 혈색소(hemoglobin, Hb)의 기능

적혈구의 성분은 대부분 수분과 헤모글로빈이다. 산소운반은 거의 헤모글로빈의 기능에 따른다. 헤모글로빈은 철을 함유하는 헴(붉은 색소, heme)과 글로빈(globin)이라는 단백질로 구성된다. 헤모글로빈 1분자에 헴이 4개 들어 있다.

적혈구가 파괴되면 헤모글로빈은 헴과 글로빈으로 분해되고 헴은 빌리루빈(bilirubin)과 철(iron)로 나뉜다. 철은 다음의 헤모글로빈 합성에 재이용되고 글로빈도 아미노산으로 분해되어 재이용되지만, 빌리루빈은 간에서 쓸개관을 지나 작은창자로 나온다. 헤모글로빈은 산소(O_2)와 결합하는 성질을 가지고 있다. 1g의 헤모글로빈은 약 1.34mL의 O_2와 결합할 수 있는데, O_2와 결합하면 선홍색이 되고 O_2와 결합하지 않으면 암적색이 된다. O_2와 결합한 헤모글로빈을 산소헤모글로빈(산소혈색소, oxyhemoglobin), O_2와 결합하지 않은 헤모글로빈을 데옥시헤모글로빈(탈산소혈색소, deoxyhemoglobin) 또는 환원헤모글로빈(reduced hemoglobin)이라고 한다(deoxyhemoglobin + $O_2 \rightleftarrows$ oxyhemoglobin).

헤모글로빈이 O_2와 결합하여 산소헤모글로빈이 되는 비율은 산소분압(산소장력, oxygen tension)이 높을수록 많고 낮을수록 적다. 허파꽈리(폐포, alveoli) 안은 산소분압이 높으므로 혈액이 지나면서 적혈구 내의 헤모글로빈이 O_2를 받아 들어 동맥혈(arterial blood)이 된다. 동맥혈은 95%가 산소헤모글로빈이다. 이에 반해 조직의 산소분압은 낮으므로 O_2를 내보내어 정맥혈(venous blood)이 된다(조직에 O_2를 공급한 후의 혈액). 정맥혈의 25%는 데옥시헤모글로빈이므로 산소헤모글로빈은 75%가 된다. 허파를 통과한 동맥혈이 선홍색을, 정맥혈이 암적색을 띠는 까닭이다.

(3) 백혈구

① 백혈구의 형태

백혈구(leukocyte, white blood cell; WBC)에는 **호중구**(neutrophil), **호산구**(eosinophil), **호염기구**(basophil), **단핵구**(monocyte), **림프구**(lymphocyte)의 5종류가 있다. 이 가운데 호중구, 호산구, 호염기구를 과립백혈구(granulocyte)라고 하고, 림프구와 단핵구를 무과립백혈구(agranulocyte)라고 한다.

백혈구 중에서 가장 많은 것은 호중구이고, 다음이 림프구이다. 따라서 과립백혈구나 다형핵백혈구(polymorphonuclear leukocyte)라고하면 호중구를, 무과립성백혈구라고 하면 림프구를 가리키는 경우도 많다.

질환에 따라 백혈구의 수나 분획(유형, type)은 변한다. 따라서 백혈구 수나 분획을 조사하면 진단의 실마리가 된다. 일반적으로 세균에 감염되면 호중구가, 바이러스에 감염되면 림프구가, 알레르기질환이나 기생충질환에 걸리면 호산구가 증가한다. 체내에는 백혈구의 저장장소가 있어 필요에 따라 혈액 중으로 동원된다. 백혈구는 목적지를 향해 자발적으로 이동할 수 있다. 신체 상황에 따라 백혈구수는 변동하는데, 성인은 3,000/μL 이하 혹은 10,000/μL 이상이 비정상이다. 소아는 백혈구 수가 많아 신생아가 17,000/μL 정도, 유아가 13,000/μL 정도이다.

백혈구도 골수의 줄기세포에서 만들어진다. 과립구, 단핵구, 림프구의 미숙한 세포를 각각 골수세포(골수구, myelocyte), 단핵모세포(단핵모구, monoblast), 림프모세포(림프모구, lymphoblast)라고 하며 골수세포의 더 미숙한 단계를 골수모세포(골수모구, myeloblast)라고 한다.

표 6-1 백혈구의 구성

백혈구의 종류		분포(%)	기능
과립성 백혈구	호산구	1~4	알레르기반응, 기생충감염 및 만성염증에 작용
	호중구	50~70	식균 작용
	호염기구	0.1~0.8	알레르기 반응, 만성염증에 작용
무과립성 백혈구	단핵구	2~8	식균 작용
	림프구	20~40	항체 형성

② 백혈구의 기능

백혈구의 역할은 면역 반응으로, 체외에서 침입한 세균류나 암세포 등으로부터 생체를 방어한다. 백혈구의 기능은 **호중구**는 큰포식세포(대식세포, macrophage)와 함께 체내에 침입한 세균을 공격하여 탐식한다. 이를 포식작용(phagocytosis)이라고 한다. 호중구는 변형하면서 혈관벽을 자유롭게 통과할 수 있다. 호중구나 큰포식세포는 특정 화학물질에 대해 화학물질쏠림성(화학주성, chemotaxis)을 나타내며 다가오거나 도망가거나 한다. 호중구는 효소를 분비하여 혈관벽 일부를 녹이고 다시 복구시키는 기능을 가지고 있다. 따라서 감염원이 있는 곳은 어디라도 도달할 수 있다.

호산구와 **호염기구**는 알레르기반응(allergic reaction)에 관여한다. 호염기구는 알레르기를 일으키고 호산구는 알레르기를 억제한다.

단핵구는 백혈구의 약 5%를 차지하며 호중구에 이어서 활발한 탐식작용을 한다. 단핵구가 혈관 밖으로 나오면 조직 내 큰포식세포가 되어 세균이나 불필요해진 세포를 탐식한다.

림프구는 면역반응에서 중심적 역할을 담당하고 있다. 림프구에는 B세포와 T세포가 있다.

B세포는 적색골수(red marrow)에서 생산되어 방출되며, T세포의 미숙한 세포는 적색골수에서 생산되나 미숙한 채로 혈액 중에 방출되어 가슴샘이나 림프조직으로 가서 그곳에서 성숙하여 다시 혈액으로 방출된다. 과립구의 수명은 3~15일로 적혈구보다 짧다. 다른 백혈구에 대해서는 그 기능이 밝혀지지 않았다.

(4) 혈소판(platelets)

① 혈소판의 형태

혈소판은 골수에서 거대핵세포(거핵구, megakaryocyte 줄기세포에서 분화한 세포)의 세포질 일부가 많은 조각으로 떨어져서 혈액 속으로 들어온 것이다. 혈소판은 혈구 중에서 크기가 가장 작다. 혈소판은 지름 약 3μm의 가장 작은 혈액세포로 핵이 없다. 혈소판은 혈액 1μL 중에는 약 20~40만 개가 있으며 5만/μL 이하가 되면 지혈장애(혈액응고장애, hemostatic disorder)가 일어난다. 수명은 약 10일이다.

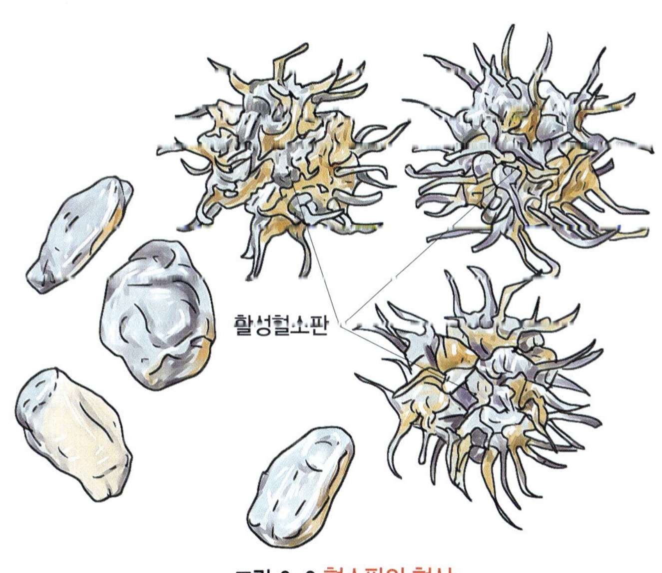

그림 6-3 혈소판의 형상

② 혈소판의 기능

혈소판은 혈액을 응고시키는 역할을 한다. 상처가 났을 때 혈소판은 손상된 혈관 벽에 붙고(adhesion) 또 혈소판끼리 서로 엉겨 붙으며(aggregation) 혈액응고를 일으켜 피를 멎게 해준다. 혈소판도 골수에서 만들어 지는데 골수에 병이 생겨 혈소판을 잘 만들어 내지 못하게 되면 혈소판 감소증이 유발되어 심한 출혈로 고생할 수 있다. 이런 환자에게는 농축혈소판 또는 성분채집 혈소판을 수혈하여야 한다.

혈소판의 혈소판응집에 의한 지혈작용을 보면, 혈관이 상처를 입어 출혈이 일어나면 첫째, 손상혈관 수축이 일어나고 둘째, 손상부위로 혈소판응집에 의한 혈전형성이 되고 셋째, 혈액응고가 일어나 지혈작용이 된다.

2. 심장

1 | 심장의 순환

인체를 구성하는 기본단위인 세포가 정상적인 기능과 역할을 수행하기 위해서는 세포에 필요한 산소와 영양소를 공급하고 이산화탄소와 노폐물 등을 회수할 필요가 있다. 이처럼 물질을 운반하거나 온몸의 세포 환경이 같아지도록 유지하는 것이 혈액이 맡은 중요한 역할이다. 이 혈액 및 림프액을 몸 안 조직에 공급하기 위한 기관계를 통틀어 순환계통(circulatory system)이라고 한다.

혈액은 산소나 이산화탄소, 대사산물, 열, 호르몬 등을 운반하는 역할을 하며, 혈관이라는 통로를 통해 심장의 펌프작용의 영향으로 전신으로 흐른다. 림프액은 림프관을 통해 흐른다.

혈액의 순환회로는 크게 2계통(온몸순환과 허파순환)으로 구분된다.

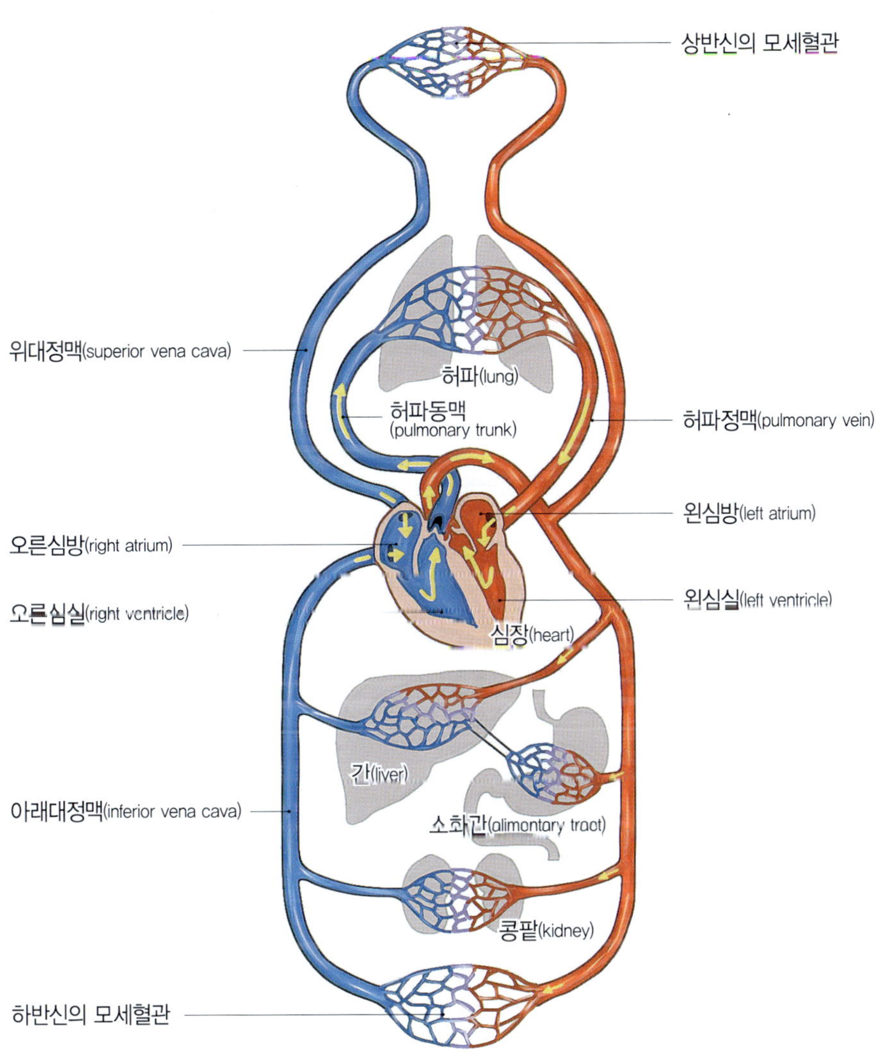

그림 6-4 전신의 혈액순환

(1) 온몸순환(체순환, systemic circulation)

온몸순환은 온몸에 혈액을 공급하는 왼심실(좌심실, left ventricle)에서 오른심방(우심방, right atrium)까지의 회로이다. 온몸순환의 경로는 왼심실 → 동맥 → 세동맥 → 모세혈관 → 세정맥 →정맥 → 오른심방으로, 왼심실에서 동맥혈을 온몸의 조직에 내보내고 정맥혈을 심장의 오른심방으로 되돌리는 경로이다. 모세혈관은 물질교환을 하는 장소이며, 이곳에서 조직에 산소나 영양소를 건네고 이산화탄소나 대사산물(노폐물)을 받는다. 대순환이라고도 하며 순환시간은 50~60초이다.

(2) 허파순환(폐순환, pulmonary circulation)

허파순환의 경로는 오른심실 → 허파동맥 → 허파 → 허파정맥 → 왼심방이다. 오른심실에서 정맥혈을 허파로 내보내고 동맥혈이 되어 왼심방으로 들어오는 회로이다. 허파로 이산화탄소를 배출하고 대신 산소를 받아들이므로 소순환이라고도 한다. 순환시간은 약 4초이다. 허파동맥에는 탈산소화된(산소가 결핍된) 혈액이 흐르며 허파정맥에는 산소화된(산소가 풍부한) 혈액이 흐른다.

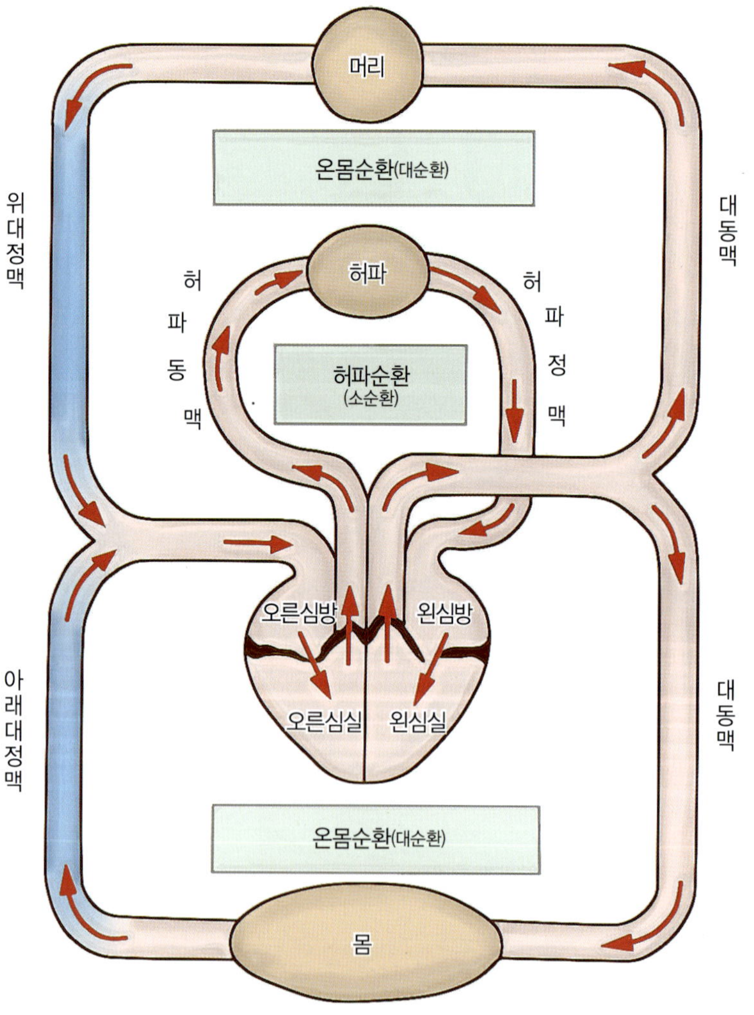

그림 6-5 온몸순환과 허파순환

2 | 심장의 구조와 특성

(1) 심장의 구조

심장은 가슴 중앙에서 다소 왼쪽으로 치우쳐 있고 가슴안에서 좌우 허파사이, 가로막(횡격막, diaphragma) 위에 있고 중간세로칸(middle mediastinum)에 위치하는 장기로, 혈액을 온몸에 내보내는 펌프기능을 하고 있다. 심장은 이른바 심장근육(심근, myocardium)의 주머니로, 그 크기는 주먹 크기, 무게는 체중의 약 1/200이나. 사람의 심장은 심방사이막(심방중격, interatrial septum), 심실사이막(심실중격, interventricular septum)에 의해 좌우로 구분되며, 좌우의 심장은 판막(valve)에 의해 심방과 심실로 구분된다. 심장은 왼쪽에 왼심방(좌심방, left atrium)과 왼심실(좌심실, left ventricle)이 있으며, 오른쪽에 오른심방(우심방, right atrium)과 오른심실(우심실, right ventricle)의 2가지 펌프가 합체한 구조를 하고 있다. 왼쪽 심장은 온몸에 혈액을 공급하는 온몸순환(체순환, systemic circulation)을 담당하고 있으며, 오른쪽 심장은 허파에 혈액을 공급하는 허파순환(폐순환, pulmonary circulation)을 담당하고 있다. 왼쪽 심장이 더 넓은 영역을 담당해야 하고 더 높은 동맥압을 극복하여 혈액을 보내야 하기 때문에 오른쪽 심장보다 크다. 또한, 심방보다 심실의 벽이 두껍다. 즉 압력이 높은 곳일수록 심장벽은 두껍게 되어 있다.

심장의 기능은 펌프작용이며, 심장근육수축에 의해 혈액을 동맥으로 밀어내고, 심상근육이완에 의해 정맥을 통해 혈액을 받아들인다.

심장은 아래의 뾰족한 부분을 심장꼭대기(심첨, apex of heart)라고 하고 위 부분을 심장바닥(심저, base of heart)이라고 한다. 심장의 세로방향 축을 심장축(axis of heart)이라고 하는데, 심장바닥의 중심과 심장꼭대기를 연결하는 선이 뒤쪽 위오른쪽에서 앞쪽 아래왼쪽으로 주행하고 있다.

심장을 앞가슴벽에서 투영하면 위쪽은 제2갈비사이, 오른쪽은 복장뼈 오른모서리에 닿으며, 왼쪽은 제5갈비사이에서 왼쪽 젖꼭지선의 다소 안쪽에 심장꼭대기가 위치한다. 심장꼭대기에서 느껴지는 박동을 심장꼭대기박동(심첨박동, apical impulse)이라고 한다.

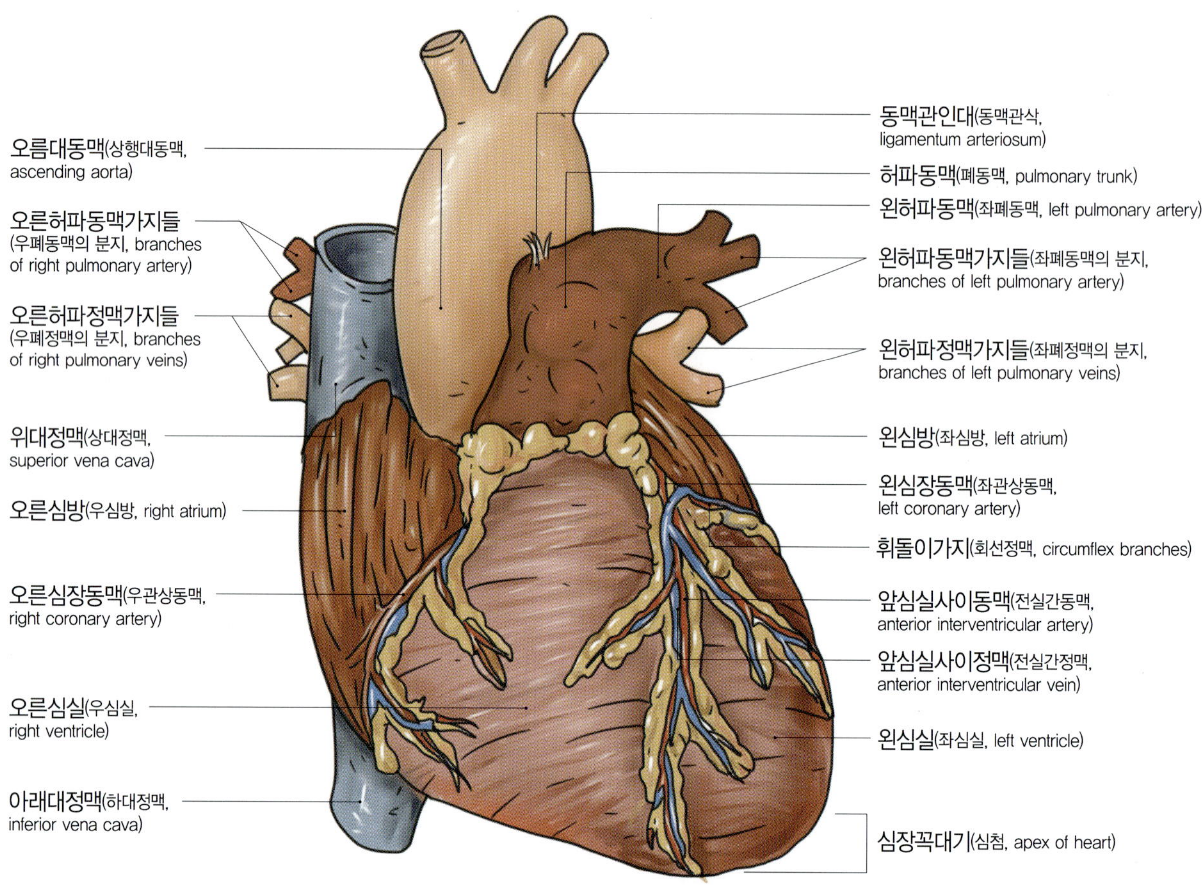

그림 6-6 심장의 구조(앞쪽면)

(2) 심장벽의 구조

심장벽(heart wall)은 혈관의 기본구조와 마찬가지로 심장속막(심내막, endocardium), 심장근육층(심근층, myocardium), 심장바깥막(심외막, epicardium)의 3층으로 이루어진다.

① 심장속막(심내막, endocardium)

혈관속막의 연장으로 심장 속면을 덮는 단층편평상피인 내피세포(endothelial cell)와 소량의 결합조직으로 이루어진다. 심장에 있는 판막은 이 심장속막이 돌출한 것이다.

② 심장근육층(심근층, myocardium)

심장벽의 중간층을 이루는 가장 두꺼운 부분으로, 심장근육섬유(cardiac myofiber)로 이루어진다. 심방부는 심방근이라고 하고 2층의 심장근육으로 이루어지며 비교적 얇은 층이다. 심실부는 심실근이라고 하고 3층의 심장근육으로 이루어지며 심방근과 비교하면 두꺼운 층인데, 심실근 중에서는 오른심실의 근육층보다 왼심실의 근육층이 더 두껍다. 또, 심방근과 심실근 사이는 결합조직성 섬유테(섬유륜,

annulus fibrosus)에 의해 나뉘어 있다. 다만, 심장근육의 흥분을 전달하는 신경과 같은 기능의 심장전도계통(cardiac conducting system)이라고 하는 특수한 심근섬유[방실다발(방실속, atrioventricular bundle)]만은 섬유테를 관통하고 있다.

③ 심장바깥막(심외막, epicardium)

심장벽의 가장 바깥층에 있는 장막(serosa)으로, 심장을 싸는 심장막의 내장쪽장막(장측판, visceral layer)에 해당한다.

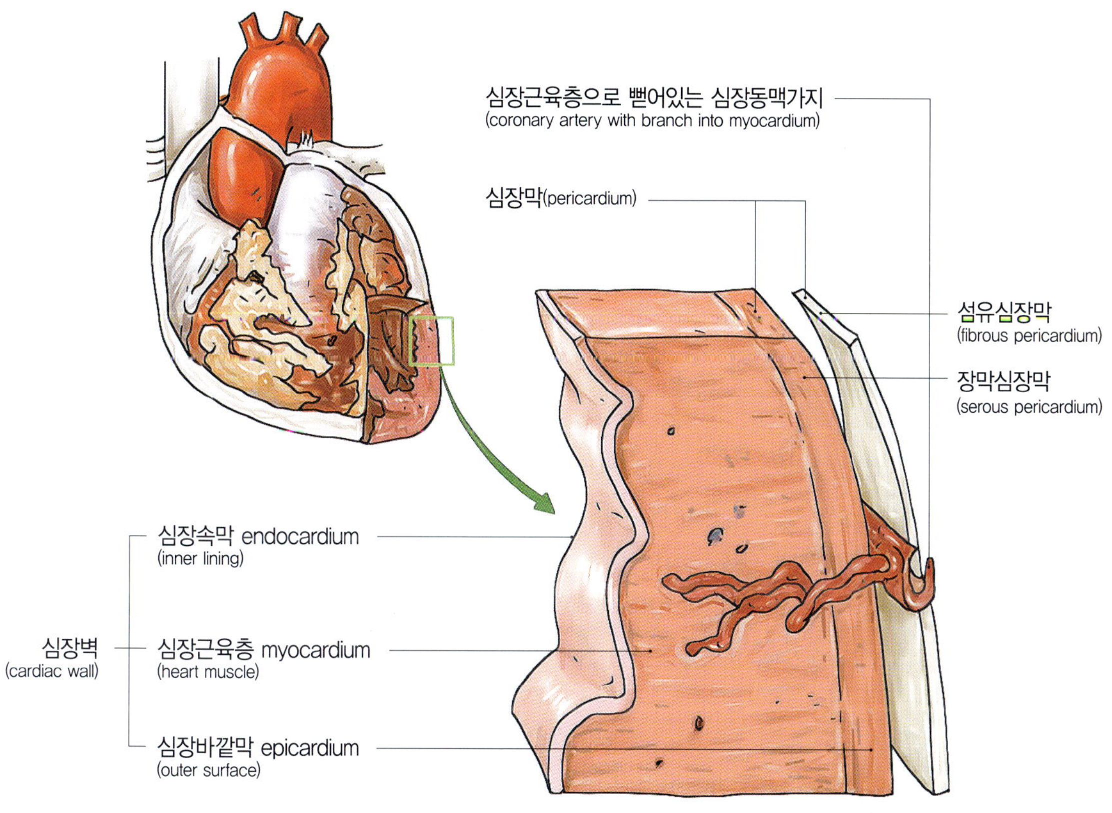

그림 6-7 심장벽의 구조

(3) 심장의 내부구조

심장의 내부는 심장으로 되돌아오는 혈액을 받아들이는 **오른심방**(우심방, right atrium), **왼심방**(좌심방, left atrium)과, 심장에서 혈액을 내보내는 **오른심실**(우심실, right ventricle), **왼심실**(좌심실, left ventricle)이라고 하는 공간으로 나뉘어 2심방 2심실을 구성한다. 왼쪽과 오른심방 사이는 **심방사이막**(심방중격, interatrial septum)에 의해, 왼쪽과 오른심실 사이는 **심실사이막**(심실중격, interventricular septum)에 의해 나뉘어 있다. 또 심방과 심실 사이는 **방실구멍**(방실구, atrioventricular orifice)으로 연결되며 이곳에는 심실에서 심방으로의 역류를 막기 위해 방실판막(atrioventricular valve)이 존재한다. 오른쪽 방실판막을 **오른방실판막**(삼첨판, right atrioventricular valve; tricuspid valve)이라고 하고, 왼쪽 방실판막을 **왼방실판막**(이첨판,

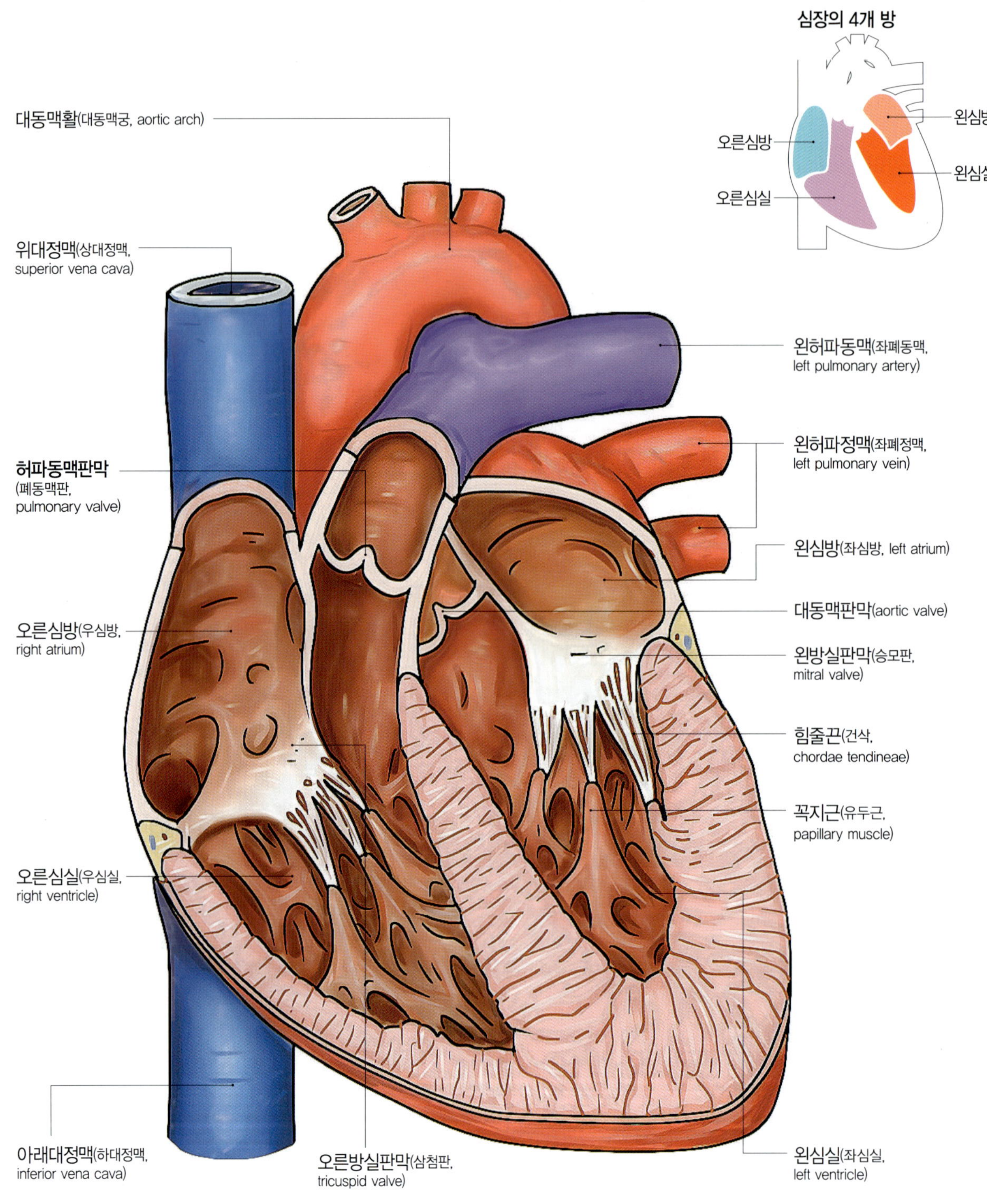

그림 6-8 심장의 내부구조

승모판, left atrioventricular valve; mitral valve)이라고 한다. 심장 바깥면에는 심방과 심실의 경계에 **방실사이고랑**(관상구, coronary sulcus)이라는 얕은 패임이 있으며, 이것이 심장 주위를 가로로(심장축과 직각으로) 에워싸고 있다. 또 좌우의 심실 경계부를 따라 심장 앞면에 **앞심실사이고랑**(전실간구, anterior interventricular sulcus), 뒷면에 **뒤심실사이고랑**(후실간구, posterior interventricular sulcus)이 방실사이고랑과 수직을 이루며 주행하고 있다.

태생기의 심방사이막(심방중격, interatrial septum)에는 타원구멍(난원공, foramen ovale)이라는 구멍이 있어서 왼심방과 오른심방은 연결되어 오른심방에서 왼심방으로 혈액이 흐르지만, 생후 바로 이 통로가 막혀 오른심방쪽에 타원오목(난원와, oval fossa)이라는 얕게 패인 곳이 된다. 생후 이 구멍이 열린 채 닫히지 않는 것을 열린타원구멍(난원공개존, patent foramen ovale)이라고 한다.

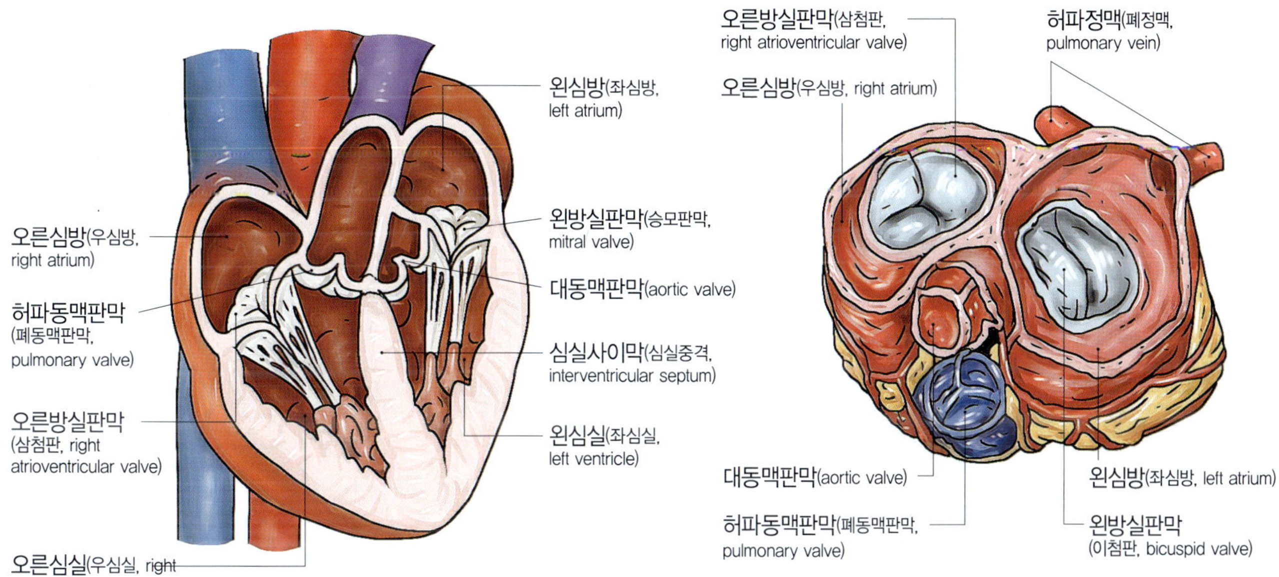

그림 6-9 심장판막

① 오른심방(우심방, right atrium)

심장의 오른쪽 위부위에 위치하며, 뒤쪽 위에서 **위대정맥**(상대정맥, superior vena cava), 뒤쪽 아래에서 **아래대정맥**(하대정맥, inferior vena cava)이 각각 유입한다. 또, 아래대정맥 개구부 바로 아래에 **심장정맥굴**(관상정맥동, coronary sinus)이 열린다. 아래쪽은 **오른방실구멍**(우방실구, right atrioventricular orifice)에서 오른심실로 이어진다. 심방사이막에는 타원오목이 있고 오른심방 오른모서리에서 앞쪽 안으로 **오른심방귀**(우심이, right auricle)가 돌출해있다.

② **오른심실**(우심실, right ventricle)

심장의 앞쪽 아래부위에 위치하며, 역원뿔형을 하고 있다. 오른심실의 속면에는 근육기둥(육주, trabeculae carneae)이라고 하는 심장근육이 부푼 곳이 다수 존재하는데, 그 중에서 특히 큰 3무리의 부푼 곳을 **꼭지근**(유두근, papillary muscle)이라고 한다. 오른심방과의 사이에 있는 **오른방실구멍**(우방실구, right atrioventricular orifice)에는 **오른방실판막**(삼첨판, right atrioventricular valve; tricuspid valve)이 있고 판막 가장자리에는 **힘줄끈**(건삭, chordae tendineae)이라는 꼭지근에서 뻗은 결합조직의 끈이 여럿 부착하여 판막의 개폐를 행하여 역류를 막고 있다. 오른심실의 혈액은 위앞쪽의 **허파동맥구멍**(폐동맥구, orifice of pulmonary trunk)에서 허파동맥으로 흘러 들어가고 있다. 허파동맥구멍에는 3장의 **반달첨판**(반월판, semilunar cusp)으로 이루어진 **허파동맥판막**(폐동맥판, pulmonary valve)이 있다.

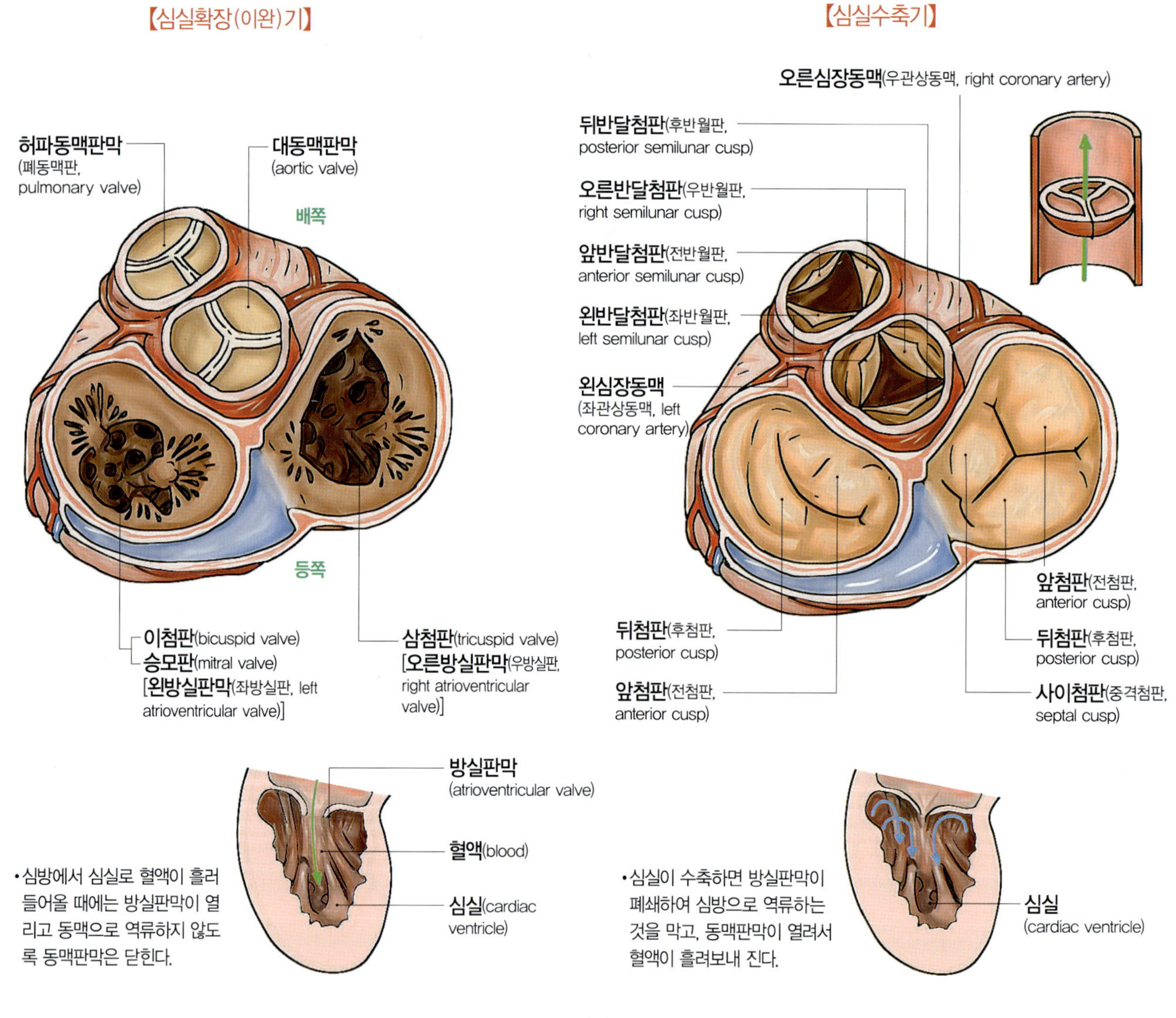

그림 6-10 심장판막의 움직임

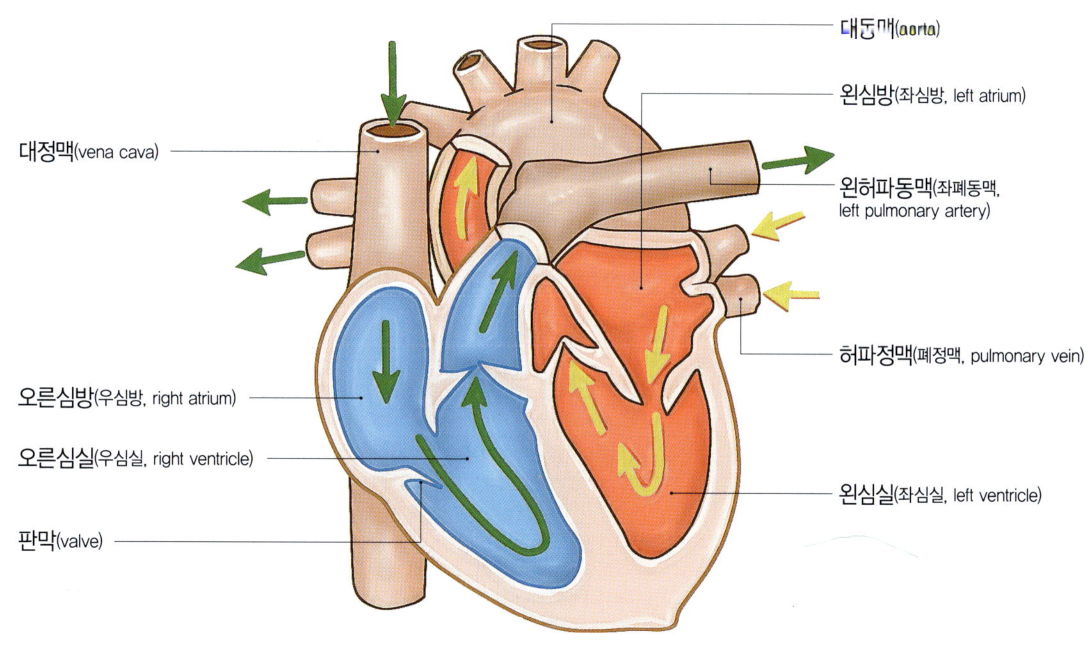

그림 6-11 심장의 혈액흐름

③ 왼심방(좌심방, left atrium)

심장의 뒤쪽 위부위에 위치하며, 좌우 각 2개의 허파정맥을 받으며 **왼방실구멍**(left atrioventricular orifice)에서 왼심실로 연결된다. 왼모서리에서 앞안쪽으로 왼심방귀(좌심이, left auricle)가 돌출해 있다.

④ 왼심실(좌심실, left ventricle)

심장의 뒤쪽 아래에 위치하며, 근육층의 두께는 오른심실의 약 3배에 달한다. 왼심방과의 사이에 있는 방실구멍에는 **왼방실판막**(좌방실판, mitral valve; 이첨판 혹은 승모판)이 있고 판막 가장자리에는 2무리의 꼭지근에서 뻗은 힘줄끈이 부착해 있다. 위쪽은 **대동맥구멍**(aortic orifice)을 통해 대동맥으로 이어지며, 대동맥구멍에는 3장의 반달판막으로 이루어진 대동맥판막(aortic valve)이 있다.

(4) 심장의 혈관

심장벽은 두꺼운 심장근육층으로 되어 있으며 여기에 영양을 공급하기 위해 대동맥의 시작부분에서 분지된 좌우의 **심장동맥**(관상동맥, coronary artery)이 심장벽에 분포해 있다. 한편, 심장의 정맥은 대부분이 심장 뒷면의 방실사이고랑에 위치하는 **심장정맥굴**(관상정맥동, coronary sinus)에 모여서 오른심방으로 흘러 들어간다.

심장동맥이 병변을 일으켜 속공간이 좁아지거나 혹은 막히면 협심증(angina pectoris)이나 심근경색증(cardiac infarction)과 같은 심각한 질환에 빠지게 된다.

심장벽의 혈관을 모은 정맥은 심장 뒷면의 방실사이고랑에 위치하는 심장정맥굴로 흘러 들어가 오른심방으로 되돌아간다.

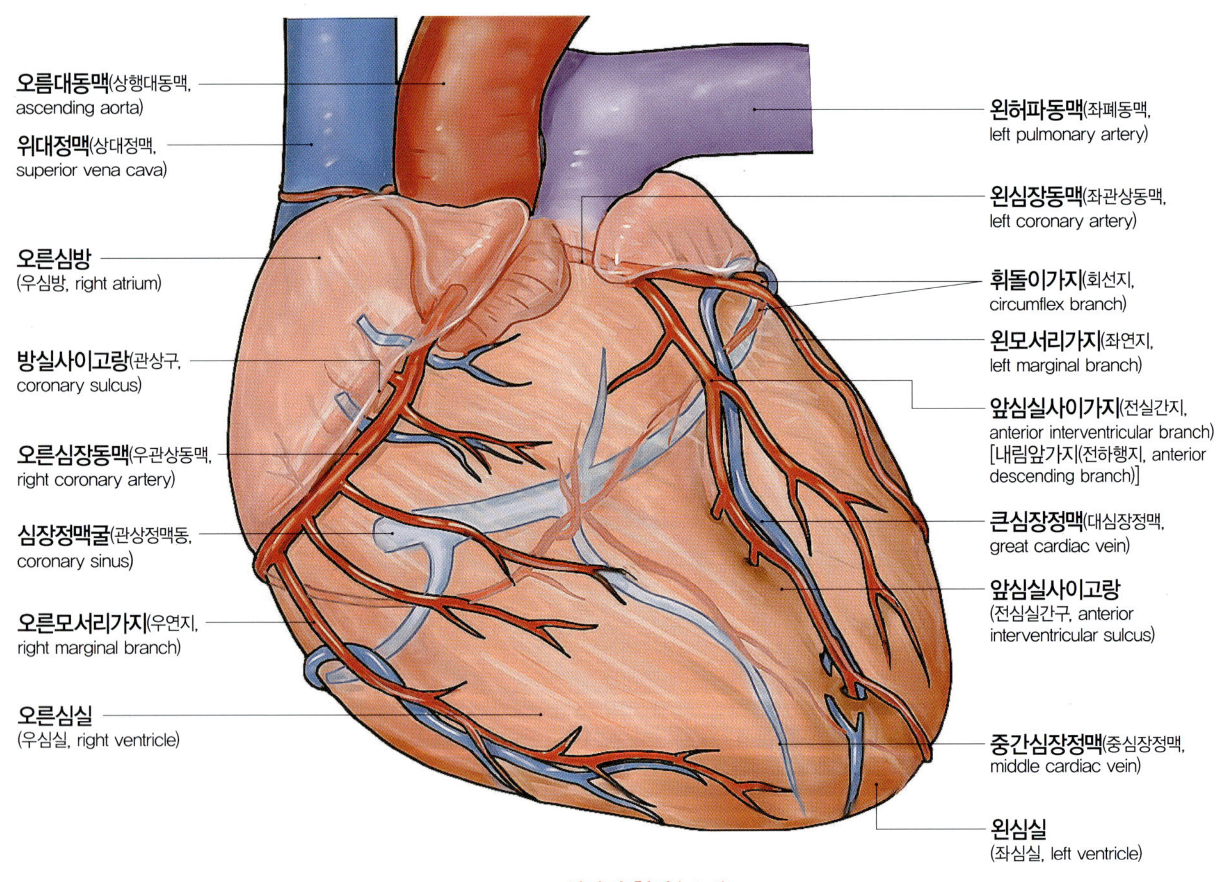

그림 6-12 심장의 혈관(앞면)

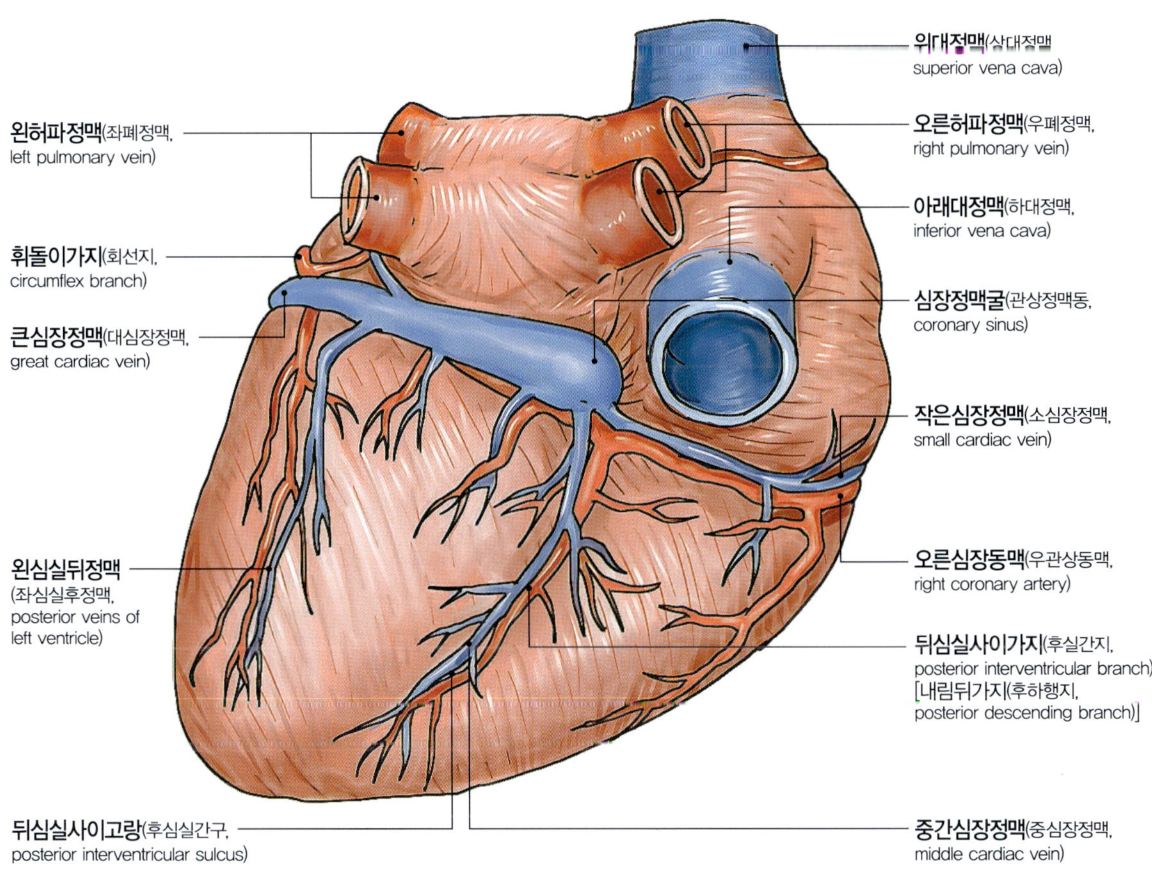

그림 6-13 심장의 혈관(뒤면)

3 | 심장의 자극 전도계

(1) 심장전도계통(cardiac conducting system)

심장의 근육은 일반적인 근육과는 차이가 있다. 심장의 근육세포(심근세포, cardiac muscle cell)는 세포만으로도 자발적으로 수축하며, 하나의 심장근육세포에서 일어난 수축은 그곳에 결합한 주변의 심장근육세포로 전달되어 연속적인 수축을 하게 된다. 그리고 심장은 정교한 리듬을 가지고 규칙적인 움직임을 해야 하는 특수성이 있는데 이러한 고유의 주기적 움직임을 하도록 하는 조직체가 바로 **심장전도계통**(cardiac conducting system)이다. 심장의 전도는 심장 전체가 하나가 되어 규칙적으로 수축하기 위해 심장근육세포가 심장에 자극을 전달하도록 조직화되어 있는 특수한 심장근육섬유인 전도섬유(conducting fiber)에 의해서 일어난다. 심장근육의 리듬은 수축성 흥분에 의해서 일어나는데 이러한 자극의 전도는 심방근에서 심실근으로 전달되어 심장전체의 움직임을 만들어 낸다. 심장의 규칙적인 수축은 굴심방계통과 방실계통으로 이루어지는 심장전도계통의 작용에 의해 유지되고 있다.

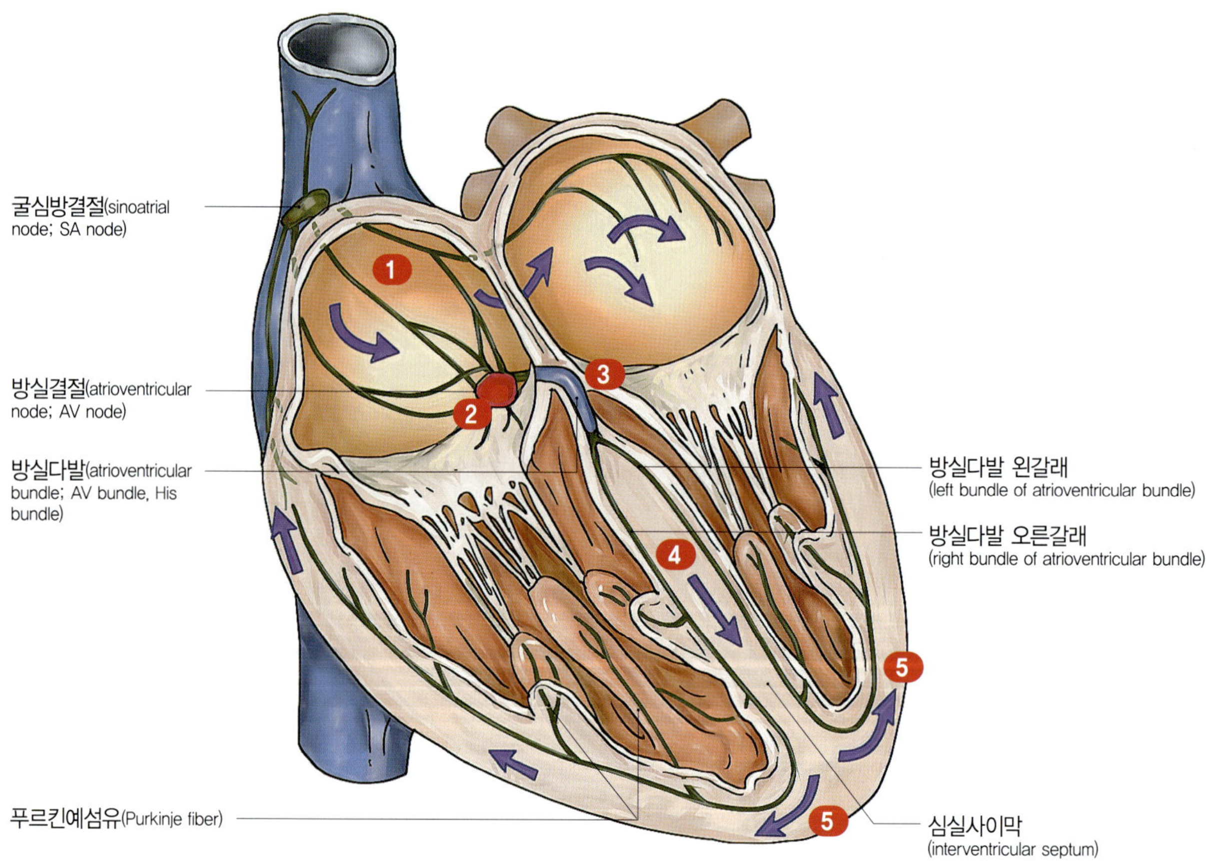

그림 6-14 심장의 자극 전도

① **굴심방계통**: 심장근육의 흥분은 오른심방 속면에서 위대정맥 입구 앞쪽에 있는 굴심방결절(동방결절, sinoatrial node; SA node)에서 시작하여 왼쪽과 오른심방으로 퍼진다. 심장의 정상적인 자농리듬은 굴심방결절에서 시작되고 조절되기 때문에 굴심방결절을 박동조율기(pacemaker)라고도 한다. 굴심방결절의 세포는 자발적으로 반복하여 흥분을 발생시키는 성질을 가지고 있으며, 이곳에서 흥분이 시작된다. 이어서 흥분은 결절간경로를 지나(심방 전체에 흥분이 퍼지면 심방은 수축) 방실결절(atrioventricular node; AV node)에 도달한다. 이어서 히스다발 → 왼쪽과 오른갈래 → 푸르킨예섬유로 한번에 전달되어 심실 전체는 거의 동시에 수축한다.

② **방실계통**: 방실결절(atrioventricular node), 방실다발(히스속, atrioventricular bundle; bundle of His), 푸르킨예섬유(심장속막밑가지, subendocardial branches; Purkinje fibers)로 이루어지며 심실 전체에 퍼져있다. 굴심방결절에서의 흥분은 심방 전체와 오른심방 속면의 심장정맥굴이 열리는 곳 부근에 있는 방실결절로 전달되며 이곳에서 심방사이막 아래끝에 있는 방실다발이 앞으로 주행하여 섬유테를 관통해서 심실사이막 위모서리에 이르며, 왼쪽과 오른갈래로 나뉘어 왼심실과 오른심실의 심장속막 아래를 그물 모양으로 퍼지는 푸르킨예섬유가 되어 심실근 전체로 전도된다.

(2) 심박동의 자동성

심장은 신경을 절단해도 혹은 몸 밖으로 꺼내도 적당한 상태에 두면 한동안은 일정한 리듬으로 자발적인 박동을 계속하는데, 이를 **심박동의 자동성**(자동능, automaticity)이라고 한다. 이는 박동조율세포와 심장전도계통의 작용에 따른다. 심장전도계통(cardiac conducting system)은 부위에 따라 굴심방결절, 방실결절, 결절간경로, 히스다발, 갈래, 푸르킨예섬유로 나뉜다.

① **결절간경로**(internodal pathway): 굴심방결절과 방실결절 사이에 있는 3개의 가는 특수 심장근육의 연락로를 말한다.

② **히스다발**(히스속, his bundle): 방실결절에 계속되는 부분으로 두꺼운 전선과 같은 구조로 되어있으며, 왼갈래(좌각, left bundle branch)와 오른갈래(우각, right bundle branch)로 나뉜다.

③ **오른갈래와 왼갈래 분지**: 오른갈래는 한 줄기로 오른심실 쪽으로 내려가고, 왼갈래는 다시 두 줄기로 분리되어 왼심실은 앞쪽과 뒤쪽에 분포하게 된다.

④ **푸르킨예섬유**(purkinje fiber): 자극전도계가 끝나는 부위로써 전기적 자극이 심장속막 쪽에서 시작하여 심장바깥막쪽으로 진행한다.

⑤ 심장전도계통의 세포는 어느 부위에서나 자동적으로 흥분을 발생하는 성질을 가지고 있다. 심장전도계통에서는 굴심방결절의 흥분발생빈도가 가장 높기 때문에(약 70~80회/분) 정상 시에는 굴심방결절이 흥분을 전달하고 있는데 이를 굴리듬(동리듬, sinus rhythm)이라 한다.

⑥ 굴심방결절이 어떠한 장애로 기능을 하지 않게 되면 방실결절이 전기적 자극을 발생시킨다. 다만, 굴심방결절보다 리듬은 느려진다(약 60회/분). 나아가 방실결절도 기능을 하지 않게 되면 푸르킨예섬유가 리듬을 만들게 되는데 이 경우 리듬은 더욱 느려진다(30회/분). 이러한 자발적 리듬을 만들어내는 것을 **박동조율기**(pacemaker)라고 한다.

⑦ 심장전도계통의 장애로 심박수가 감소하거나 심박정지가 일어났을 때 심장을 매분 60~70회 비율로 전기적으로 자극하여 심장의 작용을 확보하는 방법이 취해진다. 이 자극장치를 인공심장박동기라고 한다.

(3) 심장의 제어

심장은 독자적으로 활동할 수 있지만, 정상적인 상황에서는 뇌의 지배하에 있어 신체 상황에 맞추어 뇌에서 명령을 받는다. 긴장하면 맥박이 증가하는 것은 뇌가 긴장감을 심장에 전달하고 있기 때문이며, 운동을 하면 맥박이 증가하는 것은 조직이나 기관으로부터 혈액의 증량을 요청 받은 뇌가 심장에 혈액을 더 보내라고 명령을 내리기 때문이다.

심장에 대한 명령은 자율신경과 호르몬이 전달한다. 호르몬은 주로 부신속질에서 방출되는 아드레날린(adrenaline)이다. 교감신경이 흥분하거나 아드레날린이 분비되면 심박수가 증가하여 혈압이 상승한다. 부교감신경이 흥분하면 심박수는 감소하고 혈압은 떨어진다.

3. 혈관(blood vessels)

인체를 구성하는 장기, 조직, 세포가 살아가기 위해 소화관에서 흡수한 영양소와 허파에서 받아들인 산소를 온몸의 각 조직에 혈액이나 림프를 통해 수송하고 또 각 조직에서 생성된 대사산물, 노폐물, 이산화탄소를 간, 콩팥 및 허파에 혈액이나 림프를 통해 수송하는 계통을 순환계통(circulatory system) 혹은 맥관계통(vasculature)이라고 한다. 혈액이 흐르는 관을 혈관(blood vessel)이라고 한다.

혈관은 심장에서 박출되는 혈액을 말초로 내보내는 **동맥**(artery), 말초에서 심장으로 되돌리는 **정맥**(vein), 동맥과 정맥 사이에 있어 동맥혈 중의 산소와 영양소를 각 조직에 공급하는 **모세혈관**(capillary)으로 나눌 수 있다. 혈관의 면적비율은 동맥: 모세혈관: 정맥이 약 1:700:2, 온몸의 혈액량 분포는 동맥 20%, 모세혈관 5%, 정맥 75%이다. 온몸순환과 허파순환의 혈액량 비율은 약 3:1 정도이다.

1 | 혈관의 개요

혈관은 혈액이 순환하는 경로로, 동맥, 정맥, 모세혈관의 3종류로 구성된다.

(1) 혈관의 구성

① 동맥(artery)

동맥은 속막(tunica intima 단층의 내피세포와 그 아래에 있는 소량의 결합조직으로 이루어짐), 중간막(tunica media 고리모양의 민무늬근육과 탄력섬유로 이루어짐)과 바깥막(tunica adventitia 결합조직으로 이루어짐)의 3층으로 구성된다.

동맥은 정맥보다 벽이 두껍고 튼튼하여 신축성과 탄력이 풍부하다. 동맥은 어디에서든 탄력섬유(elastic fiber)가 잘 발달해 있으나 대동맥에서 가장 잘 발달해 있고 신축성이 뛰어나 심장근육 수축에 의한 높은 압력에 대응한다. 굵은 동맥벽에는 바깥막에서 중간막에 걸쳐 매우 가는 혈관이 분포하는데, 혈관벽 자체에 영양을 제공하는 이른바 '맥관벽혈관'이 존재한다. 동맥이 좁아짐에 따라 탄력섬유가 줄어들고 민무늬근육이 많아진다. 세동맥은 교감신경의 지배를 받고 있으며 혈압에 가장 많은 영향을 미치는 부위로, 저항혈관(resistance vessel)이라고도 불린다.

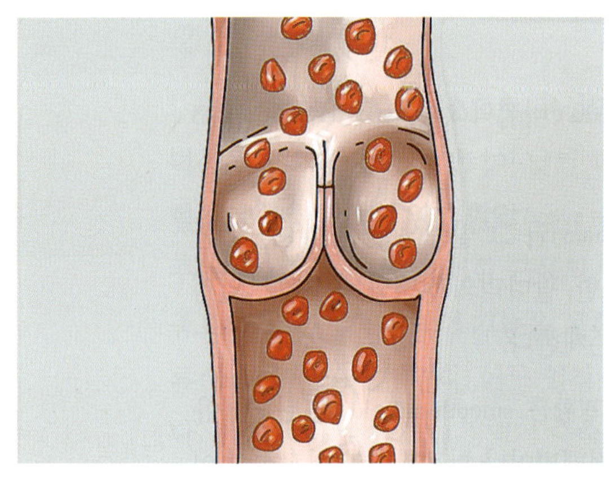

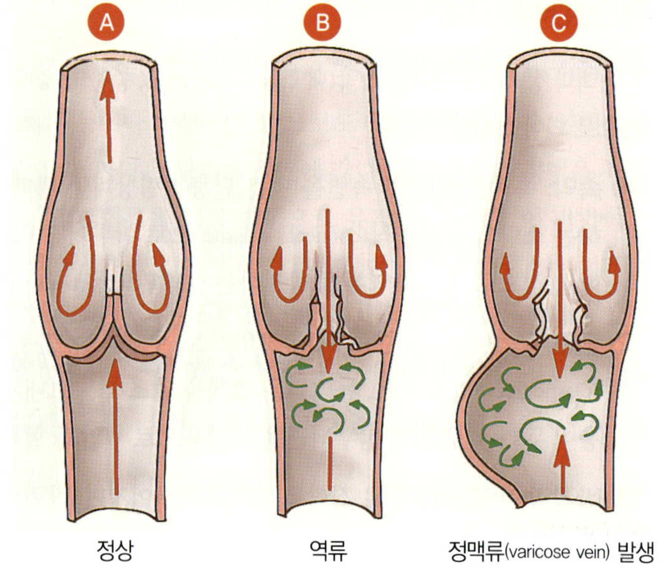

그림 6-17 정맥의 판막

(3) 혈관의 분지상태 및 혈관의 결합

① 문합(anastomosis)

동맥의 가지 혹은 정맥의 가지 사이에는 이들을 연락하는 동맥이나 정맥의 가지가 있다. 이러한 혈관과 혈관과의 연락을 문합이라고 한다. 이 문합은 동맥과 동맥 사이, 정맥과 정맥 사이에 존재하는 것이 보통이며, 만일 어떠한 혈관이 막혀도 혈액은 문합혈관을 지나 다른 혈관으로 흘러간다.

② 끝동맥(종동맥, end artery)

인체에서 뇌, 허파, 콩팥, 지라 등에서는 동맥의 말초부에 문합이 없거나 있더라도 매우 가는 경우가 많아 동맥의 폐색이 발생했을 때에 그 말초조직이 괴사에 빠지는 경우가 있다. 이처럼 문합이 없거나 혹은 적은 동맥을 끝동맥이라고 한다.

③ 문맥(portal vein)

일단 모세혈관을 거쳐 정맥이 된 혈관이 다시 분지하여 모세혈관이 되는 정맥을 문맥이라고 한다. 단순히 문맥이라고 하는 경우는 소화관에서 흡수한 영양분을 간으로 운반하는 정맥줄기를 가리키는 것이다. 이 문맥은 문맥순환(portal circulation)이라고도 하며 온몸순환에서 정맥계통의 특수한 순환이다.

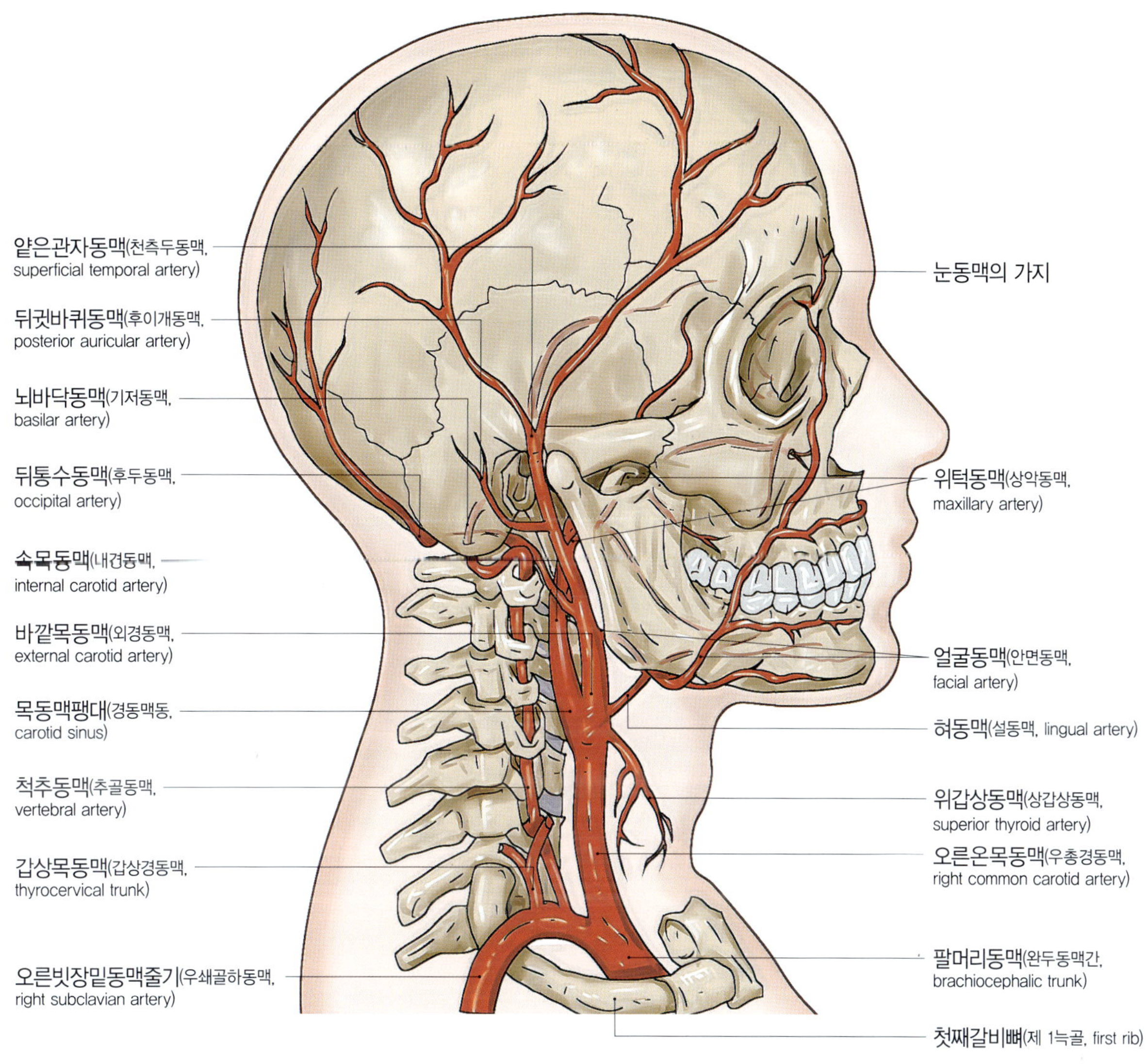

그림 6-20 머리와 목동맥

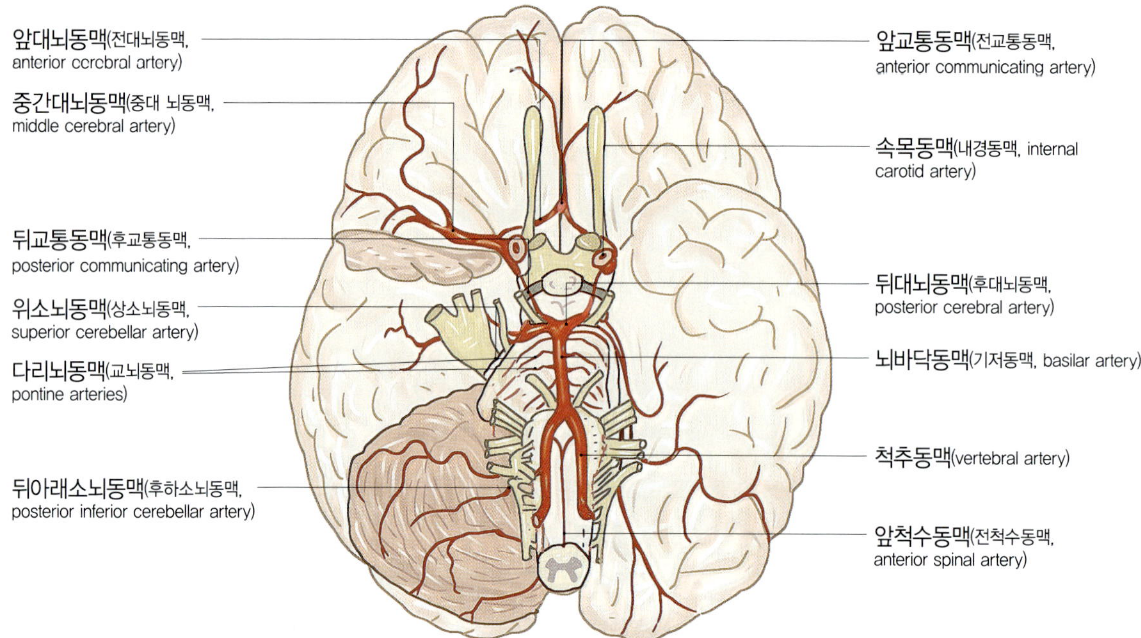

그림 6-21 뇌동맥

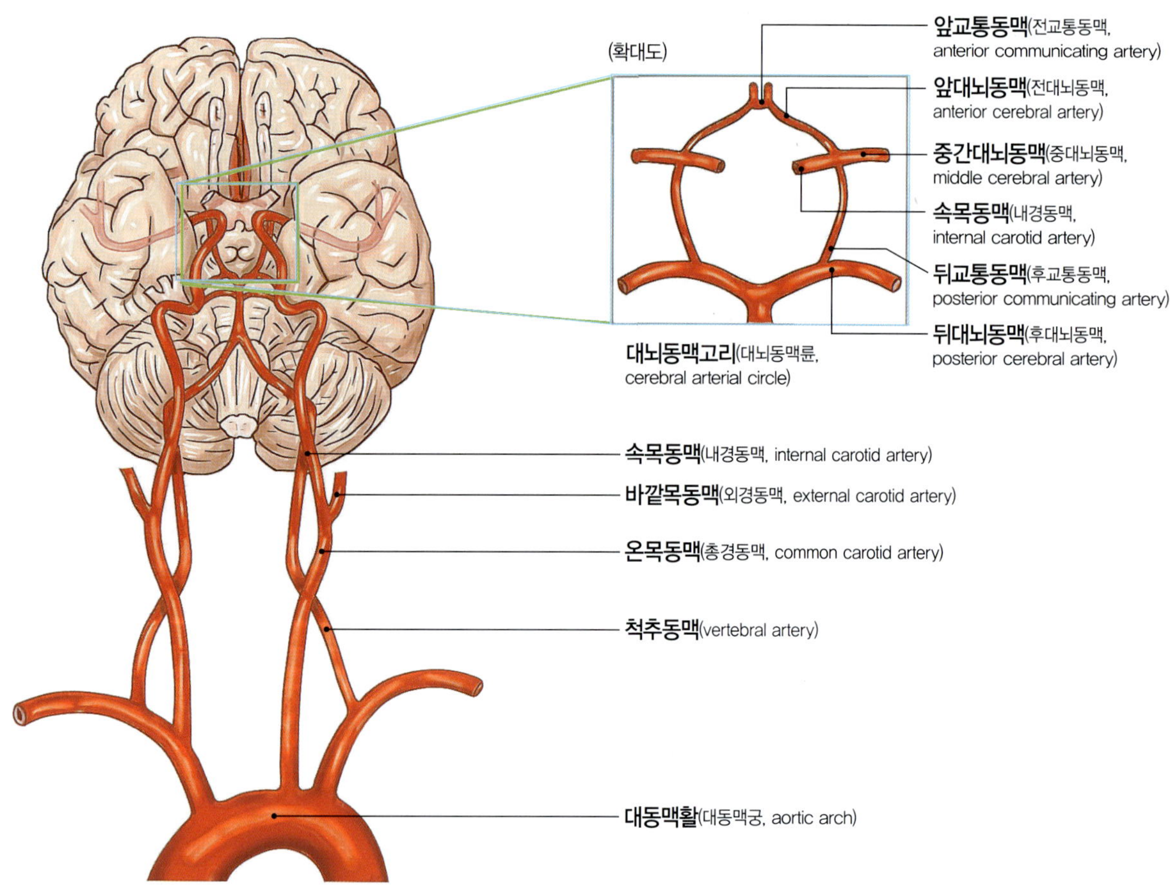

그림 6-22 대뇌동맥고리

② 팔머리동맥(완두동맥, brachiocephalic trunk)

팔머리동맥은 짧으며, 기관 앞을 오른쪽 위로 올라가 오른복장빗장관절(우흉쇄관절, right sternoclavicular articulation) 뒤에서 **오른온목동맥**(우총경동맥, right common carotid artery)과 **오른빗장밑동맥**(우쇄골하동맥, right subclavian artery)으로 나뉜다.

빗장밑동맥은 첫째갈비뼈의 가쪽모서리를 지나면서 **겨드랑동맥**(액와동맥, axillary artery)으로 이름을 바꾸고 이어서 큰원근의 아래모서리를 지나면서 **위팔동맥**(상완동맥, brachial artery)이 되며, 팔오금(주관절와, cubital fossa)에서 **노동맥**(요골동맥, radial artery)과 **자동맥**(척골동맥, ulnar artery)으로 나뉜다.

③ 빗장밑동맥(쇄골하동맥, subclavian artery)

빗장밑동맥은 오른쪽이 팔머리동맥에서, 왼쪽이 대동맥활에서 나와서 빗장뼈 아래를 가쪽으로 주행하여 겨드랑동맥으로 이어진다. 그 주행 중에 다음의 가지를 낸다.

A. **척추동맥**(추골동맥, vertebral artery): 목뼈의 가로돌기구멍 속을 주행하여 머리뼈바닥의 큰구멍을 통해 머리안으로 들어가 다리뇌 아래끝에서 좌우가 합하여 1개의 뇌바닥동맥이 되며, 뇌줄기(뇌간, brain stem)의 앞면을 따라 올라가 좌우의 뒤대뇌동맥이 된다. 따라서 척추동맥은 뇌의 영양혈관이며, 대뇌동맥고리를 형성하는 중요한 동맥이다.

B. **속가슴동맥**(내흉동맥, internal thoracic artery): 앞가슴벽의 뒷면을 내려와 심장막 및 가로막에 분포하여 위배벽동맥이 된다.

C. **갑상목동맥**(갑상경동맥, thyrocervical trunk): 갑상샘, 뒤통수 및 목에 분포한다.

D. **목갈비동맥**(늑경추동맥, costocervical trunk): 제1 및 제2갈비사이동맥이 되는 맨위 갈비사이동맥을 낸다.

④ 겨드랑동맥(액와동맥, axillary artery)

빗장밑동맥에 이어서 겨드랑의 가쪽벽을 따라 내려와 위팔동맥으로 이어진다. 이 동맥의 가지는 가슴벽, 겨드랑 뒤벽 및 팔의 위쪽 끝에 분포한다.

⑤ 위팔동맥(상완동맥, brachial artery)

겨드랑동맥에 이어서 위팔두갈래근의 안쪽을 정중신경과 함께 내려와 팔오금(주와, antecubital fossa)에서 **자동맥**(척골동맥, ulnar artery)과 **노동맥**(요골동맥, radial artery)으로 나뉜다. 그 중간에서 위팔의 근육에 분포하여 **깊은위팔동맥**(상완심동맥, deep brachial artery)을 낸다. 혈압측정 시에는 위팔동맥 중앙부에 압력을 가해 위팔동맥 아래끝에서 청진한다.

A. **노동맥**(요골동맥, radial artery)

노동맥은 아래팔 앞면의 노쪽 손목을 향해 아래로 수행하고 손바닥에 이르러 자동맥과 함께 **얕은손바닥동맥활**(표재수장궁, superficial palmar arch) 및 **깊은손바닥동맥활**(심부수장궁, deep palmar arch)을 형성한다. 노동맥의 박동을 느끼기 위해 노뼈 아래끝에서 맥을 짚는다.

B. **자동맥**(척골동맥, ulnar artery)

자동맥은 아래팔의 자쪽으로 내려와 손바닥에서 노동맥과 문합하여 얕은손바닥동맥활 및 깊은손바닥동맥활을 만든다.

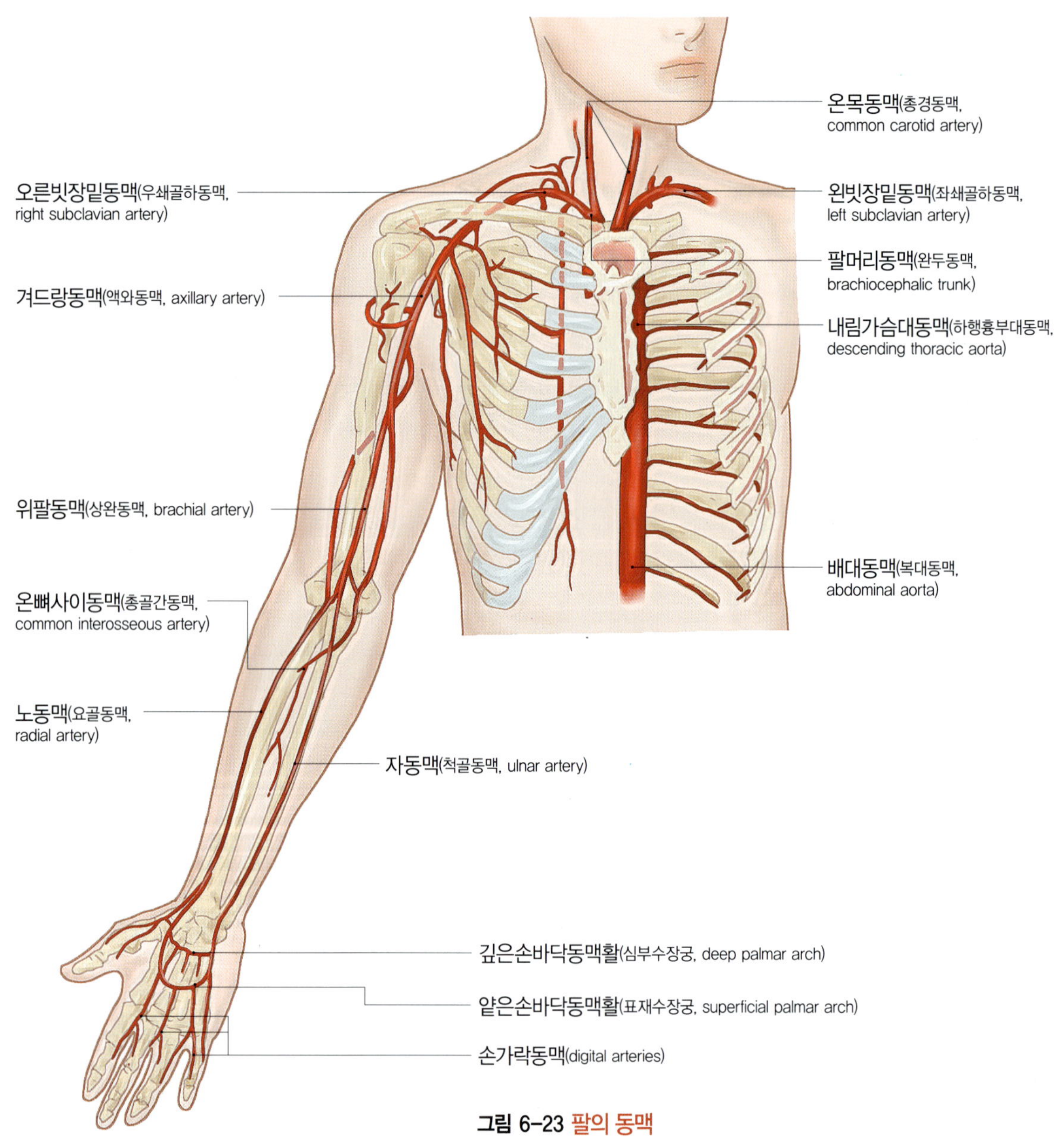

그림 6-23 팔의 동맥

(3) 내림대동맥(하행대동맥, descending aorta)

내림대동맥은 대동맥활에 이어서 하행하며, 가로막을 경계로 가슴대동맥과 배대동맥으로 나뉜다.

① 가슴대동맥(흉대동맥, thoratic aorta)

제4등뼈의 왼쪽에서 대동맥활로 이어지며 척주 앞에서 식도 뒷면을 따라 내려가 가로막을 관통하여 배대동맥이 된다. 가슴대동맥에서 9쌍의 **갈비사이동맥**(늑간동맥, intercostal artery)과 1쌍의 **갈비밑동맥**(늑하동맥, subcostal artery)이 좌우로 분지해서 가슴벽이나 척주에 분포하고 이외에 내장쪽가지로서 **기관지동맥**(bronchial artery; 허파에 영양을 제공한다), **식도동맥**(esophageal artery; 식도에 영양을 제공한다) 등이 있다.

② 배대동맥(복대동맥, abdominal aorta)

가슴대동맥에 이어서 가로막의 대동맥구멍에서 제4허리뼈몸통까지 하행해서 좌우의 **온엉덩동맥**(총장골동맥, common iliac artery)으로 분지할 때까지를 말한다. 배대동맥은 크게 벽쪽가지와 내장쪽가지로 나눈다.

A. 벽쪽가지

배대동맥의 벽쪽가지로는 가로막 바닥부분에 분포하는 **아래가로막동맥**(하횡격동맥, inferior phrenic artery; 1쌍), 4쌍의 **허리동맥**(요동맥, lumbar artery)이 있어 척수 아래 및 뒤배벽에 분포한다.

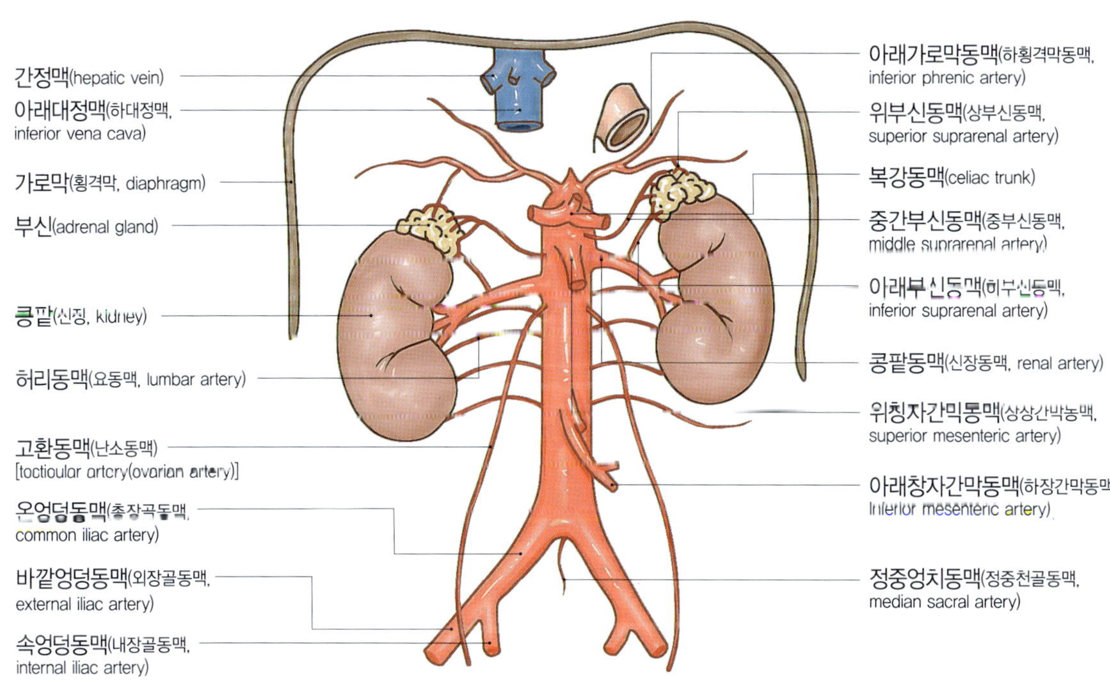

그림 6-24 배대동맥의 분지

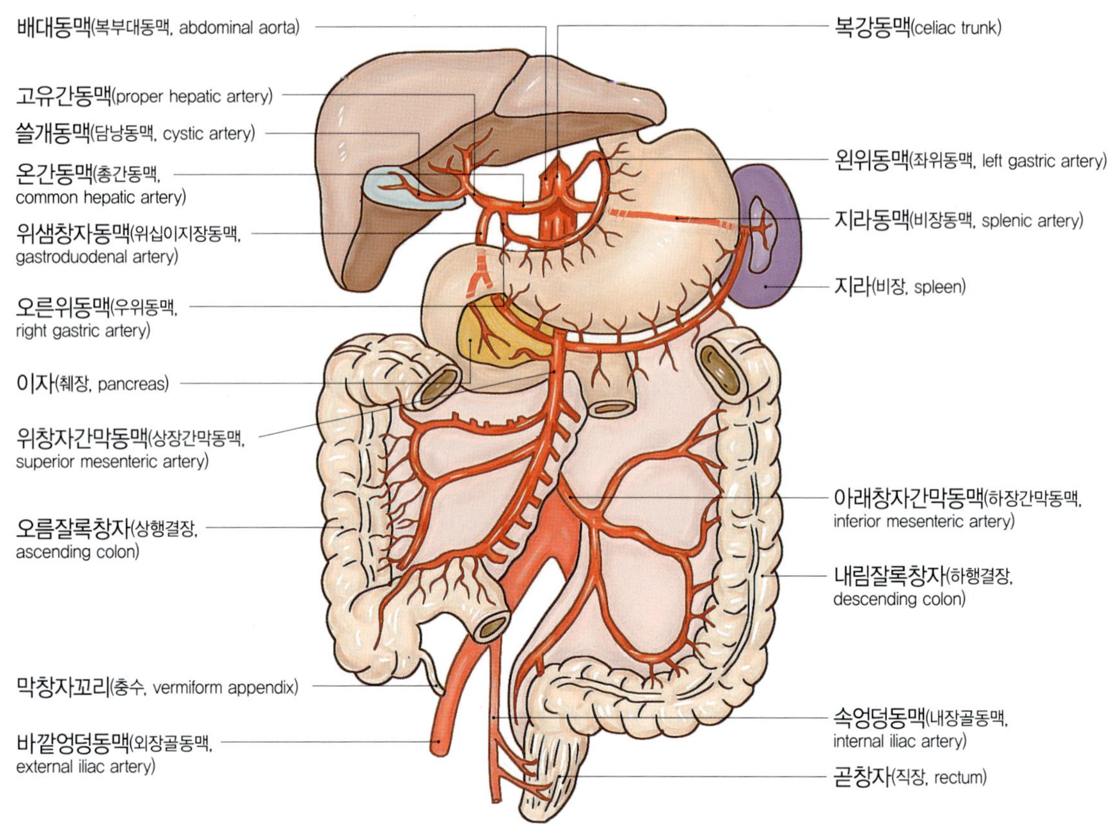

그림 6-25 소화기계통의 동맥

B. 내장쪽가지

배대동맥의 내장쪽가지로는 소화계통에 분포하는 것은 비대칭성(1개)이며, 그 이외에는 좌우 대칭성으로 분포한다.

a. **복강동맥**(celiac trunk) 1개

[분지가지]

- 왼위동맥(좌위동맥, left gastric artery)
- 온간동맥(총간동맥, common hepatic artery): 오른위동맥(우위동맥, right gastric artery), 위샘창자동맥(위십이지장동맥, gastroduodenal artery), 고유간동맥(proper hepatic artery)으로 분지되어 위, 샘창자, 간, 쓸개, 이자, 지라, 큰 그물막에 분포 한다.
- 지라동맥(비동맥, splenic artery)

b. **위창자간막동맥**(상장간막동맥, superior mesenteric artery): 1개, 샘창자 밑, 이자머리, 빈창자, 돌창자, 막창자, 막창자꼬리, 오름잘록창자 및 가로잘록창자에 분포한다.

c. **중간부신동맥**(중부신동맥, middle suprarenal artery): 1쌍, 부신에 분포한다.

d. **콩팥동맥**(신동맥, renal artery): 1쌍, 콩팥에 분포한다.

e. **고환 · 난소동맥**(testicular artery·ovarian artery): 1쌍, 요관 앞을 교차하여 가쪽 아래로 주행하며 남성은 샅굴을 지나 고환에, 여성은 난소에 분포한다.

f. **아래창자간막동맥**(하장간막동맥, inferior mesenteric artery): 1개, 가로잘록창자 일부, 내림잘록창자, 구불잘록창자 및 곧창자 위에 분포한다.

③ 온엉덩동맥(총장골동맥, common iliac artery)

제4허리뼈몸통 높이에서 배대동맥이 좌우로 나뉜 것으로, 큰허리근(대요근, psoas major muscle) 안쪽을 따라 비스듬히 가쪽 아래로 주행하여 엉치엉덩관절(천장관절, sacroiliac articulation) 앞에서 속·바깥엉덩동맥(internal·external iliac artery)으로 나뉜다.

A. 속엉덩동맥(내장골동맥, internal iliac artery)

엉치엉덩관절 앞에서 온엉덩동맥으로부터 나뉘며 바깥엉덩동맥의 안쪽 뒤를 내려가 골반안으로 들어가며 골반 내장, 볼기 및 샅에 분포한다.

a. 벽쪽가지

- 엉덩허리동맥(장요동맥, iliolumbar artery)
- 폐쇄동맥(obturator artery)
- 위볼기동맥(상둔동맥, superior gluteal artery)
- 아래볼기동맥(하둔동맥, inferior gluteal artery)
- 속음부동맥(내음부동맥, internal pudendal artery)

b. 내장쪽가지

- 위방광동맥(상방광동맥, superior vesical artery)
- 아래방광동맥(하방광동맥, inferior vesical artery)
- 정관동맥(artery to ductus deferens) 또는 자궁동맥(uterine artery)
- 중간곧창자동맥(중직장동맥, middle rectal artery)

B. 바깥엉덩동맥(외장골동맥, external iliac artery)

큰허리근 안쪽을 따라서 속엉덩동맥 가쪽으로 내려가 고샅인대(inguinal ligament) 아래에 있는 혈관칸(혈관열공, lacuna vasorum)을 지나고 넓적다리 앞면으로 나와 넙다리동맥으로 이어진다. 바깥엉덩동맥에서 **아래배벽동맥**(하복벽동맥, inferior epigastric artery)과 **깊은엉덩휘돌이동맥**(심장골회선동맥, deep circumflex iliac artery)이 분지 된다.

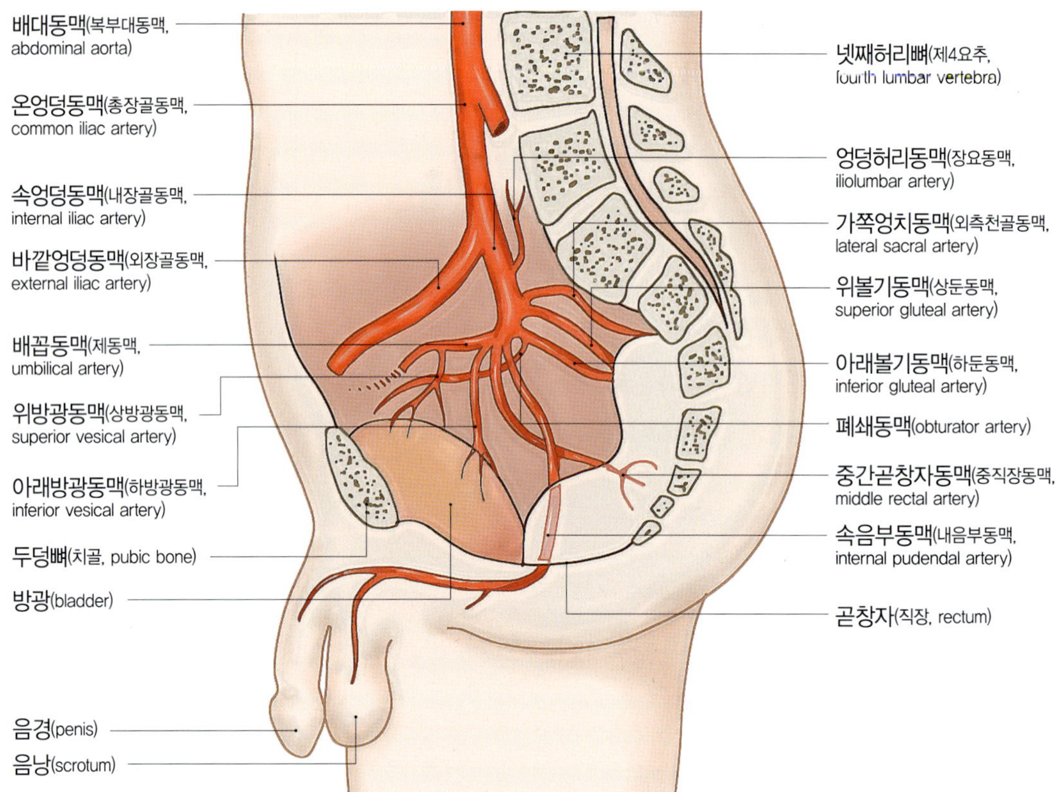

그림 6-26 골반의 동맥

④ 넙다리동맥(대퇴동맥, femoral artery)

넙다리동맥은 다리에 분포하는 동맥 줄기로, **바깥엉덩동맥**에서 이어지며 고샅인대 아래에서 시작된다. 넙다리 위부위에서는 안쪽으로 내려가 모음근굴(내전근관, adductor canal)을 지나고 뒤쪽으로 주행하여 무릎관절 뒷면에 도달하며 오금동맥으로 이어진다. 경로 중 **깊은넙다리동맥**(대퇴심동맥, deep femoral artery), **얕은배벽동맥**(천복벽동맥, superficial epigastric artery), **얕은엉덩휘돌이동맥**(천장골회선동맥, superficial circumflex iliac artery), **바깥음부동맥**(외음부동맥, external pudendal artery), **무릎내림동맥**(하행슬동맥, descending genicular artery)으로 분지하며, 넙다리, 배벽, 고샅, 바깥음부에 분포한다.

⑤ 오금동맥(슬와동맥, popliteal artery)

오금동맥은 넙다리동맥에서 이어지며 오금에서 내려가 가자미근의 이는곳 힘줄활(건궁, tendinous arch) 아래에서 **앞 · 뒤정강동맥**(전·후경골동맥, anterior·posterior tibial artery)으로 나뉜다. 오금동맥 가지는 주위 근육이나 무릎관절에 분포한다.

A. 앞정강동맥(전경골동맥, anterior tibial artery)

앞정강동맥은 종아리 앞면을 따라 내려가 발등에서 **발등동맥**(족배동맥, dorsalis pedis artery)이 된다. 앞정강동맥에서 분지된 안쪽·가쪽복사동맥은 **안쪽과 가쪽복사동맥그물**(내·외과동맥망, medial·lateral malleolar network)을 형성하여 발에 분포한다.

B. 뒤정강동맥(후경골동맥, posterior tibial artery)

뒤정강동맥은 가자미근에 덮여 종아리 뒤쪽을 따라 내려가 정강뼈 안쪽복사 아래를 지나 발바닥에 이르러 **안쪽과 가쪽발바닥동맥**(내측·외측족저동맥, medial plantar artery & lateral plantar artery)으로 나뉘어 발에 분포한다. 뒤정강동맥에서 분지된 **종아리동맥**(비골동맥, fibular artery)은 가쪽복사 뒤에 위치한다.

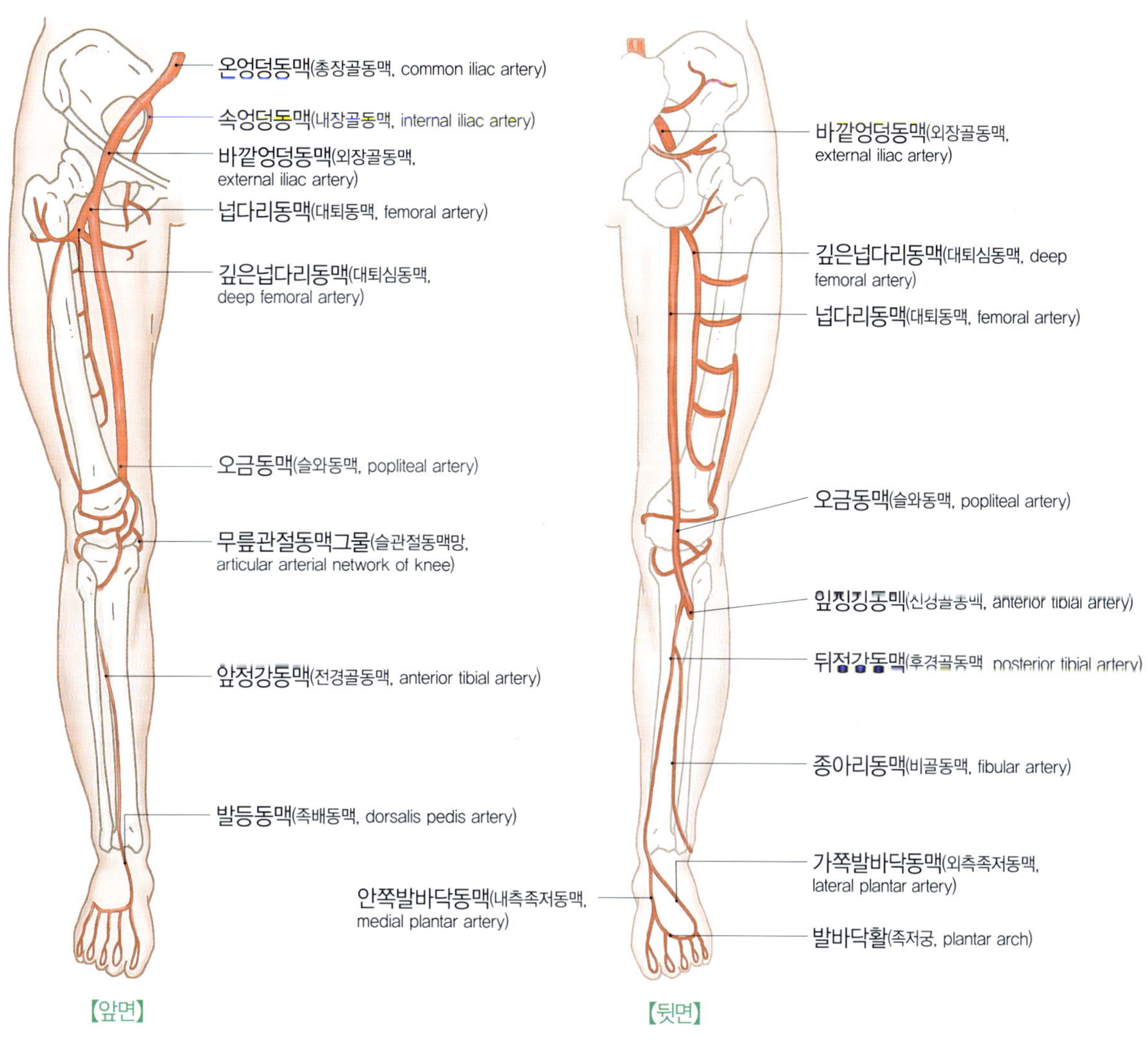

그림 6-27 다리의 동맥

3 | 정맥

정맥의 혈관은 대부분 동맥을 따라 신체의 깊은곳을 주행하는 **깊은정맥**(심정맥, deep vein)으로 되어 있는데, 몇몇의 경우에는 특수한 주행이나 혈관벽의 성질이 다른 정맥이 존재하는 경우가 있다. 동맥과는 관계없이 피부밑조직을 주행하는 **피부정맥**(cutaneous vein)과 넓은 공간을 가지며 머리안에서 경막(dura mater)의 안팎 2겹 사이를 주행하는 **경막정맥굴**(경막정맥동, dural venous sinus) 그리고 배안의 소화기관에서 혈액을 모아서 간으로 운반하는 **문맥**(portal vein) 등이 있다. 깊은정맥은 2개 이상이 있는 경우가 많고 동맥을 둘러싸듯이 주행한다. 피부정맥은 분지와 합류를 반복하여 **정맥그물**(정맥망, venous network)을 형성한다. 팔과 다리의 정맥에는 판막(valve)이 있어 역류하지 않게 되어 있는데, 판막이 없으면 혈액은 혈압이 높은 곳에서 낮은 곳으로 흐른다.

온몸순환의 주정맥은 상반신의 혈액을 모으는 **위대정맥**(상대정맥, superior vena cava), 하반신의 혈액을 모으는 **아래대정맥**(하대정맥, inferior vena cava), 심장벽의 혈액을 모으는 **심장정맥굴**(관상동맥동, coronary sinus)이며, 모두 오른심방으로 흘러간다.

(1) 위대정맥

위대정맥은 상반신의 정맥혈, 즉 머리, 목, 팔, 가슴 위부위의 혈액을 모으는 것으로, 오른쪽 제1갈비연골 뒤에서 **왼 · 오른팔머리정맥**(좌·우완두정맥, left·right brachiocephalic vein)이 합류하여 시작되며, **오름대동맥**(상행대동맥, ascending aorta)의 오른쪽을 지나 오른심방으로 흘러간다. 그 과정에서 **홀정맥**(기정맥, azygos vein)이 합류된다.

① 팔머리정맥(완두정맥, brachiocephalic vein)

팔머리정맥은 복장빗장관절(흉쇄관절, sternoclavicular joint) 뒤에서 **속목정맥**(내경정맥, internal jugular vein) 및 **빗장밑정맥**(쇄골하정맥, subclavian vein)의 합류로 시작되며, 오른쪽은 팔머리동맥 오른쪽으로 내려가고 왼쪽은 대동맥활에서 나오는 3개의 동맥 앞을 비스듬하게 오른쪽 아래로 가로질러 위대정맥으로 흘러간다. 속목정맥과 빗장밑정맥의 합류점을 정맥각(venous angle)이라고 하며, 이곳은 림프관줄기가 정맥으로 유입되는 곳이다.

② 속목정맥(내경정맥, internal jugular vein)

속목정맥은 머리 및 목의 혈액을 모으는 것으로, 머리안의 **구불정맥굴**(S자정맥동, sigmoid sinus)로 흐르며, 목정맥구멍을 통해 머리뼈밖으로 나와 속목정맥 뒤에서 온목동맥의 가쪽으로 내려가 팔머리정맥으로 합류된다. 그 과정 중에 갑상샘의 정맥, **혀정맥**(설정맥, lingual vein) 및 **얼굴정맥**(안면정맥, facial vein) 등이 합류된다.

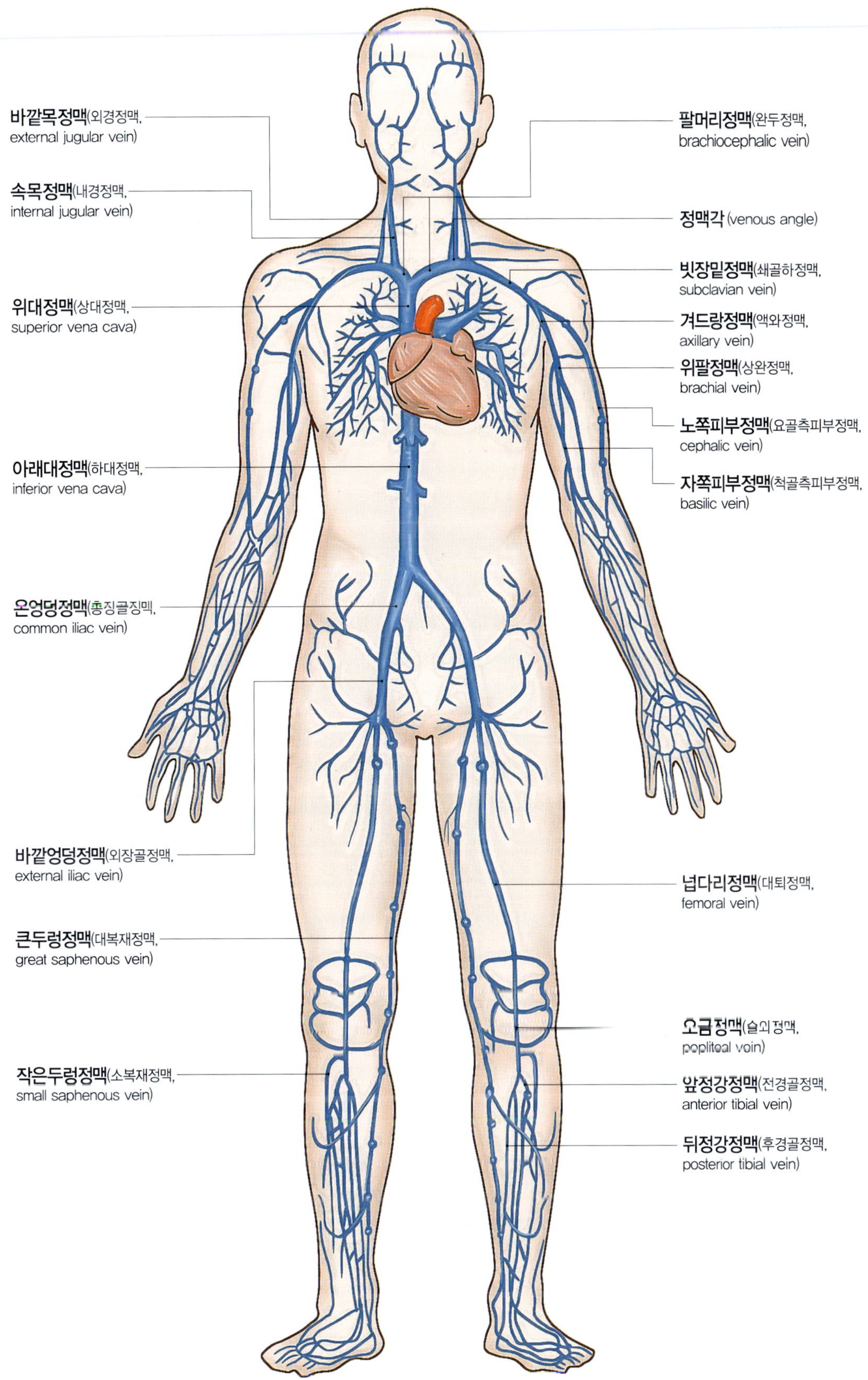

그림 6-28 온몸의 정맥(앞면)

③ 머리의 정맥

머리의 정맥은 모두 속목정맥으로 흘러가는데, 그 주행과 구조에는 특수한 것이 많다.

A. **이끝정맥**(도출정맥, emissary vein): 머리뼈 안팎의 정맥을 연결한다.

B. **판사이정맥**(판간정맥, diploic vein): 머리덮개뼈의 판사이층(판간층, diploe)을 주행하는 정맥

C. **뇌막정맥**(경막정맥, meningeal vein): 뇌막동맥(경막동맥, meningeal artery)과 동반하여 주행하는 정맥

D. **경막정맥굴**(경막정맥동, dural venous sinus): 경막 안팎의 2겹 사이를 흐르는 정맥로이며, 속공간은 혈관내피로 덮여 있다.

a. **위시상정맥굴**(상시상정맥동, superior sagittal sinus): 대뇌낫(대뇌겸, falx cerebri) 위 모서리를 따라 주행한다.

b. **아래시상정맥굴**(하시상정맥동, inferior sagittal sinus): 대뇌낫 아래모서리를 따라 뒤쪽으로 주행하며 곧은정맥굴과 합류한다.

c. **곧은정맥굴**(직정맥동, straight sinus): 아래시상정맥굴과 큰대뇌정맥을 받으며, 위시상정맥굴과 합류하여 정맥굴합류(정맥동교회, confluence of the sinuses)가 된다.

d. **해면정맥굴**(해면정맥동, cavernous sinus): 나비뼈 윗면의 양쪽에 1쌍인 갯솜(해면, sponge) 모양의 정맥굴이다.

e. **위바위정맥굴**(상추체정맥동, superior petrosal sinus): 관자뼈몸통(측두골추체, petrosal of temporal bone) 위모서리에 있다.

f. **아래바위정맥굴**(하추체동맥동, inferior petrosal sinus): 관자뼈몸통 뒤모서리에 있다.

g. **가로정맥굴**(횡정맥동, transverse sinus): 정맥굴합류에서 시작하며 소뇌천막(tentorium cerebelli) 부착 모서리를 따라서 가로고랑 안을 가쪽으로 주행하며, **구불정맥굴**(S자정맥동, sigmoid sinus)이 되어 속목정맥으로 흐른다.

h. **뇌**의 정맥: **위 · 중간 · 아래대뇌정맥**(상·중·하대뇌정맥, superior·middle·inferior cerebral vein), **위 · 아래소뇌정맥**(상·하소뇌정맥, superior·inferior veins of cerebella hemisphere), **뇌바닥정맥**(뇌저정맥, basal vein)으로 이루어지며, 주변 정맥굴(정맥동, venous sinus)로 흘러간다. 이들 정맥은 대부분 관계없이 흐른다.

I. 눈확의 정맥 및 속귀의 정맥: 근처 정맥굴로 흘러간다.

④ 빗장밑정맥(쇄골하정맥, subclavian vein)

빗장밑정맥은 **겨드랑정맥**(액와정맥, axillary vein)에서 이어지며 제1갈비뼈 위에서 앞목갈비근 앞을 가로질러 복장빗장관절 뒤에서 **팔머리정맥**(완두정맥, brachiocephalic vein)으로 합류된다.

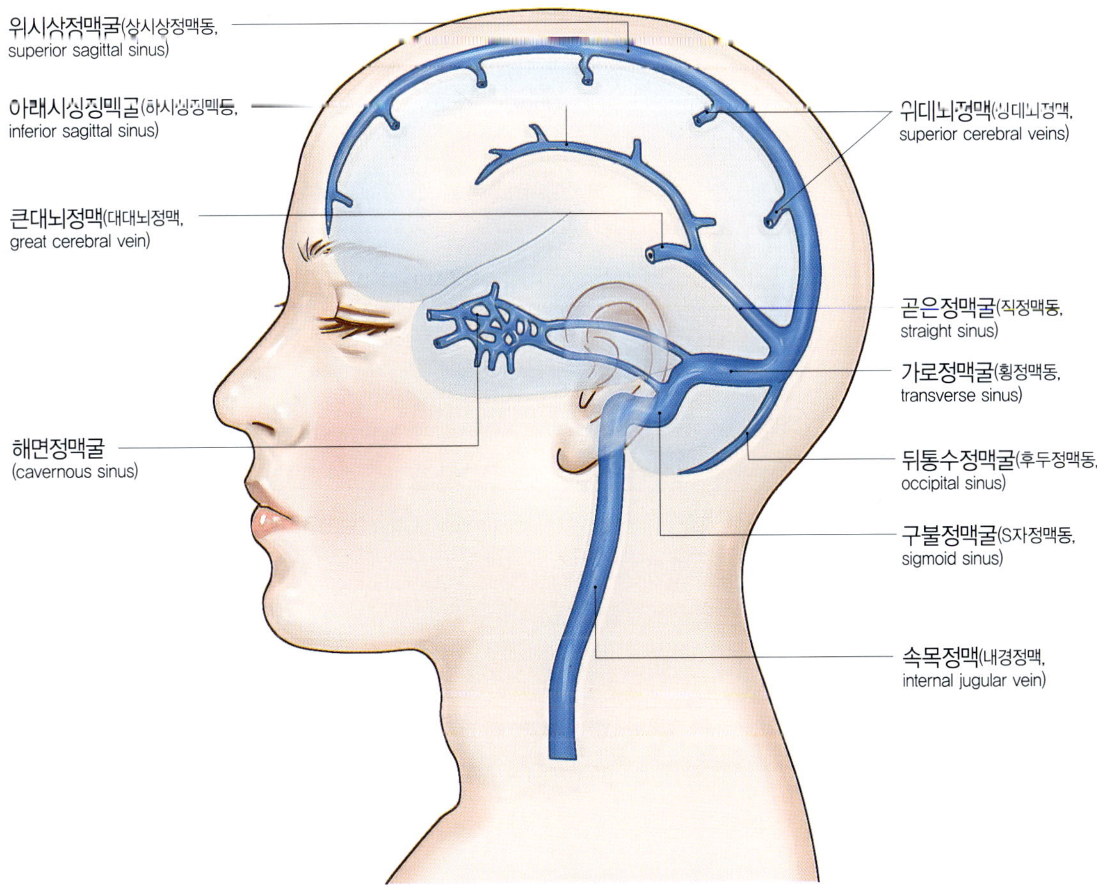

그림 6-29 경막정맥굴

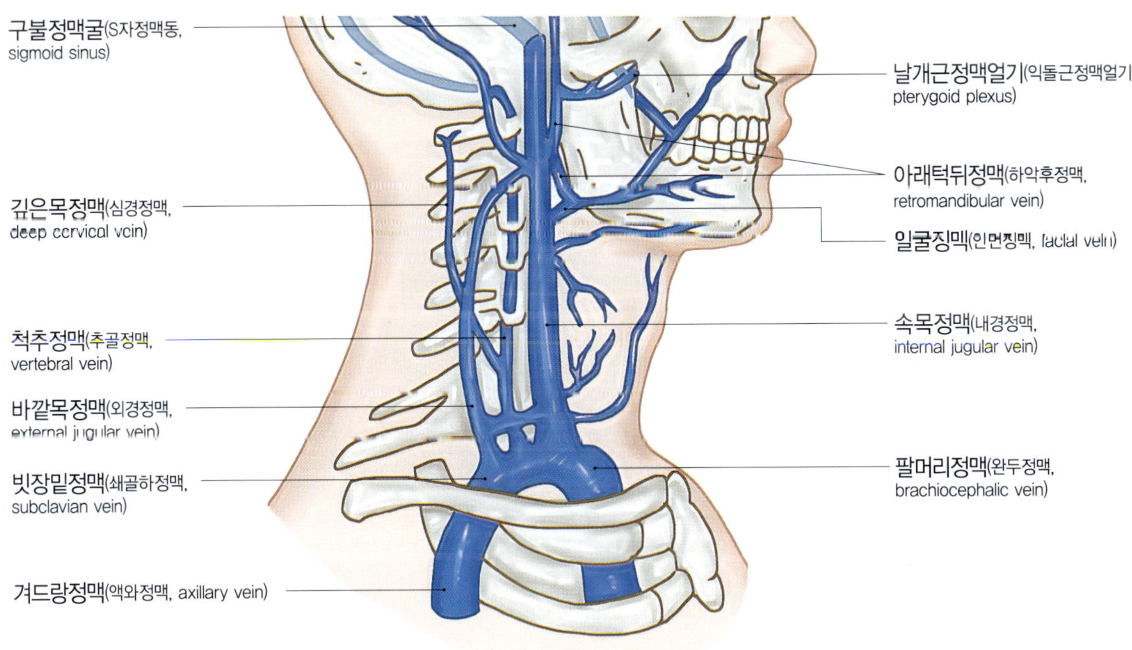

그림 6-30 목의 정맥

⑤ 팔의 피부정맥

모두 손등정맥그물(수배정맥망, dorsal venous network of hand)에서 시작된다.

A. **노쪽피부정맥**(요골측피부정맥, cephalic vein): 아래팔의 가쪽을 상행하여 가쪽 위팔두갈래근고랑과 어깨세모근, 큰가슴근 고랑을 지나 빗장뼈 아래에서 **겨드랑정맥**(액와정맥, axillary vein)으로 합류된다.

B. **자쪽피부정맥**(척골측피부정맥, basilic vein): 아래팔의 안쪽을 상행하여 안쪽 위팔두갈래근고랑 아래에서 깊은곳으로 들어가 **위팔정맥**(상완정맥, brachial vein)으로 합류된다.

C. **아래팔중간정맥**(전완정중피정맥, median antebrachial vein): 아래팔의 손바닥쪽을 상행하여 팔오금에서 노쪽피부정맥과 자쪽피부정맥 중 어느 한쪽 또는 양쪽으로 합류되거나 혹은 두 정맥과 연결되는 **팔오금중간정맥**(주정중피정맥, median cubital vein)으로 합류된다. 일반적으로 정맥주사를 놓는 부위가 이들 피부정맥이다.

⑥ 팔의 깊은정맥

위팔까지 동맥과 동반하여 주행한 후 **겨드랑정맥**으로 이어진다. 겨드랑정맥은 팔신경얼기(완신경총, brachial plexus)의 앞안쪽을 상행하여 **빗장밑정맥**으로 이어지는데, 여기에는 앞가슴벽의 피부정맥인 **가슴배벽정맥**(흉복벽정맥, thoracoepigastric vein)도 합류한다.

⑦ 홀정맥(기정맥, azygos vein)

가슴배벽의 혈액을 모으는 정맥으로 척주의 양쪽을 상행한다. 척주의 오른쪽을 상행하는 것을 **홀정맥**이라고 하며, 왼쪽을 상행하는 것을 **반홀정맥**(반기정맥, hemiazygos vein)이라고 한다. 홀정맥은 **온엉덩정맥**(총장골정맥, common iliac vein)에서 나오는 오른쪽 **오름허리정맥**(상행요정맥, ascending lumbar vein)으로 시작되며 오른쪽의 **갈비사이정맥**(늑간정맥, intercostal vein)을 받아서 반홀정맥과 합류하여 오른기관지 위를 넘어 위대정맥으로 흘러간다. 반홀정맥은 왼쪽 오름허리정맥으로 이어지며, 아래부위의 갈비사이정맥을 받아 등뼈 앞을 가로질러 홀정맥으로 흘러간다. 왼쪽 위부위의 갈비사이정맥은 **덧반홀정맥**(부반기정맥, accessory hemiazygous vein)으로 흘러가며, 덧반홀정맥의 위쪽은 **맨위갈비사이정맥**(최상늑간정맥, uppermost intercostal vein)과 연결되고 아래쪽은 홀정맥과 연결된다.

⑧ 척주 및 척수의 정맥

척주 전체 길이에 걸쳐 그 바깥면 및 속면에는 그물 모양의 **척주정맥얼기**(추골정맥총, vertebral venous plexus)가 형성되어 있다. 이 정맥얼기는 위·아래대정맥과 교통하며 위부위에서는 경막정맥굴과 교통하고 있다.

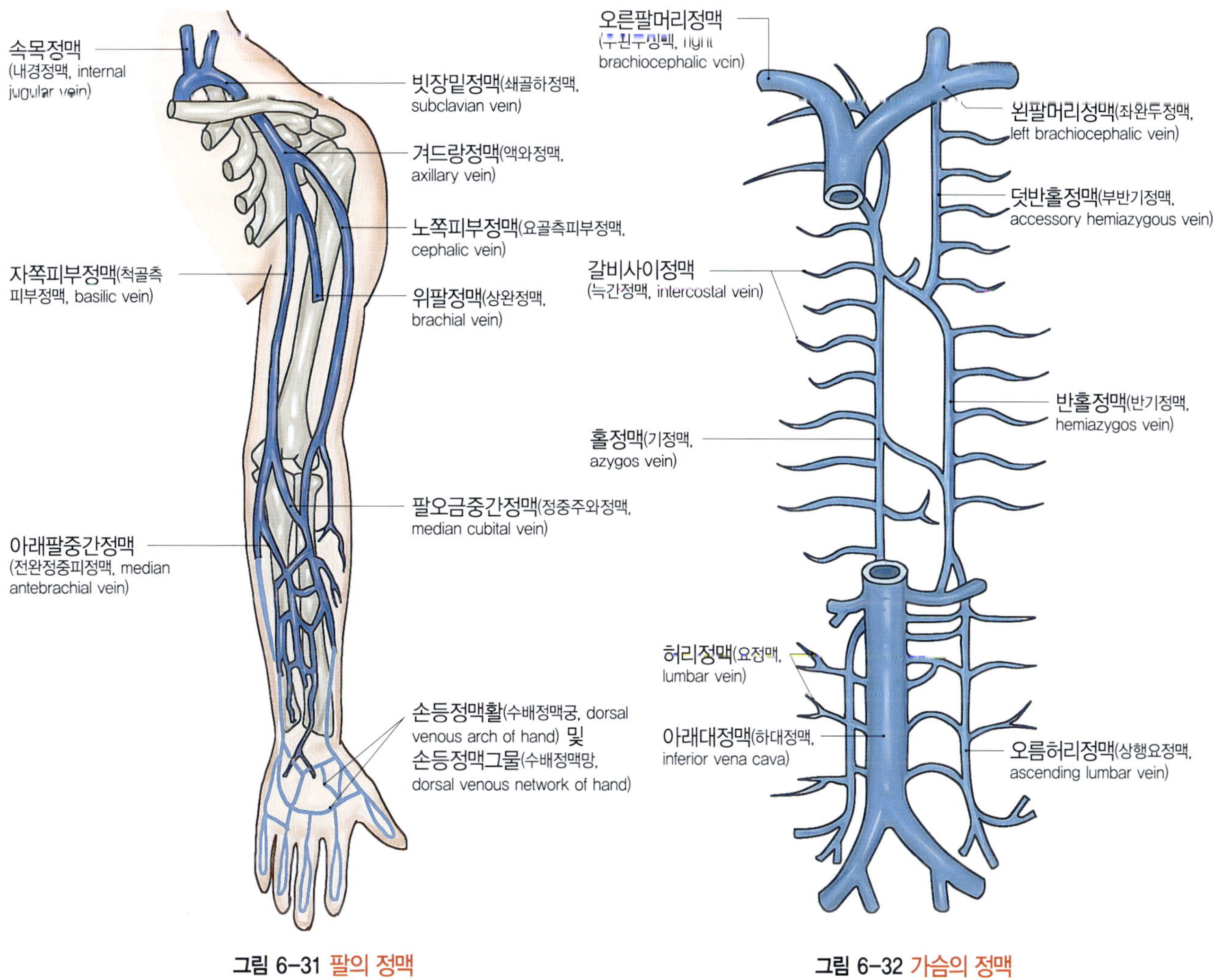

그림 6-31 팔의 정맥

그림 6-32 가슴의 정맥

(2) 아래대정맥에 모이는 정맥

아래대정맥은 하반신의 혈액을 모으는 줄기로, 제4허리뼈 높이에서 좌우의 온엉덩정맥 합류로 시작되며, 배대동맥 오른쪽을 상행하여 가로막의 대정맥구멍을 통해 가슴안으로 들어가 오른심방으로 흘러간다. 아래대정맥으로 이어지는 벽쪽가지로는 4쌍의 **허리정맥**(요정맥, lumbar vein)이 있고 허리뼈 좌우에서 세로로 연결되어 **오름허리정맥**(상행요정맥, ascending lumbar vein)을 만들며, 홀정맥 및 온엉덩정맥과 연결된다. 한편, 내장쪽가지로는 **부신정맥**(adrenal vein), **콩팥정맥**(신정맥, renal vein), **고환정맥**(testicular vein) 및 **난소정맥**(ovarian vein), **간정맥**(hepatic vein)이 있다. 간정맥은 간의 뒷면을 나와 바로 아래대정맥으로 흘러간다.

① **온엉덩정맥**(총장골정맥, common iliac vein)

엉치엉덩관절 앞에서 안팎의 엉덩정맥 합류로 시작되며 오른쪽은 온엉덩동맥의 뒤, 왼쪽은 그 안쪽을 따라 올라가 제4허리뼈 높이에서 왼·오른 **온엉덩정맥**이 합류해서 아래대정맥이 된다.

A. **속엉덩정맥**(내장골정맥, internal iliac vein): 볼기, 외음부, 골반내장의 정맥을 모은다.

B. **바깥엉덩정맥**(외장골정맥, external iliac vein): 다리의 정맥을 모은 넙다리정맥(대퇴정맥, femoral vein)이 이어지며 바깥엉덩동맥 안쪽을 상행하여 속엉덩정맥과 합류한다.

② **다리의 피부정맥**

A. **큰두렁정맥**(대복재정맥, great saphenous vein): **발등정맥그물**(족배정맥망, dorsal venous network of foot)에서 시작되며 정강뼈 안쪽복사 앞을 지나 종아리 안쪽으로 올라가 무릎의 뒤안쪽을 상행해서 두렁정맥구멍(복재열공, saphenous opening)으로 들어가 넙다리정맥에 합류한다.

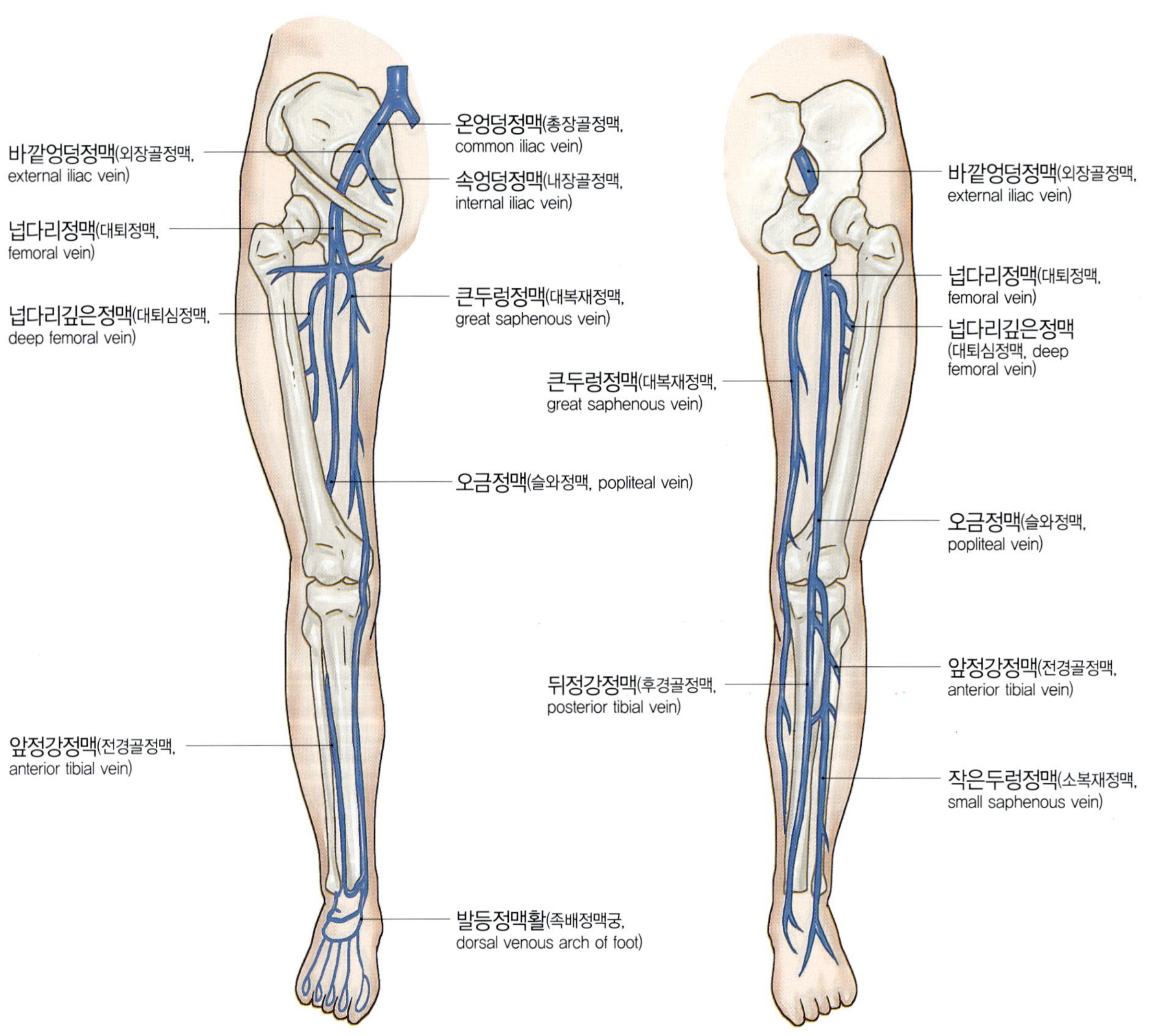

그림 6-33 다리의 정맥

B. **작은두렁정맥**(소복재정맥, small saphenous vein); 발등정맥그물에서 시작되며 종아리뼈 가쪽복사 뒤를 지나 종아리 뒷면을 상행하고 오금의 근막을 관통하여 **오금정맥**(슬와정맥, popliteal vein)에 합류한다.

③ 다리의 깊은정맥

다리의 깊은정맥은 종아리의 동맥과 함께 주행하면서 상행하여 1개의 오금정맥이 되며, 오금동맥 뒤를 상행해서 **넙다리정맥**이 되고 넙다리동맥 안쪽으로 올라가 **바깥엉덩정맥**(외장골정맥, external iliac vein)이 된다.

(3) 문맥(portal vein)

문맥은 소화관에서 흡수된 영양분이나 지라의 혈액을 모아서 간으로 운반하는 중요한 정맥이다. 간 내로 들어 간 문맥혈은 다시 모세혈관이 된 후 모여서 간정맥(hepatic vein)을 거쳐 아래대정맥으로 들어가 심장으로 들어간다. 즉, 문맥은 위, 장, 이자, 지라, 쓸개의 모세혈관에서 혈액을 모아 간으로 운반한다. 나아가 간 내에서는 다시 모세혈관그물을 형성하며 모여서 간정맥이 된다. 이처럼 문맥순환은 두 번의 모세혈관을 통과하는 특성을 가진다. **지라정맥**(비정맥, splenic vein)은 **아래창자간막정맥**(하장간막정맥, inferior mesenteric vein), **위창자간막정맥**(상장간막정맥, superior mesenteric vein)과 합쳐져서 간문맥을 형성한다. 나아가 문맥은 간문부위에서 좌우 양엽으로 들어가는 왼가지와 오른가지로 나뉘어서 간으로 들어간다.

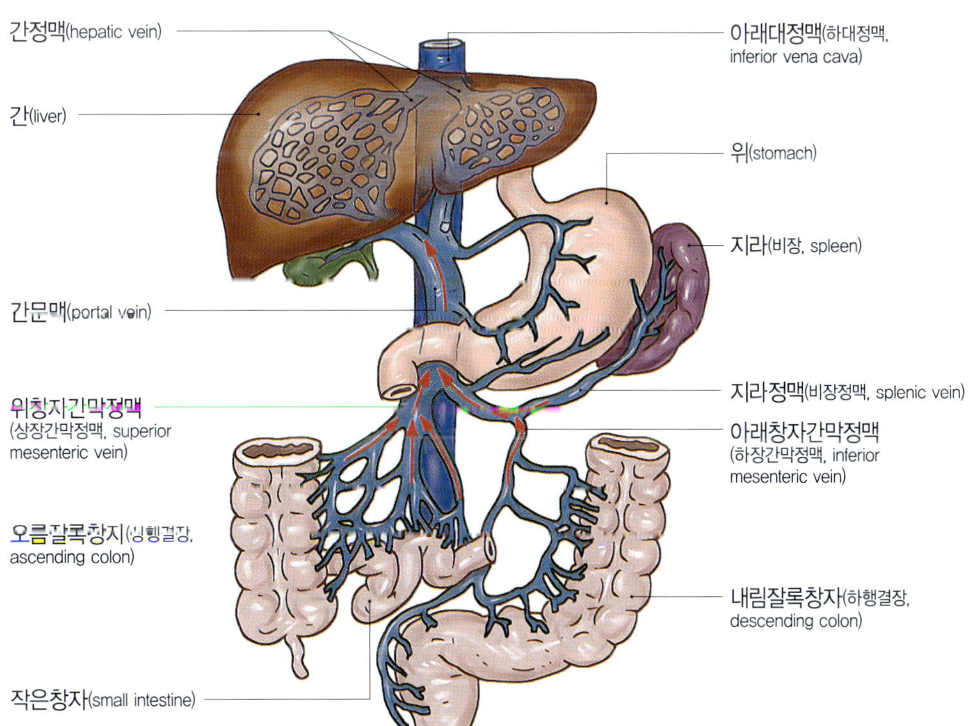

그림 6-34 내부장기의 정맥

문맥은 식도 아래부분이나 곧창자 위부분 및 배꼽 주위 등 온몸순환의 정맥과 연결된다. 간경변(hepatic cirrhosis) 등의 간 질환으로 문맥압이 높아지면 문맥혈이 역류하여 식노에 성맥류(varicose vein)가 생기거나 배벽의 정맥이 확장되는데, 이는 서로 연결되어 있기 때문이다.

4 | 태아의 순환(태생순환 또는 태반순환)

태아가 모체 내에서 순환하는 방식을 **태아순환**이라 하며 태아의 태반환경은 수생 생활을 하기 때문에 출생 후 대기환경 아래에서 생활하는 경우와는 혈액순환 방식이 달라진다. 또 조류 등은 알 안에서 난황을 영양으로 하여 성장하지만, 포유류는 자궁 안에서 태반을 통해 모체에서 영양을 받아 성장한다.

태아의 허파나 소화기관은 기능하지 않고 또 콩팥도 미숙하기 때문에 태반을 통해 모체의 혈액에서 산소나 영양분을 받고 이산화탄소나 노폐물을 모체 혈중으로 방출한다. 태반은 모체쪽 혈액과 태아쪽 혈액의 물질교환장소인데, 태아의 혈액과 모체의 혈액은 일정한 태반조직으로 나뉘어 있어서 혼합되는 경우는 없다. 태반과 태아를 연결하는 **탯줄**(제대, umbilical cord) 안에는 2개의 **배꼽동맥**(제동맥, umbilical artery)과 1개의 **배꼽정맥**(제정맥, umbilical vein)이 들어있다. 태반 내에서 산소나 영양분이 풍부하고 노폐물이 적은 동맥혈이 배꼽정맥에 모여서 탯줄을 지나 배꼽고리(제륜, umbilical ring)에서 태아의 체내로 들어가 간으로 향한다. 간문에 이르러 일부 혈액은 문맥혈과 함께 간으로 들어가고 다른 대부분의 혈액은 **정맥관**(ductus venosus)을 경유하여 아래대정맥으로 유입해서 오른심방으로 흘러간다. 태아의 심장에서는 아래대정맥이 오른심방으로 열리는 부분이 타원구멍(난원공, foramen ovale)과 직접 마주보고 있기 때문에 이 아래대정맥에서의 혈액 대부분은 타원구멍을 지나 왼심방으로 들어가고 왼심실에서 대동맥으로 나간다. 한편, 상반신에서 되돌아오는 위대정맥의 혈류는 오른심방을 지나 허파동맥으로 나간다. 그러나 이 혈액은 허파의 호흡기능이 아직 시작되고 있지 않기 때문에 허파동맥에서 **동맥관**(ductus arteriosus)을 지나 대동맥으로 들어가고 왼심실에서의 혈액과 합류해서 온몸으로 보내진다. 이 혈액 일부는 속엉덩동맥에서 배꼽동맥을 지나 태반으로 보내진다.

태아의 순환에는 배꼽동맥, 배꼽정맥, 정맥관, 타원구멍, 동맥관 등의 생후 순환에서는 관찰되지 않는 혈관이 있는 것이다.

출생 후 바로 허파호흡이 시작되면 혈액배분이 변화함과 동시에 혈압이 변화하여 이윽고 타원구멍은 닫혀서 타원오목(난원와, oval fossa)이 되며, 배꼽동맥, 배꼽정맥, 정맥관, 동맥관도 폐쇄하여 각각 배꼽동맥인대(제동맥삭, medial umbilical ligament), 간원인대(간원삭, round ligament of liver), 정맥관인대(정맥관삭, ligamentum venosum), 동맥관인대(동맥관삭, ligamentum arteriosum)라고 하는 끈 모양의 결합조직이 되어 남는다.

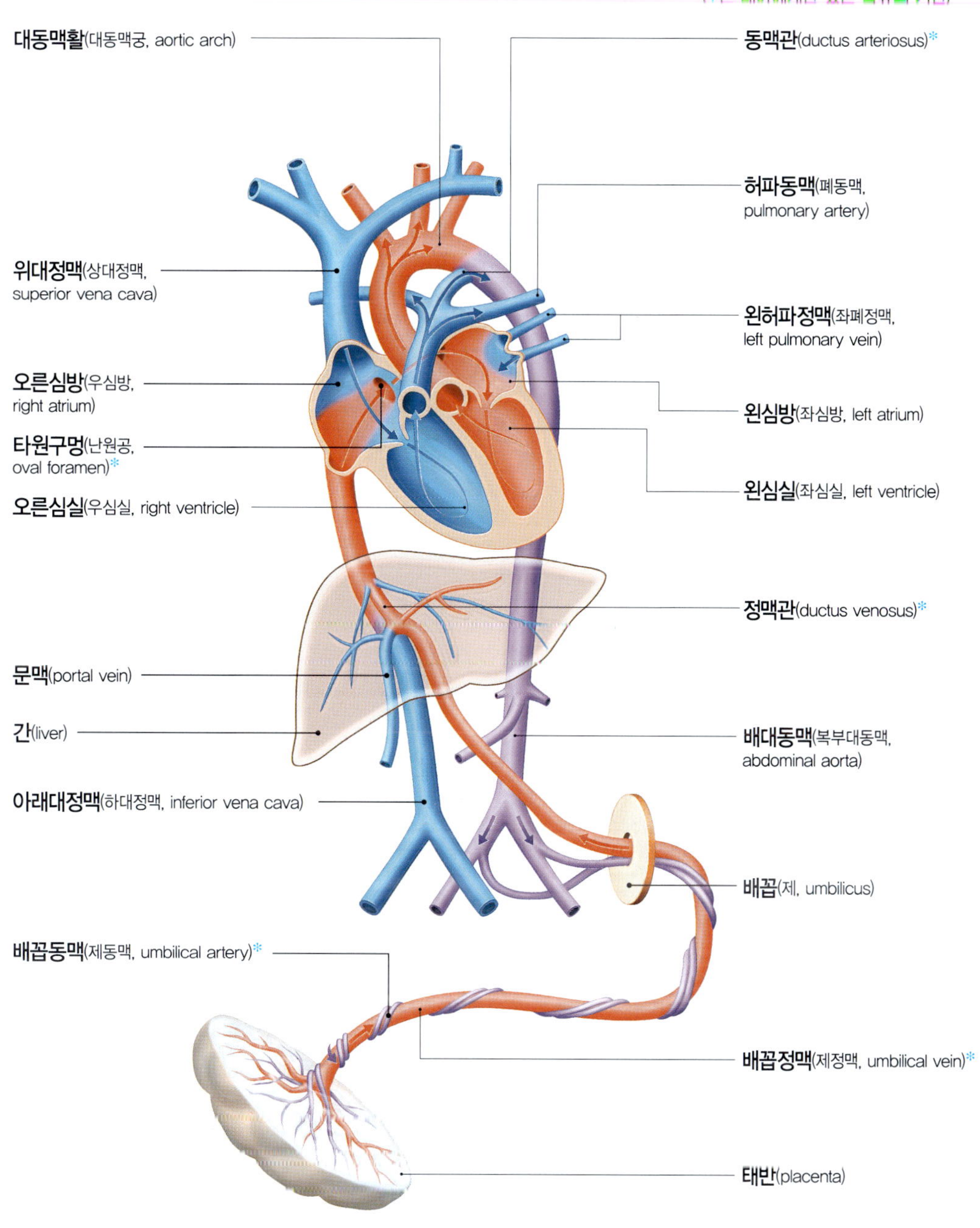
(*는 태아에게만 있는 특유의 기관)
대동맥활(대동맥궁, aortic arch)
동맥관(ductus arteriosus)*
허파동맥(폐동맥, pulmonary artery)
위대정맥(상대정맥, superior vena cava)
왼허파정맥(좌폐정맥, left pulmonary vein)
오른심방(우심방, right atrium)
왼심방(좌심방, left atrium)
타원구멍(난원공, oval foramen)*
왼심실(좌심실, left ventricle)
오른심실(우심실, right ventricle)
정맥관(ductus venosus)*
문맥(portal vein)
간(liver)
배대동맥(복부대동맥, abdominal aorta)
아래대정맥(하대정맥, inferior vena cava)
배꼽(제, umbilicus)
배꼽동맥(제동맥, umbilical artery)*
배꼽정맥(제정맥, umbilical vein)*
태반(placenta)

그림 6-35 태아순환

4. 림프계

동맥계, 정맥계, 림프계를 모두 합쳐서 맥관계(vasculature)라고 한다. 림프관(lymphatic vessel)은 정맥과 매우 비슷한 구조를 가지며 곳곳에 판막(valve)이 있다. 모세혈관과 마찬가지로 1층의 내피세포로 되어 있으며 주위 결합조직과 섬유로 고정되어 있다. 림프계(lymphatic system)는 온몸의 조직 틈새에 있어서 사이질액(간질액, interstitial fluid) 일부를 끊임없이 혈액순환계로 운반하는 역할을 한다. 미세순환(microcirculation)에서는 모세혈관의 동맥 끝에서 조직 틈새로 나온 수분 대부분이 정맥 끝에서 혈장으로 되돌아가지만, 일부는 모세림프관(lymphatic capillary)으로 들어간다. 모세림프관의 구멍은 커서 단백질이 자유롭게 통과하므로 틈새에 노출된 소량의 알부민 등 혈장 단백질은 모세림프관을 경유하여 혈장으로 되돌아간다. 정맥을 향하지 않는 반대편 끝 림프관은 막혀 있기 때문에 림프계 자체가 순환구조를 이루지는 않는다.

1 | 림프액과 림프구

(1) 림프액

인체에는 체중의 약 60%에 상당하는 양의 수분이 들어 있는데, 이 중 약 60%는 세포 내에 있고 약 8%가 혈관 내의 혈액에 있다. 나머지 약 32%는 대부분 세포 사이에 있어 **사이질액**(간질액, interstitial fluid) 혹은 **조직액**(세포내액, intracellular fluid)이라고 불린다. 사이질액에는 동맥쪽 모세혈관에서 수분과 전해질 등이 유입되고, 정맥쪽 모세혈관에서 다시 혈관 안으로 흡수되어 사이질액과 혈액사이에 순환이 되게 된다. 림프액의 조성은 세포바깥액(세포외액, extracellular fluid)의 조성과 같다. 림프액은 담황색을 띠고 있으며 많은 림프구를 함유하고 있다. 소량의 섬유소원(피브리노겐, fibrinogen)이 있어서 몸 밖으로 나오면 응고한다. 그러나 이 모세혈관에서 흡수되는 양은 충분하지 않아 나머지 다른 하나의 혈관계(vasculature)인 **림프관**(lymphatic vessel)에 의해 회수된다.

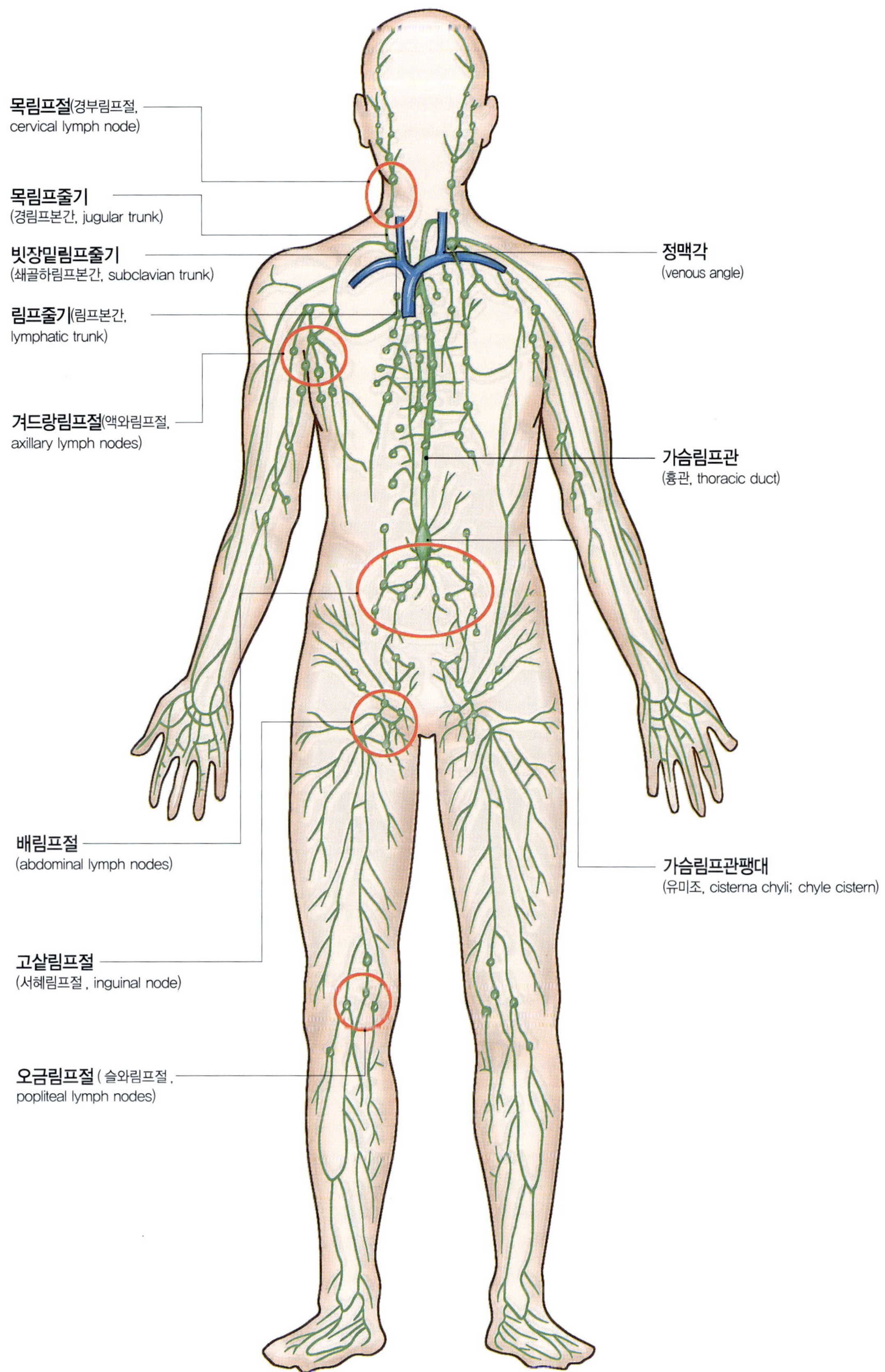

그림 6-36 전신의 림프관(앞면)

(2) 림프구

림프구(lymphocyte)는 혈관 안과 림프관 밖을 자유롭게 이동하여 면역세포로서 세포면역(cellular immunity)과 체액면역(humoral immunity)을 담당하는 백혈구의 일종이다. 림프의 흐름은 모세림프관에서 시작하여 집합림프관과 주림프관을 거쳐 좌우 **빗장밑정맥**(쇄골하정맥, subclavian vein) 접합부에서 정맥으로 유입한다. 림프유량은 근육운동 때 급격하게 증가하는데, 안정 시 유량은 온몸에서 1시간에 약 120mL 정도이며, 심장박출량의 1/3000 정도이다. 그러나 림프관이 막히면 사이질액의 단백질이 순환계(혈관) 안으로 돌아가지 못하게 되고, 사이질액의 콜로이드삼투압이 높아져 수분이 간질액 공간에 많아지는 상태인 부종(edema)이 생긴다.

혈장 중 수분이 혈관에서 나와서 사이질액이 과잉이 된 상태를 부종이라고 한다. 부종의 원인으로는 첫째, 혈장 단백질의 함유량 저하, 둘째, 모세혈관내압 상승, 셋째, 사이질액의 단백질 증가, 넷째, 림프관 폐색 등이 있다.

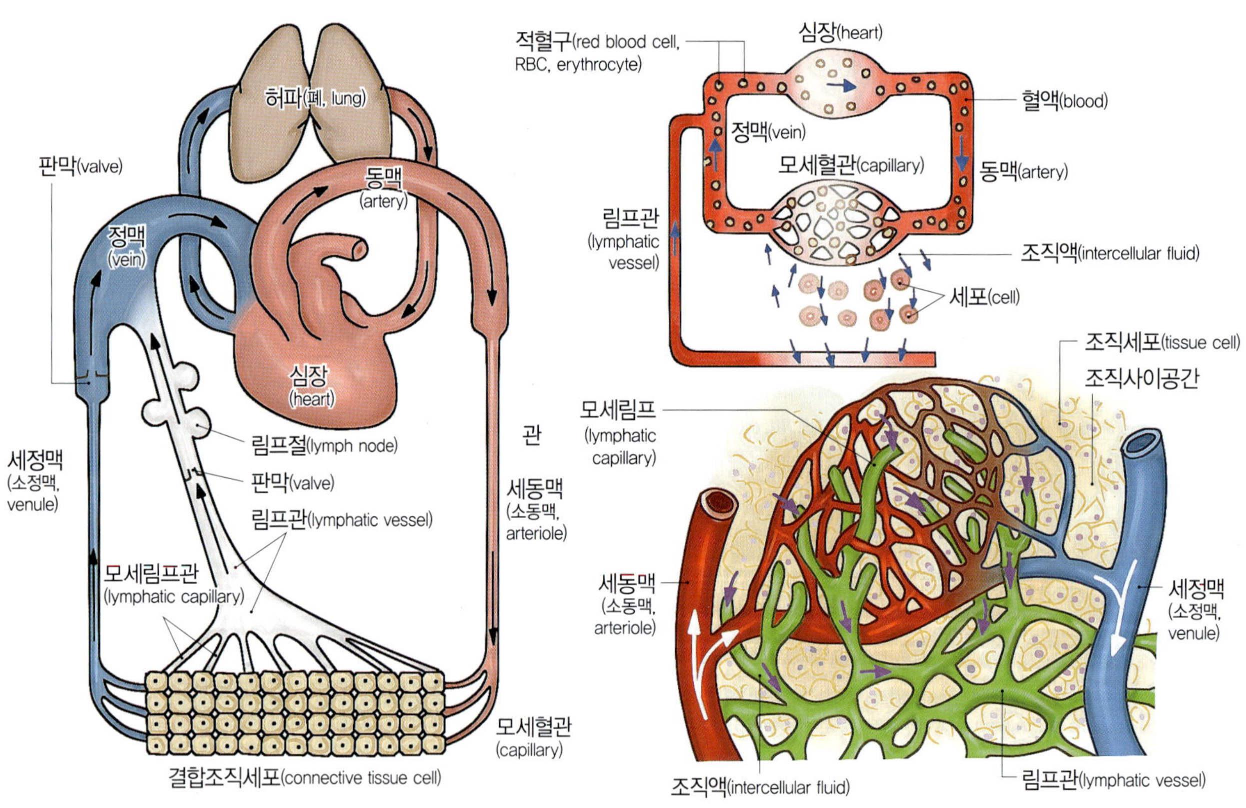

그림 6-37 림프관의 구성

2 | 림프절의 역할과 주행

(1) 림프절의 역할

림프절이란 **림프소절**(lymphatic nodule, 림프구의 집합)이 모인 것으로, 강낭콩 모양을 하고 있으며 많은 림프관이 연결되어 림프가 유입되어 온다. 림프절에는 필터 기능이 있어 림프에서 이물질이나 세균, 종양세포 등이 여과된다. 제거된 이물질은 큰포식세포(대식세포, macrophage)가 거두어들여 처리하며, 이물질이 제거된 림프는 강낭콩의 오목한 부분에 연결된 림프관으로 흘러나가 다시 몸에 흐른다. 또 다른 림프조직의 기능은 면역에 관여하는 γ-글로불린을 만들어 온몸으로 보낸다. 다치거나 질병에 걸리면 림프절이 빨갛게 부어오른다(림프절염, lymphadenitis). 이는 그 림프절에서 세균이나 이물질과 싸움이 벌어진 증거이며, 그 잔해가 고인 결과이다. 집합림프관과 주림프관 곳곳에 **그물내피세포**(망상내피세포, reticuloendothelial cell)로 이루어진 **림프절**(lymph node)이 존재한다.

(2) 림프절의 주행

림프관은 **모세림프관**(lymphatic capillary)에서 시작된다. 모세림프관의 벽은 편평한 세포가 한층으로 배열된 단층편평상피(simple squamous epithelium)로 되어 있다. 이 세포들 간의 접착은 약해 사이질액이 유입하기 쉽다. 림프관 안으로 거두어들인 사이질액이 림프(lymph)이며, 혈장성분이나 림프구 등이 포함된다. 모세림프관이 합류하여 내부에 판막(valve)이 있는 굵은 림프관이 된다. 림프관은 림프절(lymph node)을 통과하는데, 림프관은 여러 림프절을 지나면서 굵어져 림프관줄기(림프본간, lymphatic trunk)가 된다.

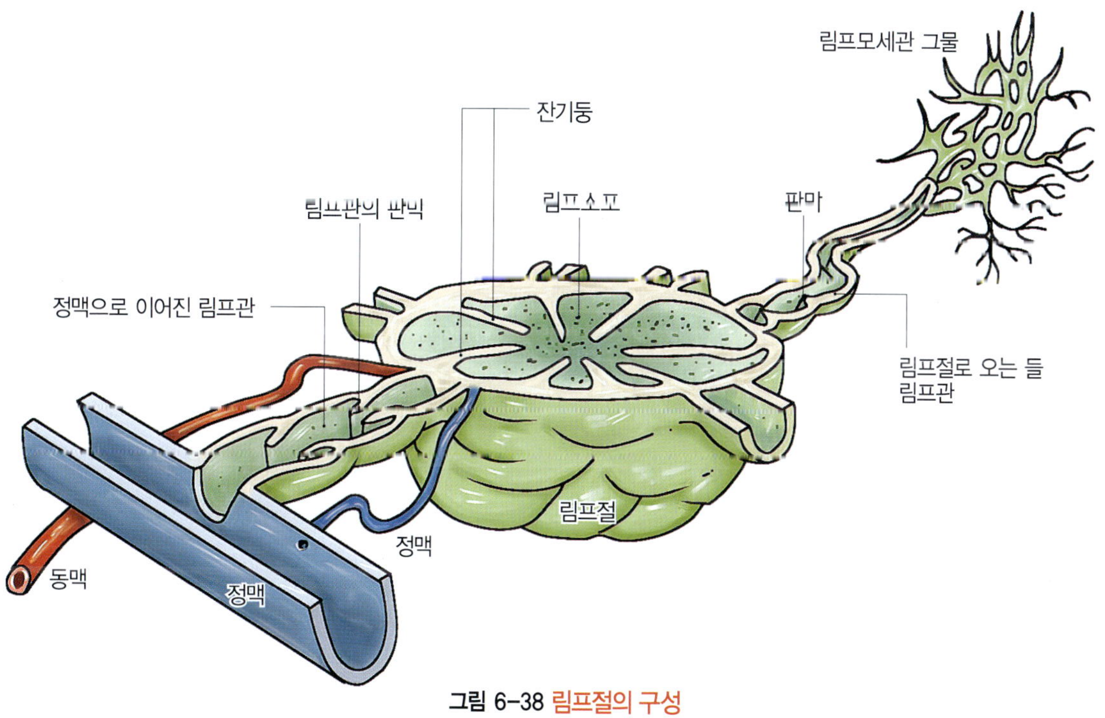

그림 6-38 림프절의 구성

① **가슴림프관**(흉관, thoracic duct): 창자림프줄기(장림프본간, intestinal trunk) 1개와 허리림프줄기(요림프본산, lumbar trunk) 1쌍이 세2허리뼈의 선년에서 합류하여 난들어신다. 이 합류부위는 부풀어 있어 가슴림프관팽대(유미조, cisterna chyli)라고 불린다. 가슴림프관은 위쪽으로 가로막(횡격막, diaphragm)의 대동맥구멍(aortic hiatus)을 지나 가슴안으로 들어간다.

② **창자림프줄기**(장림프본간, intestinal trunk): 배 내장을 포함한 하반신의 림프가 모여 창자림프 줄기를 이룬다.

③ **허리림프줄기**(요림프본간, lumbar trunk): 가슴림프관을 형성한다.

④ **왼목림프줄기**(좌경림프본간, left jugular trunk)와 빗장밑림프줄기(쇄골하림프본간, subclavian trunk): 왼쪽 상반신의 림프를 모아 합류하여 왼쪽 빗장밑정맥(쇄골하정맥, subclavian vein)과 속목정맥(내경정맥, internal jugular vein)의 합류부위인 정맥각(venous angle)에서 림프를 정맥으로 흘려보낸다.

3 | 림프조직

(1) 편도(tonsil)

편도는 입안이나 인두 표면의 점막상피가 불규칙하게 움(음와, crypt)을 만들어 들어가며, 그 아래층에 많은 림프소절이 발달한 것이다. 편도에는 목구멍부위에 좌우 1쌍 있는 타원형의 **목구멍편도**(구개편도, palatine tonsil), 혀뿌리부위의 **혀편도**(설편도, lingual tonsil), 인두의 **인두편도**(pharyngeal tonsil), 귀관 구멍 주위의 **귀인두관편도**(이관편도, tubal tonsil) 등이 있다. 이들 편도가 목구멍을 둘러싸는 고리(발다이어 편도고리, Waldeyer's tonsillar ring)를 형성하여 감염으로부터 인체를 지키고 있다(생체방어).

아데노이드(adenoid)는 인두편도의 만성적인 비대를 가리키며, 기도협착이나 귀관폐색에 의한 난청 등을 일으킨다.

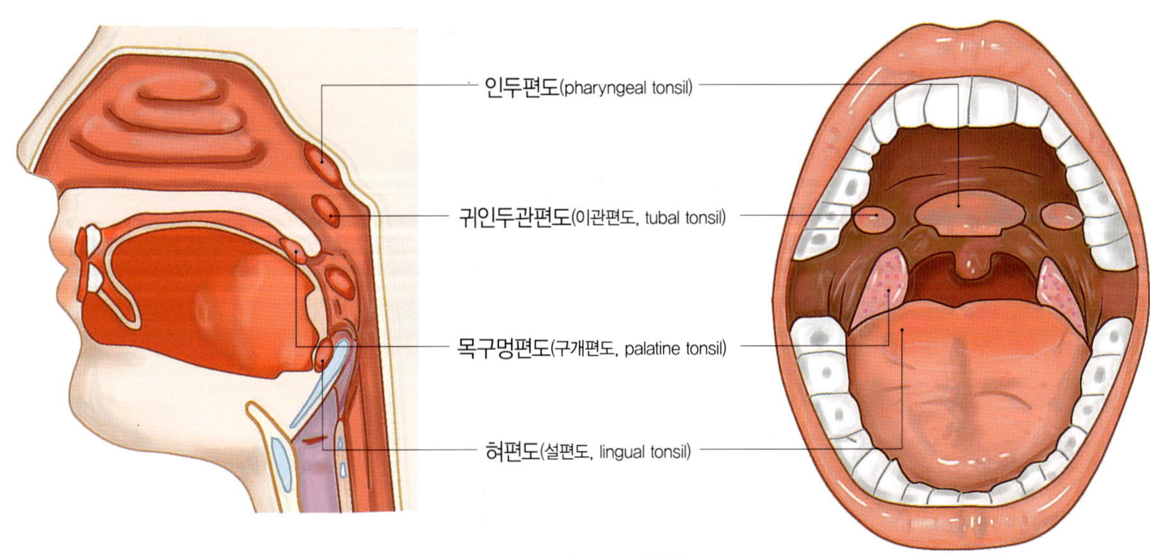

그림 6-39 편도

(2) 가슴샘(흉선, thymus)

가슴샘은 가슴세로칸(종격, mediastinum) 내의 위앞쪽, 복장뼈 뒤에 위치하며, 오른엽과 왼엽으로 불완전하게 나뉘어진 긴 피라미드 모양의 기관이다. 림프절과는 달리 가슴샘은 들림프관, 림프절 모두 가지지 않는다. 가슴샘은 면역계, 특히 **세포면역**(cellular immunity)에 중요한 역할을 하고 있다.

가슴샘은 출생 시에 이미 충분히 발달해 있으며, 신생아의 가슴 X선상에서 요트의 돛 모양의 가슴샘 음영으로서 현저하게 나타난다. 2~3세부터 사춘기까지 가장 발달해서 최대 30g 정도가 된다. 그러나 그 이후는 점차 퇴화하여 지방조직으로 치환되어 간다. 가슴샘의 양엽은 결합조직성 피막에 싸여있고, 실질 안으로 결합조직인 사이막(중격, septum)이 진입해서 서로 연속성 있는 불완전한 소엽으로 나뉘어 있다. 소엽에는 그물상피세포의 그물에 많은 림프구가 존재하여 겉질과 속질을 구별한다. 겉질은 림프구가 상당히 밀집해 있으며 어두운 색을 띠고, 림프소절이나 종자중심 등의 구조는 없다. 속질은 겉질보다 림프구가 비교적 적고 그물세포가 많아서 밝게 보인다. 나아가 속질의 특징으로서 그물세포가 변성한 동심원의 양파 모양의 가슴샘소체(Hassall's corpuscle)가 관찰된다.

겉질에서는 림프구 증식이 활발하게 이루어지는데, 이 대부분은 가슴샘 내에서 세포자멸사(apoptosis)를 일으켜 사멸하고 탐식되며, 매우 일부만 속질의 혈관에서 밖으로 나간다.

가슴샘에서 생산되는 것은 T**림프구**이며, 체내의 다른 림프조직에서 항원자극을 받아서 증식한다. T림프구(T lymphocyte)는 투베르쿨린반응(tuberculin reaction) 등 지연형과민반응(delayed hypersensitivity)이나 이식편거부반응(graft rejection) 등과 같은 세포면역에 관여하는 이외에, B**림프구**의 항체생산을 촉진하거나 억제하는 면역반응을 조절하는 등, 각종 기능을 가지고 있다. 어쨌든 이들의 유래는 가슴샘이며, 신생아 시기에 가슴샘을 적출하거나 선천적으로 가슴샘이 없는 개체에서는 T림프구가 형성되지 않아 세포면역력이 결여되기 때문에 면역결핍병(immunodeficiency disease)을 일으킨다.

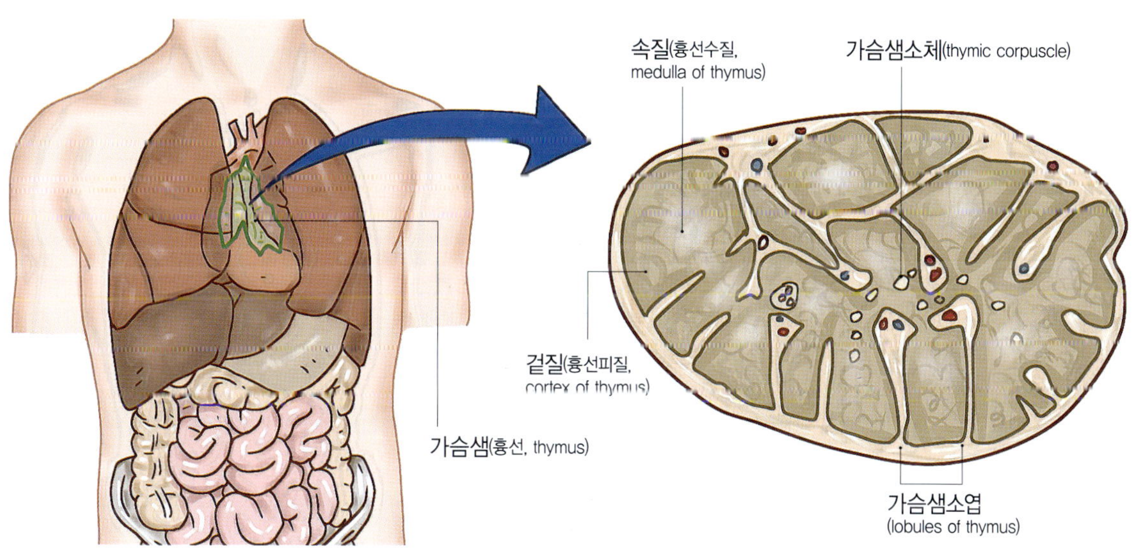

그림 6-40 가슴샘의 위치와 구조

(3) 지라(비장, spleen)

① 개요

지라는 배안에서 위(stomach)의 왼쪽 뒤에 있으며, 제 9~11갈비뼈 높이에 있고, 왼콩팥과 가로막 사이에 있는 쌍을 이루지 않는 실질장기로, 크기는 성인의 경우, 길이 약 10cm, 폭 약 6cm, 두께 약 3cm, 무게 90~120g이다. 암홍색의 편평한 타원형으로, 안쪽의 오목한 부분에 혈관(지라동정맥)이 출입하는 지라문(비장문, hilum of spleen)이 있다. 또 앞안쪽면에는 2~3개의 자국(지라패임)이 관찰된다. 지라는 정상에서는 만져지지 않지만, 비대해지면 지라비대(비장비대, splenomegaly)라고 해서 왼쪽 갈비밑부위의 갈비활(늑골궁, costal arch) 아래에서 만질 수 있다. 지라는 혈액 저장 이외에 혈액의 필터로서 이물질 제거와 수명을 다한 혈구를 파괴하며, 또 림프성 기관으로서 림프구를 생산한다.

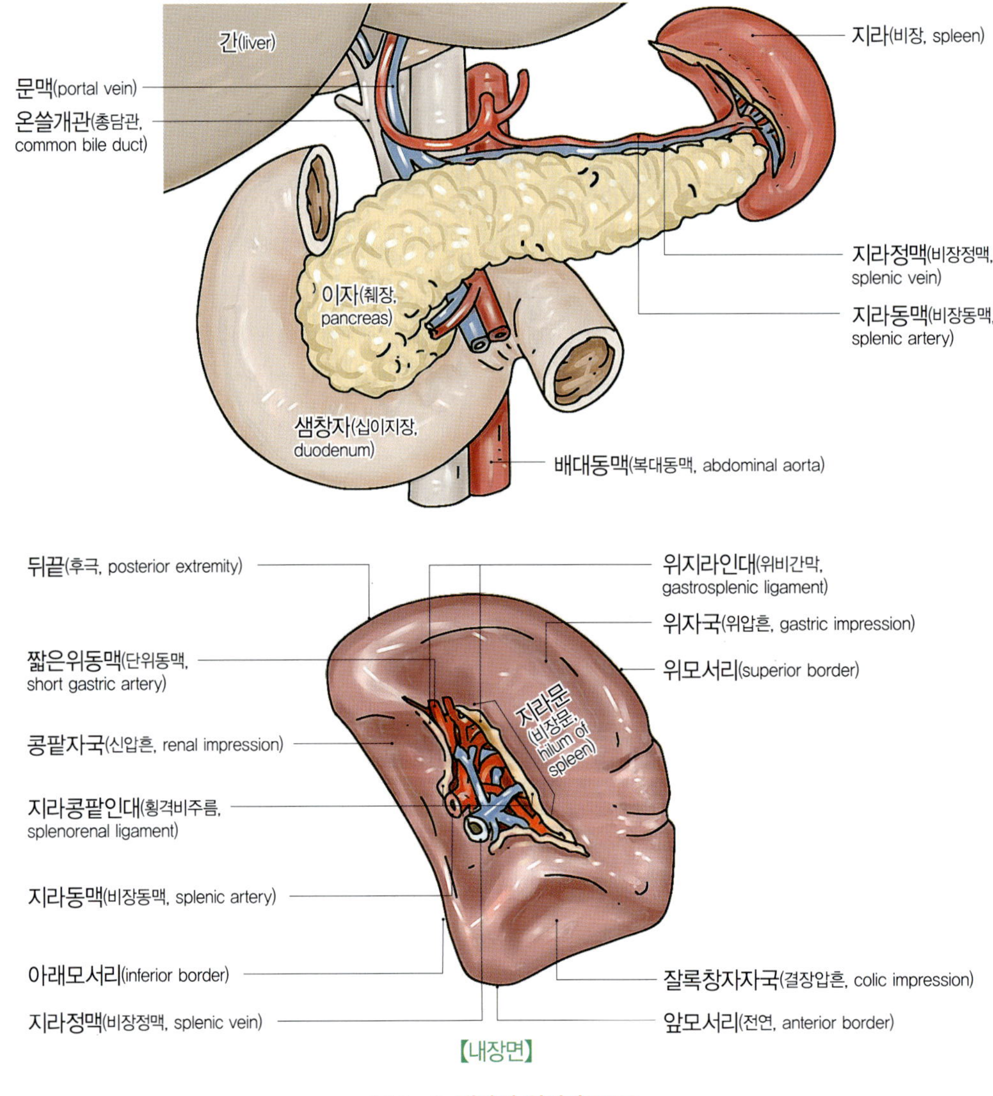

그림 6-41 지라의 위치와 구조

② 지라의 구조

지라의 표면은 치밀결합조직으로 이루어진 피막에 덮여있다. 피막에서는 결합조직으로 된 많은 지라잔기둥(비주,trabecula of spleen)이 동맥과 정맥을 동반하여 내부로 진입해 있다. 지라의 실질을 **지라속질**(비장속질, splenic pulp)이라고 하고 실질은 공 모양의 **백색속질**(백수, white pulp)과 그 이외의 부분을 채우는 **적색속질**(적수, red pulp)로 구분할 수 있다.

백색속질은 지라림프소절(비장림프소절, splenic lymph nodule)이라고도 하며 림프구가 모여있어 회백색으로 보인다. 지라잔기둥에서 들어온 중심동맥을 받아들여 **동맥주위림프집**(동맥주위림프초, periarterial lymphatic sheath)을 형성하고 주위에는 종자중심을 가지는 지라림프소절이 존재한다. 전자는 T림프구, 후자는 B림프구가 주체이다. 적색속질은 그물조직으로 이루어진 **지라끈**(비장삭, splenic cord)과 **굴모세혈관**(동양모세혈관, sinusoidal capillary)인 지라굴(비동, splenic sinus)로 구성된다. 지라끈에는 그물세포 외에 적혈구, 백혈구, 큰포식세포 등이 존재한다. 지라끈을 빠져 나온 혈구는 지라굴로 흘러 들어간다.

③ 지라의 혈관

지라동맥(비동맥, splenic artery)은 지라문에서 들어와 지라잔기둥을 주행하여 **잔기둥동맥**(소주동맥, trabecular artery)이 된다. 이후, 지라속질에 이르면 **중심동맥**(central artery)이 되어서 백색속질 안을 지나가고, 계속되어 적색속질로 나와 붓 끝처럼 분지하여 **붓털동맥**(필모동맥, penicillar artery)이 되고, 이어서 주위를 두꺼운 집 모양 결합조직에 싸인 **집형성동맥**(협동맥, sheathed artery)으로 이어지다가 지라끈 안을 주행한다.

지라굴은 속공간이 넓은 굴모세혈관으로 굴의 벽은 키가 큰 내피세포로 이루어져 있다. 지라끈을 빠져 나온 혈액세포는 지라굴로 흘러 들어가는데, 노후화된 혈구는 지라끈에서 파괴된다. 지라굴, 림프굴, 뼈속질의 굴모양 내피는 보통의 혈관내피와는 달리 그물세포에 유래하는 세포로 구성된다. 이들 그물내피에는 이물질 탐식능력이 있다. 지라굴이 모여서 **속질정맥**(수질정맥, pulp vein)이 되며, 지라잔기둥을 흐르는 잔기둥정맥을 거쳐 지라문으로 돌아가 **지라정맥**(비정맥, splenic vein)이 되어 지라에서 나간다. 지라정맥은 아래대정맥으로 들어가지 않고 문맥을 거쳐 간으로 흘러간다. 이로 인해 간경변 등에 의해 간혈류가 고이면 **지라비대**(비장비대, splenomegaly)를 일으킨다. 지라의 혈구파괴기능이 병적으로 항진한 경우에 적출하는 경우가 있는데, 지라를 적출해도 생명에는 지장이 없다

PART

III

생명유지기관

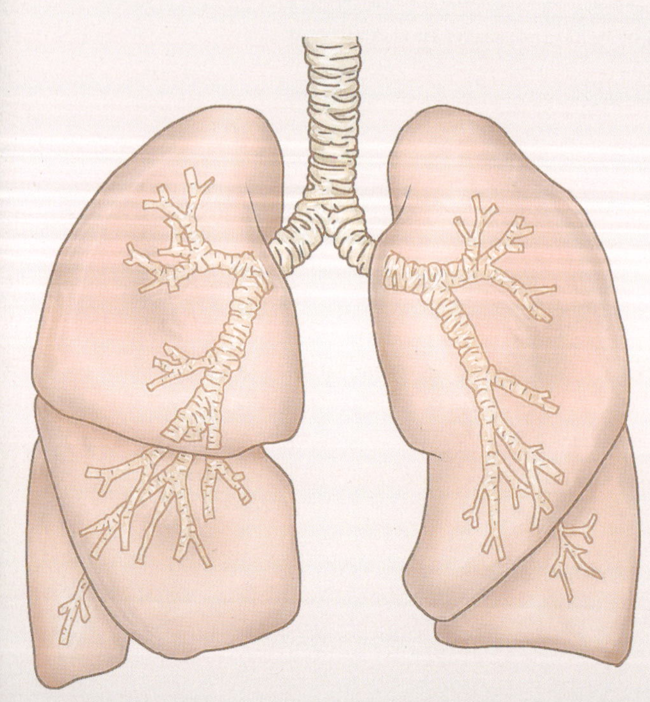

7

CHAPTER

호흡계통

학습목표

- ▶ 호흡계통의 주요 기관의 이름을 설명할 수 있다.
- ▶ 호흡계통의 기능을 설명할 수 있다.
- ▶ 상기도의 구조와 기능을 설명할 수 있다.
- ▶ 하기도의 구조와 기능을 설명할 수 있다.
- ▶ 호흡의 형태와 호흡조절에 대하여 이해하고 설명할 수 있다.

1. 호흡계통의 개요

호흡은 인체의 에너지대사와 밀접한 관련이 있다. 인체는 활동에 필요한 에너지를 생산하기 위해 섭취한 음식물을 체내에서 산화하게 되는데, 이때 산소가 이용된다. 외부에서 산소를 흡입하고 혈중 이산화탄소를 배출하는(가스교환) 과정을 호흡(breath, respiration)이라고 하며, 호흡을 행하는 기관계를 호흡계통(respiratory system)이라고 한다. 인체의 호흡계통은 코안(비강, nasal cavity), 인두(pharynx), 후두(larynx)로 이루어진 상기도(upper respiratory tract)와 기관(trachea), 기관지(bronchus)로 이루어진 하기도(lower respiratory tract) 그리고 허파(폐, lung)로 이루어진다.

외부에서 공기를 흡입하여 가스교환이 이루어지는 장소인 허파까지의 경로를 기도(숨길, respiratory tract)라고 한다. 기도는 코안(비강, nasal cavity), 코곁굴(부비동, paranasal sinus), 인두(pharynx), 후두(larynx), 기관(trachea) 및 주기관지(main bronchus)에서 종말세기관지(terminal bronchiole)까지로 구성되어 있다. 호흡세기관지(respiratory bronchiole) 부터는 허파 실질(parenchyma)에 포함된다. 기관은 16~20개의 C자 모양의 연골들이 고리인대(윤상인대, anular ligament)라고 하는 결합조직에 의해 연결되어 있다. 기관의 뒤벽(후벽, posterior wall)에는 연골이 없이 민무늬근육(smooth muscle)으로 되어 있다.

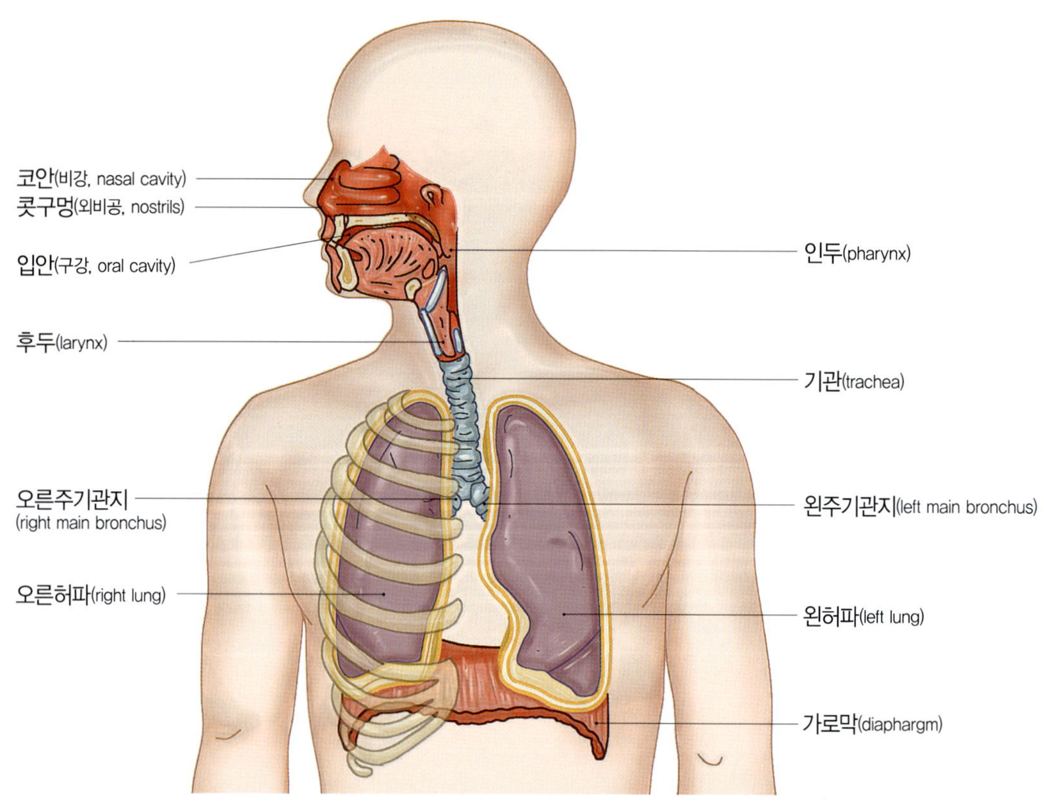

그림 7-1 호흡계통의 구조

2. 상기도(upper respiratory tract)

1 | 코안(비강, nasal cavity)

코의 기본적인 기능은 대기중의 차가운 공기가 들어오면 일단 따뜻하게 하는 작용을 하며 불순물을 걸러내는 정화작용과 가습효과, 발성 시 공명작용으로 소리를 증폭 시키는 작용, 공기중에 다양한 냄새를 감지하는 작용 등을 한다. 코안의 앞면은 **바깥코**(외비, external nose)가 덮고 있으며, 바깥코의 아래면에는 좌우 1쌍의 **콧구멍**(외비공, nostrils)이 뚫려 있어 코안과 통한다. 바깥코는 콧구멍을 둘러싸는 1쌍의 콧방울(비익, ala nasi), 중앙에 있는 코끝(비첨, nasal tip), 코뿌리(비근, root of nose), 콧등(비배, nasal dorsum)으로 이루어져 있다.

코안은 **코중격**(비중격, nasal septum)에 의해 좌우로 구분되어 있다. 코중격은 뼈부위(벌집뼈, 보습뼈)와 연골부위로 이루어지는데, 반드시 중앙에 위치하는 것은 아니며 좌우로 치우쳐 있는 경우도 많다. 매우 심한 경우를 **비중격만곡증**(nasal septal deviation)이라고 한다. 코안의 가쪽면에는 **위·중간·아래코선반**(상·중·하비십개, superior·middle·inferior nasal concha)이 안쪽(코중격쪽)으로 돌출되어 있으며, 이로 인해 각 코선반 아래면에는 **위콧길**(상비도, superior nasal meatus), **중간콧길**(중비도, middle nasal meatus), **아래콧길**(하비도, inferior nasal meatus)이 있다. 코선반과 콧길은 가온 및 가습효과에 도움을 준다. 코안과 통해 있는 코안 주위의 굴(동굴, sinus)을 **코곁굴**(부비동, paranasal sinus)이라고 한다. 코곁굴에는 가장 큰 **위턱굴**(상악동, maxillary sinus) 이외에 **이마굴**(전두동, frontal sinus), **벌집굴**(사골동, ethmoidal sinus), **나비굴**(접형동, sphenoidal sinus)이 있으며 모두 합치면 20~50㎖로 고유코안(proper nasal cavity)과 같은 용적을 가진다.

위턱굴과 이마굴은 중간콧길에서 벌집뼈의 반달틈새(반월열공, semilunar hiatus)로 열리고, 벌집굴과 나비굴은 위코선반 부근에서 연결된다. 모두 좁은 구멍만 있는 **곁주머니**(게실, diverticula)와 유사한 굴이기 때문에 만성 염증을 일으키기 쉬워 **코곁굴염**(부비동염, paranasal sinusitis; 축농증)이 많이 발생한다. 아래콧길에는 눈확에서의 눈물 배출관인 **코눈물관**(비루관, nasolacrimal duct)이 열린다. 코안의 가장 윗부분을 **후각부위**(olfactory region)라고 하며 후각상피(olfactory epithelium)가 분포한다. 후각부위 이외의 코안 부위를 호흡부위(respiratory region)라고 하며, 호흡부위의 점막은 **거짓중층섬모원주상피**(위중층섬모원주상피, pseudostratified ciliated columnar epithelium)로 덮여있으며 상피세포 사이에는 점액분비세포인 술잔세포(goblet cell)가 있고, 상피아래 고유판(lamina propria)에는 혼합샘(mixed gland)도 존재한다. 코안의 점막에는 혈관이 풍부하여 들숨의 가온과 가습에 작용하지만, 출혈을 일으키기도 쉽다(코피, nasal bleeding). 특히 **코중격연골**(비중격연골, septal nasal cartilage)의 앞쪽 아랫부분은 5개의 혈관이 모여 얼기를 형성하고, 콧구멍에 가까워서 외부충격에 의해 쉽게 손상되기 때문에 코피의 80%가 이 부위(키셀바하부위, Kiesselbach's area)에서 발생한다.

(2) 후두연골(laryngeal cartilage)

① **방패연골**(갑상연골, thyroid cartilage): 후두연골 중에서 가장 큰 방패 모양의 연골로, 후두 앞벽과 가쪽벽을 덮는다. 사춘기 이후 남성에서는 정중앙이 돌출해서 후두융기(laryngeal prominence; Adam's apple)를 형성한다. 위쪽은 인대에 의해 목뿔뼈와 연결되고 아래쪽은 반지연골과 관절을 이룬다.

② **반지연골**(윤상연골, cricoid cartilage): 반지 모양으로 방패연골 아래쪽에 있으며 아래쪽은 기관연골과 인대에 의해 연결된다. 반지모양이지만 앞쪽은 낮고, 뒤쪽은 높은 모습이다.

③ **모뿔연골**(피열연골, arytenoid cartilage): 한 쌍의 삼각형 모양의 연골로, 반지연골 뒤쪽 위에 있으며 그 위치 변화로 성대문의 형태나 성대의 긴장도가 변화한다.

④ **후두덮개연골**(후두개연골, epiglottic cartilage): 나뭇잎 모양의 편평한 연골로, 목뿔뼈 및 방패연골 뒤쪽에 있다. 후두덮개의 기초를 이루며 음식물 등을 삼킬 때 후두입구를 닫아서 폐흡인(pulmonary aspiration)을 방지하고 있다.

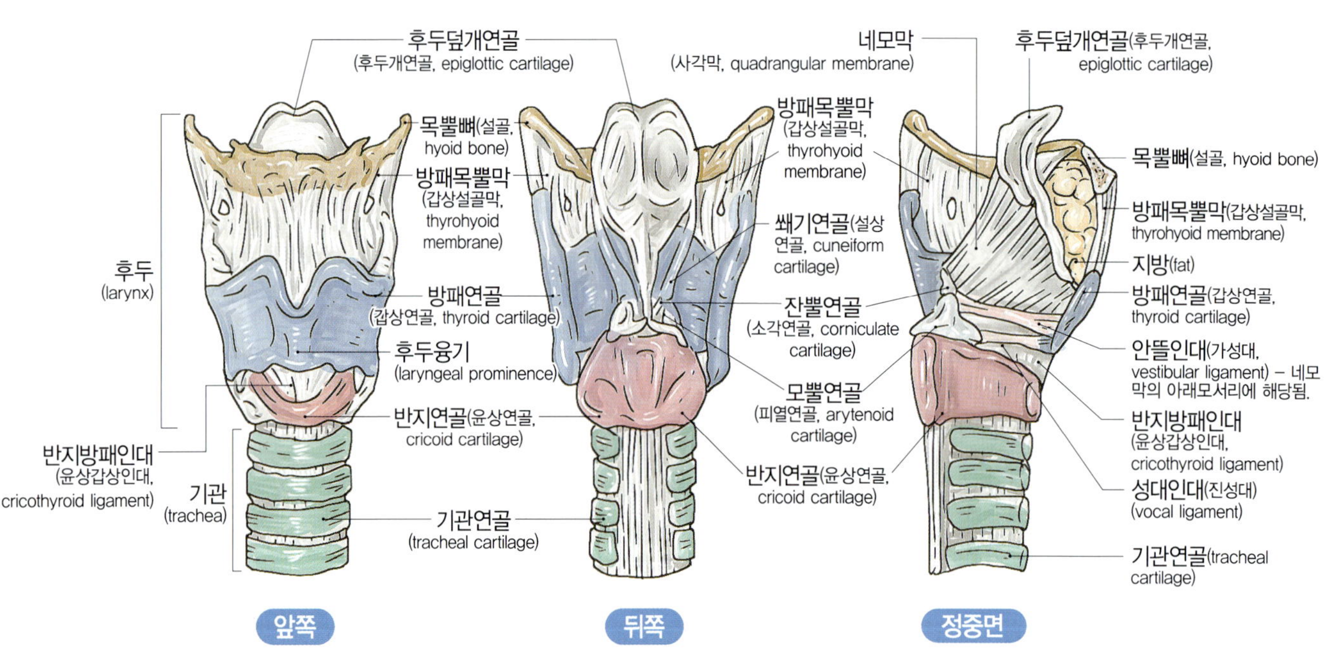

그림 7-4 후두연골

(2) 허파엽(폐엽, pulmonary lobe)과 허파소엽(폐소엽, pulmonary lobule)

허파는 뒤쪽 위에서 갈비면을 따라 앞쪽 아래로 주행하는 깊은 **패임**(절흔, notch)인 **빗틈새**(경사열, oblique fissure)에 의해 왼허파는 **위엽**(상엽, superior lobe)과 **아래엽**(하엽, inferior lobe)의 2엽으로 나뉘고, 오른허파는 빗틈새 이외에 얕은 **수평틈새**(수평열, horizontal fissure)가 있어 **위엽**, **중간엽**(중엽, middle lobe), **아래엽**의 3엽으로 나뉜다. 두 겹의 가슴막 중에서 허파를 직접 싸고 있는 내장쪽가슴막(내장측흉막, visceral pleura)은 엽사이틈새(엽간열, interlobar fissure)로 들어가 각 엽을 거의 완전하게 분리하고 있다. 따라서, 각 엽은 기관지가지에 의해서만 연결되어 있다. 허파엽은 육안으로 볼 수 있는 거북등 모양의 1~2.5cm 구역으로 나뉘며 이를 **허파소엽**이라고도 한다.

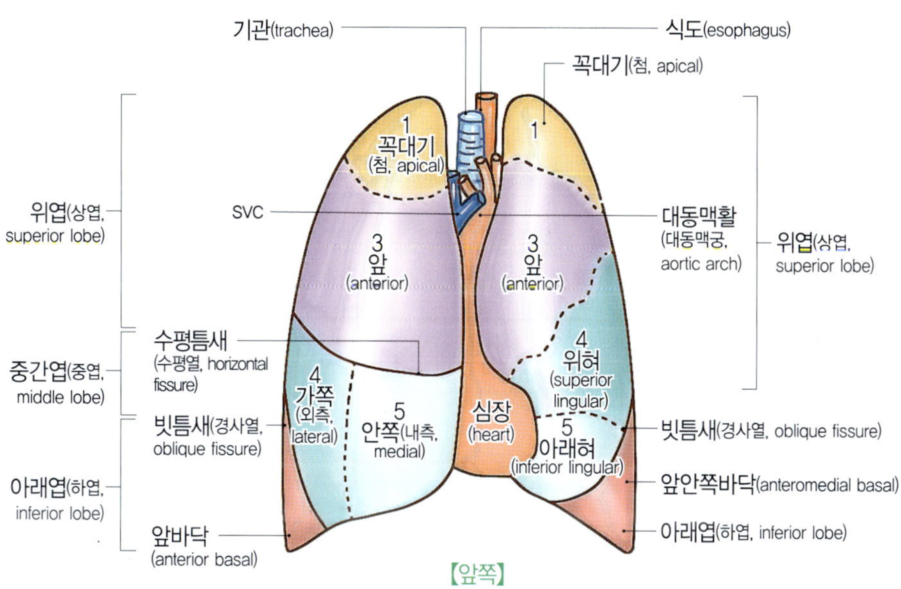

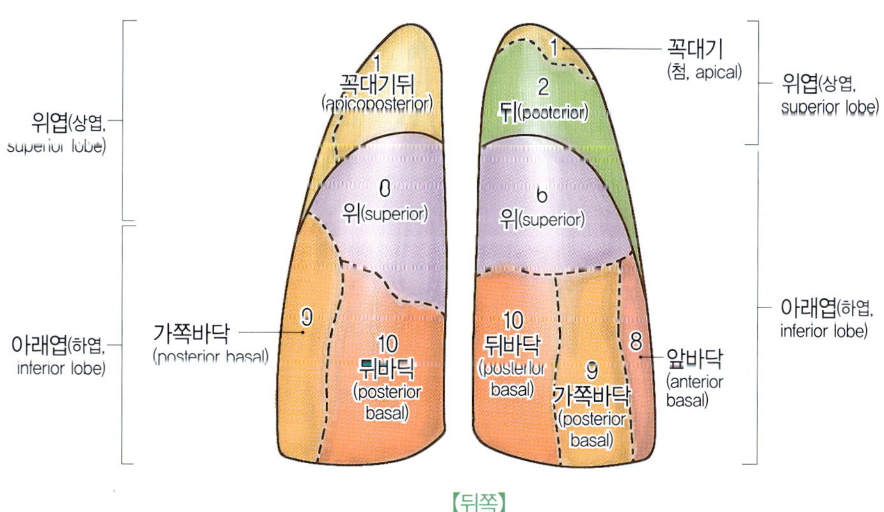

그림 7-8 허파의 구역

(3) 허파 내 기관지의 분지

좌우의 기관지는 허파문에서 허파로 들어오면 **엽기관지**(lobar bronchus)가 되는데, 오른허파는 3엽이기 때문에 위·중간·아래엽기관지, 왼허파는 2엽이기 때문에 위·아래엽기관지가 된다. 해당하는 각 허파엽은 왼허파에서는 위엽, 아래엽의 각 4개로 총 8개, 오른허파에서는 위엽 3개, 중간엽 2개, 아래엽 5개로 총 10개의 허파구역(폐구역, segment)으로 구분되며, 각각의 엽기관지는 해당하는 **구역기관지**(segmental bronchus)로 분지된다. 구역기관지는 다시 다뉘어서 세기관지(bronchiole)가 되어 **허파소엽**(pulmonary lobule)으로 들어간다. 소엽 내에서는 가는 **종말세기관지**(terminal bronchiole), 이어서 **호흡세기관지**(respiratory bronchiole)로 분지하여 이윽고 **허파꽈리관**(폐포관, alveolar duct)을 지나 **허파꽈리**(pulmonary alveolus)로 이루어진 허파꽈리주머니에서 끝난다. 기관에서 허파꽈리에 이르기까지 약 20회 분지한다. 벽 일부에 허파꽈리가 나타나면서부터 호흡세기관지라고 하며, 더 분지되어 허파꽈리관이 되면 벽전체를 허파꽈리가 차지하게 된다.

허파속기관지의 구조는 굵은 가지의 경우에는 기관과 유사한 벽의 구조로 되어 있으나, 연골의 모양이 불규칙하고, 벽에는 나선형으로 배열된 민무늬근육이 발달해 있다. 세기관지가 되면 벽의 연골이 없어지고 기관지샘도 사라진다. 또한, 상피는 기관지의 직경이 작아지면서 거짓중층상피에서 단층상피로 높이가 낮아지고, 섬모상피세포 외에 **무섬모분비세포**(클라라세포, Clara cell)가 소수 출현한다.

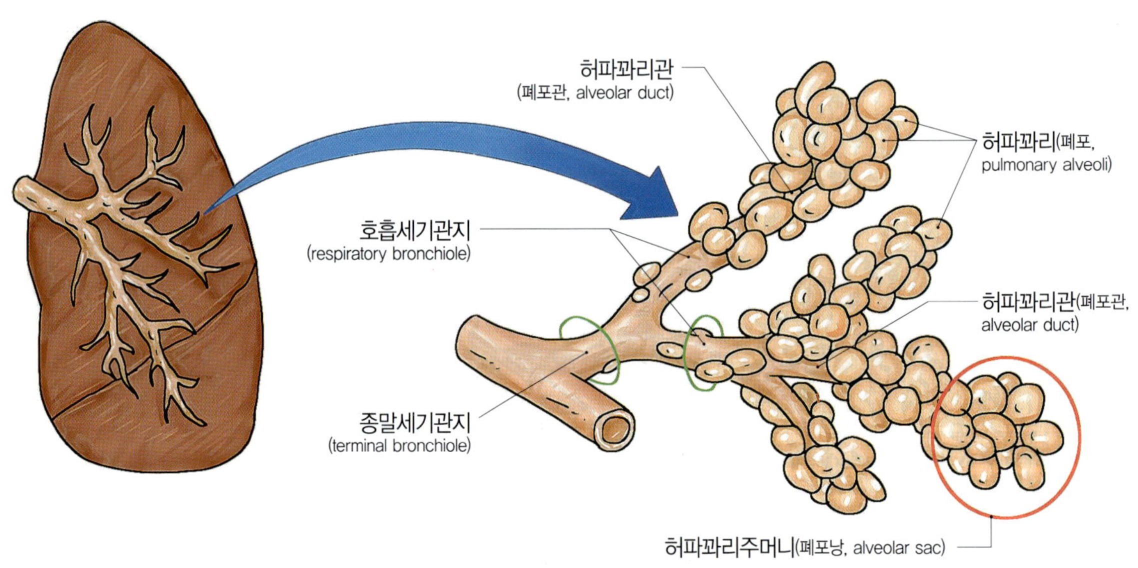

그림 7-9 세기관지의 분지

(4) 허파꽈리의 구조

허파꽈리는 지름 0.1~0.2mm의 반구 모양의 공기를 함유한 주머니로, 표면은 매우 얇은 편평한 모양의(I형) 허파꽈리세포에 덮여 있다. 허파꽈리벽에는 풍부한 모세혈관그물이 있고 모세혈관 속 혈액과 허파꽈리의 공기 사이는 0.1~1㎛ 정도의 간격밖에 없으므로 확산에 의한 가스교환, 즉 바깥호흡(외호흡, external respiration)이 이루어진다. 허파꽈리의 곳곳에는 둥근 모양의(II형) 허파꽈리세포가 산재해 있으며, 표면활성물질(surfactant)을 분비한다. 이것이 허파꽈리면에 퍼져 표면장력을 저하시켜 허파꽈리의 불룩함을 일정하게 유지하고 있다. 미숙아에서는 이 표면활성물질이 충분히 분비되지 않아 허파꽈리가 완전히 확장되지 않아서 호흡곤란을 일으키는 경우가 있다(신생아호흡곤란증후군).

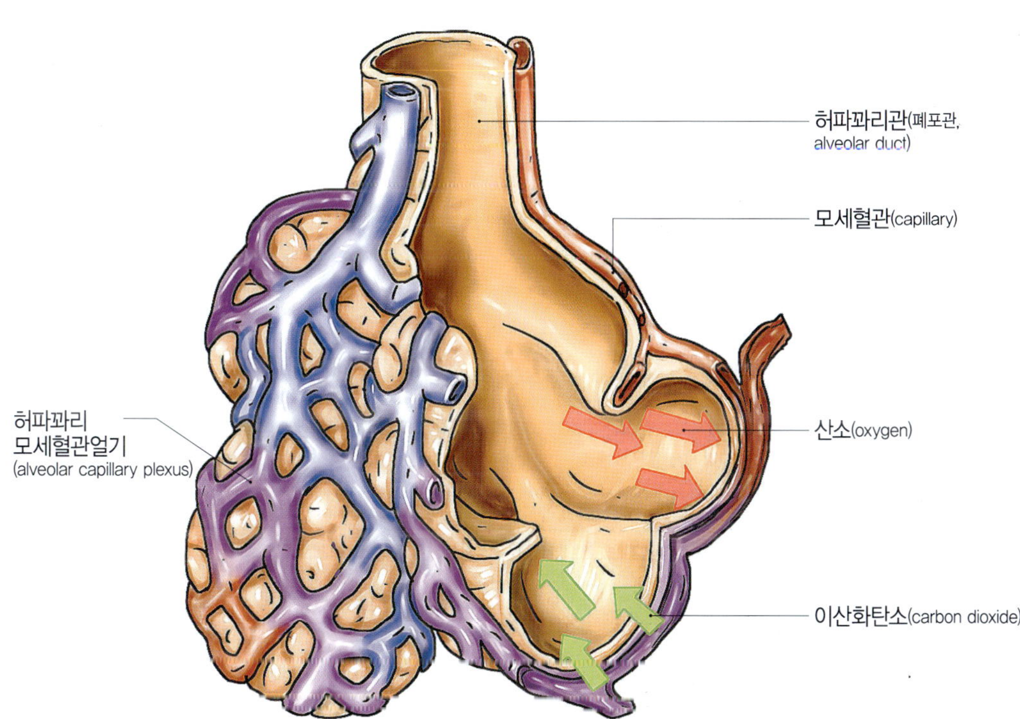

그림 7-10 허파꽈리의 가스교환

(5) 허파의 혈관

허파에는 기능적 역할을 하는 **허파동맥**(폐동맥, pulmonary artery)과 **허파정맥**(폐정맥, pulmonary vein)이 있고, 영양 공급은 **기관지동맥**(bronchial artery)이 관여한다. 이들은 허파문에서 기관지 등과 함께 출입한다. 허파동맥은 기관지의 분지에 따라서 나뉘어, 허파꽈리벽에서 허파꽈리 모세혈관그물을 만들어 가스 교환이 일어난다.

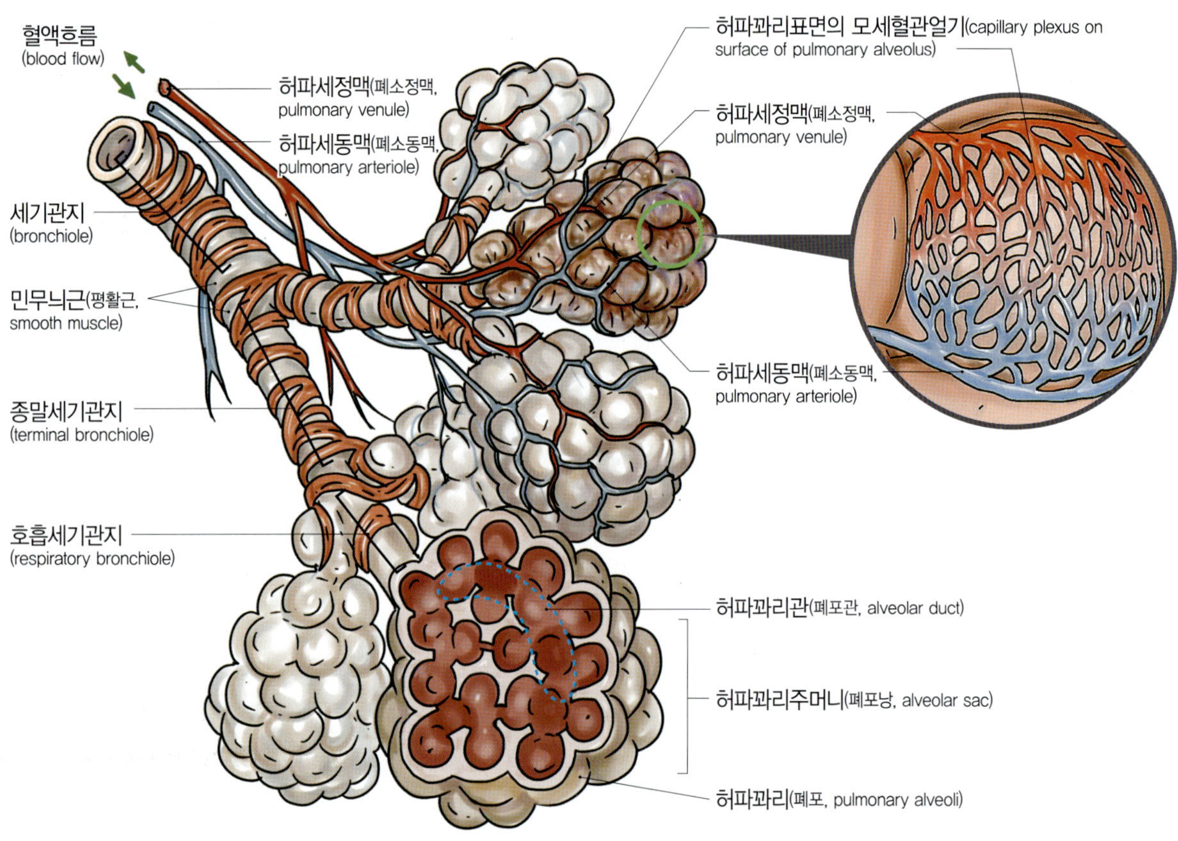

그림 7-11 허파꽈리와 혈관분포

MEMO

PART

III

생명유지기관

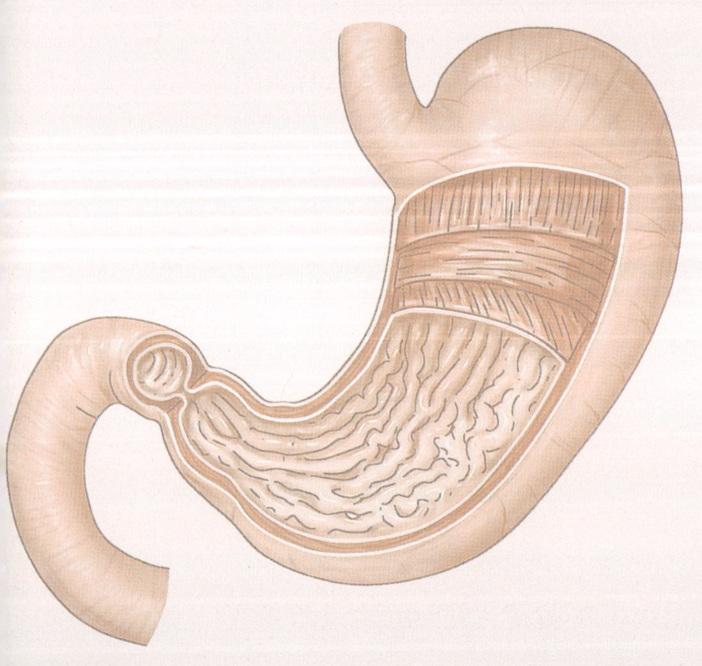

CHAPTER

소화계통

1. 소화의 개요
2. 입안
3. 목부위
4. 위
5. 작은창자
6. 큰창자
7. 간
8. 쓸개
9. 이자

학습목표

▶ 소화계통의 주요부분을 정확히 이해한다.

▶ 각 소화기관의 해부학적 형태를 설명한다.

▶ 각 소화기관의 주 기능을 설명한다.

▶ 각 소화기관들의 연관성을 이해한다.

▶ 소화를 통한 에너지대사를 설명할 수 있다.

1. 소화의 개요

1 | 소화계통의 구조

소화계통은 체내로 들어온 음식물을 분해하여 소화관에서 흡수할 수 있는 형태로 만드는 소화(digestion)와 소화에 의해 분해된 영양소를 몸 안으로 받아들이는 흡수(absorption)가 주요 기능이다. 소화계통은 소화관(alimentary tract)과 소화샘(digestive gland)으로 크게 나뉜다. 소화관은 입안(구강, oral cavity)에서 시작해서 인두(pharynx), 식도(esophagus), 위(stomach), 작은창자(소장, small intestine), 큰창자(대장, large intestine)로 이어져 항문(anus)에서 끝나는, 길이 약 9m의 관 모양의 기관이며, 공통된 기본적인 조직구조를 나타낸다. 소화샘은 소화관의 벽 내에 분포하는 외에도 간(liver), 이자(췌장, pancreas), 쓸개(담낭, gallbladder), 큰침샘(대타액선, major salivary gland) 등 독립된 장기를 이루며 도관(duct)에 의해 소화관에 연결되는 것이 있다.

2 | 소화관의 기본구조

식도부터 항문관까지 소화관벽은 내강쪽부터 순서대로 점막(mucosa), 점막밑층(submucosa), 근육층(muscle layer), 장막(serosa) 또는 바깥막(adventitia)의 4층으로 이루어진다. 점막은 상피, 고유판, 점막근육판으로 구성된다. 점막밑층 바깥에 있는 근육층은 2층으로 되어 있는데, 근육섬유가 소화관을 싸듯이 고리모양으로 주행하는 속돌림층(윤주근층, inner circular layer)이 안쪽에, 세로방향으로 주행하는 바깥세로층(종주근층, outer longitudinal layer)이 가쪽에 있다. 소화관에서 위와 작은창자의 경계, 항문관에는 속돌림층이 두꺼워진 조임근(괄약근, sphincter muscle)이 있다.

(1) 점막(mucosa)

점막은 내강을 둘러싸며 상피(epithelium), 고유판(lamina propria), 점막근육판(lamina muscularis mucosae)으로 구성된다. 점막의 상피는 부위에 따라 기능(보호, 흡수, 분비 등)이 달라 조직학적으로 다른 상피를 나타낸다. 소화관의 점막상피는 중층편평상피(입안, 인두, 식도, 항문)이거나 단층원주상피(위, 작은창자, 큰창자)이다. 고유판은 섬유성분이 적고 세포가 풍부한 성긴결합조직(소성결합조직, loose connective tissue)으로 이루어지며, 모세혈관이나 림프관이 풍부하다. 고유판과 점막밑층과의 경계에 점막근육판(lamina muscularis mucosae)이라고 하는 민무늬근육층이 있는 것도 식도에서 큰창자까지의 소화관의 공통된 특징이다.

(2) 점막밑층(점막하조직, submucosa)

성긴결합조직으로 구성되며, 점막과 근육층을 연결하는 층으로, 혈관이나 신경의 통로이다.

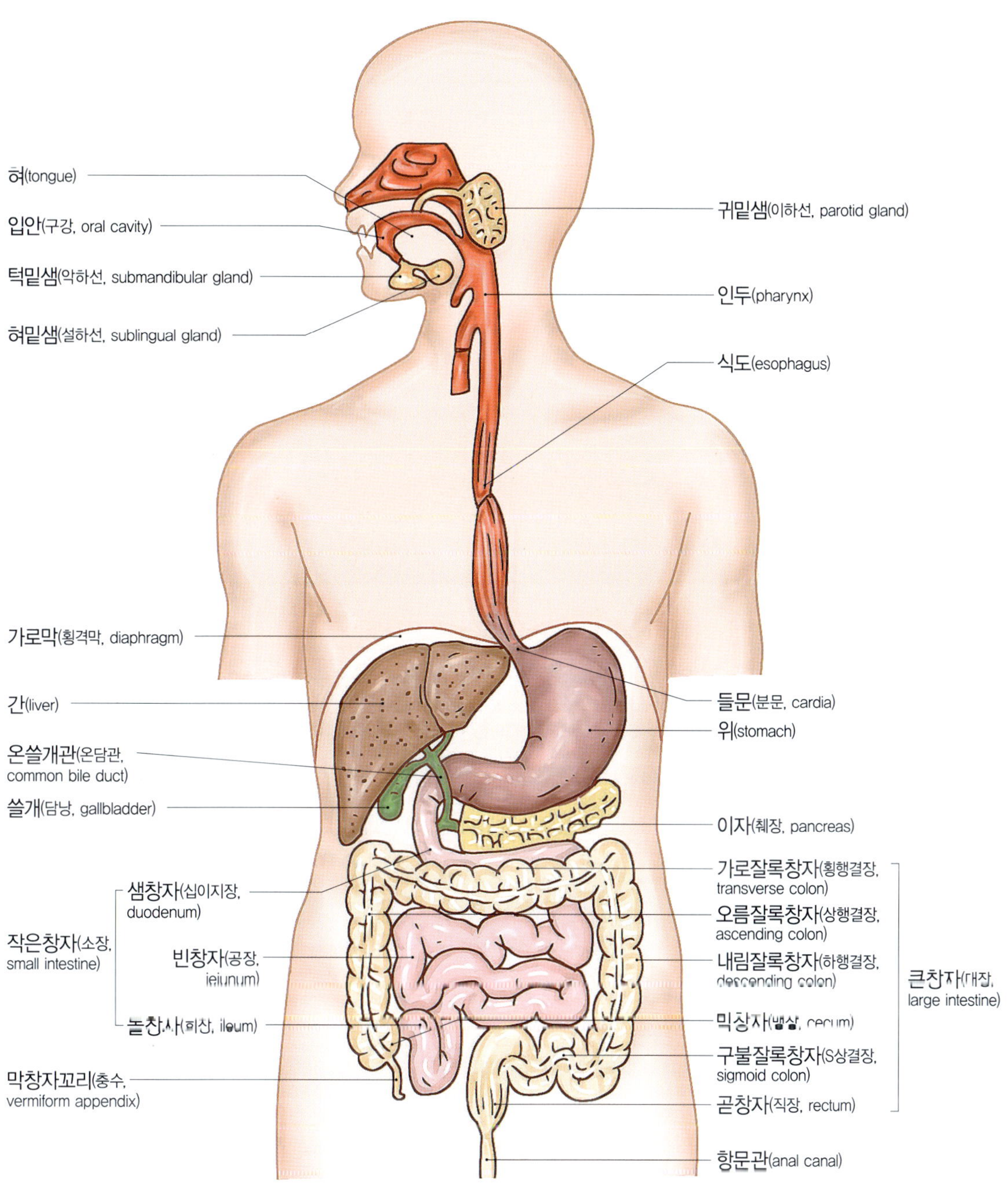

혀(tongue)
입안(구강, oral cavity)
턱밑샘(악하선, submandibular gland)
혀밑샘(설하선, sublingual gland)
귀밑샘(이하선, parotid gland)
인두(pharynx)
식도(esophagus)
가로막(횡격막, diaphragm)
간(liver)
온쓸개관(온담관, common bile duct)
쓸개(담낭, gallbladder)
들문(분문, cardia)
위(stomach)
이자(췌장, pancreas)
작은창자(소장, small intestine)
샘창자(십이지장, duodenum)
빈창자(공장, jejunum)
돌창자(회장, ileum)
막창자꼬리(충수, vermiform appendix)
가로잘록창자(횡행결장, transverse colon)
오름잘록창자(상행결장, ascending colon)
내림잘록창자(하행결장, descending colon)
막창자(맹장, cecum)
구불잘록창자(S상결장, sigmoid colon)
곧창자(직장, rectum)
큰창자(대장, large intestine)
항문관(anal canal)

그림 8-1 소화계통

(3) 근육층(muscularis externa)

식도의 위부분과 항문관의 아래끝에서는 가로무늬근육(뼈대근육)이 관찰되는데, 그 외에는 모두 민무늬근육으로 구성된다. 위(stomach)의 근육층이 3층인 것을 제외하면 안쪽이 속돌림층(윤주근층, inner circular layer), 바깥쪽이 바깥세로층(종주근층, outer longitudinal layer)의 통상 2층으로 되어 있다.

(4) 장막(serosa) 또는 바깥막(외막, adventitia)

바깥막은 근육층 가쪽에 있는 성긴결합조직으로, 인접기관과 소화관을 연결하여 고정하고 있다(식도의 가슴부위, 복막뒤장기는 결합조직에 의해 복벽이나 골반벽에 부착되어 있다.). 그러나, 소화관이 체강(배안)에 면하는 부분은 표면에 복막(peritoneum)이 덮여 있어서 이 경우에는 소화관의 가장 바깥층은 장막(serosa)이라고 한다.

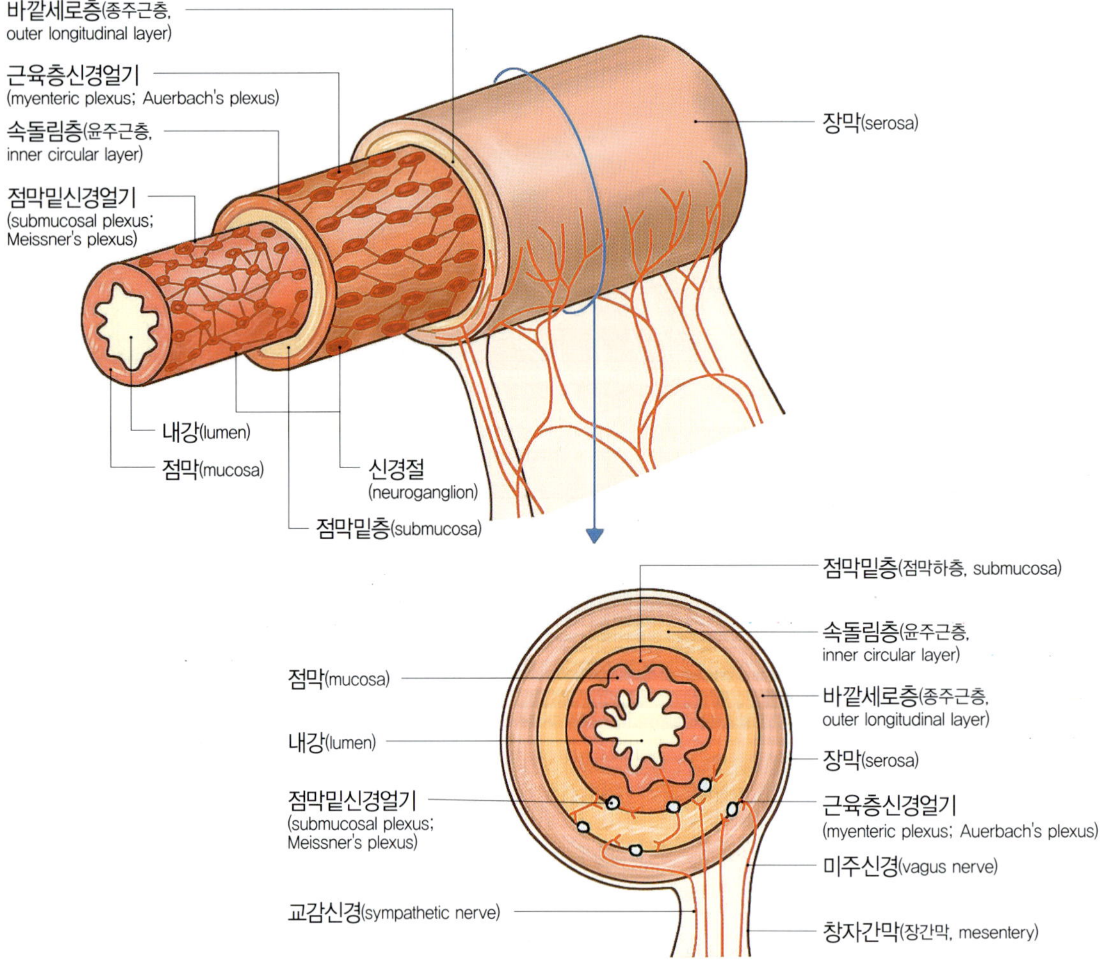

그림 8-2 소화관의 근육과 신경계

3 | 소화관의 신경

소화관에는 내재신경계(intrinsic nervous system)라고 하는 다른 기관에는 없는 특수한 신경지배가 있다. 또한, 다른 장기와 마찬가지로 자율신경계의 지배도 받고 있어서, 소화관에서는 내재신경계에 대해 자율신경계를 외재신경계라고도 한다. 내재신경은 돌림층과 세로층 사이에 존재하는 아우어바흐신경얼기[Auerbach' plexus; 근육층신경얼기(myenteric plexus)]와 점막밑조직에 존재하는 마이스너신경얼기[Meissner' plexus; 점막밑신경얼기(submucous plexus)]로 이루어진다. 아우어바흐신경얼기는 꿈틀운동을 조절하고, 마이스너신경얼기는 소화관호르몬 분비를 주로 조절한다. 일반적으로 내장기관은 자율신경의 지배를 받지만, 소화관만 여기에 더해 독자적인 내재신경계의 지배를 받는다.

4 | 소화관의 기능

(1) 섭취(ingestion)

사람이 먹는 고기, 쌀, 야채 등과 같은 음식물에는 단백질, 탄수화물, 지방 등의 영양소가 섞여 있는데, 사람은 이러한 음식물을 형태 그대로는 몸 안에 받아들일 수가 없다. 그러므로 이러한 음식물들이 몸 안에 흡수할 수 있도록 적절하게 분해되어야 한다.

(2) 소화(digestion)

소화란 음식물의 영양소를 인체가 흡수할 수 있는 작은 분자까지 분해하는 과정을 말하며, 소화에는 음식물을 부수는 용액 혹은 죽 형태로 만드는 기계적인 소화와, 효소를 사용하여 분해하는 화학적 소화의 2단계가 있다. 보통 음식물은 이(teeth)로 잘게 부수면서 침과 혼합되어 입안에서 죽 형태가 되는데, 이것이 기계적 소화이다. 침에는 탄수화물을 분해하는 효소가 함유되어 있어서 음식물의 일부에는 화학적 소화가 이루어진다.

죽 형태가 된 음식물은 삼키기(연하, swallowing)에 의해 인두(pharynx)에서 식도(esophagus)를 지나 위(stomach)로 보내진다. 인두나 식도는 음식물의 통로에 불과하며 여기에서는 어떠한 형태의 소화도 진행되지 않는다. 위에서는 위의 운동을 통해 음식물과 위액(gastric juice)이 혼합된다. 음식물은 기계적으로 부서지면서 동시에 위액의 염산에 의해 변성되고 단백질은 효소의 기능으로 분절(fragmentation)되어 간다. 위에서 현탁액(suspension)처럼 된 음식물은 조금씩 작은창자의 첫 부분인 샘창자(십이지장, duodenum)로 보내진다. 샘창자에는 이자(췌장, pancreas)에서 만들어진 각종 소화효소(digestive enzyme)와 간에서 만들어진 쓸개즙(담즙, bile juice)이 들어온다. 그에 따라 단백질이나 탄수화물은 더욱 작은 절편이 되고 지질은 분해되면서 쓸개즙 속의 쓸개즙산(담즙산, bile acid)에 의해 유화(emulsification)되어 간다.

(3) 흡수(absorption)

음식물은 단백질을 만드는 아미노산(amino acid), 탄수화물을 만드는 단당류(monosaccharide), 그리고 지방산(fatty acid)이나 글리세린(glycerin) 등의 작은 분자의 형태로 소화되면 우리 몸 안에서 흡수될 수 있다.

작은창자(소장, small intestine)의 융모(villus; 복수는 villi)에 있는 점막 상피세포의 표면에는 미세융모(microvilli)라는 손가락 모양의 돌기가 무수히 많다. 이 미세융모의 세포막에는 단백질이나 탄수화물의 절편을 아미노산이나 단당류로 분해하는 효소와 함께 아미노산이나 당류 등을 세포 속으로 받아들이는 장치가 있다. 세포 안으로 받아들인 아미노산이나 당류는 융모(villi)의 모세혈관 안으로 들어가 혈액에 의해 운반된다.

지질은 유화된 상태에서 직접 상피세포 안으로 확산하여 그곳에서 킬로미크론(암죽미립, chylomicron)이라고 불리는 단백질과 복합체가 되어 몸 안으로 흡수되며, 융모의 중심에 있는 가는 림프관(중심림프관, central lacteal)으로 들어간다.

(4) 배설(defecation)

식이섬유(식품섬유, dietary fiber) 등의 소화되지 않았던 물질은 흡수되지 않고 큰창자(대장, large intestine)로 운반되어 간다. 큰창자에서는 남아 있던 수분의 절반은 흡수되고 나머지는 대변이 되어 굳어지며 몸 밖으로 배설이 된다.

2. 입안(oral cavity)

입안은 소화관의 입구로, 음식의 씹기, 소화, 맛을 느끼고, 발성 및 보조기도로서의 역할도 한다. 앞쪽은 위아래의 입술(구순, lip)에 의해 외부로 열리고 뒤쪽은 목구멍(구협, fauces)을 통해 인두(pharynx)로 연결된다. 입술과 치아배열(치열, dentition) 사이의 영역을 입안뜰(구강전정, oral vestibule)이라고 하며, 치아배열보다 안쪽을 고유입안(고유구강, oral cavity proper)이라고 한다. 입안에는 치아(teeth), 혀(tongue), 침샘(타액선, salivary gland) 등의 부속기관이 있다.

1 | 입술(구순, lip)

입술은 위입술(상순, upper lip)과 아래입술(하순, lower lip)로 이루어진다. 가쪽면은 피부, 안쪽면은 입안점막(구강점막, oral mucosa), 이행부위는 붉은부분(vermilion zone)이라고 한다. 위아래 입술이 좌우 양끝에서 만나는 각을 입꼬리(구각, oral angle)라고 한다. 붉은부분은 피부에서 갑자기 점막으로 변하며, 각질중층편평상피로 덮여있고, 상피가 얇아서 진피의 풍부한 모세혈관이 비쳐보여 붉게 보인다. 또한, 감각수용체가 많아서 촉각에 예민하다.

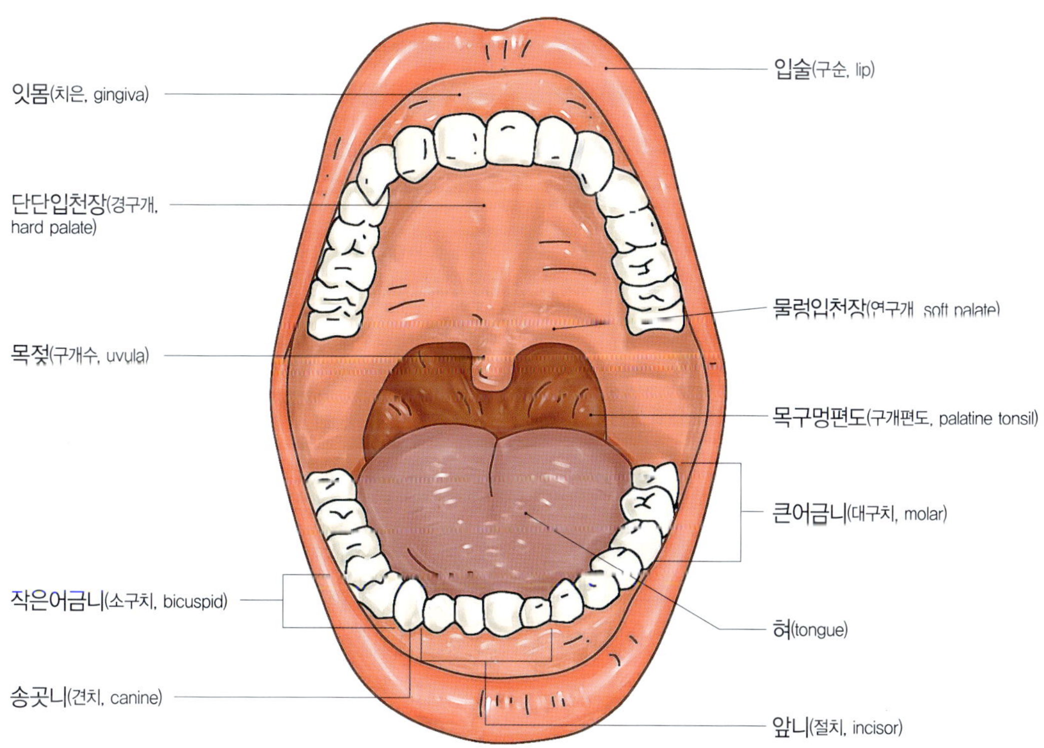

그림 8-3 입안의 구조

2 | 입천장(구개, palate)

입천장은 고유입안의 위벽으로, 앞쪽의 입천장뼈(구개골, palatine bone)가 지주가 되어 있는 단단입천장(경구개, hard palate)과 뒤쪽의 자유모서리(자유연, free border)로 끝나는 물렁입천장(연구개, soft palate)으로 나뉜다. 물렁입천장의 뒤모서리는 자유롭게 운동할 수 있어서 입천장돛(구개범, palatine sail)이라고 하며, 그 정중앙은 유두 모양으로 쳐져 목젖(구개수, palatine uvula)이라고 한다. 입천장돛에는 5종류의 가로무늬근육(입천장근)이 주행하며 삼킴시에 뒤콧구멍을 닫는 판막의 역할을 한다.

3 | 치아(teeth)

(1) 젖니(유치, deciduous tooth)와 간니(영구치, permanent tooth)

① 간니(영구치, permanent tooth)

성인의 치아는 6세 무렵부터 젖니가 탈락되면서 교체되며 16~21세 정도에 모두 난다. 앞니(절치, incisor) 2개, 송곳니(견치, canine) 1개, 작은어금니(소구치, premolar) 2개, 큰어금니(대구치, molar) 3개의 총 8개가 위·아래, 오른·왼쪽에 4쌍이 있어 총 32개가 된다. 앞니는 끌처럼 생긴 얇은 이, 송곳니는 끝이 뾰족한 이, 작은 어금니와 큰 어금니는 주먹 모양의 이로, 볼록한 부분이 여러 개 있다.

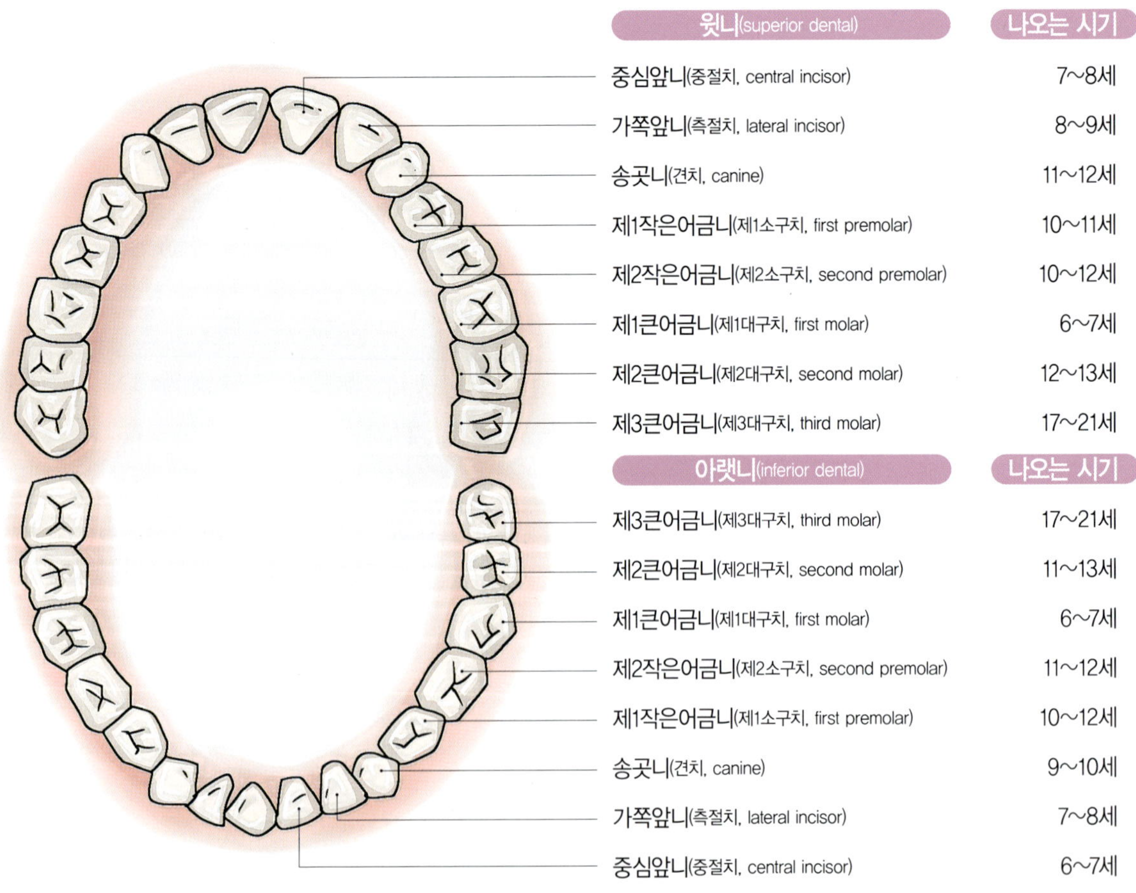

그림 8-4 간니의 형태

② 젖니(유치, milk tooth)

아동의 치아는 간니의 5개(앞니 2, 송곳니 1, 작은어금니 2)에 대응하며 총 20개가 있다. 젖니는 간니보다 부드러워 충치가 생기기 쉽다. 6세 무렵에 최초의 간니로서 제1큰어금니가 나고 12세 무렵까지 모든 젖니가 간니로 바뀐다. 제3큰어금니는 사춘기가 지나서 나온다는 의미에서 '사랑니'라고 불리기도 한다.

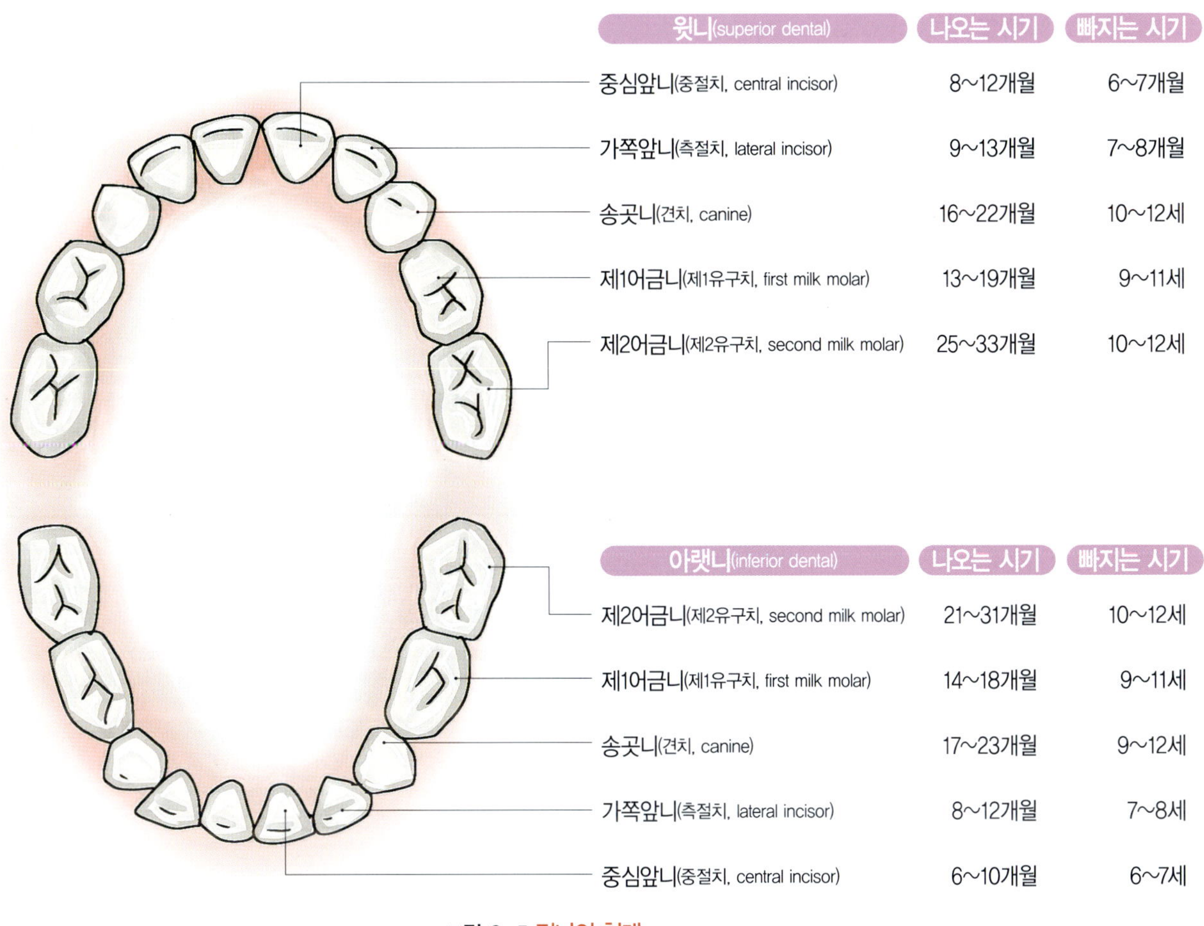

그림 8-5 젖니의 형태

(2) 치아의 구조

치아는 외부로 노출된 치아머리(치관, dental crown)와, 위턱뼈와 아래턱뼈 사이에 메워진 치아뿌리(치근, dental root)로 나뉘며, 이 둘의 이행부위를 치아목(치경, dental cervix; neck)이라고 한다. 치아뿌리는 턱뼈의 이틀부분에 있는 치아확(tooth socket)이라고 하는 패인 곳에 들어가 있고, 이 이틀뼈(치조골, alveolar bone)와 치아뿌리 사이는 치아주위조직(치근막, periodontium)이라고 하는 강한 아교섬유의 다발로 단단하게 결합·고정되어 있다.

치아의 주체를 이루는 것은 상아질(dentin)이며, 그 표면을 치아머리에서는 사기질(에나멜질, enamel), 치아뿌리에서는 시멘트질(cementum)이 덮고 있다. 상아질 내부에는 신경이나 혈관이 풍부한 치아속질(치수, dental pulp)이 있다. 치아속질은 결합조직의 일종으로 상아질과의 경계에는 원주형의 상아질모세포(odontoblast)가 1층으로 배열해 있다. 치아 및 이틀뼈를 둘러싸는 점막부위를 잇몸(치은, gingiva)이라고 한다.

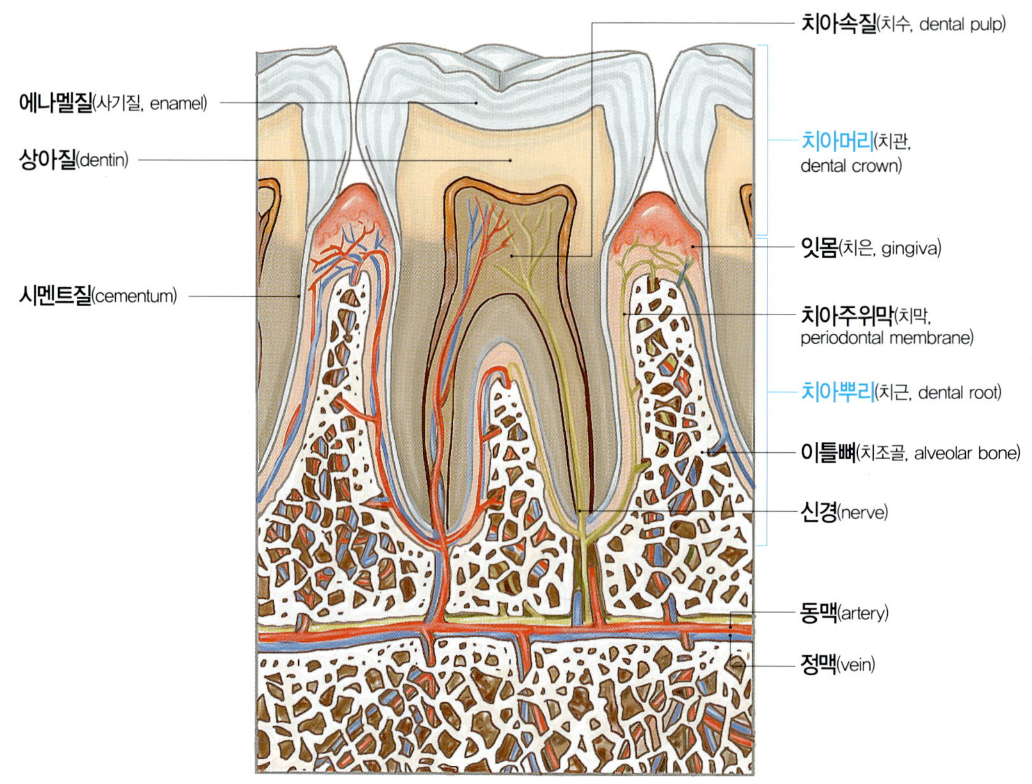

그림 8-6 치아의 구조

4 | 혀(tongue)

(1) 혀의 개요

혀는 입안바닥(구강저, oral floor)에 있고, 혀근육(설근, muscles of tongue) 무리와 그 표면을 덮는 혀점막(mucous coat of tongue)으로 이루어진다. 씹기나 삼킴 외에 미각이나 발성에도 관여한다. 혀의 중앙을 혀몸통(설체, body of tongue), 앞쪽 끝을 혀끝(설첨, apex of tongue), 뒤쪽을 혀뿌리(설근, root of tongue)라고 한다. 혀몸통과 혀뿌리의 경계에는 V자형의 혀분계고랑(분계구, terminal sulcus of tongue)이 있으며 그 정중앙에 혀막구멍(설맹공, foramen cecum of tongue)이 관찰된다.

혀의 아랫면과 잇몸 사이에는 정중앙에 혀주름띠(설소대, frenulum of tongue)라고 하는 얇은 주름이 주행한다. 그 양쪽에 혀밑언덕(설하소구, sublingual caruncle)이라고 하는 작은 돌기가 있어 턱밑샘과 혀밑샘이 열려있다. 그 뒤쪽 가쪽으로는 혀밑주름(설하주름, sublingual fold)이라고 하는 혀민샘에 의한 융기가 주행하고 있다.

(2) 혀근육(설근, muscles of tongue)

혀는 점막으로 싸여있는 근육덩어리로, 가로무늬근으로 이루어져 있다. 바깥혀근육(외설근, extrinsic muscle of tongue)과 속혀근육(내설근, intrinsic muscle of tongue)으로 나뉜다. 바깥혀근육은 혀의 외부에서 시작되어 혀의 내부에 분포하는 근육무리로, 주로 혀 전체의 위치를 바꾸는 기능을 한다. 속혀근육은 혀 안에서만 주행하는 가로무늬근 무리로, 각 근(육)섬유다발은 위아래, 앞뒤, 왼오른쪽으로 교차하여 주로 혀의 모양을 바꾸는 기능을 가진다. 혀근육의 운동은 모두 혀밑신경(설하신경, hypoglossal nerve)이 지배한다.

(3) 혀유두(설유두, lingual papilla)

혀점막은 중층편평상피에 덮여 있으나 혀몸통과 혀끝에는 혀유두가 발달하여 껄끔거리며, 혀뿌리에는 혀편도(lingual tonsil)가 있어서 요철이 있다. 혀유두에는 실유두, 버섯유두, 잎새유두, 성곽유두의 4종류가 있다. 버섯유두, 잎새유두, 성곽유두의 가쪽벽, 그 밖에 입천장, 인두, 후두덮개 점막에는 미각수용체인 맛봉오리(미뢰, taste bud)가 존재한다.

① 실유두(사상유두, filiform papilla)

혀등(설배, dorsum of tongue) 전체에 빼곡하게 있는 실 또는 긴원뿔 모양의 유두로, 표면은 각질화되어 하얗다. 혀가 벨벳처럼 껄끔거리는 것은 실유두 때문이며, 맛봉오리는 존재하지 않는다. 실유두는 마찰력을 높이고 음식물이 침과 잘 섞이게 하는 기능을 한다.

② 버섯유두(용상유두, fungiform papilla)

혀등에 산재하며, 작은 비늘미리 그기의 위부분이 부푼 형태의 유두이다. 상피가 각질화되어 있지 않기 때문에 붉은 점으로 보인다.

③ 잎새유두(엽상유두, foliate papilla)

혀의 가쪽모서리 뒤에 여러 열로 나열된 가늘고 긴 주름 모양의 유두이다

④ 성곽유두(유곽유두, vallate papilla)

분계고랑(terminal sulcus of tongue) 앞에 8~10개가 일렬로 나열되었고, 성곽유두 주변은 깊은 고랑에 둘러싸이고 나아가 그 밖을 고리 모양의 융기가 둘러싸고 있는 유두이다. 바닥부위에 에브너샘(에브너선, Ebner's gland)이라고 하는 장액샘이 열려 있다.

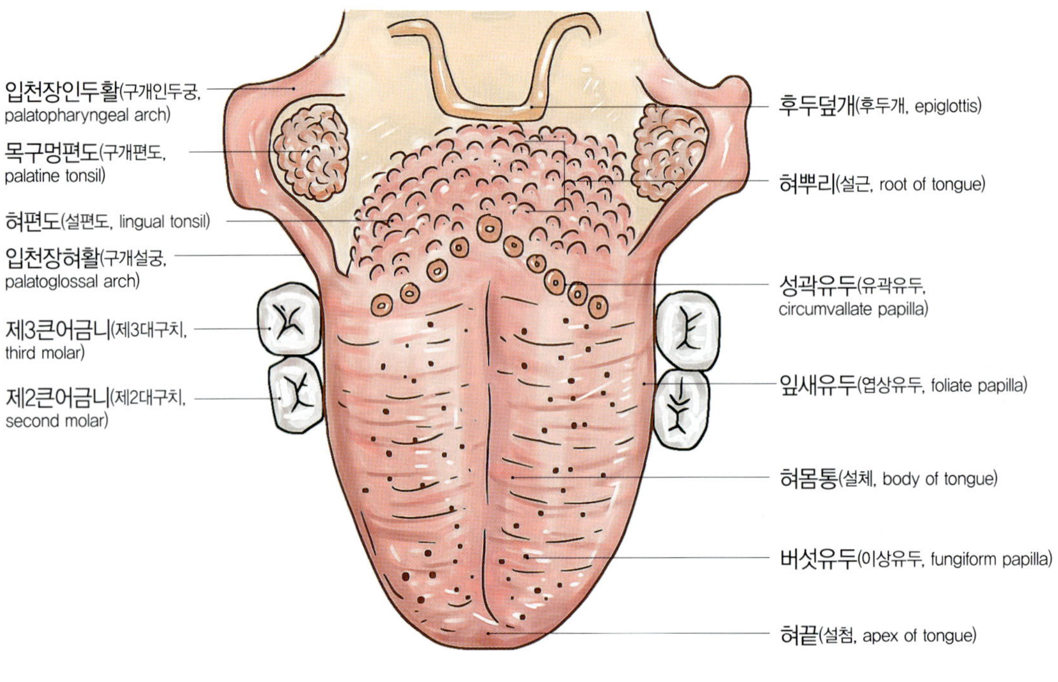

그림 8-7 혀의 모양(등쪽)

5 | 침샘(타액선, salivary gland)

침을 분비하는 침샘은 소화효소가 풍부한 장액을 생산하는 장액샘(장액선, serous gland)과 점액을 생산하는 점액샘(점액선, mucous gland), 이 둘이 혼합된 혼합샘(혼합선, mixed gland)으로 나눌 수 있다. 침을 분비하는 세포들이 모인 샘꽈리(acinus)는 꽈리세포들로 이루어져 있으며, 꽈리세포(세엽세포, acinar cell)와 주위의 결합조직 사이에는 샘꽈리(세엽, acinus)를 싸는 근육상피세포(근상피세포, myoepithelial cell)가 있어서 자극에 따라 수축하여 침을 도관으로 배출한다.

(1) 작은침샘(소타액선, minor salivary gland)

입안 전체의 점막에 분포하는 침샘으로 모두 쌀알 크기의 샘몸통이 상당 부분 점막 안에 묻혀 있으며, 그 존재부위에 따라 입술샘(구순선, labial gland; 혼합샘), 볼샘(협선, buccal gland; 혼합샘), 입천장샘(구개선, palatine gland; 점액샘), 혀샘(설선, lingual gland) 등으로 나뉜다. 혀샘 가운데 성곽유두, 잎새유두로 열리는 것은 에브너샘(에브너선, Ebner's gland)이라고 하며 장액샘이지만, 혀끝에 있는 것(앞혀샘)은 혼합샘, 혀뿌리 부위에 있는 것(뒤혀샘)은 점액샘이다.

(2) 큰침샘(대타액선, major salivary gland)

독립한 샘기관을 이루어 도관을 통해 입안으로 열리는 침샘으로 귀밑샘, 턱밑샘, 혀밑샘의 3종류가 있다.

① 귀밑샘(이하선, parotid gland)

귀밑샘은 가장 큰 침샘으로, 바깥귀(외이, external ear) 앞아래쪽에서 광대활(관골궁, zygomatic arch)에서부터 턱뼈각(하악각, mandibular angle)에 이르는, 장액성의 꽈리샘(포상선, alveolar gland)이다. 그 도관을 귀밑샘관(이하선관, parotid duct)이라고 하고 입안뜰의 위턱 제2큰어금니를 향하는 볼점막을 관통하여 귀밑샘관유두(이하선유두, papilla of parotid duct)에서 입안뜰로 열린다.

② 턱밑샘(악하선, submandibular gland)

턱밑샘은 귀밑샘 다음 크기로, 아래턱바닥 안쪽의 아래턱삼각(mandibular triangle)에 있다. 혼합샘이지만 점액세포보다 장액세포가 많다. 도관을 턱밑샘관(악하선관, submandibular duct)이라고 하며 혀밑언덕으로 열린다.

③ 혀밑샘(설하선, sublingual gland)

혀밑샘은 혀의 양쪽 아래, 입안바닥의 점막 아래에 있는 혼합샘으로 점액샘이 주체이다. 1쌍의 큰혀밑샘관(대설하선관, major sublingual duct)이 혀밑언덕으로 열리는 외에 많은 작은혀밑샘관(소설하선관, minor sublingual duct)이 혀밑주름으로 열려 있다.

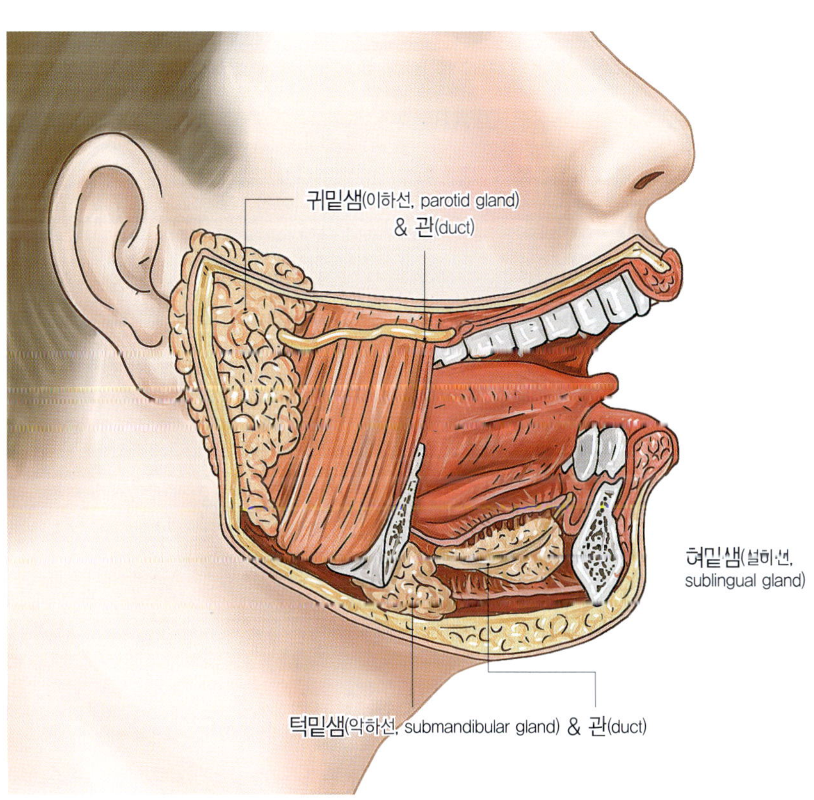

그림 8-8 침샘의 위치

3. 목부위

1 | 목구멍(구협, fauces)

입안과 인두 사이의 좁은 공간을 목구멍이라고 한다. 입천장둫의 양쪽에서 가쪽 아래쪽으로 향하는 앞뒤 2쌍의 활 모양 점막주름(mucosal fold)이 있는데, 앞쪽을 입천장혀활(구개설궁, palatoglossal arch), 뒤쪽을 입천장인두활(구개인두궁, palatopharyngeal arch)이라고 한다. 이 둘 사이에 패여 있는 곳에 목구멍편도(구개편도, palatine tonsil)가 놓여 있다.

2 | 인두(pharynx)

(1) 인두의 구조와 작용

인두가 음식물의 통로임과 동시에 기도의 일부를 이루며 코인두, 입인두, 후두인두로 나뉜다는 사실은 호흡계통에서 이미 설명하였다.

코인두는 뒤콧구멍에 의해 좌우의 코안으로 지나고 입인두(oropharynx)는 목구멍을 거쳐 입안으로 통해있다. 물렁입천장이 올라가서 인두 뒤쪽벽에 접촉하면 코인두는 입인두 이하에서 차단된다. 후두인두는 앞쪽의 후두구멍(laryngeal aperture)에 의해 후두공간으로 지나며 음식물을 삼킬 때에는 인두는 후두를 동반하여 반사적으로 올라가고 후두구멍은 혀뿌리에 가까워져서 좁아져 음식물 덩어리가 후두로 들어가는 폐흡인(pulmonary aspiration)을 막는다.

후두인두의 위 양쪽에는 조롱박오목(이상함요, piriform recess)이라고 하는 패인공간이 있어 생선뼈 등이 걸리는 경우가 많다. 후두인두 아래쪽은 식도로 이어진다.

인두점막은 중층원주상피(코부위) 또는 중층편평상피(입부위, 후두부위)에 덮여 있다. 인두근육층은 인두근(pharyngeal muscle)이라고도 불리며 모두 뼈대근육이지만 제대로근(불수의근, involuntary muscle)이라서 음식물이 통과할 때 반사적으로 삼킴운동(연하운동, deglutition movement)에 작용한다.

(2) 삼킴운동(연하운동, deglutition movement)

삼키기(연하, deglutition, swallowing)는 제1~3기로 나뉜다.

① 제1기(구강기, oral phase)

구강기는 혀의 운동으로 음식물 덩어리가 입안에서 인두(pharynx)로 보내지는 과정이며, 삼차신경(trigeminal nerve)에 지배되는 수의운동(voluntary movement)이다.

② 제2기(인두기, pharyngeal phase)

인두기는 음식물 덩어리에 의해 혀뿌리(설근, root of tongue)나 인두벽이 지극되어 삼킴중추(swallowing center)를 통한 삼킴반사(swallowing reflex)가 일어난다. 반사이므로 불수의운동(involuntary movement)이다. 후두(larynx) 전체가 들려 올라가 후두덮개(epiglottis)에 의해 후두구멍이 닫혀 기도로 음식물이 들어가지 않게 되므로 이때 삼킴무호흡(연하무호흡, deglutition apnea)이 일어난다.

③ 제3기(식도기, esophageal phase)

식도기에는 식도 내에서 꿈틀운동이 일어난다. 민무늬근육에 의한 꿈틀운동이므로 불수의운동이다.

(3) 삼킴곤란(연하곤란, dysphagia)

삼킴곤란은 협착성 장애와 신경 및 근육장애로 나뉜다.

① 협착성장애

구강기 및 인두기에서 협착성장애는 종양이나 염증 등에 의한 혀나 입안의 통증, 마비 등이 원인으로 일어난다.

식도기에서의 장애는 식도의 종양, 염증 등이 원인으로 일어난다.

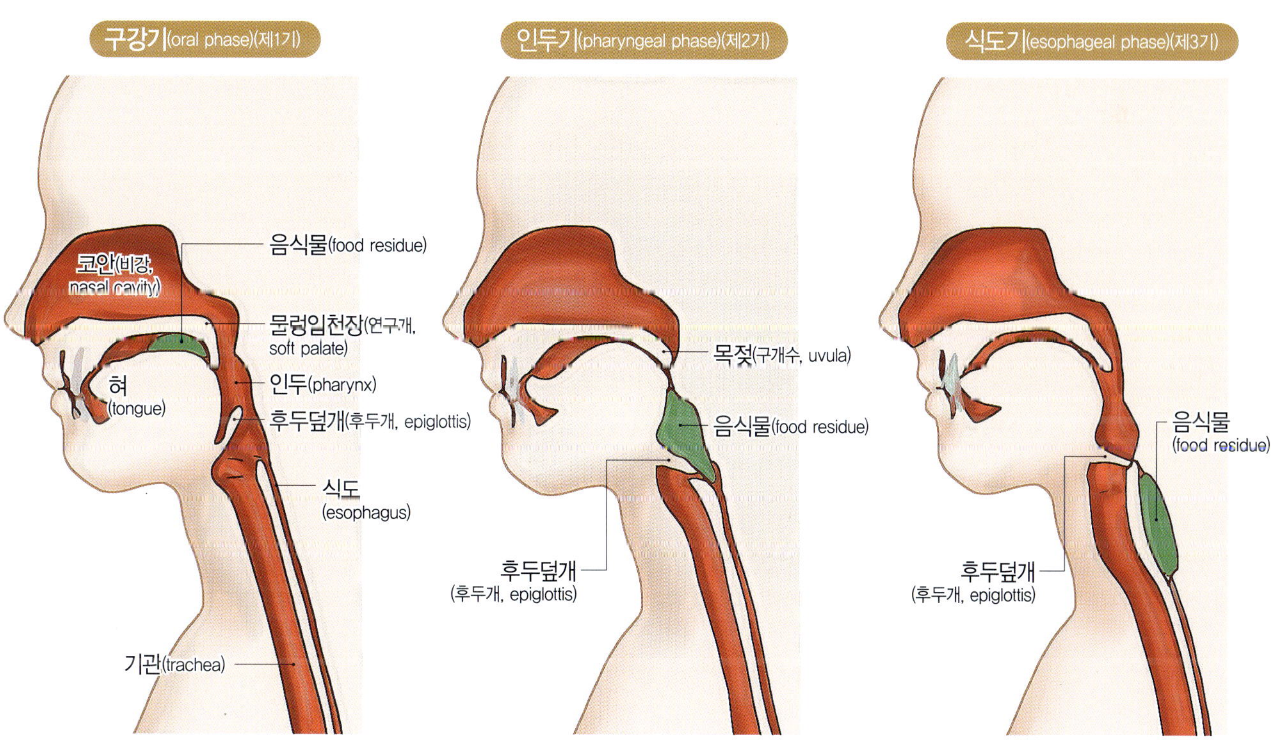

그림 8-9 삼키기 과정

② 신경 및 근육장애

구강기 및 인두기에서의 신경 및 근육장애는 뇌졸중(cerebral apoplexy), 파킨슨병(Parkinson' disease), 근육위축가쪽경화증(근위축측삭경화증, amyotrophic lateral sclerosis, ALS), 다발경화증(multiple sclerosis, MS), 중증근무력증(myasthenia gravis, MG), 근디스트로피(muscular dystrophy, MD) 등이 원인으로 일어난다.

식도기에서의 장애는 식도이완불능증(esophageal achalasia), 광범위식도연축(diffuse esophageal spasm) 등이 원인으로 일어난다.

3 | 식도(esophagus)

(1) 개요

식도는 인두와 위를 연결하는 길이 약 25cm의 관 모양의 기관이다. 위 끝은 제6목뼈 높이에서 시작되며 기관, 심장 뒤쪽의 가슴세로칸(mediastinum)을 하행하여 가로막의 식도구멍(식도열공, esophageal hiatus)을 지나서 배안으로 들어가 제11등뼈 높이에서 위의 들문(분문, cardia)으로 이행한다. 식도는 음식물을 위(stomach)로 보내기만 할 뿐 소화는 행하지 않는다. 식도에는 기시부, 기관분지부, 가로막관통부의 3곳에 생리적 식도협착부위가 있어 음식물이나 이물질이 걸리기 쉽고 암이 잘 발생한다.

(2) 식도벽의 구조

식도점막은 비각질중층편평상피(nonkeratinized stratified squamous epithelium)로 두꺼운 점막근육판을 가진다. 점막밑층에는 점액을 분비하는 고유식도샘(esophageal gland proper)이 있다. 근육층은 속돌림층(inner circular layer)과 바깥세로층(외종주근층, outer longitudinal layer)의 2층으로 이루어지며, 위부분에서는 가로무늬근섬유만, 아래부분에서는 민무늬근육섬유만, 중간부분에서는 이 둘이 섞여 있다. 식도 아래부분의 점막밑조직에는 혈관, 특히 정맥얼기(정맥총, venous plexus)가 발달하여 그 정맥혈 일부는 온몸순환(식도정맥, esophageal vein), 나머지는 문맥(짧은위정맥, short gastric vein)으로 유입된다. 따라서 간장애로 인해 문맥순환이 저해되면 문맥정맥혈이 정체하여 식도정맥류(esophageal varix)가 형성된다. 근육층 바깥의 바깥층은 식도에서 들문 이행부위를 제외하고 배막(복막, peritoneum)에 싸이지 않기 때문에 주변 구조물과 결합조직으로 연결되어 있다.

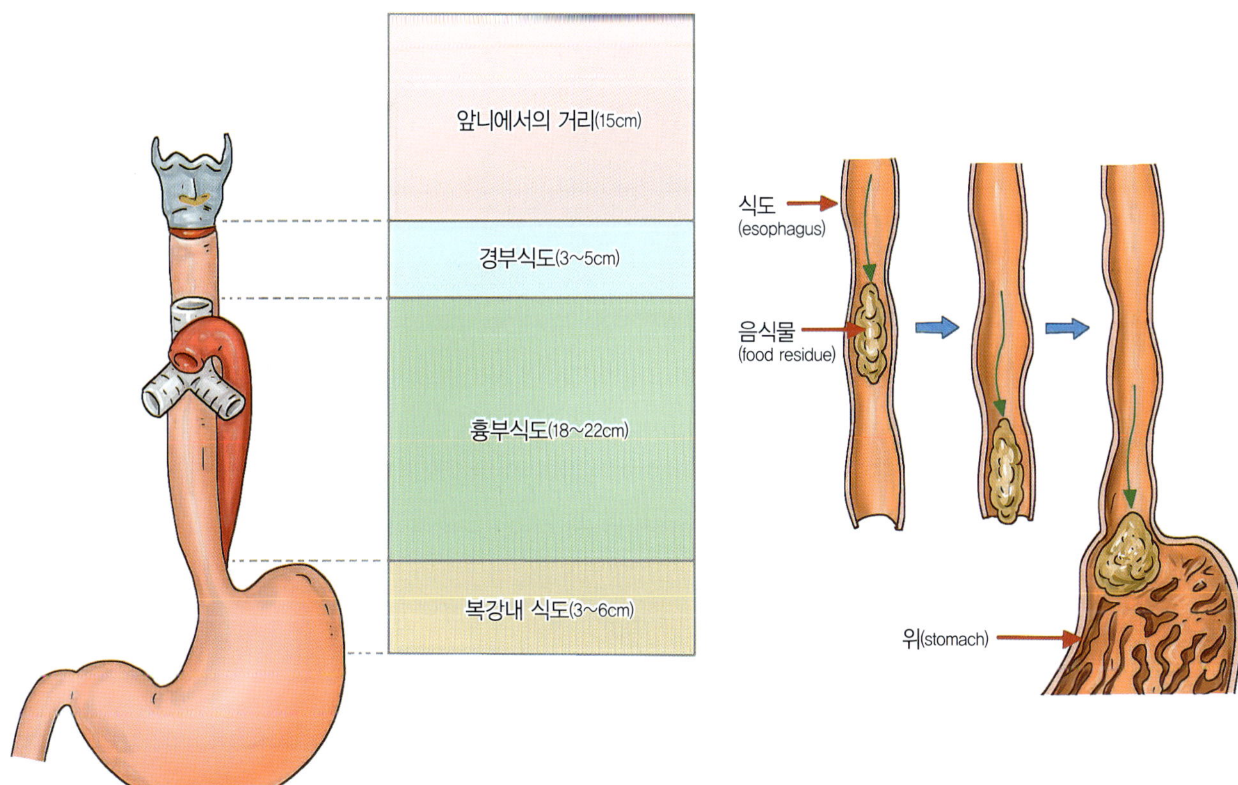

그림 8-10 식도의 형태와 연동운동

4. 위(stomach)

1 | 개요

위는 식도에서 이어져 작은창자(소장, small intestine)로 이어지는 주머니 모양의 기관으로, 소화관 중에서는 가장 확대된 부분이다. 음식물은 잠시 위에 비축되어 위액의 효소작용과 위벽의 운동에 의한 기계적 작용으로 소화되어 죽과 같은 형태로 조금씩 작은창자로 보내진다. 위는 식도로 이어지는 들문(분문, cardia), 중앙부위의 위몸통(위체, body of stomach), 들문에서 위쪽으로 부푼 위바닥(위저, fundus of stomach), 샘창자로 이어지는 날문부분(pyloric part)으로 나뉜다. 위의 위모서리를 작은굽이(소만곡, lesser curvature), 아래모서리를 큰굽이(대만곡, greater curvature)라고 하며, 위몸통에서 날문(유문, pylorus)에 걸쳐 거의 직각으로 굽어있는 경우가 많아 이 각을 위각[gastric angle; 모패임(각절흔, angular notch)]이라고도 한다. 위각에서 날문의 문을 날문앞뜰이라고 하며 위궤양이 많이 발생하는 부위이기도 하다.

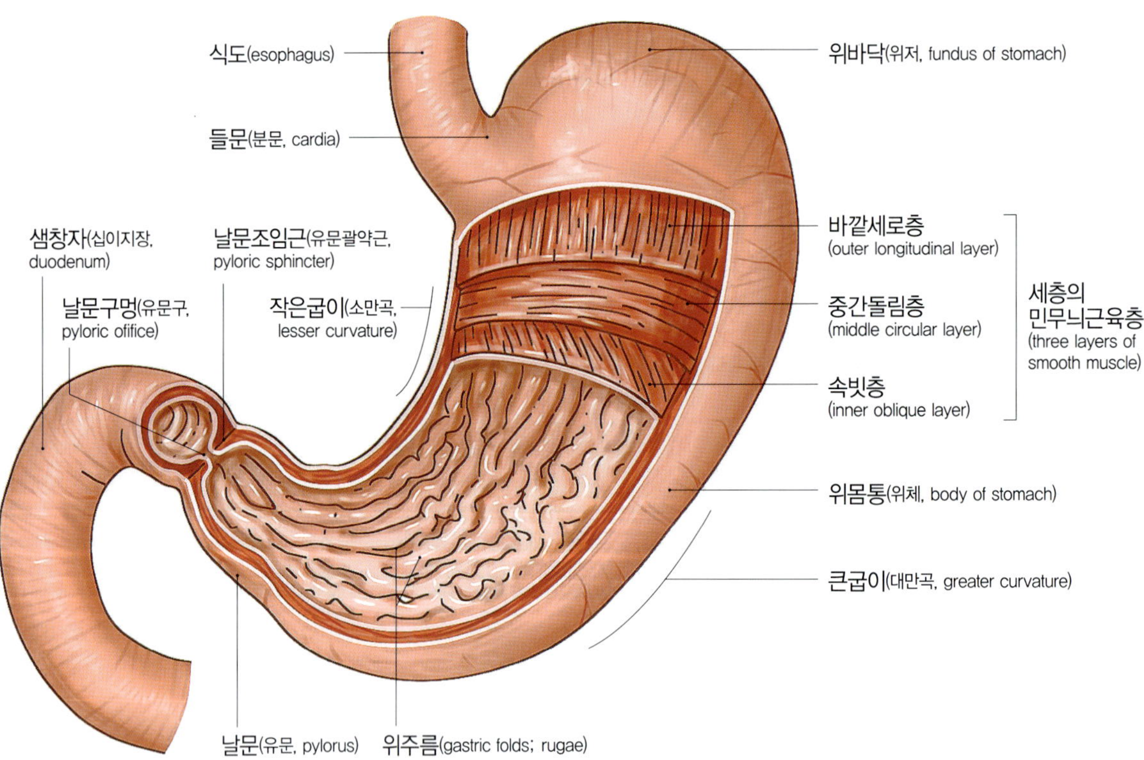

그림 8-11 위의 구조

2 | 위벽의 구조

위점막에는 길축으로 주행하는 많은 점막주름(mucosal fold)이 있다. 진미은 단층원주상피에 덮여 있고 표면에는 위오목(위소와, gastric pit)이라고 하는 작은 구멍이 다수 있으며 그 바닥부위에 위샘(위선, gastric gland)이 열려 있다.

점막상피는 점액을 분비하여 표면을 덮고 위벽이 위액에 소화되는 것을 보호하고 있다. 점막고유판에는 다수의 위샘이 관 모양으로 나열되며 그 사이는 세포성분이 많은 결합조직으로 채워져 있다. 점막근육판 아래의 점막밑조직은 혈관이나 신경이 풍부하다. 근육층은 3층의 민무늬근육층으로 이루어지는데 바깥세로층(outer longitudinal layer), 중간돌림층(middle circular layer), 속빗층(inner oblique layer)이다. 날문의 중간돌림층은 특히 비후하여 날문조임근(유문괄약근, pyloric sphincter)을 형성한다. 들문에는 특별한 조임근은 확인되지 않는다. 위의 바깥면은 장막성의 배막(복막, peritoneum)에 덮여 있다. 위의 앞뒤 양면을 덮는 배막은 작은굽이와 큰굽이에서 합쳐져 각각 작은그물막(소망, lesser omentum)과 큰그물막(대망, greater omentum)이 된다.

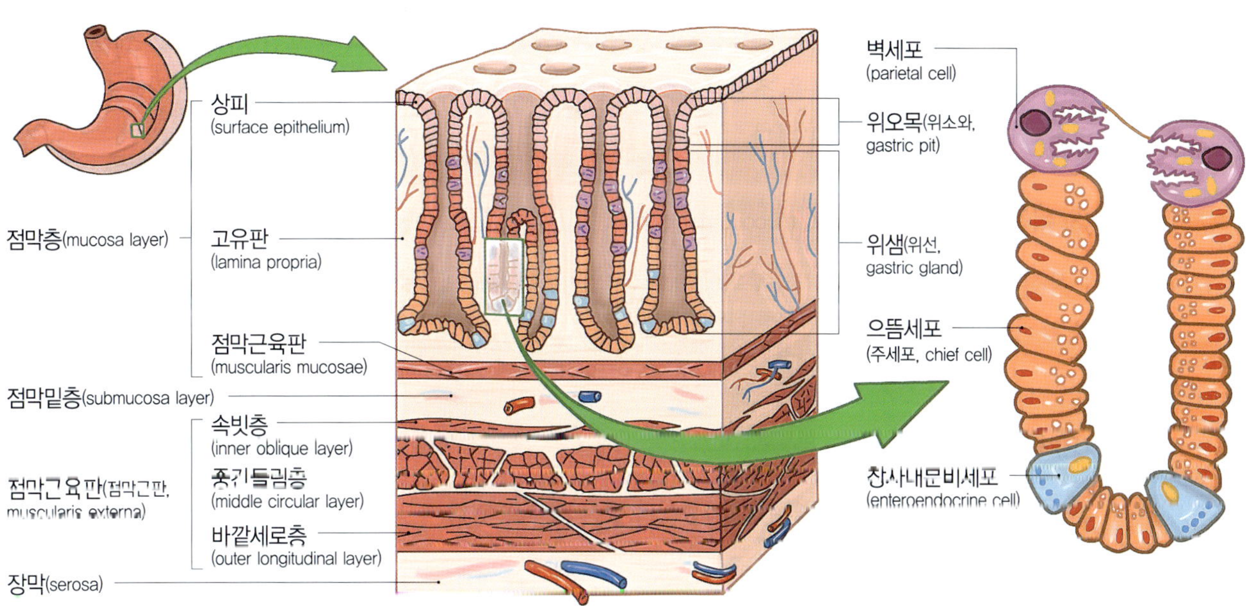

그림 8-12 위벽의 형태

5. 작은창자(소장, small intestine)

작은창자는 위에서 이어져 소화와 흡수를 행하는, 전체길이 약 6m의 관 모양 기관으로, 이는 샘창자(십이지장, duodenum), 빈창자(공장, jejunum), 돌창자(회장, ileum)의 3부위로 나뉜다.

1 | 샘창자(십이지장, duodenum)

샘창자는 날문에서 이어진 길이 약 25cm의 C자형 기관으로, 일부분이 뒤배벽에 고정되어 있으며, C자형의 오목한 부분에는 이자(췌장,pancreas)가 위치한다. 그 주행에 따라 위부분, 내림부분, 아래부분, 오름부분의 4부위로 나뉜다. 내림부분 뒤안쪽에는 온쓸개관(총담관, common bile duct)과 이자관(췌관, pancreatic duct)이 합류하여 열리는 큰샘창자유두(대십이지장유두, major duodenal papilla; 파터팽대, Vater's ampulla)가 있고 그 벽 내에는 쓸개이자관팽대조임근(팽대괄약근, sphincter muscle of ampulla; sphincter muscle of Oddi; 오디조임근)이 존재한다.

샘창자벽의 구조는 빈창자나 돌창자와 기본적으로는 같아서 나중에 설명하겠지만, 샘창자에 한해서 그 점막밑조직에 샘창자샘(십이지장선, duodenal gland; 부루너샘, Brunner's gland)이라고 하는 점액샘이 존재하여 위에서 분비되는 염산으로부터 점막을 보호하고 있다.

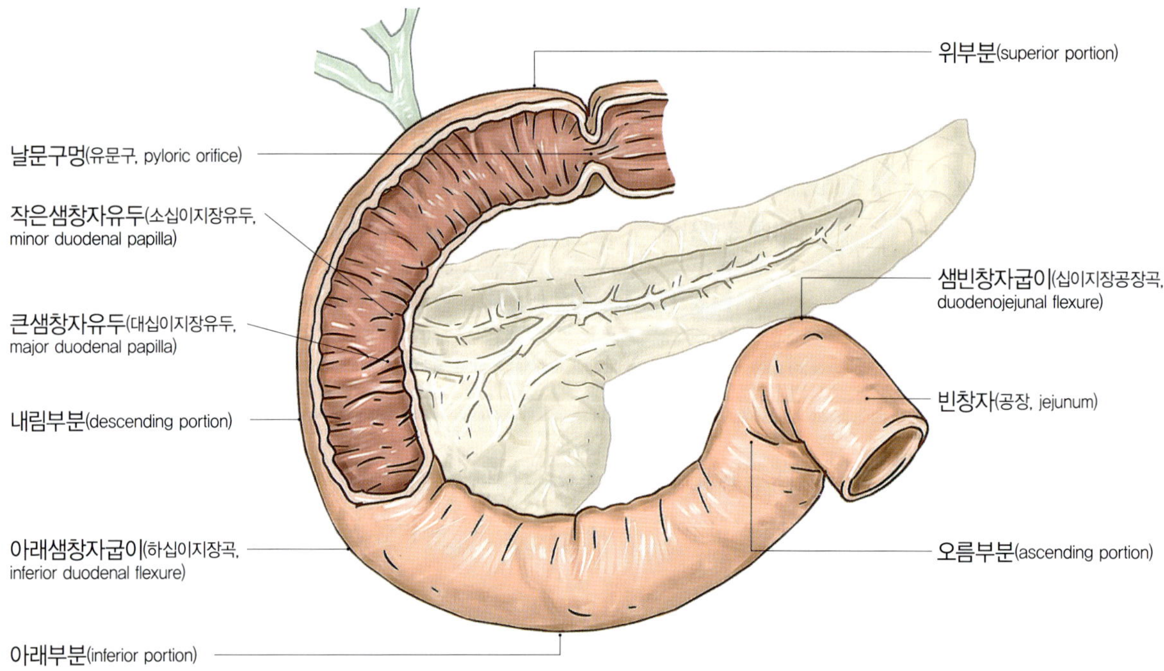

그림 8-14 샘창자의 구조

- 내림잘록창자(하행결장, descending colon; 약 25cm)는 왼쪽 뒤배벽을 하행해서 윈엉덩뼈오목(좌장골와, left iliac fossa)에 이른다.
- 구불잘록창자(S상결장, sigmoid colon; 약 45cm)는 윈엉덩뼈오목에서 위골반문에 걸쳐 S자 모양으로 구부러져서 골반안으로 들어가 곧창자로 이행한다. 구불(잘록)창자간막(S상결 장간막, sigmoid mesocolon)에 느슨하게 지지되어 가동성이 있다.

③ 곧창자(직장, rectum)와 항문(anus)

곧창자는 큰창자의 마지막 부분으로 골반안에 있으며 제3엉치뼈 높이에서 구불잘록창자로부터 이행하여 수직으로 하행해서 꼬리뼈 앞에서 항문(anus)을 통해 외부로 열린다. 길이는 15~20cm이며, 남성에서는 방광 뒤, 여성에서는 자궁과 질의 뒤벽에 접한다.

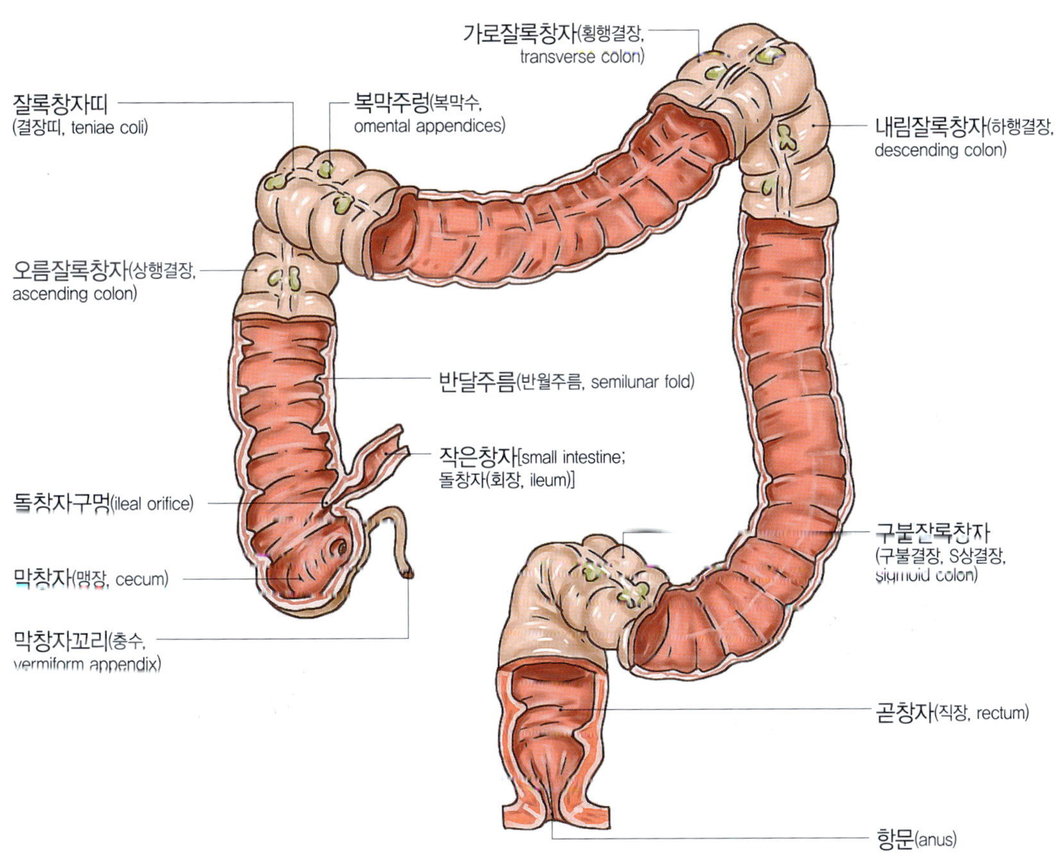

그림 8-20 큰창자의 구조

(2) 육안적 구조

막창자와 잘록창자의 겉표면에는 3개의 잘록창자띠(결장끈, teniae coli)가 세로로 주행하고 있다. 잘록창자띠는 바깥세로층의 민무늬근육이 특히 두꺼워진 것으로 아래끝은 막창자꼬리 바닥부위에 모여 있다. 곧창자에서는 세로근육층이 전체층에 걸쳐 두껍고 잘록창자띠는 없다. 잘록창자벽에는 일정한 간격으로 고리 모양의 협착부위가 있으며, 그 가쪽으로는 융기되어 있다. 이 융기를 잘록창자팽대(결장팽대, haustra of colon)라고 한다. 협착부 속공간에는 잘록창자반달주름(결장반월주름, semilunar folds of colon)이 있다. 잘록창자띠에는 돌기 모양의 지방조직이 붙어 있으며 이를 복막주렁(복막수, omental appendices)이라고 한다.

(3) 조직학적 구조

큰창자의 점막에는 작은창자와 같은 창자융모는 없고 깊은 창자움(장음와, intestinal crypt)이 발달해 있다. 점막상피는 단층원주상피로 술잔세포가 상당히 많다. 움의 바닥부위에는 작은창자와 달리 호산과립세포(paneth cell)는 존재하지 않는다. 고유판(lamina propria)에는 림프소절이 잘 발달해 있는데 특히 막창자꼬리에서는 밀집한 무리림프소절이 형성되어 있다. 근육층은 속돌림층과 바깥세로층의 민무늬근육층으로 이루어지는데, 특히 바깥세로층이 3곳에서 두꺼워져서 앞에서 설명한 잘록창자띠를 형성한다. 큰창자 각 부위의 바깥막 또는 장막에 대해서는 배막 항목에서 설명하겠다.

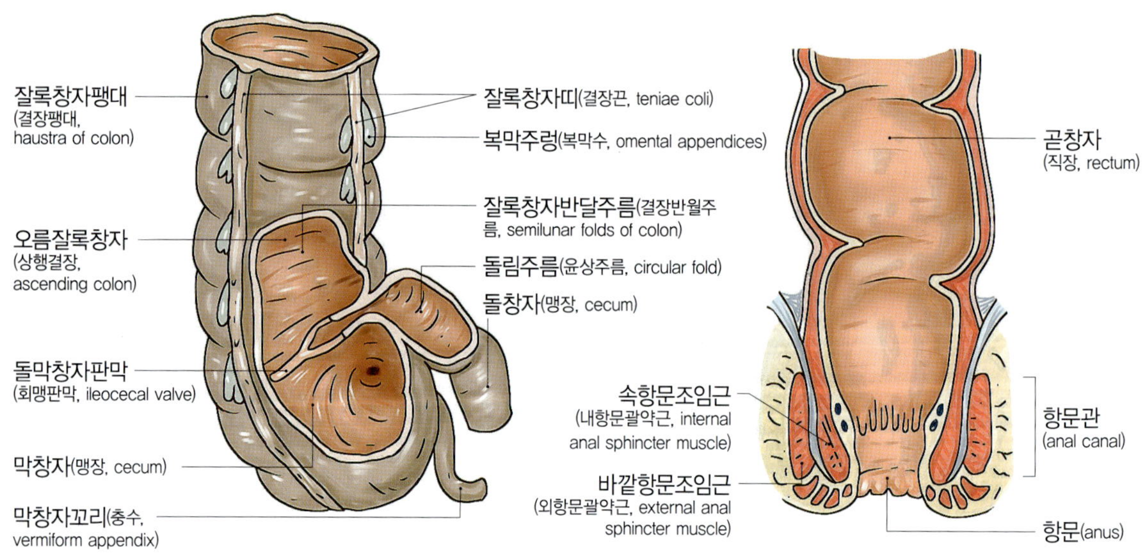

그림 8-21 돌막창자와 곧창자, 항문

(4) 곧창자와 항문의 구조

곧창자는 잘록창자와 달리 잘록창자띠가 없다는 사실은 이미 설명하였다. 곧창자 아래부위에서 항문 직전의 영역을 항문관(anal canal)이라고 하는데, 곧창자정맥얼기(직장정맥총, hemorrhoidal plexus)가 발달하여 점막에 수 개의 세로 주름(항문기둥, anal column)과 그 사이의 패임(항문굴, anal sinus)을 만든다.

항문부위에서는 상피가 중층편평상피로 바뀌고 근육층이 특히 발달하여 민무늬근육성 속항문조임근(내항문괄약근, internal anal sphincter muscle)이 되며, 나아가 그 바깥둘레를 가로무늬근육의 바깥항문조임근(외항문괄약근, external anal sphincter muscle)이 싸고 있다.

2 | 기능

(1) 각 부분의 일반적 기능

큰창자에서는 소화와 흡수가 끝난 음식물의 나머지 찌꺼기에서 수분을 빼내어 대변의 형태로 만든다. 식사후에 작은창자의 꿈틀운동으로 큰창자에 내용물이 보내어지면 큰창자 전체가 반사적으로 큰 꿈틀운동을 일으켜 잘록창자의 먼쪽에 있는 내용물을 비어 있는 곧창자로 밀어낸다. 이것이 변의(defecation desire)로 느껴지는데, 뇌의 명령에 의해 배출을 허락할 때까지 배변은 억제된다. 항문에는 고리 모양으로 배열된 민무늬근육이 발달하여 속항문조임근(내항문괄약근, internal anal sphincter muscle)을 만든다. 그 가쪽에 있는 바깥항문조임근(외항문괄약근, external anal sphincter muscle)은 뼈대근육(가로무늬근)으로 되어 있어 의지대로 조절할 수 있다. 또, 항문의 점막에는 정맥이 밀집해 있어 치질(hemorrhoid)로 인해 출혈이 일어나기 쉽다.

큰창자에서는 영양물의 소화는 거의 이루어지지 않는다. 몸쪽부분에서는 수분과 염류의 흡수가 활발하게 이루어지고 알칼리성 점액이 분비된다. 장내세균에 의한 분해로 비타민 K 등의 영양소도 생산되거나 흡수되고 있다. 먼쪽부분에서는 분변의 저장이 이루어진다. 설사(diarrhea)는 세균 등의 감염, 기타 이유로 큰창자점막이 자극을 받아 수분이 흡수되지 않지만 반대로 점막분비가 많아져 장관운동이 증가하기 때문에 수분이 많은 점액변이 배출되는 증상을 말한다.

막창자꼬리에는 림프조직이 모여 있어서 생체를 방어하는 기능을 한다. 막창자꼬리가 과도하게 방어반응을 하는 막창자꼬리염(충수염, appendicitis)은 심하면 파열되어 복막염을 일으키기도 하는데 항생제 등으로 대처할 수 있으므로 반드시 수술할 필요는 없다.

잘록창자의 표면에는 잘록창자띠(결장띠, teniae coli)라는 세로로 주행하는 3개의 끈이 보이는데, 이것은 잘록창자벽을 세로로 주행하는 민무늬근육이 3곳에서 두꺼워진 것으로 외과수술 시에 잘록창자를 구별하는 기준이 된다.

(2) 큰창자의 생리현상

큰창자에는 소화효소가 없고 수분 흡수가 주요 생리작용이다. 큰창자(대장)에는 장내세균이 상당히 많은데 그 중에는 생명유지에 빼놓을 수 없는 중요한 물질을 만들어 주는 세균도 있다. 예를 들어 혈액 응고인자인 프로트롬빈(prothrombin)이 간에서 생합성될 때 필요한 비타민 K는 장내세균이 만들어 주고 있다. 또 비피더스균(Lactobacillus bifidus)은 대장 내의 환경을 약산성으로 유지하여 웰치균(Bacillus welchii)과 같은 나쁜 균의 증식을 억제하고 있다.

식이섬유(dietary fiber)나 프락토올리고당(fructooligosaccharide)과 같이 작은창자(소장)에서 소화, 흡수되지 않는 탄수화물을 난소화성 탄수화물이라고 한다. 포도당(glucose)과 과당(프룩토오스, fructose)으로 구성되는 이당류(disaccharide)인 설탕(sucrose)은 소화성 탄수화물인데, 포도당에 과당이 2개 이상 붙은 것을 프락토올리고당이라고 하며 난소화성 탄수화물이다. 난소화성 전분(resistant starch)도 난소화성 탄수화물의 범주에 들어간다.

큰창자에서 수분과 전해질이 분비(과분비)될 수도 있다. 예를 들어 유해한 균이나 독소가 점막을 자극하면 다량의 전해질(Na^+, Cl^-)과 동반된 물의 분비가 일어난다. 이는 일종의 청소작용에 해당하는 방어작용이지만, 체액의 균형에는 불리한 탈수증을 일으킬 수 있다.

(3) 배변반사

큰창자에는 대변을 몸 밖으로 배출하는 반사작용이 있는데 이를 배변반사(defecation reflex)라고 하며, 이 배변반사, 변의와 함께 맘대로근(수의근, voluntary muscle)인 바깥항문조임근(외항문괄약근, external anal sphincter muscle)을 이완시켜서 배변을 행한다.

7. 간

1 | 개요

간(liver)은 내장기관 중에서도 가장 크고(약 1,200g) 샘 중에서도 가장 크기가 크다. 피부를 제외하고 인체에서 가장 크며 갈비뼈에 대부분 가려져 있지만, 복장뼈 아래 부근에서 몸의 표면을 통해 일부가 만져질 수도 있다. 배안의 오른쪽 위부분(우상부)에 위치하며, 가로막 바로 아래에 접해 있다. 위쪽의 가로막면(횡격면, diaphragmatic surface)은 둥글고 아래쪽의 내장면(visceral surface)은 평탄하고 앞 모서리는 예각이며 뒤 모서리는 둔각이다. 위아래의 폭은 오른쪽 끝이 가장 크고 왼쪽으로 향할수록 작아진다. 위면에는 몸의 정중선에 일치하여 간 표면을 앞뒤로 주행하면서 가로막 아랫면에 연결되는 복막주름이 있는데 이것은 낫인대(간겸상간막, falciform ligament)라고 불리며 이에 따라 간은 오른엽과 왼엽으로 나뉜다. 아랫면은 전체적으로 오목한 면을 이루고 중앙에 H자 모양의 고랑이 있다. 이 H자의 가로막대 부분

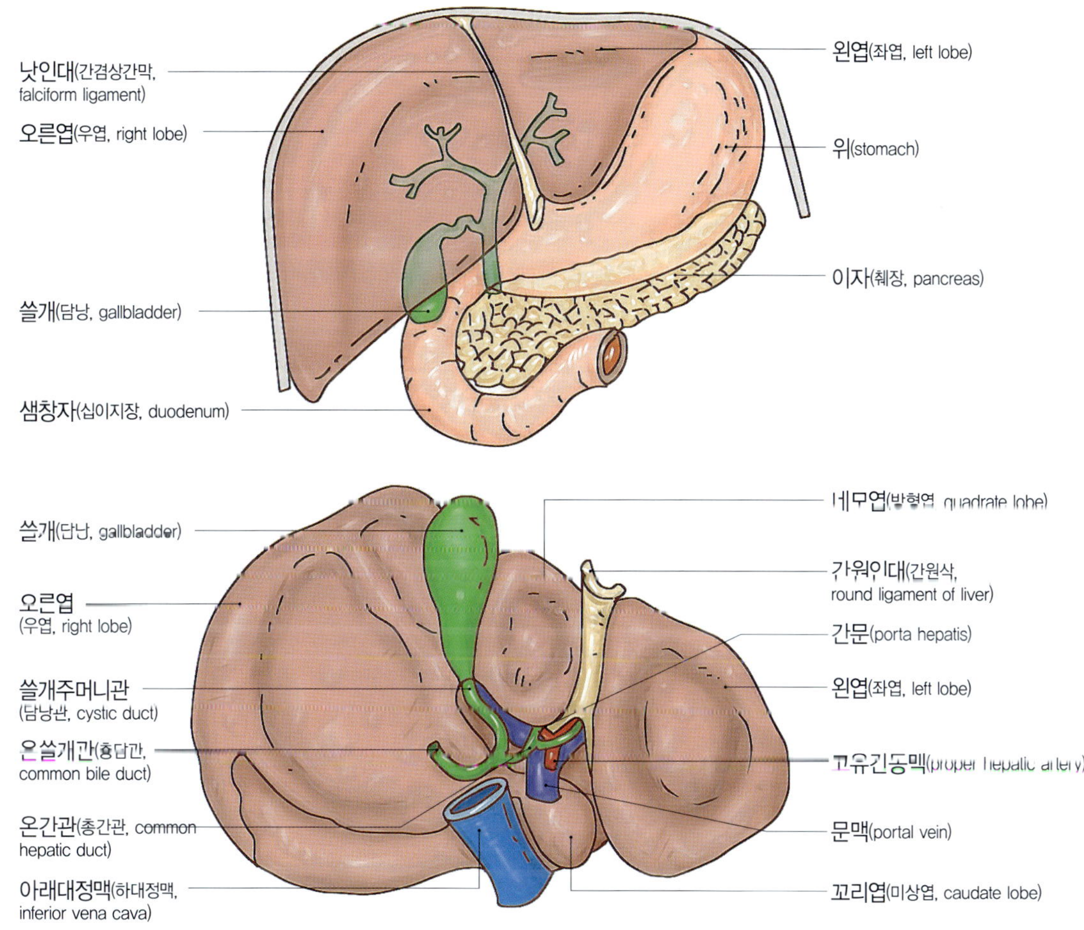

그림 8-22 간의 앞면과 아랫면

을 간문(porta hepatis)이라고 하며 간동맥, 문맥, 간관, 림프관, 신경 등이 출입하고 있다. H자의 왼쪽 세로고랑은 오른엽과 왼엽 아랫면의 경계에 해당하며 앞쪽은 간원인대(간원삭, round ligament of liver), 뒤쪽은 정맥관인대(정맥관삭, ligamentum venosum)가 되고 있다. H자 오른쪽 세로고랑 앞쪽에는 쓸개(담낭)가, 뒤쪽에는 아래대정맥(하대정맥)이 들어가 있다. 이 H자형 고랑으로 나뉜 아랫면의 간실질은 부풀어서 독자적인 엽을 형성하는데, 앞쪽을 네모엽(방형엽, quadrate lobe), 뒤쪽을 꼬리엽(미상엽, caudate lobe)이라고 한다. 즉, 간은 4개의 엽으로 구분되는데, 이 중 오른엽이 특히 크다.

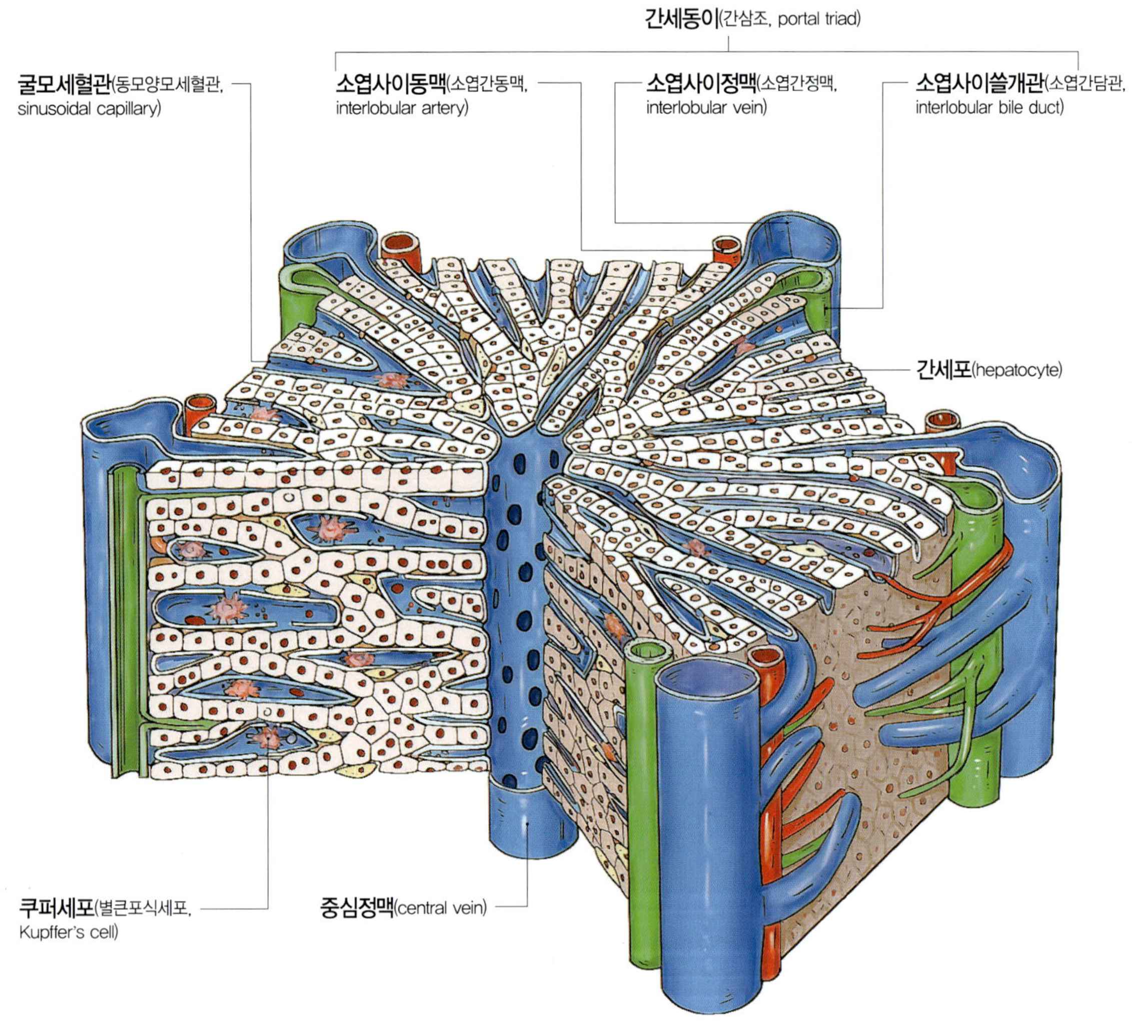

그림 8-23 간소엽의 구조

2 | 간의 구조

간(liver)은 표면이 결합조직의 피막에 덮여 있고 이것이 간 내부로 들어가서 나뉘며 간 실질을 수많은 간소엽(hepatic lobule)으로 구획하여 소엽사이결합조직(소엽간결합조직, interlobular connective tissue)이 된다. 간소엽은 간의 기능과 구조의 기본 단위이다. 사람에게서는 소엽사이결합조직(글리슨피막, Glisson's capsule)의 발달이 약해 소엽주위를 불연속적으로 싸고 있다. 이 안에는 간소엽으로 들어가는 소엽사이동맥(소엽간동맥, interlobular artery), 소엽사이정맥(소엽간정맥, interlobular vein; 문맥), 소엽사이쓸개관(소엽간담관, interlobular bile duct)이 주행하고 있다.

간소엽은 중앙에 중심정맥(central vein)이 주행하고 그 주위를 간세포가 둘러싸는 지름 1mm 정도의 다각기둥 형태이다. 이중에서 간세포(hepatocyte)는 간세포판(hepatocyte plate)을 형성하며 중심정맥에서 소엽 가장자리를 방사상으로 배열해 있다. 간세포판 사이에는 간소엽 내의 굴모세혈관(동양모세혈관, sinusoidal capillary)이 가장자리에서 중심정맥을 향해 흐르고 있다. 이 굴모세혈관과 간세포 사이에는 굴주위공간(perisinusoidal space; 디세강, space of Disse)이라고 하는 작은 간극이 있다. 또 굴모세혈관은 속공간이 넓고 이웃한 내피세포 사이에 큰 창이 많이 뚫려 있어서 혈구 이외의 혈액성분은 자유롭게 혈관 밖의 굴주위공간(디세강)으로 나와 간세포 표면과 접촉할 수 있다. 굴모세혈관 속면에는 내피세포 외에 혈액 중의 세균이나 이물질을 탐식하는 쿠퍼세포(별큰포식세포, 성상세포, Kupffer's cell)가 존재한다. 그 밖에 굴주위공간에는 비타민 A를 저장하고 있는 지방저장세포(fat-storing cell)가 관찰된다.

(1) 간세포

간세포(hepatocyte)는 지름 30㎛ 정도의 다각형 세포로, 서로 인접한 간세포 사이에는 상호 세포막이 밀착하여 생긴 쓸개모세관(담세관, bile canaliculus)이라고 하는 관이 있다. 쓸개모세관은 간세포 사이에 그물 모양의 고랑 구조를 형성하여 간소엽의 가장자리로 흐르며, 소엽사이결합조직 내에 있는 단층입방상피(simple cuboidal epithelium)의 소엽사이쓸개관으로 이행한다. 이 관 안에는 간세포가 분비한 쓸개즙(담즙)이 흐른다.

간세포의 자유표면은 양쪽 모두 굴주위공간에 접해있기 때문에 소화관에서 문맥을 통해 흘러나오는 영양분이 풍부한 혈액과 접하여 필요한 물질을 자유롭게 들러쌀 수 있다. 세포질에는 각종 세포소기관이 발달해 있으며 글리코겐이나 지질이 저장되어있다. 간세포는 몸의 화학공장이라고도 하듯이 알부민, 섬유소원 등의 단백질합성이나 포도당을 글리코겐으로 저장하거나 지질단백질(lipoprotein)의 합성, 쓸개즙의 합성과 분비, 나아가 약물의 유해물질 해독과 같은 활발한 대사활동을 행하고 있다.

간세포는 재생능력이 높아 간의 80%를 절제해도 남은 부분이 분열 증식하여 원래 크기로 회복된다.

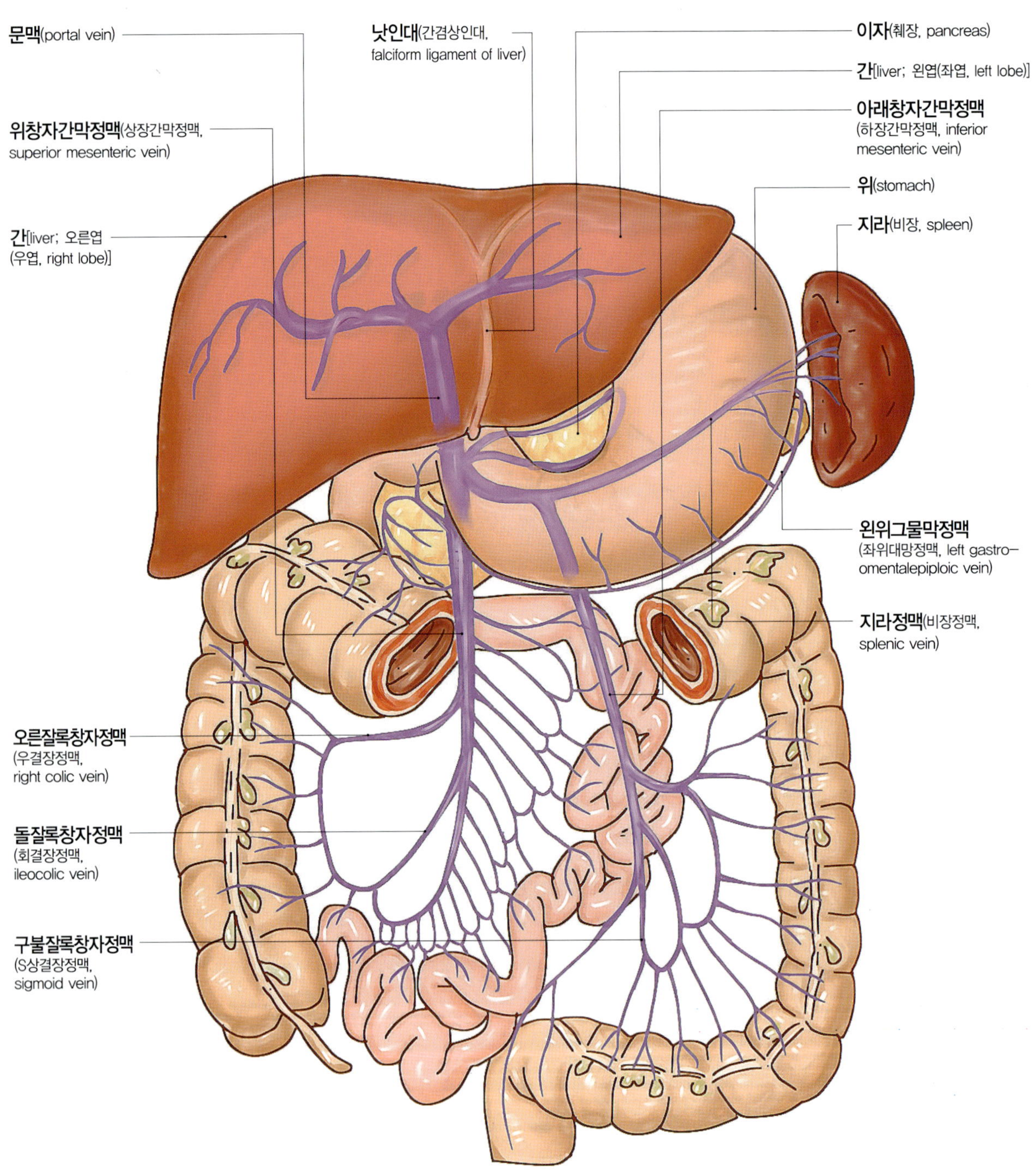

문맥(portal vein)
낫인대(간겸상인대,
falciform ligament of liver)
이자(췌장, pancreas)
간[liver; 왼엽(좌엽, left lobe)]
위창자간막정맥(상장간막정맥,
superior mesenteric vein)
아래창자간막정맥
(하장간막정맥, inferior
mesenteric vein)
위(stomach)
지라(비장, spleen)
간[liver; 오른엽
(우엽, right lobe)]
왼위그물막정맥
(좌위대망정맥, left gastro-
omentalepiploic vein)
지라정맥(비장정맥,
splenic vein)
오른잘록창자정맥
(우결장정맥,
right colic vein)
돌잘록창자정맥
(회결장정맥,
ileocolic vein)
구불잘록창자정맥
(S상결장정맥,
sigmoid vein)

그림 8-24 간과 문맥

(2) 간의 혈관

간에는 복강동맥(celiac trunk)의 가지인 고유간동맥(proper hepatic artery)과 소화관이나 지라에서의 정맥이 합류한 문맥(portal vein)의 2종류 혈관이 들어온다. 고유간동맥은 산소가 풍부한 혈액을 운반하는 영양혈관이고, 문맥은 풍부한 영양소나 체내 대사산물을 포함하는 간의 기능혈관이다. 이 둘은 모두 간문에서 소엽사이결합조직을 지나 간소엽의 굴모세혈관에서 합류해서 간세포에 접촉한 후 중심정맥(central vein)으로 들어간다. 소엽을 나온 중심정맥은 소엽밑정맥(소엽하정맥, sublobular vein)을 거쳐 합류하고 여러 개의 간정맥(hepatic vein)이 되어서 간문을 지나지 않고 간 뒷면에서 아래대정맥(하대정맥, inferior vena cava)으로 흐른다.

(3) 문맥과 쓸개관의 역할

간의 기능은 복잡하고 다양하다. 그 기능은 문맥(portal vein)에 관여하는 것과 쓸개관(담관, bile duct)에 관계하는 것으로 크게 나눌 수 있다.

문맥은 위와 소화관에서 나온 혈액을 간으로 운반하기 때문에 위에서 흡수된 영양소도 간으로 집중한다. 이들 영양소는 운반된 형태로는 몸 안에서 활용할 수 없기 때문에 간에서는 모인 영양소를 대사하여 활용할 수 있는 형태로 바꾼다. 예를 들어, 포도당(glucose)을 글리코겐(당원, glycogen)으로 바꾸고 일시적으로 저장하여 혈당치를 안정시킨다. 아미노산(amino acid)을 합성하거나 분해하여 발생한 암모니아(ammonia)는 요소(urea)로 바꾼다. 또, 지방산(fatty acid)과 콜레스테롤(cholesterol)을 합성하며, 아미노산으로부터 혈장 속의 단백질을 대부분 합성한다. 이처럼 간은 중요한 영양소의 대사 중추로서 작용한다.

쓸개관은 간에서 만들어진 쓸개즙(담즙, bile)을 창자로 운반한다. 간은 몸에 불필요한 물질을 모아 쓸개즙을 만들고 창자 안으로 배설한다. 지용성 물질은 수용성으로 바꾼 다음 배설하는데, 그래서 화학반응은 몸에 해로운 성분을 해가 없는 성분으로 바꾸어 해독(detoxication)하는 역할을 한다. 간은 콩팥과 함께 가장 중요한 배설기관이기도 하다.

표 8-2 간의 기능

작 용	기 능
당대사	포도당을 모아서 글리코겐의 형태로 일시 저장하여 혈액중의 포도당 농도(혈당치)를 안정시킨다.
단백질 대사	아미노산을 합성하여 혈액중으로 방출한다. 아미노산을 분해해서 생긴 암모니아를 해가 없는 요소로 바꾼다.
지질대사	지방산, 콜레스테롤 등을 합성하여 지질단백질을 혈액으로 보낸다.
혈장단백질 합성	알부민, 글로불린 등 혈장속의 단백질을 대부분 합성하여 혈액으로 보낸다.
비타민과 호르몬 대사	비타민 A를 저장하고 비타민 D를 활성형으로 하여 스테로이드 호르몬을 분해한다.
해독	지용성물질을 배설하기 쉽도록 산화와 환원 등의 처리를 하여 수용성으로 바꾼다.
쓸개즙 생성	불필요한 물질을 쓸개즙으로 분비하여 창자로 배설한다. 쓸개즙의 성분은 지방의 소화를 돕는 작용을 한다.

8. 쓸개(담낭, gallbladder)

쓸개는 간의 아랫면에 접해 있는 서양배 모양으로 쓸개즙을 일시 저장하는 주머니이다. 쓸개는 바닥, 몸통, 목의 3부위로 나뉘며 쓸개관이 나온다. 속공간에는 많은 수의 낮은 점막주름이 있고 단층원주상피에 덮여 있다. 상피세포는 수분을 흡수하고 쓸개즙을 농축한다. 근육층은 얇은 민무늬근층으로, 지방이나 단백질의 음식물이 자극이 되어 소화관벽에서 콜레시스토키닌(cholecystokinin)이라고 하는 호르몬이 혈중으로 분비되면 쓸개가 수축하여 쓸개즙을 배출한다.

1 | 쓸개관의 주행

간에서 만들어진 쓸개즙(담즙, bile)을 운반하는 경로 전체를 쓸개길(담도, biliary tract)이라고 하고, 여기에 포함되는 관은 쓸개관(담관, bile duct)이라고 한다. 간 내의 소엽사이쓸개관(소엽간담관, interlobular bile duct)은 합류해서 간문(porta hepatis)에 도달하여 간관이 되고, 왼쪽과 오른쪽의 간관이 합류하여 온간관(총간관, common hepatic duct)이 되어서 간에서 나간다. 온간관은 도중에 쓸개로 연결되는 관인 쓸개주머니관(담낭관, cystic duct)과 합류하여 온쓸개관이 된다. 온쓸개관은 이자로 진입하여 이자관(췌관, pancreatic duct)과 합류한 즉시 샘창자 벽에 있는 큰샘창자유두(대십이지장유두, major duodenal papilla)로 열린다. 구멍 주위에는 쓸개이자관팽대조임근(sphincter of oddi)이 감겨 있다.

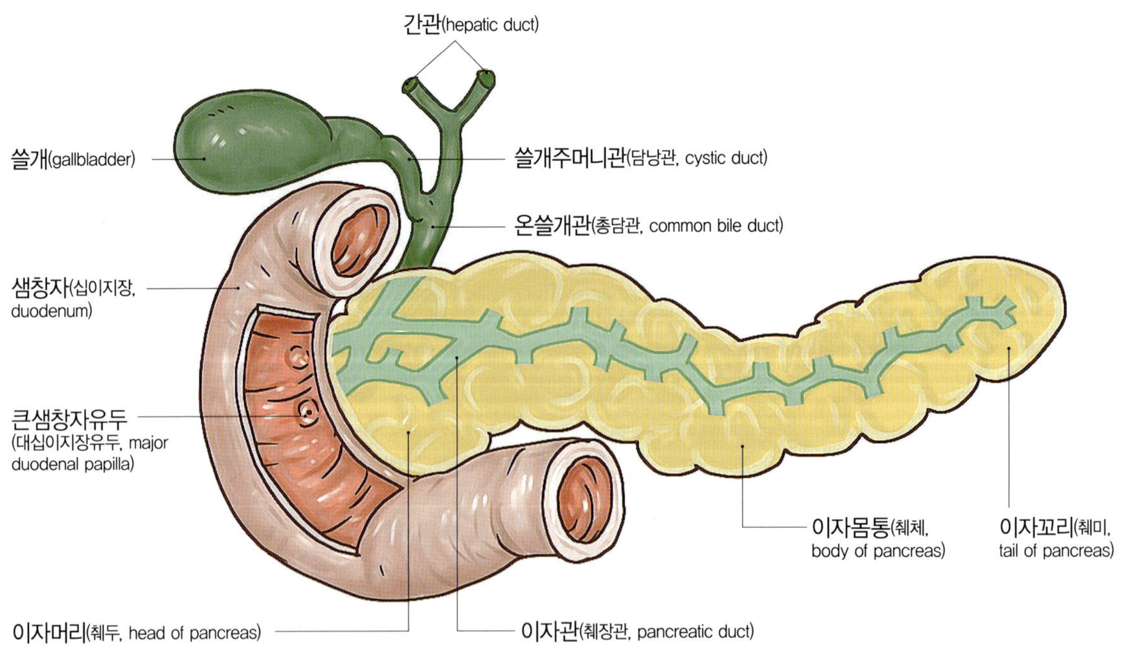

그림 8-25 쓸개와 이자

2 | 쓸개즙의 농축

간에서 보내진 쓸개즙은 쓸개(주머니)(담낭, cholecyst)에 일시 저장되어 있다가 음식을 섭취했을 때에만 창자로 보내진다. 쓸개는 쓸개즙에서 수분을 흡수하여 농축하는 기능을 한다. 그래서 쓸개즙산(bile acid)이나 콜레스테롤(cholesterol) 등의 성분이 과도하게 석출되어 쓸개돌(담석, biliary stone)을 만들기도 한다. 쓸개돌은 증상이 없는 예도 많지만, 쓸개관에 막혀서 통증, 발열, 황달 등의 증세를 보이기도 하는데, 이러한 상태가 되면 쓸개돌을 녹이거나 수술로 쓸개를 제거하는 처치를 한다.

9. 이자

1 | 개요

이자(췌장, pancreas)는 간과 함께 2대 부속 소화기관의 하나로, 위(stomach) 뒷부위의 뒤배벽을 가로로 주행하여 약간 S자 모양으로 구부러진 삼각기둥 모양의 실질장기이다. 크기는 길이 약 15cm, 폭 3~5cm, 두께 약 2cm, 무게는 60~70g이다. 색은 옅은 황백색으로 귀밑샘(이하선, parotid gland)과 비슷하다. 오른쪽 끝은 C자 모양의 샘창자에 둘러싸여 있는 이자머리(췌두, head of pancreas)이며, 이자머리에서 척주(제1허리뼈) 앞을 옆으로 주행하는 부분을 이자몸통(췌체, body of pancreas)이라고 하며, 왼쪽 끝은 다소 가늘어지고 지라(spleen)에 접한 이자꼬리(췌미, tail of pancreas)가 된다.

이자는 아밀라아제(amylase), 리파아제(lipase), 트립신(trypsin) 등의 소화효소를 샘창자로 분비하는 외분비샘(외분비선, exocrine gland; 외분비부위)과 인슐린이나 글루카곤을 혈중으로 분비하는 내분비샘(내분비선, endocrine gland; 내분비부위)으로 나뉘게 된다.

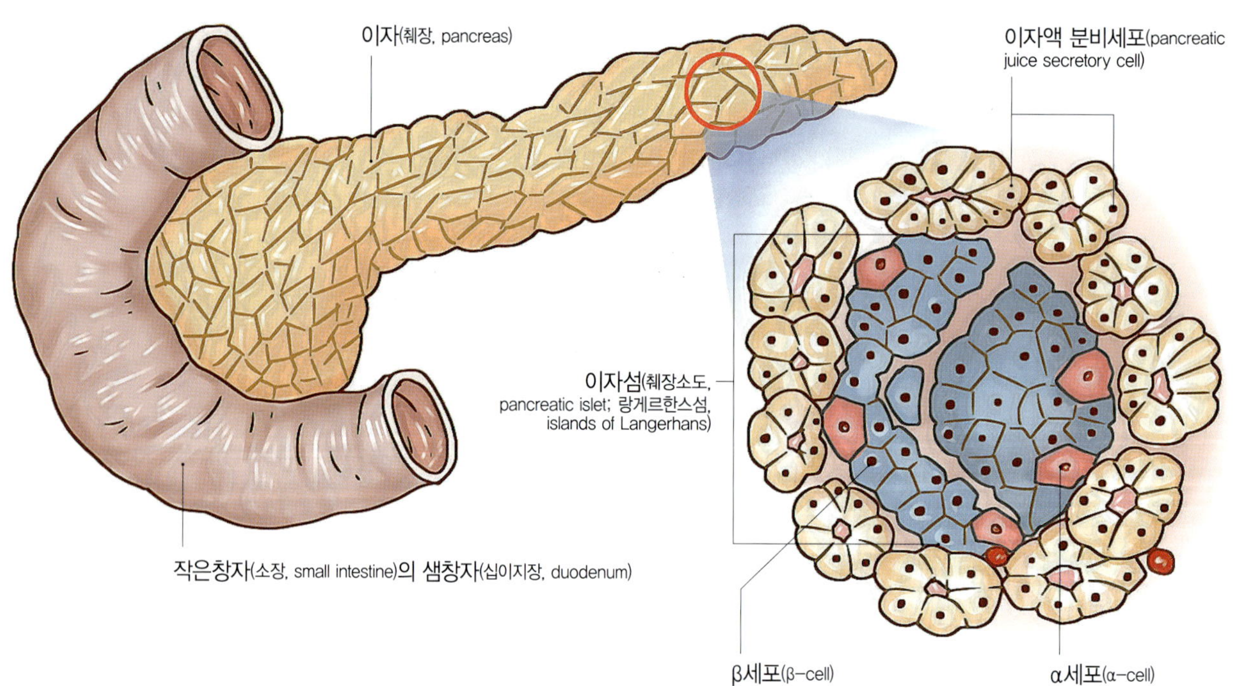

그림 8-26 이자의 분비세포

2 | 이자 외분비부위의 구조

이자의 실질은 많은 소엽으로 구획되나 이 소엽 중에 이자 섬(췌장소도, pancreatic islet; 랑게르한스섬, islands of Langerhans)이라고 하는 내분비부위는 특히 꼬리부위에 많이 산재해 있다. 소엽 사이는 소엽사이결합조직으로 나뉜다.

외분비부위의 샘 종말부는 장액세포로 이루어지며 귀밑샘과 유사하다. 세포질에는 호산성 효소원과립(zymogen granule)이 함유되어 있다. 샘의 속공간은 좁고 관(duct)의 일부를 이루는 편평한 모양의 꽈리중심세포(중심선방세포, centroacinar cell)가 들어와 있다. 침샘 등에서 관찰되는 근육상피세포(myoepithelial cell)는 존재하지 않는다. 외분비부위에서는 소화효소 외에 다량의 중탄산염이 분비되며 샘창자로 들어온 위산을 중화하고 있다.

1. 비뇨계통의 구조

1 | 일반적 구조

비뇨계통은 혈액을 여과해서 소변을 생성하고 그것을 몸 밖으로 배설하는 기관계이며, 콩팥(신장, kidney), 요관(ureter), 방광(urinary bladder), 요도(urethra)로 이루어진다. 발생학적으로 생식계통과 밀접하게 관련되어 있어 이 두 계통을 합쳐서 비뇨생식계통(genitourinary system)이라고도 한다. 이는 발생 과정에서 원시 비뇨기의 일부였던 부분이 생식기로 분화했거나, 남성의 요도와 같이 비뇨기가 생식기로써 함께 사용되는 기관인 데에 따른다.

비뇨계통은 혈액을 여과하여 소변을 만들어 내는 콩팥(신장, kidney)과 콩팥에서 만들어진 소변을 방광까지 운반하는 요관(ureter), 소변을 배설할 때까지 일시적으로 저장하는 방광(urinary bladder), 방광 안의 소변을 몸의 표면까지 유도하는 요도(urethra)로 구성된다. 요관, 방광, 요도를 모두 요로(urinary tract)라고 한다.

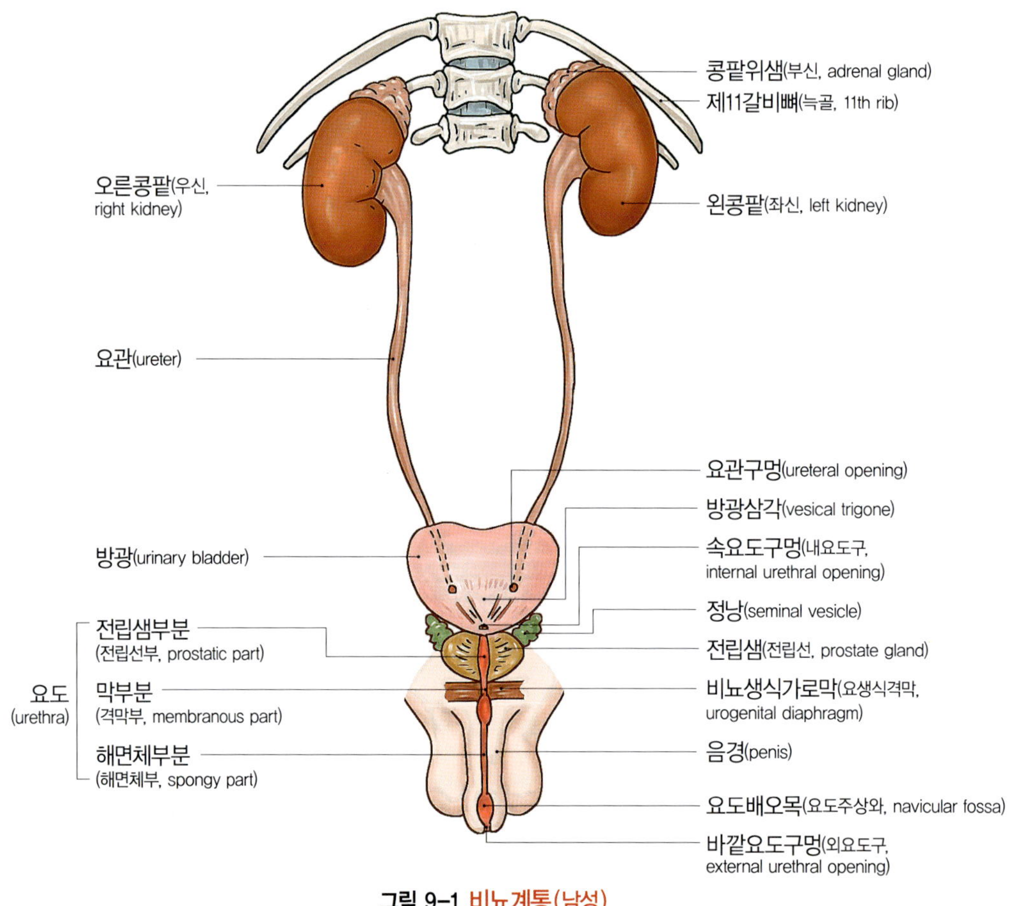

그림 9-1 비뇨계통(남성)

콩팥겉질에는 콩팥소체[신소체, renal corpuscle; 말피기소체(Malpighian body)]가 있다. 콩팥피라미드 사이에 묻혀있는 겉질조직은 콩팥기둥(신장원주, renal column)이라고 하며, 이곳에는 콩팥문으로 출입하는 동·정맥이 주행한다.

2 | 콩팥의 구조

콩팥의 구조적, 기능적 기본단위는 콩팥단위(nephron)이며, 한 개의 콩팥소체와 콩팥세관으로 구성된다. 콩팥소체는 혈액을 여과하며, 여과된 소변성분은 콩팥세관을 흐르는 동안 농축되고, 소변(urine)이 되어 콩팥잔으로 배출된다.

(1) 콩팥소체

콩팥소체(신소체, renal corpuscle)는 말피기소체(malpighian body)라고도 불리며 지름 약 100~200㎛의 공 모양으로, 한쪽 겉질에 약 100~200만 개가 있다. 콩팥소체는 실타래와 같은 토리(사구체, glomerulus)와 이를 둘러싸는 두 겹의 주머니로 된 보우만주머니[Bowman's capsule; 토리주머니(사구체주머니, glomerular capsule)]로 토리주머니의 두 층 사이의 공간을 주머니공간(urinary space)이라고 한다.

토리는 들세동맥과 날세동맥 사이에 이루어진 모세혈관그물이다. 들세동맥(수입세동맥, afferent arteriole)은 콩팥소체의 혈관극(vascular pole)으로 들어와 토리를 형성한 다음 날세동맥(수출세동맥, efferent arteriole)이 되어 혈관극을 나간다. 토리는 토리주머니의 내장쪽층에 의해 싸여있다. 들세동맥 속 혈액은 토리를 통과하는 동안에 주머니공간(urinary space)으로 여과된다. 여과된 소변성분은 혈관극의 반대쪽인 요세관극(urinary pole)으로 흘러간다.

토리를 형성하는 모세혈관의 내피세포에는 무수히 많은 작은 구멍이 뚫려 있고 내피세포의 바깥쪽으로는 두꺼운 바닥막(기저막, basement membrane)이 잘 형성되어 있다. 토리를 싸고 있는 토리주머니의 내장쪽층에는 발세포(족세포, podocyte)라고 하는 세포가 있는데, 가늘고 긴 발돌기(세포발, foot process)를 뻗어 혈관을 감싸고 있다. 인접한 발세포의 발돌기는 서로 얽혀 약간의 틈새를 남긴다.

토리를 흐르는 혈액은 내피세포의 작은 구멍, 바닥막, 발돌기의 틈새를 빠져 나와 토리주머니의 주머니공간으로 여과된다. 여기에서 가장 중요한 역할을 하는 것은 바닥막이며, 이것이 필터가 되어 일정크기 이상의 분자는 통과하지 못한다. 따라서, 혈액성분 가운데 전해질이나 포도당 뿐만 아니라 단백질, 알부민 등도 여과된다. 이처럼 여과액에는 중요한 성분이 다량으로 포함되어 있지만, 이후 콩팥세관을 지나면서 필요한 성분은 완전히 재흡수된다. 하루에 토리에서 생성되는 여과액은 약 180ℓ이지만, 콩팥세관을 지나는 동안에 그 99%는 재흡수되어 1일 약 1.5ℓ의 노폐물만 소변이 되어 배출된다. 토리콩팥염(사구체신염, glomerulonephritis)을 비롯한 다양한 토리의 질환은 콩팥기능상실(신부전, renal failure) 등의 중증 증상을 나타낸다.

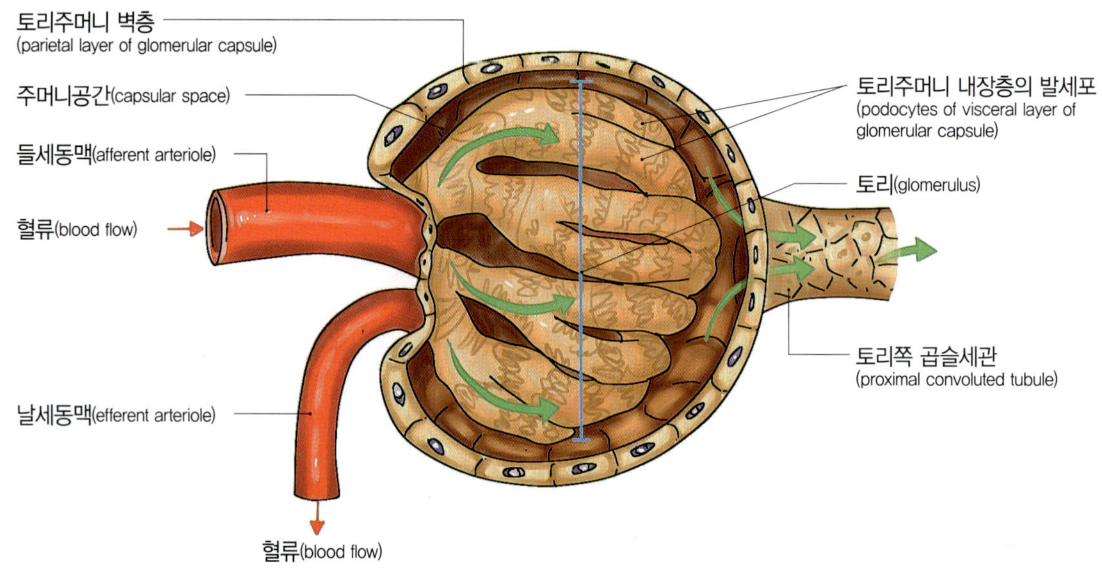

그림 9-4 콩팥소체

(2) 콩팥세관

콩팥세관(renal tubule)은 콩팥소체의 요세관극에서 나온 한 개의 관에서 시작하며 중간에 분지하거나 합류하는 일 없이 집합관(collecting duct)으로 들어가지만, 그 경로는 복잡하다. 콩팥소체의 요세관극에서 시작하는 관이 토리쪽세관(근위요세관, proximal tubule) 중 토리쪽곱슬세관(근위곡요세관, proximal convoluted tubule)이다. 이 관은 겉질 안을 비스듬하게 내려가다가 속질 깊은층으로 내려가며(내림다리), U자형으로 방향을 전환하여 다시 겉질을 향해 올라간다(오름다리). 여기서 내림다리와 오름다리를 구성하고 있는 U자형 구조를 콩팥세관고리(헨레고리, Henle's loop)라고 한다. 그리고 난 후 다시 겉질을 향해 상행하면서 먼쪽세관(원위요세관, distal tubule)이 되어 처음 시작했던 콩팥소체의 혈관극 근처로 가서 치밀반(macula densa)을 형성한 후 짧게 구부러져 집합관에 모인다.

토리쪽세관은 미세융모[microvilli; 솔가장자리(쇄자연, brush border)]가 잘 발달된 단층입방상피로 이루어지며, 아미노산, 포도당, 단백질이 활발하게 재흡수된다. 상피세포의 바닥부위에는 미토콘드리아가 있어 전해질이나 물을 주위의 풍부한 모세혈관으로 보내고 있다.

콩팥세관고리의 내림다리는 내강이 좁고 키가 작은 단층편평상피가 내강을 둘러싸고 있다. 내림다리는 주위 속질의 높은 삼투압에 의해 물이 수동적으로 흡수된다. 오름다리는 단층입방상피로 되어 있으며, 바닥부위에 미토콘드리아가 많아 염류를 능동적으로 흡수한다. 오름다리가 겉질로 들어가면 먼쪽세관이 되며 혈관극 가까이에서 입방상피세포들이 밀집되어 있는 치밀반(macula densa)을 형성한다. 먼쪽세관에서는 알도스테론에 의해 Na^+의 흡수와 K^+의 분비도 이루어진다.

(3) 집합관

많은 콩팥단위에서 생성된 소변은 집합관(collecting duct)으로 모인다. 집합관은 단층입방상피부터 단층원주상피(직경이 클 수록)까지 이루어져 있으며, 세포의 경계가 뚜렷하고 세포질이 밝게 염색된다. 집합관은 겉질에서 속질까지 곧게 내려가서 콩팥유두로 열린다. 집합관에서는 뇌하수체에서 분비되는 항이뇨호르몬(antidiuretic hormone, ADH)의 작용으로 물을 흡수해서 소변을 농축한다. 요붕증(diabetes insipidus)은 항이뇨호르몬의 결핍으로 집합관에서 소변을 농축할 수 없어 1일 20ℓ 나 되는 묽은 소변을 배설하는 질환이다.

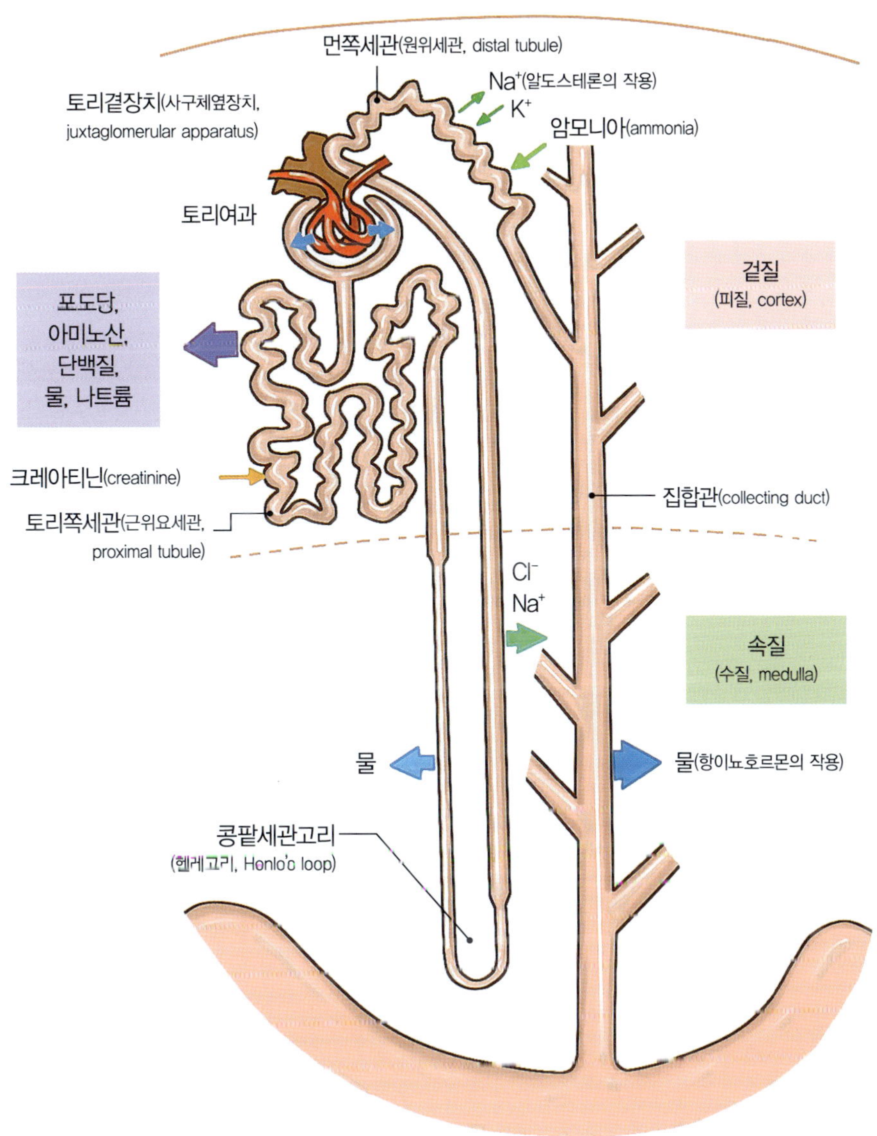

그림 9-5 콩팥단위의 구조

(4) 토리곁장치

혈관극에서 들세동맥의 중간막에 있는 민무늬근육은 상피세포와 유사한 세포로 변형되어 있는데, 이를 토리곁세포(J-G세포, 사구체방세포, juxtaglomerular cell)라고 하며, 이 세포들은 레닌(renin)을 분비한다. 또 이 근처에서 먼쪽세관은 입방상피세포들이 밀집되어 있는 치밀반을 만든다. 이 둘은 토리곁장치(사구체옆장치, juxtaglomerular apparatus)를 형성한다. 이는 먼쪽세관을 지나는 소변의 조성을 치밀반에서 감지하여 토리곁세포의 레닌분비에 영향을 준다. 따라서 혈압이나 알도스테론 분비를 조절해서 혈액조성을 일정하게 유지한다.

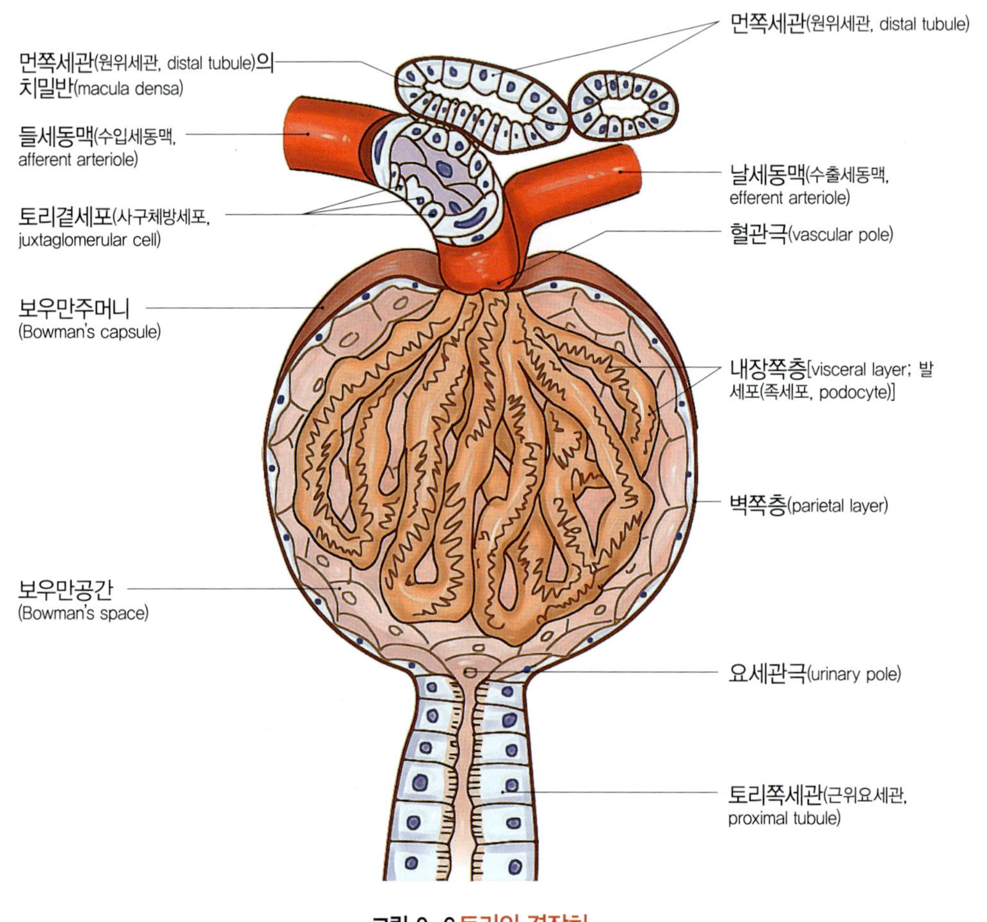

그림 9-6 토리의 곁장치

3 | 콩팥깔때기와 콩팥잔

콩팥유두(renal papilla)로 배출되는 소변은 콩팥유두를 감싸고 있는 콩팥잔(신배, renal calyx)으로 모이고, 여러개의 콩팥잔이 모여 하나의 콩팥깔때기(신우, renal pelvis)를 형성한다. 이후 콩팥깔때기는 요관으로 이어진다. 콩팥잔과 콩팥깔때기의 점막은 이행상피로 덮여 있고 주위에는 속세로층, 바깥돌림층으로 된 2층의 민무늬근육이 있다. 콩팥깔때기와 콩팥잔은 혈관으로 주입한 조영제가 소변 중에 배설되는 상을 X선 촬영하는 깔때기조영술(신우조영술, pyelography)에 의해 촬영할 수 있다.

3. 요관

요관(ureter)은 콩팥과 방광을 연결하는 좌우 한 쌍의 가는 관으로, 지름 약 0.5cm, 길이 25~30cm이다. 속면에는 세로로 주행하는 주름이 있어, 요관의 단면에서 내강은 불규칙한 별 모양을 나타낸다.

점막은 이행상피로 덮여있으며, 섬유성 결합조직의 점막고유층 주위에 민무늬근육층이 발달해 있다. 요관의 위부분의 근육층은 속세로층, 바깥돌림층의 두 층이고, 아래부분에서는 가장 바깥층에 세로근육층이 더해져서 세 층이 된다. 이들 민무늬근육의 연동운동에 의해 소변이 위에서 아래쪽으로 보내지게 된다. 그래서 요관속에 결석이 있는 요관돌(요관결석, ureter stone; ureterolith)은 이 요관의 수축으로 인해 심한 통증을 일으킨다.

4. 방광

방광(urinary bladder)은 소변을 일시적으로 저장하는 근육성 주머니로, 용량은 약 700㎖이다. 골반안에서 앞쪽은 두덩결합(치골결합, pubic symphysis), 뒤쪽은 남성의 경우 곧창자, 여성의 경우 자궁 및 질과 접해있다. 아래쪽은 비뇨생식가로막(urogenital diaphragm)에 의해 지지된다. 방광은 꼭대기, 몸통, 바닥의 세 부위로 나뉜다. 방광바닥의 뒤부위에는 좌우에서 요관이 열리고(요관구멍), 앞아래부분에는 속요도구멍이 열려있다. 속요도구멍과 좌우 요관구멍을 연결하는 삼각형 모양의 영역을 방광삼각(trigone of bladder)이라고 한다. 방광속이 비어있을 때는 방광벽이 줄어들어 점막에 많은 주름이 생기게 되는데, 방광삼각은 항상 평탄하고 면적이 일정하다. 방광점막은 두꺼운 이행상피로 되어있다. 방광벽에는 잘 발달한 세 층의 민무늬근육층이 있다. 속세로층, 중간돌림층, 바깥세로층으로, 특히 중간돌림층은 속요도구멍 주위에서 두꺼워져 속요도조임근(internal urethral sphincter muscle)을 만든다. 한편, 요관구멍에는 특별한 조임근은 없지만, 요관이 방광벽을 비스듬하게 가로질러 주행하기 때문에, 방광에 소변이 가득차면 방광벽이 부풀면서 요관의 벽 내부를 압박하여 요관구멍을 닫게 되어 소변이 요관으로 역류되는 것을 막는다.

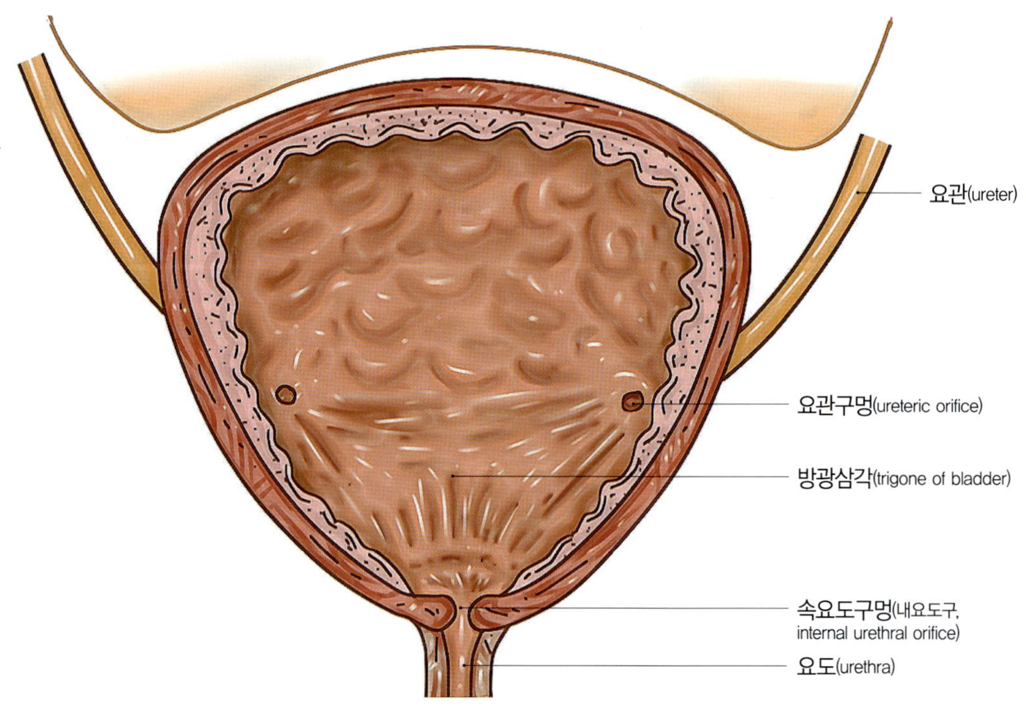

그림 9-7 방광의 모습

5. 요도

요도(urethra)는 방광에 저장되어 있는 소변을 몸 밖으로 배설하는 관으로, 남녀 간에 차이가 있다.

1 | 남성 요도

남성의 요도는 16~20cm로 여성에 비해 길다. 남성에서 소변은 속요도구멍을 나와서 전립샘 안을 지나고(전립샘부분) 이어서 비뇨생식가로막을 관통하며(막부분) 음경의 요도해면체 안을 주행하여(해면체부분) 바깥요도구멍으로 배출된다. 전립샘 부분에는 좌우 사정관이 열려있다. 그리고, 막부분은 가로무늬근육인 바깥요도조임근(외요도괄약근, external urethral sphincter)에 의해 둘러싸여 있다. 해면체부분의 시작지점에서는 한 쌍의 망울요도샘[구요도선, bulbourethral gland; 쿠퍼샘(Cowper's gland)]이 열린다. 음경 끝부위인 귀두(glans)에는 요도배오목(요도주상와, navicular fossa)이라고 하는 속공간이 방추형으로 확대된 부위가 있다.

남성 요도의 점막상피는 전립샘부분까지는 이행상피로 덮여있으나 막부분부터 해면체부분까지는 중층원주상피(또는 거짓중층원주상피)로 덮여있고, 해면체요도 끝의 배오목에서는 중층편평상피로 되어 있다.

2 | 여성 요도

여성 요도의 길이는 3~4cm로 남성에 비해 짧다. 여성의 요도는 속요도구멍을 나오면 질 앞벽을 따라 하행하고 비뇨생식가로막을 관통하여 질구멍(vaginal orifice) 앞에서 질어귀(질전정, vestibule)의 바깥요도구멍으로 열린다. 비뇨생식가로막 부위에는 요도와 질을 둘러싼 가로무늬근육인 요도질조임근(요도질괄약근, urethrovaginal sphincter muscle)을 포함한 바깥요도조임근이 있다. 점막상피는 방광근처에서는 이행상피로 되어있지만 요도가 끝나기 전에는 중층편평상피로 덮여있다.

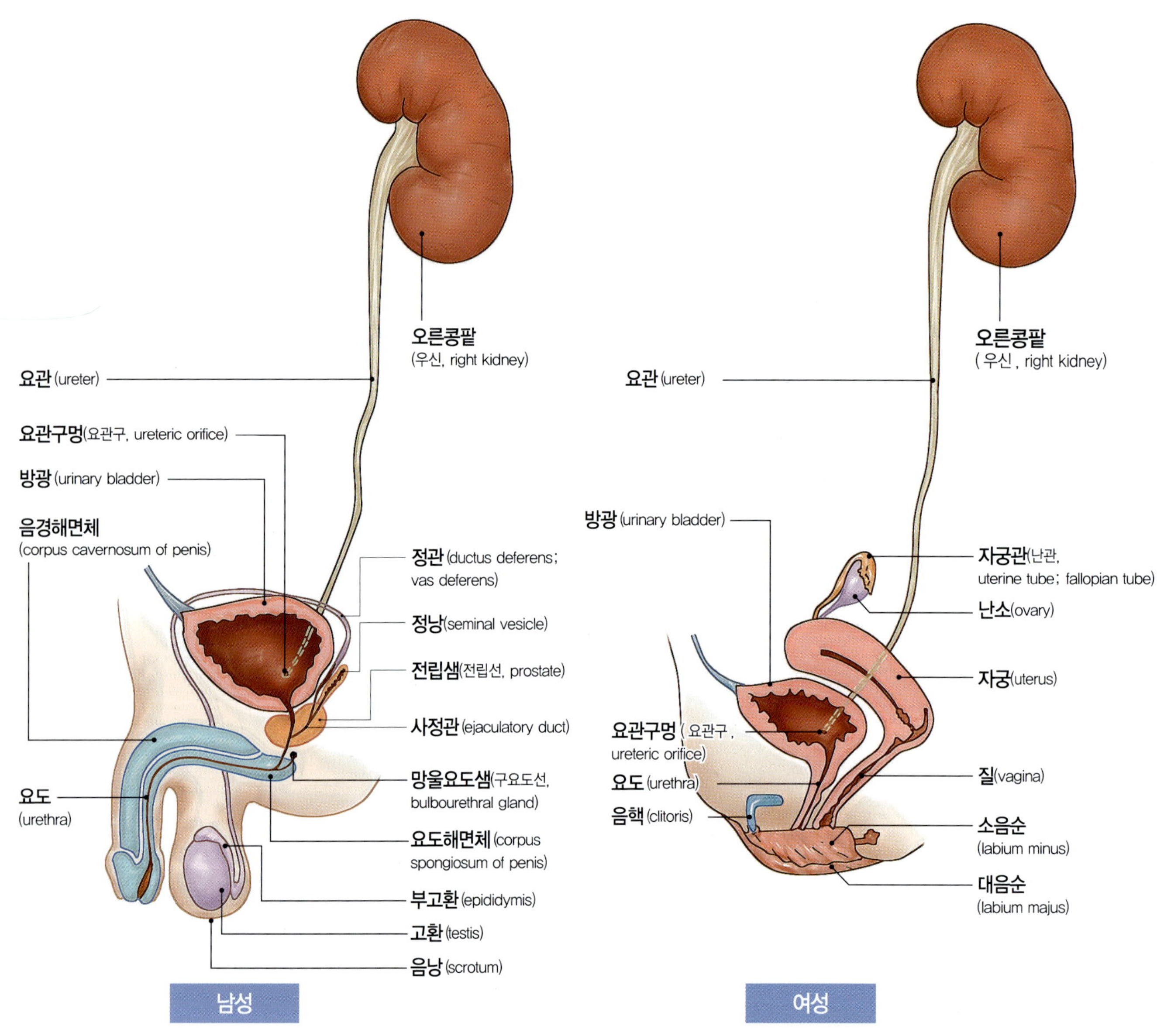

그림 9-8 남성과 여성의 요로

MEMO

PART

III

생명유지기관

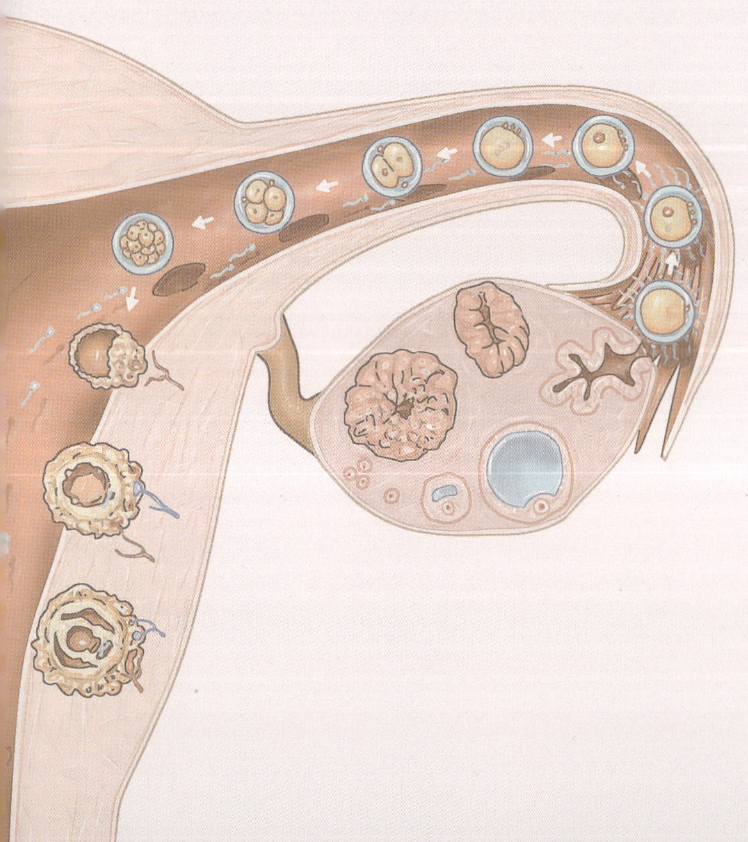

10 생식계통

CHAPTER

학습목표

▶ 남성생식기관의 해부학적 구조를 이해한다.
▶ 여성생식기관의 해부학적 구조를 이해한다.

1. 남성생식기관(male genital organ)

남성생식기관은 정자를 형성하는 고환(testis)과 정자의 저장 및 성숙, 이동을 담당하는 부고환(epididymis), 정관(ductus deferens)과 사정관(ejaculatory duct) 등의 정로(정자의 이동통로), 정낭(seminal vesicle)이나 전립샘(전립선, prostate) 등의 부속샘 및 음경(penis)으로 구성된다.

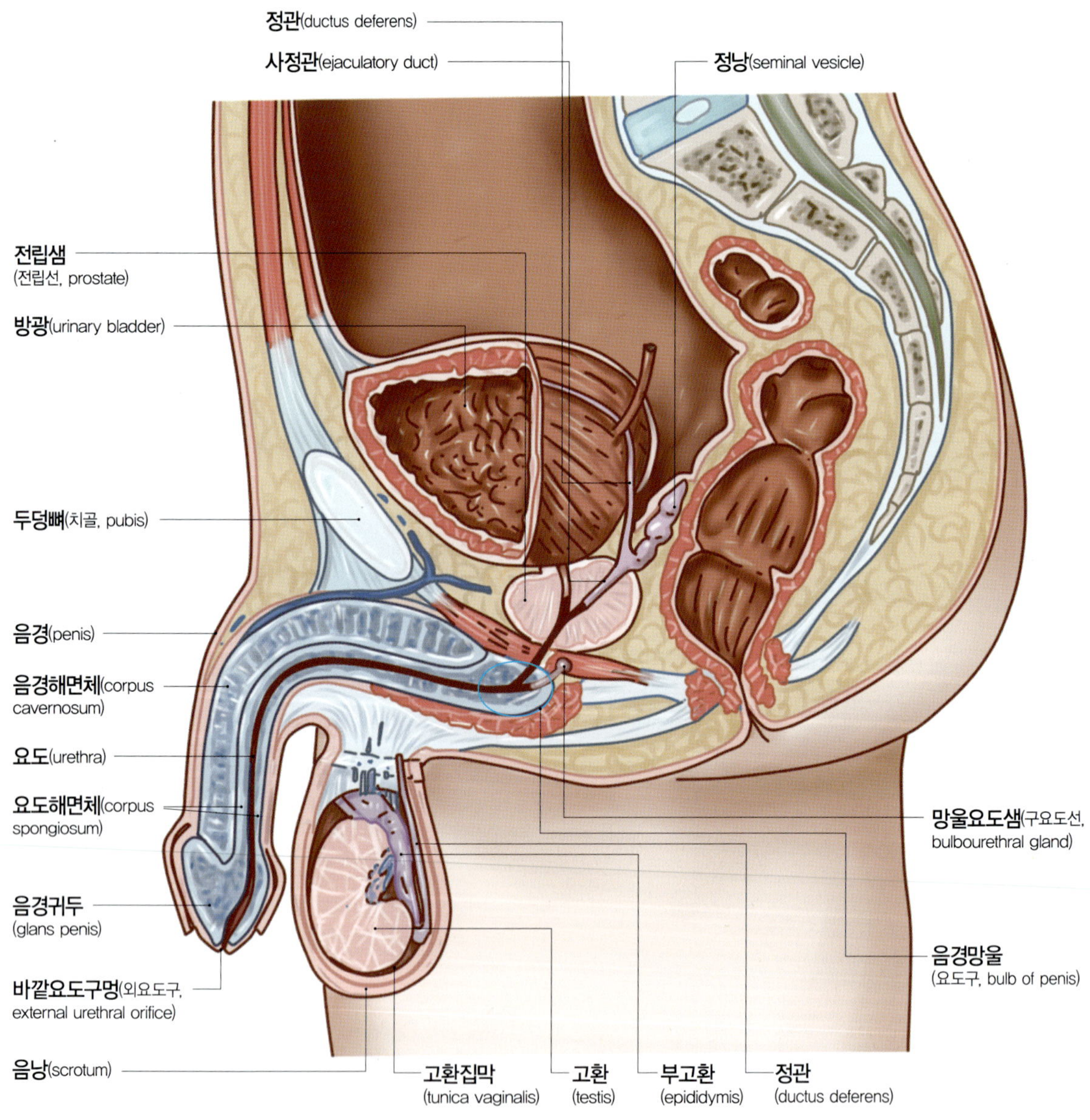

그림 10-1 남성의 생식기관

1 | 고환(testis)

(1) 개요

고환은 부고환과 함께 2~3층의 피막에 싸여있으며, 좌우 1쌍이 음낭 안에 있다. 편평한 타원형으로 크기는 길이 4~5cm, 두께 약 2.5cm, 폭 약 3cm이며, 무게는 10~15g이다. 고환 주위는 배막 유래의 고환집막(정소초막, tunica vaginalis)에 싸이며 표면은 치밀결합조직의 백색막(tunica albuginea)으로 덮여 있다. 백색막은 위쪽 뒤모서리에서 고환세로칸(고환중격, mediastinum of testis)을 형성하며 이곳에서 고환사이막(고환중격, septum of testis)이 부채 모양으로 고환실질 안으로 확대되어 200~300개의 고환소엽(lobule of testis)으로 분획된다. 이 소엽에는 구부러진 곱슬정세관(convoluted seminiferous tubules)이 위치한다. 복잡하게 주행하는 정세관은 세로칸 부근에서 합류하여 곧은세관(직세관, straight tubules)이 되며, 각 소엽의 곧은세관이 세로칸 내에서 그물 모양으로 문합하여 고환그물(정소망, rete testis)을 만든다. 세로칸에서 수십 개의 고환날세관(정소수출관, efferent ductules)이 나와 부고환으로 들어가며 부고환관(duct of epididymis)에 합류한다.

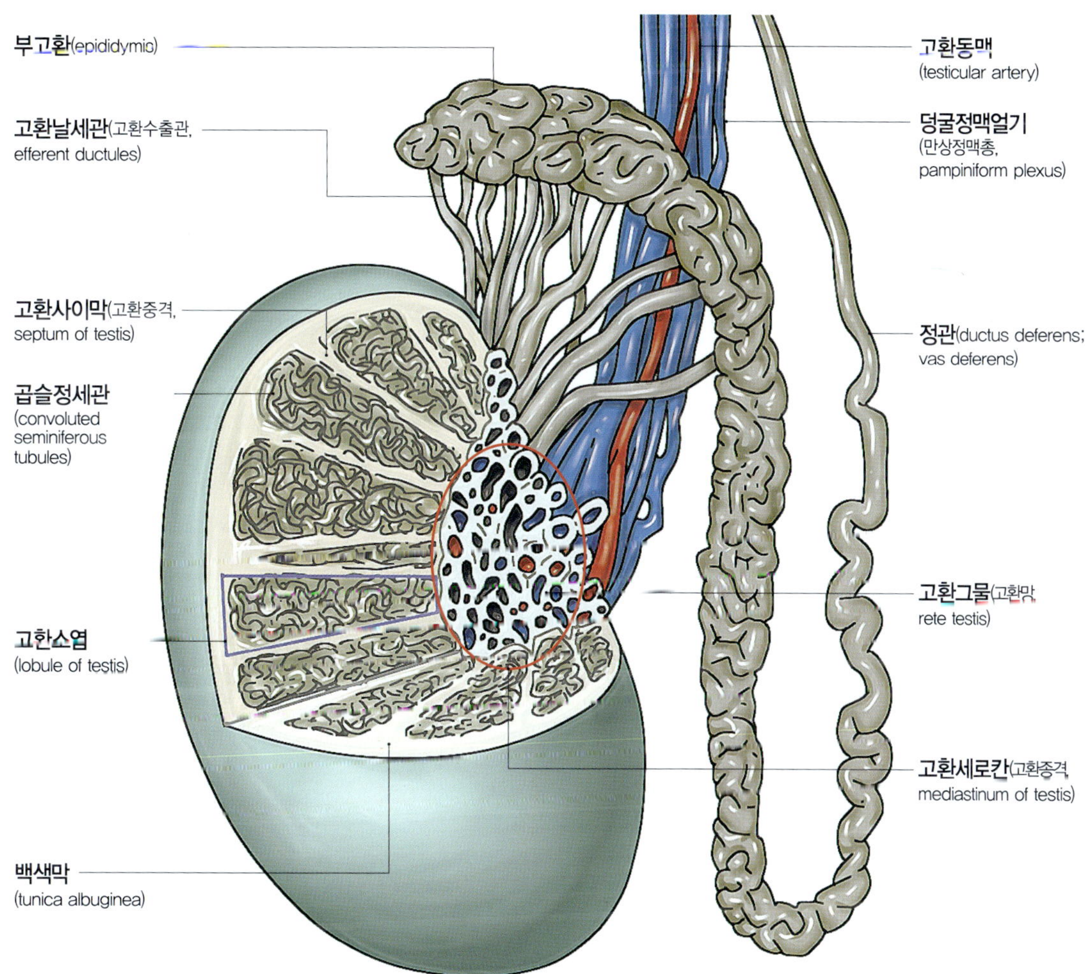

그림 10-2 고환의 구조

(2) 정세관

정자발생(spermiogenesis)이 일어나는 가는 관으로, 1개의 길이는 약 60cm에 이른다. 정세관(seminiferous tubule)의 상피를 정상피(seminiferous epithelium; 정자발생상피, spermatogenic epithelium)라고 하고 정자발생에 의해 정자(sperm)로 변화해 가는 정자발생세포(spermatogenic cell)와 그것을 지지하고 영양을 주는 버팀세포(sustentacular cell; Sertoli cell; supporting cell)가 있다.

버팀세포는 정세관 속공간을 빼곡하게 둘러싸는 원주모양 세포인데, 세포 사이에 다수의 정자발생세포가 채워져 윤곽이 분명하지 않다. 정자발생세포는 버팀세포에 싸인 채로 정세관의 내강쪽으로 이동하면서 성숙하며 마지막에 정자가 되어 정세관 속공간으로 나간다.

(3) 사이질세포

정세관의 주위는 성긴결합조직에 싸여 있으며 그 안에 사이질세포[간질세포, interstitial cell; 라이디히세포(Leydig's cell ; 사이질내분비세포, interstitial endocrine cell)]라고 하는 특수한 세포집단이 관찰된다. 이것은 남성호르몬(테스토스테론)을 분비하는 내분비샘이다.

(4) 고환내림

고환의 기원은 원래 뒤배벽의 콩팥 부근에서 발생한다. 여기에 난황주머니(yolk sac)에서 원시생식세포가 이주해 와서 정조세포(spermatogonium)가 되어 원래의 세포는 지지세포가 된다. 이윽고 고환은 고환길잡이(정소도대, gubernaculum testis)라고 하는 끈에 당겨져 배안 밖의 음낭 안으로 하강해 온다(고환내림; 정소하강, testicular descent). 이때 배막이나 혈관 등도 콩팥 부근에서 당겨져 온다. 이것이 나중에 설명하는 정삭(spermatic cord)이 되고 배안을 나오는 경로가 고샅굴(서혜관, inguinal canal)이다.

정자발생은 고온의 배안에서는 일어나지 않는다. 따라서 고환내림이 도중에 멈춘 정류고환(retained testicle)은 남성불임증의 원인이 된다. 조기에 저온의 음낭 안으로 내려주면 정자발생능력이 회복된다.

2 | 정자의 이동통로

고환에서 만들어진 정자는 미숙하여 이것이 부고환, 정관을 지나면서 점차로 성숙해서 운동능력을 얻게 된다. 사정 시에는 사정관을 거쳐 전립샘의 요도둔덕(정구, seminal colliculus)에서 사정관구멍을 통해 요도로 나와 몸 밖으로 사출된다.

(1) 부고환(epididymis)

부고환은 고환의 위끝에서 뒤모서리를 따라 두건 모양으로 덮이며 아랫부분 뒤끝에서 정관으로 이행한다. 부고환은 머리, 몸통, 꼬리의 3부위로 나뉘며, 머리에는 고환세로칸에서 여러 개의 고환날세관(정소수출관, efferent ductule)이 들어오고 그들은 합류하여 부고환관(duct of epididymis)이 된다. 부고환관은 4~6m의 현저하게 구부러진 관으로, 원형의 바닥세포와 원주세포로 이루어진 거짓중층원주상피에 덮여 있다. 이 상피세포의 꼭대기에는 고정섬모(stereocilium)라고 하는 가늘고 긴 일종의 미세융모가 관찰된다. 부고환 몸통의 상피는 활발한 흡수능력을 가지며, 정자발생의 잔여소체(residual body)를 포식하고, 꼬리부는 정자의 성숙하야 저장이 이루어지는 부위이다.

(2) 정관(ductus deferens)

정관은 부고환관에서 이어지는 길이 약 40cm의 도관으로, 신경과 혈관을 동반하여 정삭(spermatic cord)이 되고 음낭을 나와 고샅굴(inguinal canal)을 지나 골반안으로 들어가서 신경, 혈관과 분리되어 방광바닥의 뒤벽에서 정관팽대부(ampulla of ductus deferens)가 되어 정낭(seminal vesicle)과 합쳐진다.

정관은 고환의 상피와 마찬가지로 거짓중층원주상피로 고정섬모(stereocilia)를 가지지만, 속공간은 넓고, 민무늬근육층은 매우 두껍다. 이는 속세로근, 중간돌림근, 바깥세로근의 3층으로 이루어지며 사정 시에 강하게 수축해서 정자를 배출한다.

정삭은 정관 주위를 고환동맥(testicular artery), 정관동맥(artery to ductus deferens), 고환올림근동맥(cremasteric artery), 덩굴정맥얼기(만상정맥총, pampiniform plexus), 신경, 가로무늬근육(고환올림근) 등이 둘러싸며 전체가 결합조직 피막에 싸인 새끼손가락 굵기의 끈으로, 고환이 혈관과 신경을 동반하여 배안에서 음낭으로 내려온 흔적이다.

(3) 사정관

정관팽대부는 사정관(ejaculatory duct)으로 이어져 전립샘을 관통하고 전립샘요도(prostatic urethra) 뒤벽의 요도둔덕(seminal colliculus)으로 열린다.

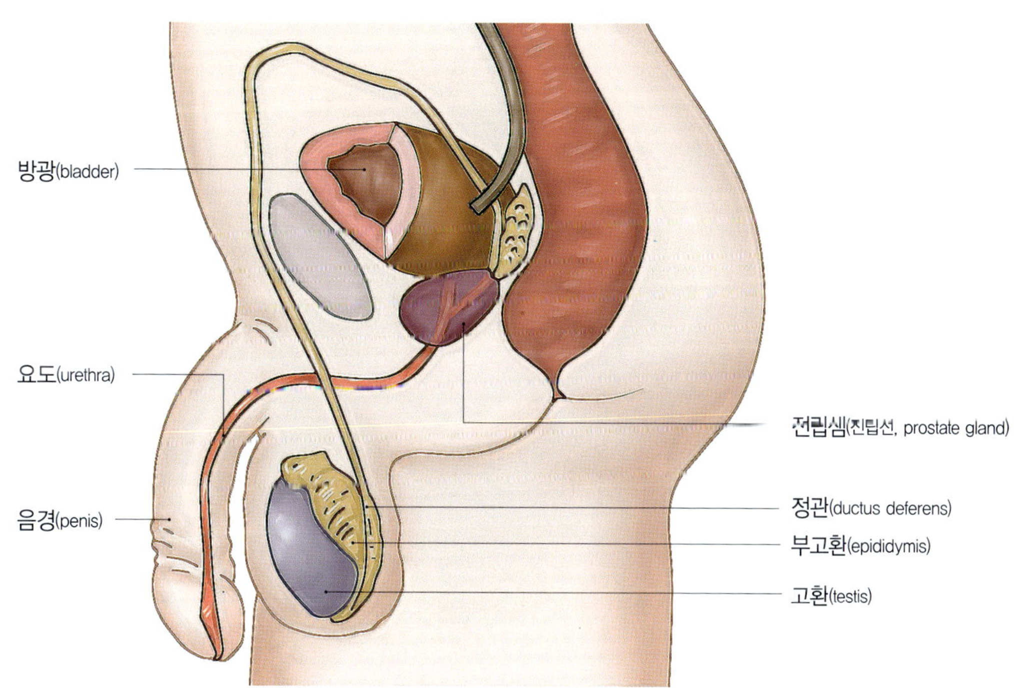

그림 10-3 남성생식기의 주요 생식기관들

3 | 부속샘

(1) 정낭(seminal vesicle)

정낭은 정관팽대부의 바깥쪽, 방광 뒷면에 있는 약 5cm의 방추형 기관으로, 1개의 관이 나선 모양으로 감겨서 생긴 것이다. 점막상피는 단층원주상피이며, 주름이나 곁주머니(diverticulum)가 많이 있고 알칼리성 점액이 분비되어 고여 있다. 정자의 영양이 되는 과당(fructose)이 풍부한데, 이전에 설명했던 정자의 저장은 하지 않는다. 정낭의 분비물은 사정관으로 방출된다.

(2) 전립샘(전립선, prostate)

전립샘은 방광의 바로 아래에 밀착한 밤톨 모양의 샘(선, gland)으로, 전립샘의 중앙으로 요도가 관통하고(전립샘요도부분), 요도둔덕(정구, verumontanum)으로 좌우 사정관구멍이 열려있어, 사정관이 요도로 열리게 된다. 요도를 중심으로 하여 부채꼴로 분지하는 대롱꽈리샘(관상포상선, tubuloalveolar gland)이 배열되며, 30~50개의 소관인 전립샘관(prostatic duct)이 되어 전립샘요도(요도의 전립샘부분)로 열린다.

분비물은 유백색으로 거칠며 특유의 정액 냄새가 난다. 산성 포스파타아제 활성이 높고 전립샘암 진단에 이용된다. 또 노화와 함께 샘공간 내에 전립샘돌(전립선결석, prostatic concretion)이 생긴다. 정낭이나 전립샘의 분비활동은 남성호르몬에 의존하고 있다.

(3) 망울요도샘(쿠퍼샘, bulbourethral(cowper's) gland)

비뇨생식가로막 안에 위치하는 좌우 1쌍인 강낭콩 크기의 대롱꽈리샘이다. 분비관은 해면체요도(spongy urethra; 요도의 해면체부분)의 시작부위로 열리며 성흥분 초기에 점액을 분비한다.

(4) 정액(semen)

정액은 특유의 냄새를 가진 반유동체로, 정자 외에 정상피나 정로의 탈락상피 잔유물을 포함하며 정낭, 전립샘, 망울요도샘에서의 분비물이 섞여 있다. 건강한 남성의 1회 사정량은 3~4cc이며, 1cc 중에는 6천 만~1억개의 정자가 포함된다.

4 | 음경(penis)

음경은 남자의 바깥생식기관으로, 요도와 3개의 원통 모양 해면체를 주체로 하며 피부가 덮고 있다. 1쌍의 음경해면체(corpus cavernosum)가 앞과 옆을 싸고 있고 1개의 요도해면체(corpus spongiosum)는 뒤에 있어서 요도를 싸고 있다.

음경해면체는 1쌍의 음경다리(음경각, crus of penis)가 되어 두덩각(pubic angle) 아랫면에 고정되어 있다. 음경의 몸통부위는 백색막(tunica albuginea)이라고 하는 두꺼운 결합조직의 피막으로 싸여있고 한가운데는 음경사이막(음경중격, septum of penis)에 의해 불완전하게 나뉘어 있다.

요도해면체의 끝은 굵어져 음경귀두(glans penis)가 되고 바깥요도구멍이 열린다. 음경꺼풀(prepuce)은 신축성있는 피부의 주름으로 귀두를 싼다. 해면체 내부에는 민무늬근육섬유들로 된 많은 잔기둥(소주, trabecula)이 그물 모양으로 배열되어 있으며, 잔기둥 사이에는 해면체굴(해면체동, cavernous space)이 형성되어 있다. 해면체굴은 일종의 정맥굴(정맥동, venous sinus)로 속면은 내피세포가 덮고 있다.

성적 흥분 등에 의해 동맥에서의 혈류가 증가하면 속공간이 확대되지만, 주위를 두꺼운 백색막이 싸기 때문에 일정 이상은 늘어나지 않아 정맥을 압박해서 혈액의 환류가 억제되고 음경해면체동굴에 혈액이 채워진다. 이로 인해 해면체는 긴장성으로 지속적인 팽창을 일으킨다. 이것을 발기(erection)라고 한다.

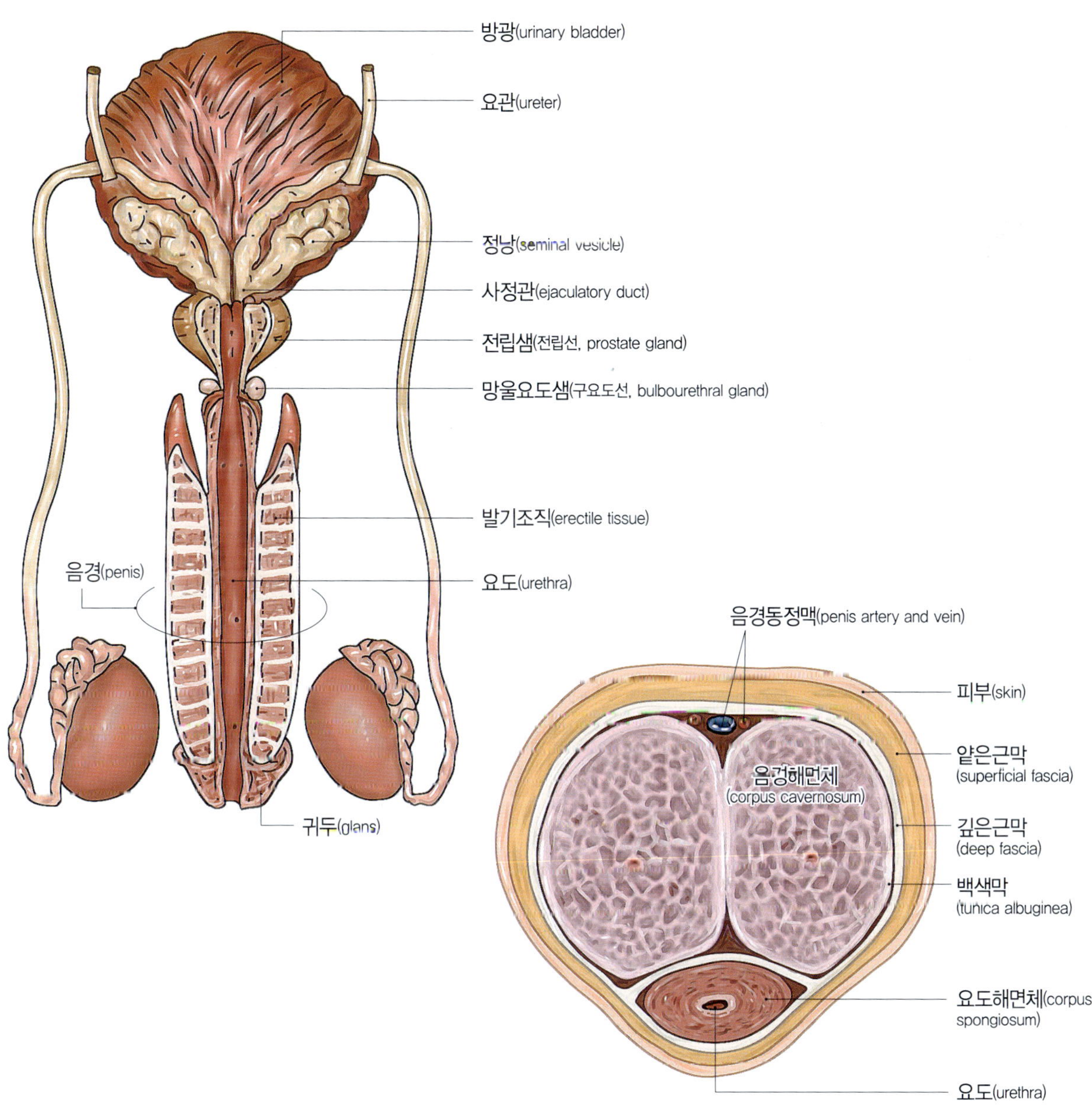

그림 10-4 음경과 음경의 단면

5 | 음낭(scrotum)

음낭은 고환을 싸고 있는 피부주머니로, 피부밑조직에 상당하는 부분에 민무늬근육인 음낭근(육양막, dartos muscle)이 있어 음낭의 주름을 만든다.

6 | 정자 생성의 기전

정세관은 정자발생세포와 버팀세포로 이루어져 있으며, 정자발생세포는 정조세포, 일차정모세포, 이차정모세포, 정자세포, 정자로 이루어져 있다. 이 중 미분화한 것은 정조세포(spermatogonium)라고 하며 정세관 벽의 바닥부위에 위치한다. 정조세포는 세포분열을 반복하여 그 일부가 일차정모세포(primary spermatocyte)가 되어서 감수분열(meiosis)을 시작한다. 제1감수분열을 마친 것을 이차정모세포(secondary spermatocyte), 제2감수분열을 마친 것을 정자세포(spermatid)라고 한다. 단계가 진행되면서 정자발생세포는 점차 정세관의 속공간을 향해 이동해 간다. 정자세포는 분화해서 형태를 바꾸어 최종적인 정자(sperm)의 형태가 된다.

정자는 작은 머리와 긴 편모를 갖는 특수한 세포이다. 머리에는 유전자를 담은 핵(nucleus)과 난자에 진입하기 위한 첨단체(acrosome)가 있다. 가는 목을 사이에 두고 중간부위에는 미토콘드리아(사립체, mitochondria)가 있어 운동을 위한 에너지를 공급한다. 꼬리는 긴 편모(flagellum)로 이루어지며, 이 편모를 움직여 정자는 난자를 향해 헤엄친다.

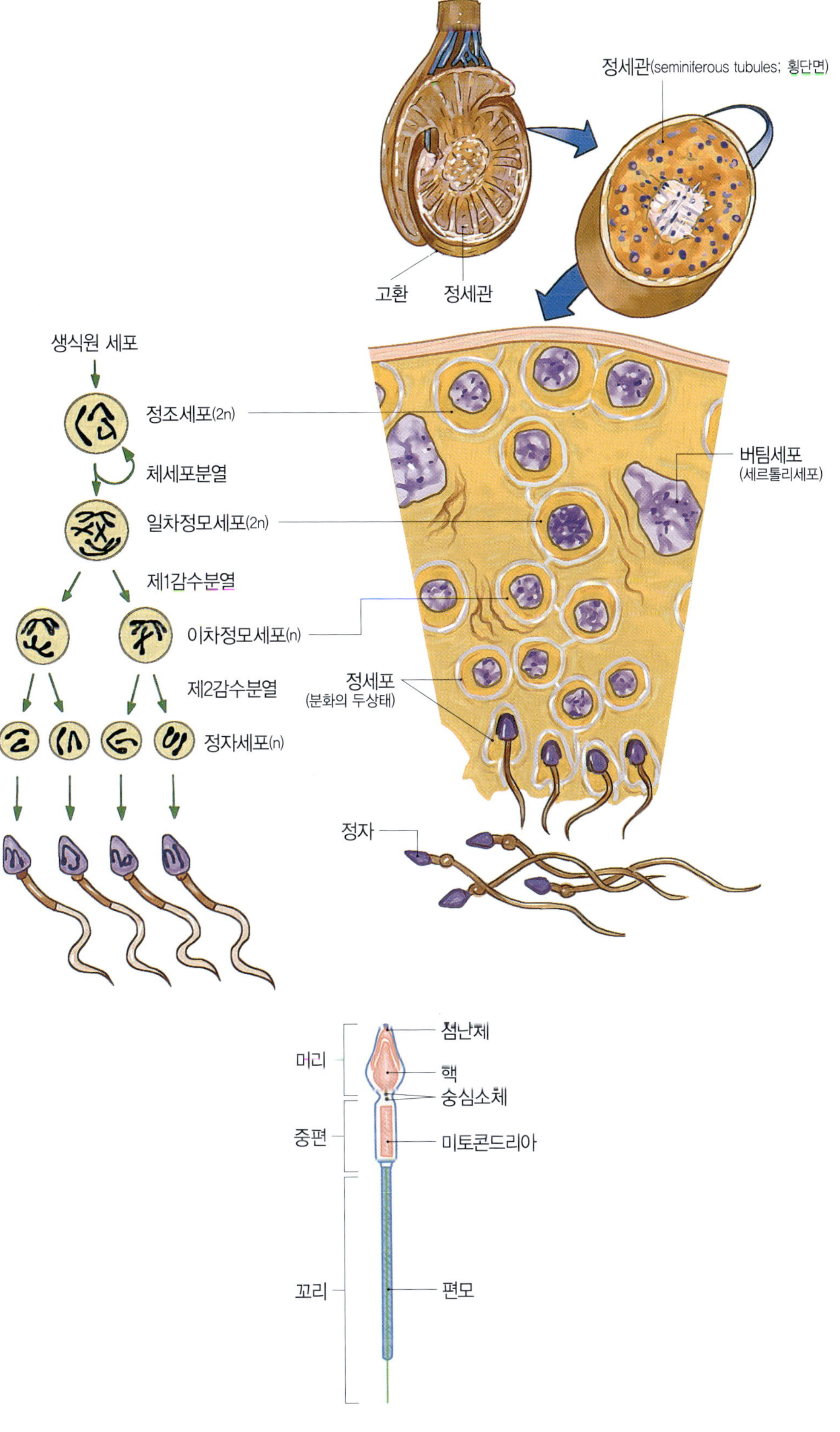

그림 10-5 정자의 생성과 정자

2. 여성생식기관(female genital organ)

여성생식기관은 난소(ovary), 자궁관(uterine tube), 자궁(uterus), 질(vagina), 음부(외음부, pudendum)로 이루어진다.

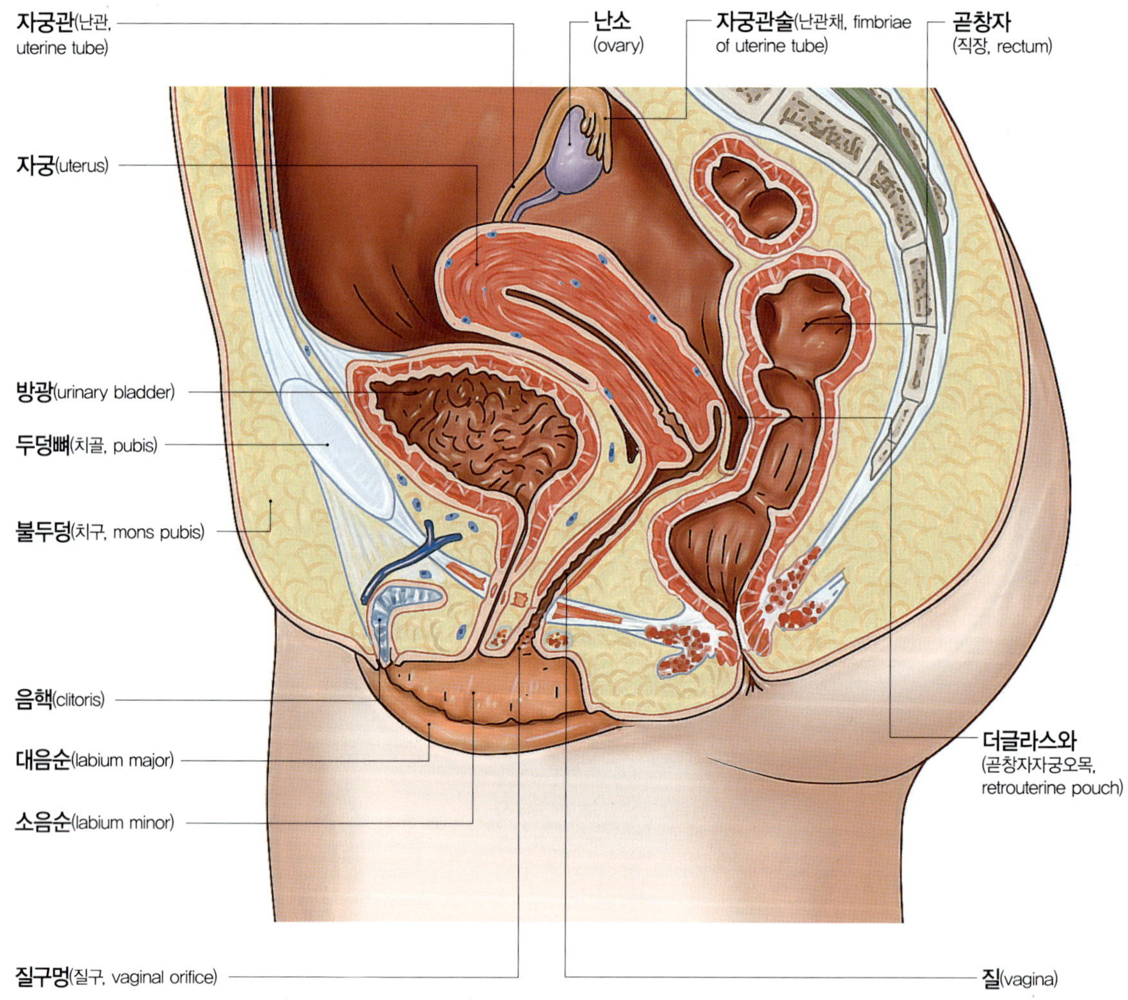

그림 10-6 여성의 생식계통

1 | 난소(ovary)

난소는 좌우 1쌍의 편평한 타원형의 아몬드 모양 장기로, 난사(ovum)를 형성한다. 골반쪽 벽에 부착하며 난소간막(mesovarium)에 의해 자궁넓은인대(자궁광간막, broad ligament of uterus)로 이어진다. 난소문(hilum of ovary)으로는 혈관이나 신경이 들어온다. 난소의 표면상피는 단층입방상피로 덮여있으며, 내장쪽 복막에 상당한다. 그 아래에는 치밀결합조직인 백색막(소백막, tunica albuginea)이 있다. 난소실질의 깊은 층의 속질(수질, medulla)은 혈관이나 신경이 풍부하다. 겉질(피질, cortex)에는 무수히 많은 난포(follicle)가 있다.

(1) 난포(follicle)

난포는 태생 초기에 난황주머니(난황낭, yolk sac)에서 발생한 원시 생식세포가 난소 원기(primordium)로 이주하여 증식·발달한 것이다. 여성의 출생 시에는 한쪽 난소에 약 40만 개의 난포가 있으며, 원시난포(primordial follicle)의 형태로 사춘기까지 머물러 있다. 원시난포는 지름 약 50㎛의 난모세포(oocyte)를 중심으로 주위를 편평한 1층의 난포세포(follicular cell)가 싸고 있다. 난포가 발육을 시작하면 편평한 난포세포는 입방세포가 되고 분열·증식하여 중층으로 바뀌어 과립층세포(granulosa cell)라고 불리게 된다. 그리고, 과립층세포와 난모세포 사이에는 투명층(투명대, zona pellucida)이라고 하는, 두꺼운 균질의 무구조 층이 생긴다. 주위 버팀질세포(stromal cell)도 변화하여 난포를 둘러싸는 난포막(theca folliculi)을 형성하며, 여성호르몬(에스트로겐, estrogen)을 분비하는 내분비샘이 된다. 이 단계가 되면 난포는 이차난포(secondary follicle)라고 한다.

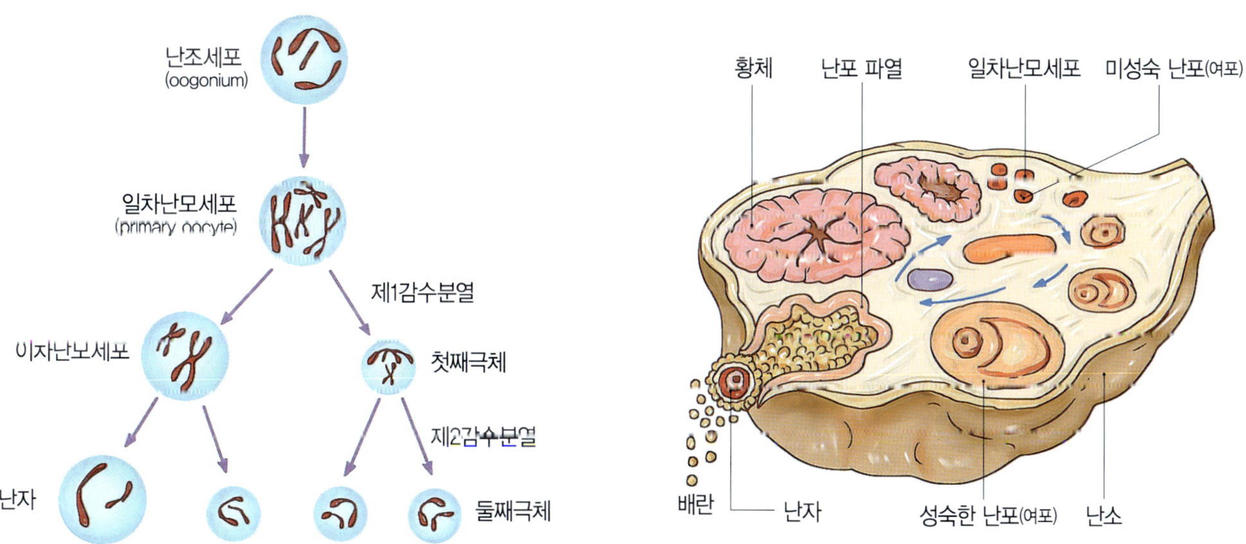

그림 10-7 난자와 난포의 형성

이윽고 과립층세포 사이에 난포액(follicular fluid)이 고이고 이어서 난포방(follicular antrum)이 만들어진다. 난포방이 커지면서 난모세포 주위로 여러 층의 키가 큰 과립층세포들이 방사상으로 둘러싸고(부챗살관, corona radiata) 또한, 난포방 안으로 융기하여 과립층과 이어지는 난포세포더미(cumulus oophorus)를 형성하는데, 이러한 난포를 삼차난포(소포난포; 포상난포, tertiary ovarian follicle; vesicular follicle)라고 한다. 난포는 더욱 발달해서 지름 약 2cm 정도가 되며 난소 표면으로 융기된 배란 직전의 난포를 성숙난포(graafian follicle)라고 한다.

(2) 배란

성숙난포가 커짐에 따라 난소 표면 부근의 난소벽은 압박되고 얇아져 결국에는 파열된다. 이때 난모세포는 부챗살관(corona radiata)에 싸여 방출된다. 이를 배란(ovulation)이라고 하며, 호르몬에 의해 보통 28일 주기로 반복된다.

배란에 이르기까지 성숙하는 난포는 난소주기(ovarian cycle)에 1개뿐이며, 동시에 발육을 시작한 다른 난포는 중간 단계에서 성숙이 멈추어 변성해 버린다. 이들을 폐쇄난포(atretic follicle)라고 하며 폐쇄된 난포는 이윽고 소실된다.

(3) 난자발생

난모세포는 태아기에 형성되며 출생 후 그 수가 증가하는 경우는 없다. 난모세포는 출생 전에 감수분열의 전기로 들어가 그곳에서 휴지한 채 출생하게 된다. 출생 시 약 40만 개인 원시난포(primordial follicle)는 생후 점차 줄어들어 사춘기에는 수만 개로 감소한다. 난포의 발육에 동반하여 난모세포의 성숙도 진행되며 배란과 수정 사이에 감수분열을 완료하여 염색체수가 절반인 난자와 2개의 작은 극세포(극체, polocyte)가 된다.

(4) 황체(corpus luteum)

배란 후 난포는 난포벽이 허탈하여 접혀진 상태로 겹쳐지고 혈액이 난포방으로 유입해서 응고하며 적색체(적체, corpus rubrum)가 된다. 이와 함께 난포막세포와 혈관이 과립층으로 진입하여 과립층세포와 난포막세포는 스테로이드 생산 세포로 변화하는데, 이들은 황색색소(루테인, lutein)를 포함하여 황체세포(luteal cell)라고 불리며 황체호르몬(프로게스테론, progesterone)을 분비하는 내분비샘이 된다.

난자가 수정되지 않으면 황체(corpus luteum)는 월경황체가 되고, 배란 후 10일~12일 지나면 섬유화되어 백체(백색체, corpus albicans)로 변형된다. 수정한 경우는 임신황체(corpus luteum of pregnancy)가 되어 임신기간 중 프로게스테론의 분비능력이 유지된다.

2 | 자궁관(uterine tube)

자궁관은 난소와 자궁을 연결하는 길이 7~15cm의 1쌍의 관으로, 난자를 자궁으로 보내는 통로임과 동시에 난자와 정자의 수정 장소이기도 하다. 자궁관의 가쪽 끝은 깔때기(누두, infundibulum)라고 하고 수십 개의 방모양 자궁관술(난관채, fimbriae of uterine tube)이 방사상으로 나와 난소에 접해있으며, 중앙에는 자궁관복강구멍(난관복강구, abdominal ostium of uterine tube)이 열려있다. 깔때기는 굵고 속공간이 미로 모양인 팽대부(ampullary region)로 이어지며, 이곳이 정자와 난자가 만나는 수정 장소이다. 자궁관의 자궁쪽 1/3은 좁아서 잘룩(isthmus)이라 한다. 자궁관이 자궁벽을 주행하는 자궁부분(uterine part)은 가늘고 짧으며 자궁관자궁구멍이 되어 자궁안(자궁강, uterine cavity)으로 열린다.

자궁관의 속공간은 복잡한 점막주름에 의해 미로 모양을 이루고 점막은 단층원주상피에 덮이며, 세포표면의 섬모는 난자를 자궁으로 보낸다. 자궁관의 근육층은 속돌림근층, 바깥세로근층이다. 점막고유판은 성긴결합조직으로 이루어지는데, 딴곳임신(자궁외임신, exfetation)으로 자궁관에 수정난이 착상한 경우 점막고유판은 자궁속막과 같이 반응하여 탈락막세포(decidual cell)가 발생된다.

3 | 자궁(uterus)

(1) 개요

자궁은 수정란이 착상해서 태아로 발육하는 장소이다. 작은골반의 중앙, 방광과 곧창자 사이에 있고 앞뒤로 편평한 서양배 모양의 근육성 장기로, 정상에서는 앞으로 기울어 구부러져 있고 길이 7~8cm, 최대 폭 약 4cm, 두께 약 3cm 정도이다. 위쪽은 넓어 자궁바닥(자궁저, uterine fundus)이라고 하고 좌우에 자궁관이 결합한다.

중앙부분은 자궁몸통(자궁체, uterine body)이라고 하고, 그 아랫쪽은 자궁잘록으로 다소 좁아져 원주형의 자궁목(자궁경, cervix of uterus)이 된다. 자궁목의 아래끝은 질 공간의 앞쪽 위로 돌출해서 자궁질부분(vaginal part)이라고 불리며 자궁구멍(external os of uterus)이 열린다. 자궁의 속공간은 앞뒤로 편평하고 바닥부에서 자궁잘록(isthmus)까지 역삼각형을 이루며 좁아지다가 관 모양이 자궁목관(자궁경관, cervical canal)이 되어 질로 지나간다.

자궁 표면을 덮는 복막의 이중썪임이 가쪽으로 뻗어 자궁넓은인대(자궁광간막, broad ligament)가 되어 자궁원인대(자궁원삭, round ligament of uterus)와 함께 자궁을 고정하고 있다. 자궁원인대는 남자의 정삭에 해당되며, 고샅굴을 지나 내음순의 피부밑조직에서 끝난다.

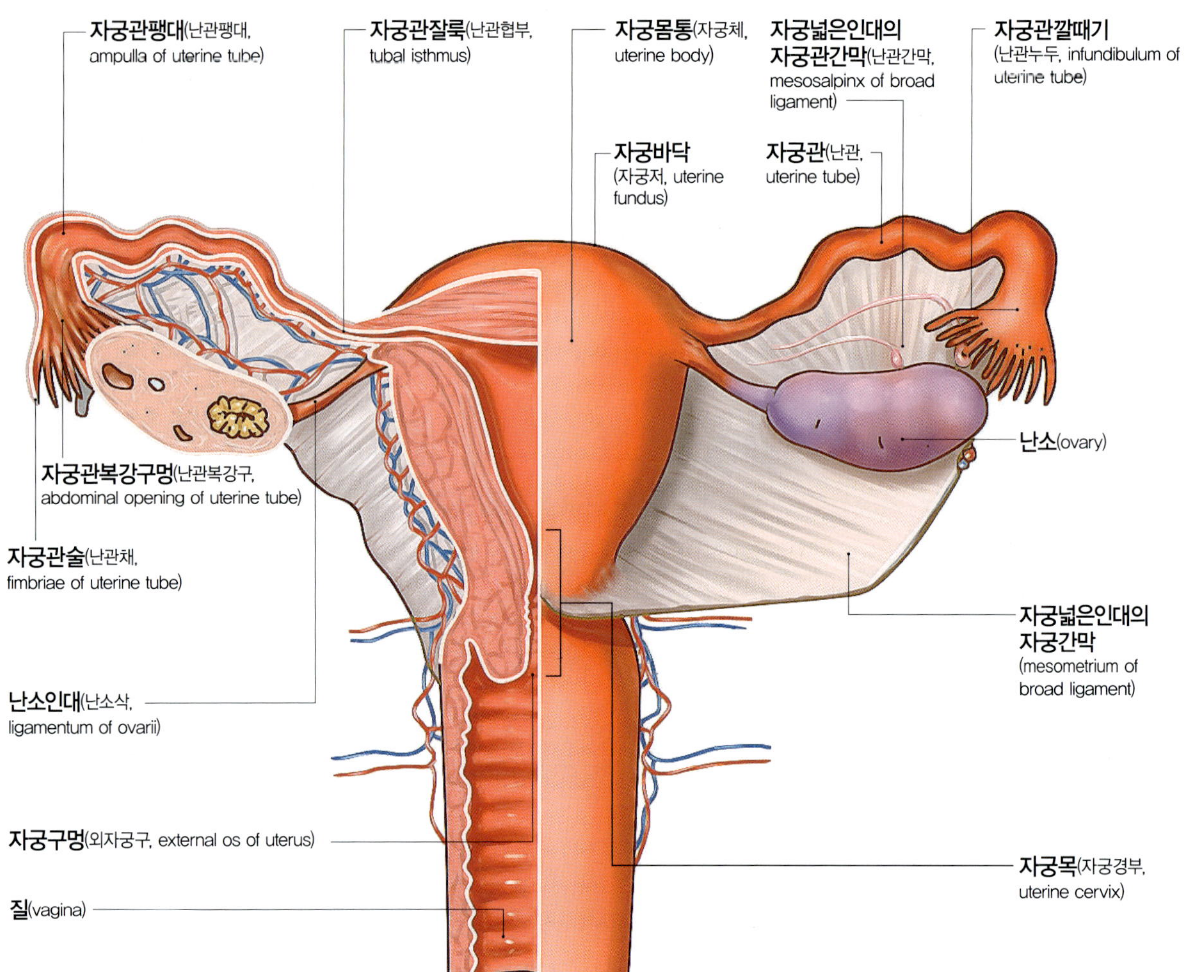

그림 10-8 여성의 속 생식기관

(2) 자궁벽의 구조

자궁벽은 속막, 근육층, 바깥막으로 구성된다.

① 자궁속막(자궁내막, endometrium)

자궁의 점막을 자궁속막이라고 하며 자궁몸통과 자궁목에서 다르다. 자궁몸통에서는 월경주기나 임신에 의해 큰 변동을 보인다. 자궁목에서는 그만큼 현저한 주기변동은 관찰되지 않는다.

- 자궁몸통의 점막상피는 단층원주상피로 섬모상피세포가 일부 섞여있다. 상피가 점막고유판쪽으로 함입된 것을 자궁샘(자궁선, uterine gland)이라고 한다. 점막고유판에는 상당히 세포가 많으며 이 세포들을 바탕질세포(기질세포, matrix cell)라고 한다. 그리고, 나선동맥(spiral artery)이라고 하는 많이 꼬여 있는 혈관이 있다. 자궁속막은 월경주기(menstrual cycle)라고 하는 일정한 변화를 반복한다. 이것은 수정란이 착상하기 위한 준비로, 착상이 일어나면 속막은 탈락막(decidua)으로 변하여 태반(placenta)

이 형성되지만, 착상이 일어나지 않는 경우 점막은 떨어져 나와 출혈을 동반하며 배출된다. 이를 월경(menstruation)이라고 하고 보통 28일 주기로 일어난다. 따라서 비임신 시의 자궁속막은 28일 주기로 월경기(menstrual phase), 증식기(growth phase), 분비기(secretory stage)라고 하는 월경주기를 반복한다.

- 월경기에는 나선동맥이 수축되어 점막에 혈액공급이 차단되는 허혈이 일어나 떨어져 나온다. 이때 자궁속막의 바닥 부분은 떨어져 나오지 않고 남아있는데 이 층을 자궁속막의 바닥층(기저층, basal layer)이라고 한다. 반대로 떨어져 나오는 점막층을 기능층(functional layer)이라고 한다.
- 증식기에 들어가면 바닥층의 자궁샘세포가 분열·증식을 시작하여 탈락해 떨어졌던 점막은 다시 회복되고 자궁속막의 표면을 덮는다. 다음으로 자궁샘은 높이가 높아지고 기능층은 두꺼워진다. 증식기는 배란까지 이어진다.
- 분비기는 황체기(luteal phase)라고도 하며 프로게스테론(황체호르몬, progesterone)의 작용으로 자궁샘의 속공간이 커지고 나선형이 되며 분비물이 증가하고, 기능층의 혈관은 확장·충혈하게 된다. 분비기는 착상 준비가 갖추어진 시기로, 이 사이에 수정과 착상이 일어나지 않으면 배란 후 14일째에 월경이 시작된다. 자궁목의 점막은 두껍고 주름이 많다. 점막은 단층원주상피로, 자궁목샘(자궁경부선, cervical gland)이 있고 분비기능은 주기에 따라 변동을 나타내지만, 떨어져 나오지 않는다. 자궁목의 점막상피가 자궁구멍의 안쪽 모서리에서는 자궁 질부분의 중층편평상피로 이행한다.

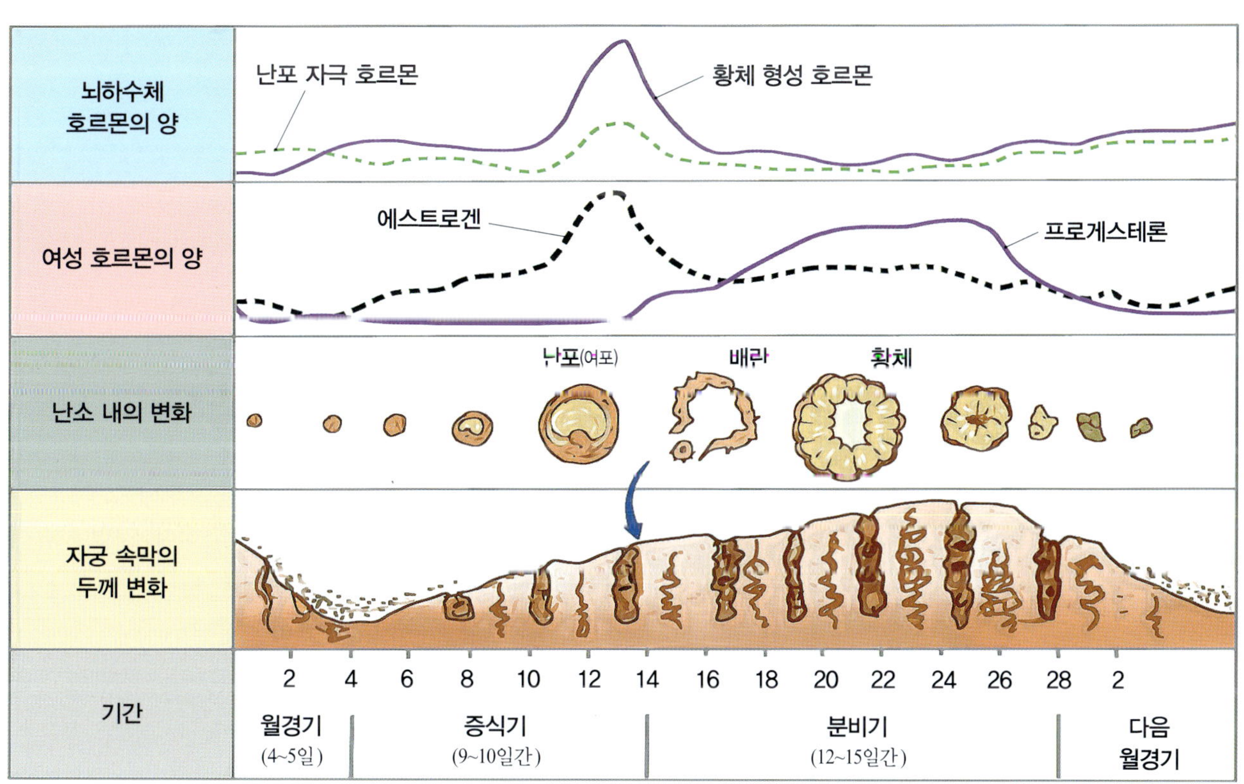

그림 10-9 월경주기(menstrual cycle)

② 자궁근육층(myometrium)

자궁근육층은 자궁벽의 대부분을 차지하는 두꺼운 민무늬근육층으로, 거의 속세로근층, 중간돌림근층, 바깥세로근층의 3층을 구분하기가 어렵다. 자궁근은 임신과 함께 현저하게 증식·비대하여 출산에 대비한다.

③ 자궁바깥막(자궁외막, perimetrium)

자궁바깥막은 자궁의 바깥면을 덮는 장막으로, 내장쪽복막 및 그 아래의 성긴결합조직으로 이루어진다. 자궁의 양가쪽모서리에서는 앞뒤의 장막이 합쳐져 이중층의 자궁넓은인대가 된다. 넓은인대 안의 성긴결합조직 등을 포함한 자궁 주위의 조직을 자궁곁조직(자궁방조직, parametrium)이라고 한다.

4 | 질(vagina)

질은 자궁의 아래쪽으로 연결된다. 앞뒤에 편평한 확장성이 풍부한 관 모양 교접기관이다. 질의 위끝을 질천장(질원개, vaginal fornix)이라고 하고 앞벽은 자궁구멍을 둘러싸며 뒤벽은 위쪽으로 깊어서 질벽을 통해 복막안의 장 아랫부분, 곧창자자궁오목[직장자궁와, rectouterine pouch; 더글라스와(Douglas pouch)]에 접한다. 아래쪽은 질어귀(vestibule)에 있는 질구멍을 통해 열려있다. 처녀에게는 질구멍을 막는 점막주름인 처녀막(hymen)이 관찰된다.

질점막은 비각질중층편평상피(nonkeratinized stratified squamous epithelium)로 이루어지며 분비샘은 없다. 근육층은 얇은 속돌림근층과 두꺼운 바깥세로근층으로 이루어진다.

5 | 음부(외음부)

여성의 바깥생식기관에는 대음순(labium major), 소음순(labium minor), 음핵(clitoris)과 질어귀(질전정, vestibule)로 열리는 샘(선, gland) 등이 있다.

(1) 대음순(labium major)

대음순은 좌우 1쌍의 피부주름으로, 다량의 지방조직과 얇은 민무늬근육층을 가진다. 양면에 땀샘(한선, sudoriferous gland)과 피부기름샘(피지선, sebaceous gland)이 있으며 바깥면은 거친 털에 덮여 있다. 앞뒤에서 결합하여 음순연결(음순교련, labial commissure)을 만들고 그 사이의 영역을 음열(pudendal cleavage)이라고 한다. 앞음순연결(전음순교련, anterior labial commissure) 앞에는 불두덩(치구, mons pubis)이 있고 음모(pubic hair)가 나 있다.

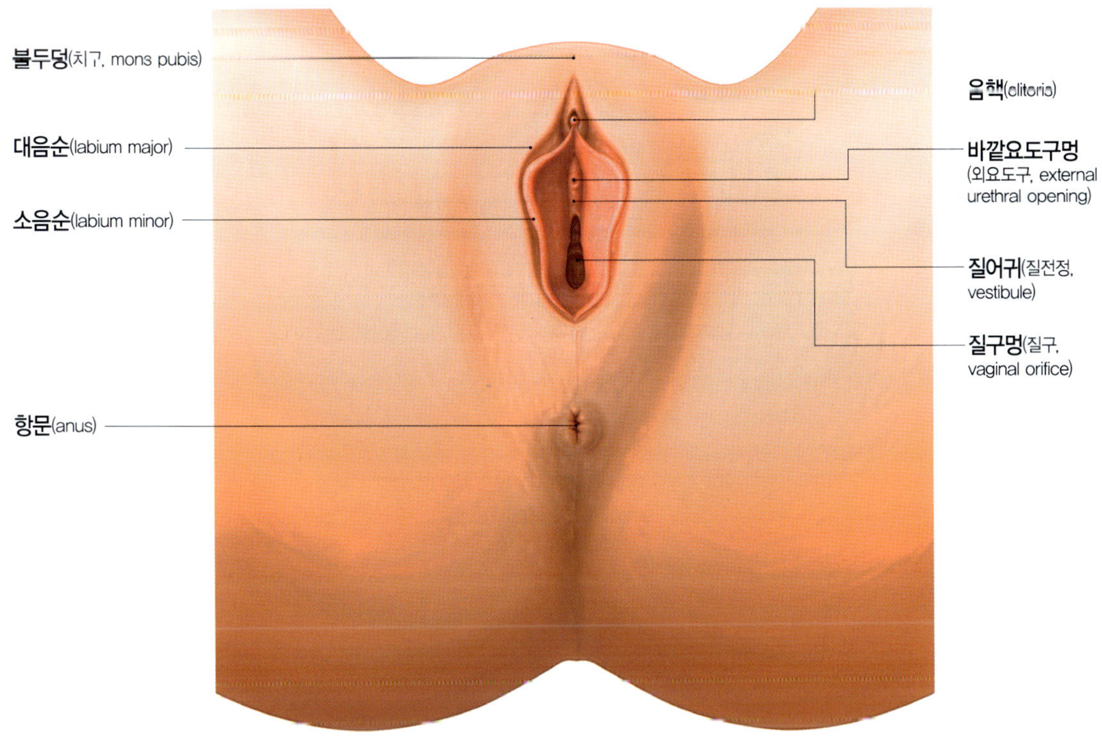

그림 10-10 여성의 바깥생식기관

(2) 소음순(labium minor)

소음순은 대음순 안쪽에 있는 좌우 1쌍의 피부주름으로, 앞끝에는 음핵이 있다. 가쪽면의 피부는 멜라닌(melanin)을 함유하여 검고, 안쪽면은 색소가 적어 담홍색이다. 털도 피부밑지방도 없다. 좌우의 소음순에 싸인 부분을 질어귀(질전정, vestibule)라고 하며 앞쪽에 바깥요도구멍, 뒤쪽에 질구멍이 열려 있다.

(3) 음핵(clitoris)

음핵은 남성의 음경과 상동기관인 발기조직으로, 1쌍의 음핵해면체(corpus cavernosum of clitoris)를 가진다. 앞끝은 음핵귀두(glans of clitoris)라고 한다.

(4) 질어귀망울(전정구, bulb of vestibule)

질어귀망울은 질어귀의 양쪽, 소음순의 깊은 곳에 있는 해면체조직이다.

(5) 질어귀샘(전정선, vestibular gland)

질어귀샘은 질어귀로 열리는 점액샘으로, 1쌍의 큰질어귀샘(큰전정선, 바르톨린샘, greater vestibular gland; Bartholin's gland)과 다수의 작은질어귀샘(소전정선, lesser vestibular gland)이 있다. 전자는 질구멍 뒤벽, 질어귀망울의 뒤부분에 있는 콩알 크기의 샘으로, 남성의 망울요도샘(bulbourethral gland; 쿠퍼샘)과 상동기관이다. 후자는 주로 요도와 음핵 주변에 분포한다.

6 | 태반(placenta)

수정란이 자궁벽에 착상하면 수정란 주위에는 융모막(chorion)이 만들어지고 자궁속막은 탈락막(decidua)을 형성한다. 태반은 융모막과 탈락막이 합해져 생긴 모체와 태아 사이의 물질교환을 행하는 기관이다.

7 | 수정의 기전

생식에 관여하는 호르몬의 농도가 약 1개월 주기로 변하기 때문에 난소와 자궁에 다양한 변화가 생긴다. 수정이 일어나면 수정란이 자궁속막에 착상하여 임신이 시작된다. 난소 안의 난자는 난포라고 하는 주머니에 싸여 있다. 난포는 뇌하수체에서 분비되는 호르몬의 자극을 받아서 성숙하며 매월 1개가 배란된다. 배란 후 난자는 자궁관팽대에서 수정되면 분할(난할, cleavage)을 시작한다. 분할이 진행되면 주머니배(포배, blastocyst)가 되어 내부에 공간을 만들고 자궁벽에 착상하여 태아로서 성장해 간다.

난소와 자궁은 1개월 정도의 길이로 주기적인 변화를 한다. 이것을 성주기(sexual cycle)라고 하며, 뇌의 시상하부와 뇌하수체와 난소가 호르몬을 분비하여 이 리듬을 만든다.

성숙한 여성에게서는 약 1개월을 주기로 출혈과 함께 자궁속막이 벗겨져 월경(menstruation)으로서 질(vagina)을 통해 배출된다. 월경과 함께 난소 안에서는 15~20개의 난포(follicle)가 성숙을 시작하여 에스트로겐(estrogen)을 분비하기 시작하는데, 그 가운데 1개만 완전하게 성숙된다(성숙난포). 그리고 성숙난포는 월경주기(menstrual cycle)의 14일 무렵에 뇌하수체에서 대량으로 방출되는 황체형성호르몬(luteinizing hormone)과 난포자극호르몬(follicle stimulating hormone)의 영향으로 대량의 에스트로겐을 분비함과 동시에 난자(ovum)를 배출한다(배란). 배란 후, 성숙과정에 있던 나머지 난포는 성숙과정을 중지하고 소실된다. 그 동안 난포에서 분비하는 에스트로겐에 의해 자궁속막(자궁내막, endometrium)은 증식해서 두께를 늘린다. 배란을 마친 난포는 황체(corpus luteum)가 되어 프로게스테론(황체호르몬, progesterone)을 방출한다. 이 호르몬에 의해 자궁속막은 더욱 증식되고 자궁속막의 샘에서 분비물을 분비하여 수정란(fertilized ovum)이 착상(nidation; implantation)할 준비가 갖추어진다. 착상이 이루어지지 않으면 황체가 퇴화하여 성호르몬의 분비가 줄어들고 자궁속막은 파괴되어 다음의 월경이 시작된다.

배출된 난자는 자궁관깔때기(난관누두, infundibulum of uterine tube)에서 받아들이고, 자궁관의 섬모운동으로 자궁을 향해 천천히 진행해 간다. 그리고 자궁관팽대(난관팽대, ampulla of uterine tube)에 정자가 도달하면 수정이 일어난다.

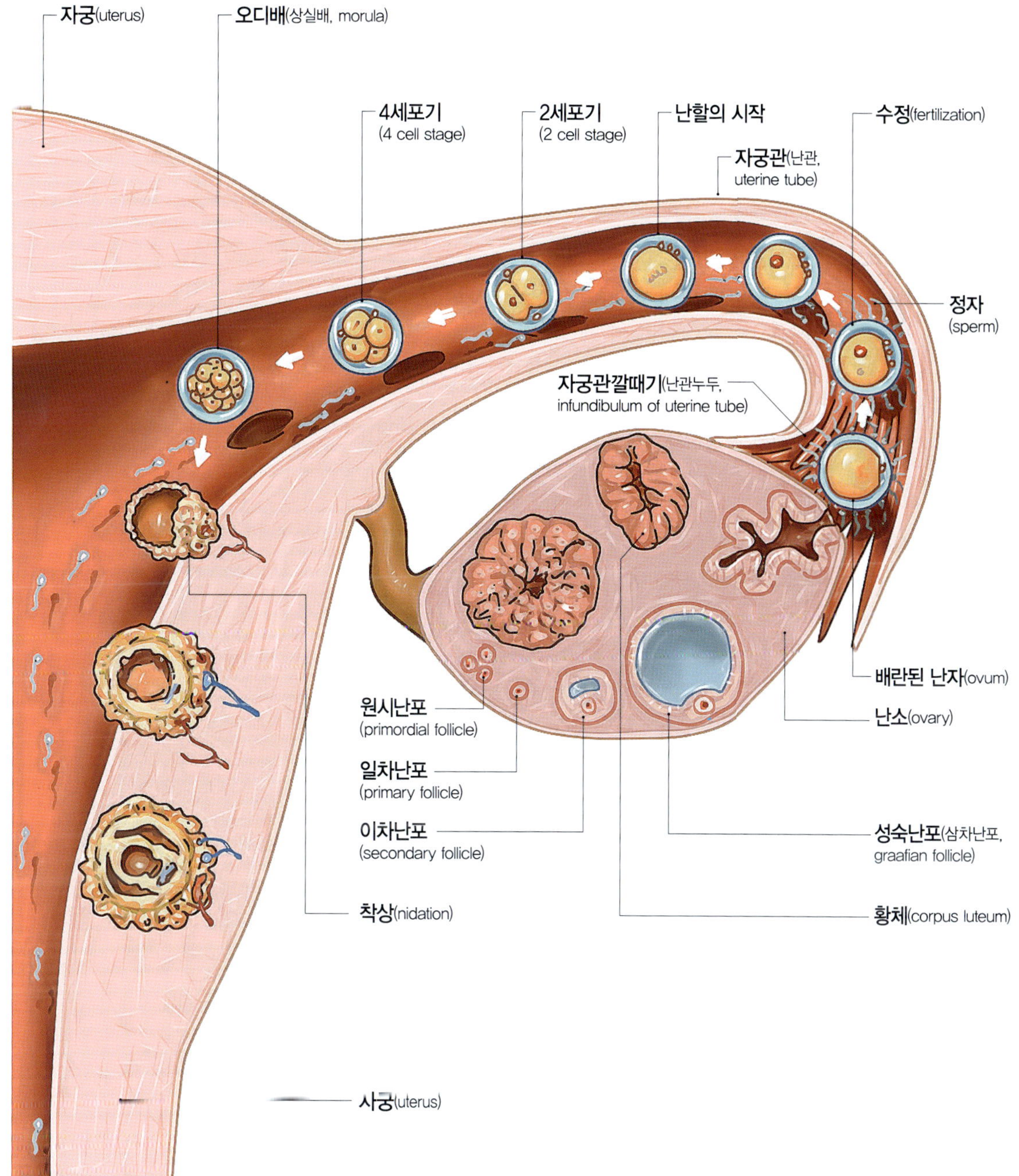

그림 10-11 수정란의 성장

수정란은 분할(난할, cleavage)을 반복하여 주머니배(포배, blastocyst)가 될 무렵에 자궁속막에 착상한다. 수정란에서 생긴 영양막의 세포에서 사람융모생식샘자극호르몬(human chorionic gonadotropin, hCG)이 분비되며, 난포의 황체는 11~12주 무렵까지 성호르몬(sex hormone)을 계속 분비한다. 그 이후에는 태반(placenta)에서 대량의 프로게스테론이 분비된다.

8 | 젖샘(mammary gland)

젖샘(유선)은 성주기나 임신, 출산에 의해 현저하게 변화하기 때문에 여성생식계통에 포함된다. 젖(유방, breast)은 지방조직을 주체로 해서 앞가슴부위에 1쌍이 볼록하게 나와 있다. 중앙부는 색소가 침착된 젖꽃판(유륜, areola)에 싸인 젖꼭지(유두, papilla)가 돌출되어 있고 여기에 수십 개의 젖샘관(유관, galactophore)이 열려있다. 젖샘관은 대롱꽈리샘의 샘꽈리(선세엽, glandular acinus)에서 나온 도관(duct)으로, 개구부 부근에서 젖샘관팽대(유관동, lactiferous sinus)라고 하는 팽대부를 만든다. 젖은 사춘기에 발달하며 임신이 되면 샘의 증식과 분지가 일어나 샘꽈리가 발달하게 된다.

수유기에는 분비부위의 샘세포 내에서 젖(유즙, milk)이 만들어지고, 샘꽈리 속공간과 젖샘관 내에 고인다. 영아의 젖꼭지를 통한 흡인이 자극이 되어 뇌하수체 뒤엽호르몬인 옥시토신(oxytocin)이 분비되며 이것이 젖샘의 수축을 일으켜 젖의 사출이 일어난다. 수유 중에는 뇌하수체에서 생식샘자극호르몬의 분비가 억제되어 배란이 억제된다.

분만 후 3~4일의 젖을 첫젖(초유, colostrum)이라고 한다. 첫젖은 지방성분이 없고 단백질을 주체로 하는 특수한 젖으로, γ-글로불린 등의 항체를 포함하기 때문에 신생아는 첫젖에서 각종 면역항체를 받는다.

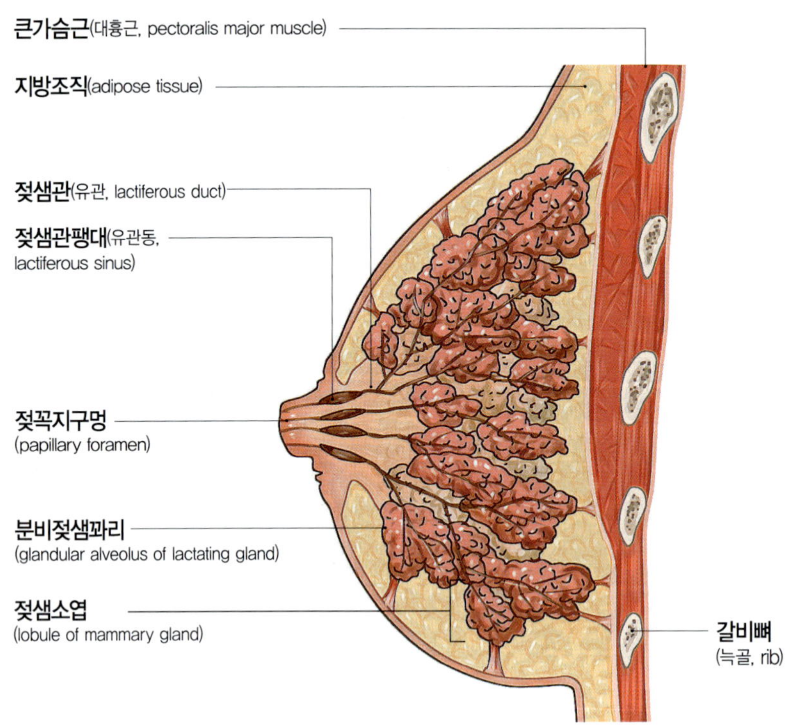

그림 10-12 젖의 구조

젖샘관은 호르몬의 자극을 받으면 언제든지 세포분열로 증식하여 젖샘을 형성할 수 있다. 그래서 잘못된 자극으로도 세포의 증식이 시작되어 유방암(breast cancer)을 발생히기도 한다. 유방암세포는 림프관을 통해 이동하여 새로운 병터를 형성하는 예도 많다. 유방암은 젖의 위쪽 바깥 부위에 있는 젖샘에 생기는 비율이 높아서 그 부위의 림프가 모이는 겨드랑림프절(액와림프절, axillary lymph nodes)로 전이하는 경우가 종종 있다. 풍만한 젖은 여성 특유의 특징이며 남성의 젖과 젖샘은 미발달 상태에 머물러 있다. 적당한 호르몬을 투여하면 남성도 젖과 젖샘을 발육시킬 수 있다.

【수유기의 젖샘】

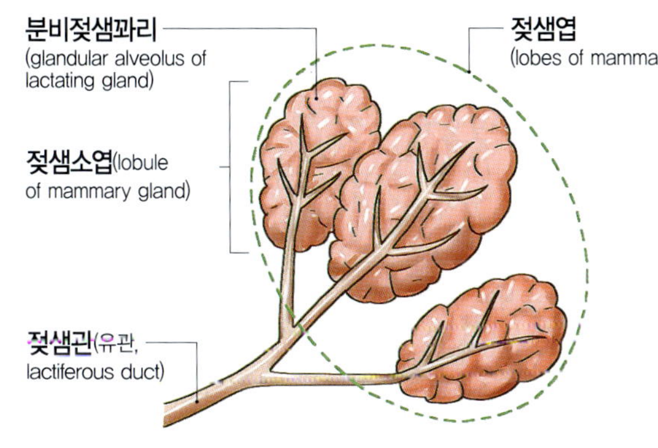

• 젖을 만드는 젖샘세포가 모인 샘꽈리가 발달하여 젖샘엽을 형성하며, 젖은 젖샘관을 통해서 분비된다.

【비수유기의 젖샘】

• 젖샘엽이 발달하지 않아 젖샘관밖에 없다.

그림 10-13 젖샘의 변화

표10-1 남녀생식기의 비교(상동기관)

구분	남성	여성
바깥생식기관	음경	음핵
	음낭	대음순
	해면체요도	소음순
	요도해면체의 음경망울	질어귀망울
	음경귀두	음핵귀두
	요도망울샘	큰질어귀샘
속생식기관	고환	난소
	부고환	난소위체관
	사정관	가트너관
	전립샘	요도곁관
	고환부속물	자궁관
	전립샘소실	질, 자궁

PART IV
조율 및 제어 기관

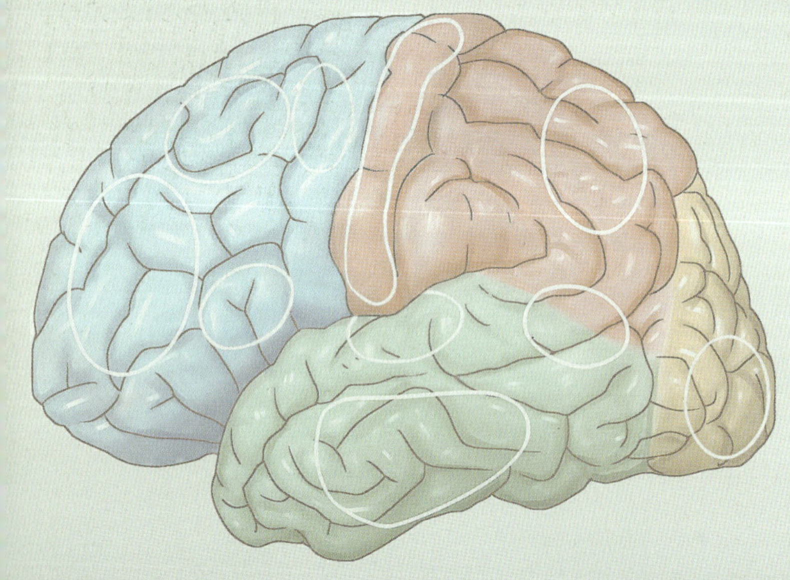

11

CHAPTER

신경계통

1. 신경계통의 개요
2. 중추신경계통
3. 말초신경계통
4. 자율신경계통

학습목표

- ▶ 신경계통의 기본적인 구성요소들을 이해하고 설명한다.
- ▶ 신경전달의 형태를 설명한다.
- ▶ 중추신경계통의 구조와 기능을 설명한다.
- ▶ 말초신경계통의 구조와 기능을 설명한다.
- ▶ 자율신경계통의 구성요소와 전달경로를 이해할 수 있다.

1. 신경계통의 개요

1 | 신경계통의 기본구조

(1) 신경계통의 구분

신경계통은 몸의 다른 기관을 통제하고 조정하는 역할을 수행한다. 이러한 역할은 뇌와 척수, 그리고 우리 몸 각 부분 사이에 필요한 정보를 서로 전달해 각 계통을 연결하여 신체의 활동을 조절하고 조정하는 것이다.

신경계통의 발생과 기본형태, 기능의 구성단위는 신경세포(신경원, neuron)이다. 신경세포는 신경(neur-)과 기본 단위체(-on)가 붙은 이름으로 핵을 가지고 있고 대사도 하는 등 일반세포의 특징을 가지고 있지만, 신경세포만이 가지고 있는 특징은 신호의 전달이다. 신경세포는 신체 각 부위에 존재하는 수용체(receptor)의 자극에 의해 흥분하고 그 흥분은 상행성 신경세포와의 시냅스(연접, synapse)를 통해 중

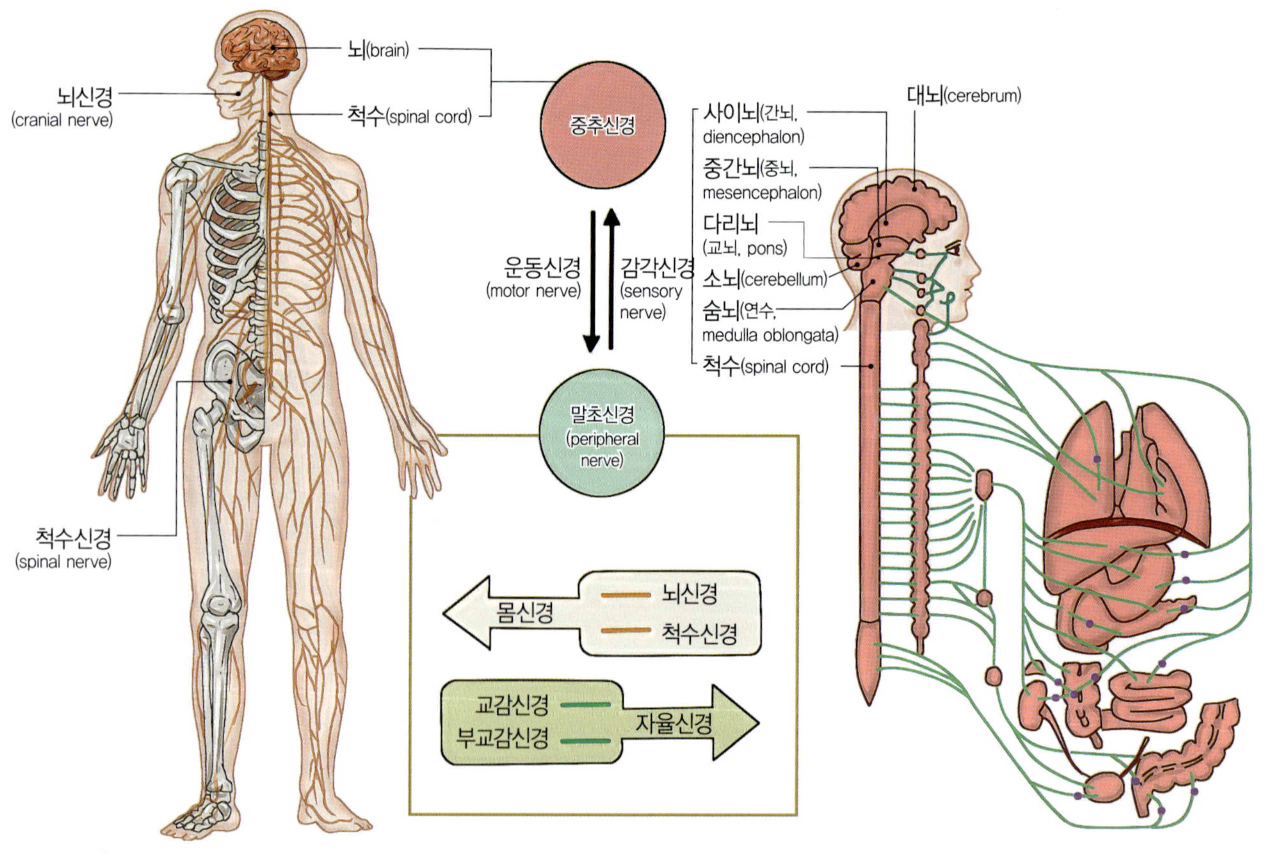

그림 11-1 신경계통의 구조

추에 전달된다. 그리고 흥분을 받은 중추는 하행성 신경세포를 통해 말초의 효과기(effector; 근육이나 샘)로 신호를 전달한다. 이러한 신경계통의 작용으로 신체의 기능은 유기적으로 조절되고 건강을 유지하며 발육할 수 있는 것이다.

신경계통은 중추신경계통(central nervous system)과 말초신경계통(peripheral nervous system)의 두 부분으로 구성되어 있다. 중추신경계통은 뇌(brain)와 그에 이어지는 척수(spinal cord)로 구성되어 있으며, 각각 단단한 머리뼈와 척주관 안에 들어있고, 뇌척수막으로 싸여있다. 말초신경계통은 크게 뇌척수신경(craniospinal nerve)과 자율신경(autonomic nerve)으로 나뉘며, 뇌척수신경은 뇌신경(cranial nerve)과 척수신경(spinal nerve)으로 나뉜다. 뇌신경은 뇌와 머리, 목의 말초를 연결해주는 신경이고, 척수신경은 척수와 몸통, 팔다리의 말초를 연결해주는 신경이다. 자율신경은 뇌척수신경과는 다른 독립된 신경계통으로, 교감신경(sympathetic nerve)과 부교감신경(parasympathetic nerve)으로 이루어지며 내장, 혈관, 샘 등에 분포한다.

(2) 중추신경계의 발생학적 구분(developmental subdivision)

신경계통은 배자에서 외배엽(ectoderm)의 등쪽 정중선 부분에 있는 세포들이 증식하여 형성되는 신경판(neural plate)에서 발생된다. 신경판은 수정 후 18일경(배자기 8)에 나타나며, 2일 후 정중선부위에 세로 방향으로 깊게 파여진 신경고랑(neural groove)이 나타나게 되고, 그 가쪽에는 등쪽으로 돌출된 신경주름(neural fold)이 형성된다. 수정 후 22~23일경(배자기 10)에는 신경주름의 등쪽부분이 정중선에서 서로 붙게 되어, 중앙에 내강이 있는 신경관(neural tube)이 형성된다. 신경관 형성은 신경주름의 중간 부분에서 시작되어 점차 부리쪽과 꼬리쪽으로 진행된다. 발생이 점차 진행되면 부리쪽과 꼬리쪽에 있던 앞신경구멍(anterior neuropore)과 뒤신경구멍(posterior neuropore)만 남고 전체가 신경관으로 변형되며, 25일경에는 앞신경구멍이 막히고 27일경에는 뒤신경구멍도 막혀, 앞뒤가 모두 막힌 속이 빈 관모양의 완전한 신경관이 된다. 이 신경관에서 중추신경계통(CNS)이 형성된다.

(3) 중추신경계통의 분화(specialization)

신경관의 앞쪽 끝은 여러 번 구부러지고 부분에 따라서는 부풀어서 뇌를 형성하고 아래쪽은 큰 변형 없이 가늘고 길어져 척수가 된다.

뇌의 부푼 부위는 각각 앞뇌(전뇌, prosencephalon), 중간뇌(중뇌, mesencephalon), 마름뇌(후뇌, rhombencephalon)를 형성하고, 태생 7개월 무렵에 앞뇌는 끝뇌(종뇌, telencephalon)와 사이뇌(간뇌, diencephalon)로 분화하고 중간뇌는 그대로 커지며, 마름뇌는 뒤뇌(후뇌, metencephalon)와 숨뇌(연수, myelencephalon)로 분화한다. 사람의 뇌에서는 끝뇌가 특히 발달해서 뇌의 대부분을 차지한다.

숨뇌, 다리뇌, 중간뇌를 통틀어 뇌줄기(뇌간, brain stem)라고 하며, 생명유지에 중요한 기능을 한다.

표 11-1 신경계통의 구성

뇌소포 및 척수	구성부위
중추신경계통 (central nervous system, CNS)	뇌(brain) 척수(spinal cord)
말초신경계통 (peripheral nervous system, PNS)	구심신경(afferent nerve, 감각신경 sensory nerve) 원심신경(efferent nerve, 운동신경 motor nerve) 몸신경계통(somatic nervous system) 자율신경계통(autonomic nervous system) 교감신경(sympathetic nervous) 부교감신경(parasympathetic nerve)

표 11-2 신경계통의 분류

뇌소포 및 척수		구성부위
앞뇌 (prosencephalon)	끝뇌 (telencephalon)	대뇌반구(cerebral hemisphere): 대뇌겉질(cerebral cortex) 줄무늬체(corpus striatum) 후각계통(olfactory system) 수질중심부(medullary center)
	사이뇌 (diencephalon)	시상(thalamus) 시상상부(epithalamus) 시상하부(hypothalamus) 시상밑부(subthalamus)
중간뇌 (mesencephalon)	중간뇌 (mesencephalon)	중간뇌(midbrain)
마름뇌 (rhombencephalon)	뒤뇌 (metencephalon)	소뇌(cerebellum) 다리뇌(pons)
	수뇌 (myelencephalon)	숨뇌(medulla oblongata)
척수 (spinal cord)	척수 (spinal cord)	척수(spinal cord)

신경관 속벽에는 신경세포의 기원이 되는 신경모세포(neuroblast)의 집단이 존재한다. 이들 신경무리 가운데 배쪽 부분은 운동성, 등쪽 부분은 감각성, 중간 부분은 자율기능에 관여하는 세포무리로 분화한다. 신경관의 속공간은 뇌실(cerebral ventricle)이 되는데 좌우 끝뇌의 내부, 사이뇌의 정중부 및 마름뇌의 등쪽면에서 확대되어 각각 가쪽뇌실(측뇌실, lateral ventricle), 셋째뇌실(제3뇌실, third ventricle), 넷째뇌실(제4뇌실, fourth ventricle)이 된다. 신경관 속공간은 뇌실막세포(상의세포, ependymal cell)에 덮이며 각 뇌실벽의 일부에서는 맥락얼기(맥락총, choroid plexus)가 형성되며 뇌실 안에 뇌척수액(cerebrospinal fluid, CSF)을 분비한다. 뇌척수액은 마름뇌에서 거미막밑공간으로 흘러나온다. 척수에서는 신경관은 중심관이 되고 아래쪽 끝은 부풀어서 종말뇌실(종실, terminal ventricle)이 된다.

배단계

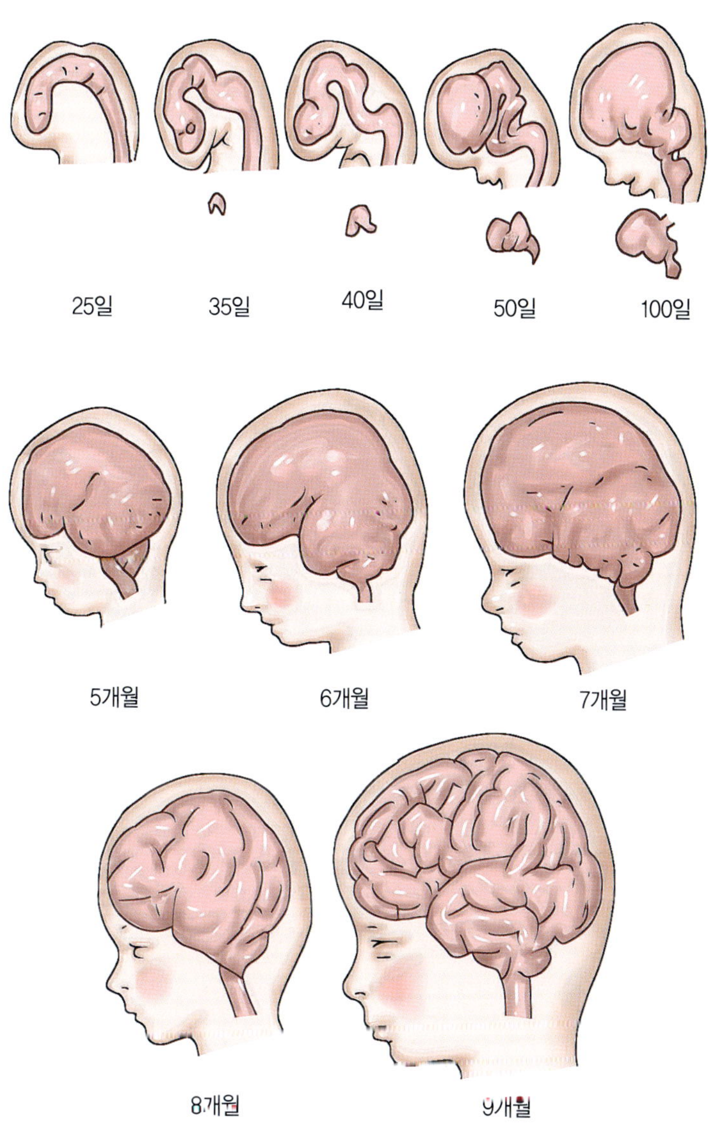

그림 11-2 뇌의 발달

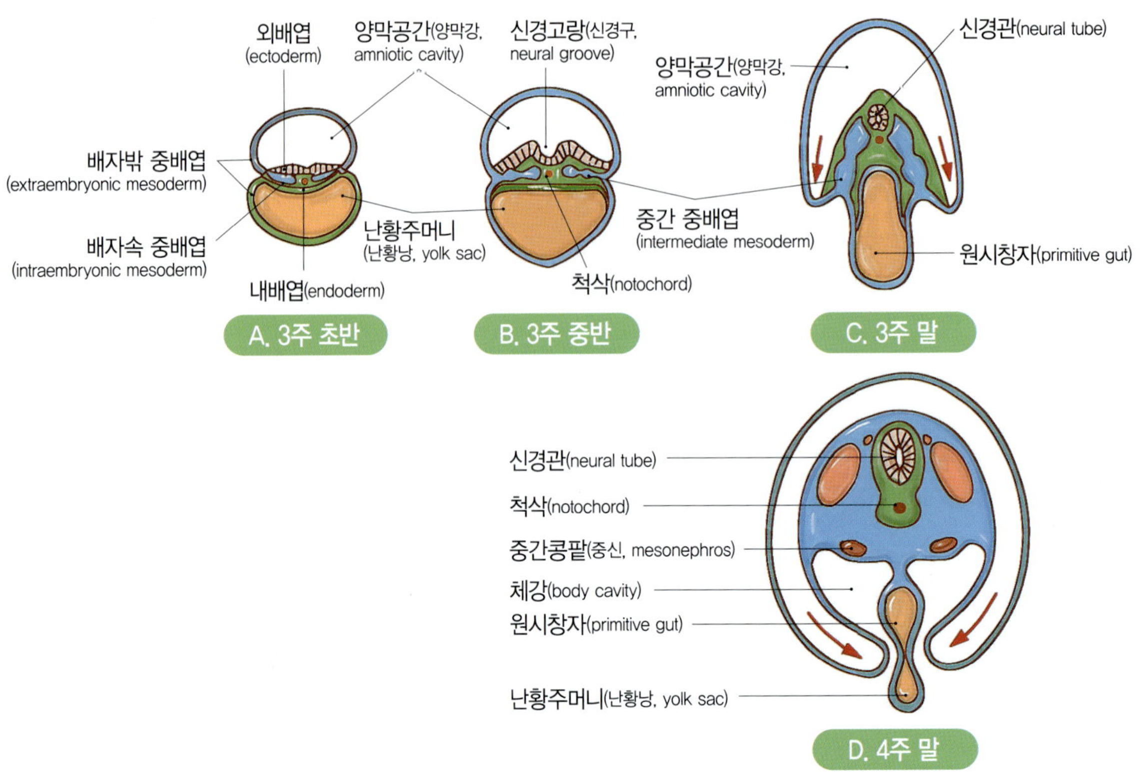

그림 11-3 배아의 가로단면

(4) 회색질 및 신경절

중추신경계에서 신경세포체가 많이 모여있는 부위를 회색질(회백질, gray matter)이라고 한다. 대뇌반구나 소뇌에서는 회색질이 그 표면에 존재하여 겉질(피질, cortex)을 형성하지만, 척수에서는 깊은 곳에 존재한다. 뇌줄기 등에서는 겉질이 아닌 내부에서도 신경세포체 집단이 관찰되는데, 이를 신경핵(nucleus)이라고 한다. 말초신경계통에서 신경세포체가 모여있는 곳은 신경절(ganglion)이라고 하며 감각성 신경절과 자율신경성 신경절이 있다.

(5) 백색질과 뿌리

중추신경계에서 신경섬유가 모여있는 부위를 백색질(백질, white matter)이라고 하며 대뇌반구나 소뇌에서는 안쪽에 있어 속질(수질, marrow)을 형성한다. 척수는 뒤쪽, 가쪽, 앞쪽에 백색질이 있어서 각각 뒤쪽섬유단(후삭, posterior funiculus), 가쪽섬유단(측삭, lateral funiculus), 앞쪽섬유단(전삭, anterior funiculus)이라고 부르며, 이들은 특정한 전도로의 통로가 된다. 뇌줄기에는 백색질과 회색질이 섞여있는 그물체(망상체, reticular formation)도 있다.

말초신경이 중추신경과 연결되는 장소를 뿌리(근, root)라고 하며, 날신경으로 이루어지는 것(척수 앞뿌리, 운동성 뇌신경의 뿌리), 들신경으로 이루어지는 것(척수 뒤 뿌리, 감각성 뇌신경의 뿌리), 둘이 섞인 것(혼합성 뇌신경의 뿌리) 등이 있다.

(6) 뇌척수막(meninges)

뇌척수막은 결합조직성 막으로, 머리뼈 안과 척주관 안에서 뇌와 척수를 싸고 있으며, 바깥쪽부터 경막(dura mater), 거미막(지주막, arachnoid membrane), 연막(pia mater)으로 구성되어 있다. 뇌를 싸고 있는 막은 뇌막, 척수를 싸고 있는 막은 척수막이라고 하는데, 뇌막에서 척수막으로 이어지고, 둘의 기본적 구조가 같으므로 뇌척수막이라고 총칭한다. 경질막밑공간에는 림프가, 거미막밑공간에는 뇌척수액이 들어있다.

① 경막(dura mater)

경막은 두껍고 질긴 2겹의 막으로 이루어지며 바깥쪽은 머리뼈 속면을 덮은 뼈막의 기능도 함께하고, 안쪽층은 뇌의 표면을 따라 둘러싸고 있다. 경막과 그 아래에 있는 거미막 사이의 공간은 경막밑공간(경막하강, subdural space)이라고 한다. 경막은 좌우 대뇌반구 사이에 들어가 대뇌낫(대뇌겸, falx cerebri)을 만들고, 또 대뇌와 소뇌 사이에는 소뇌천막(tentorium cerebelli), 좌우의 소뇌반구 사이에는 소뇌낫(소뇌겸, falx cerebelli)을 만들어 서로를 나누고 있다. 일부에서는 경막의 바깥층과 안쪽층 사이에 경막정맥굴(경막정맥동, dural venous sinus)이라는 틈새가 있고 정맥혈이 흐르고 있다.

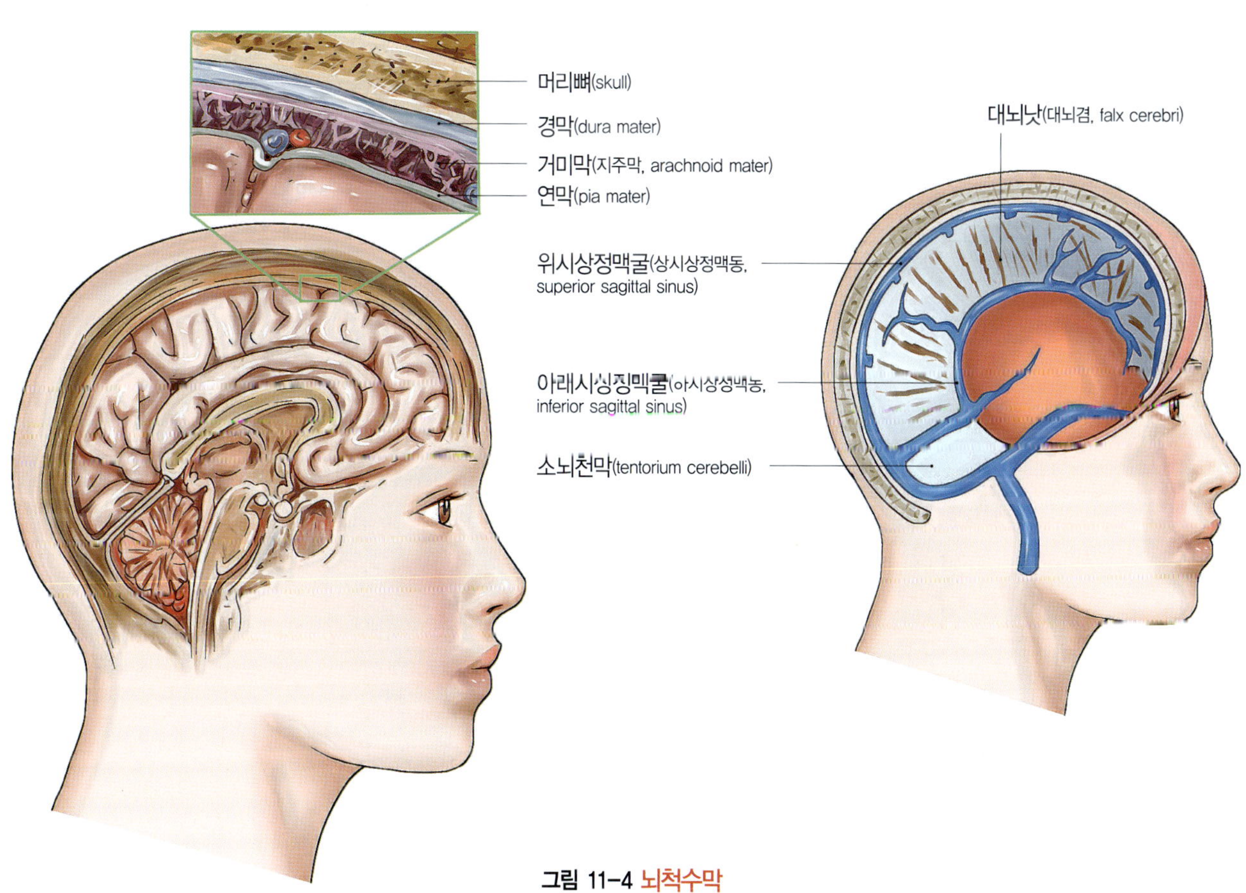

그림 11-4 뇌척수막

② 거미막(arachnoid mater)

거미막은 경막 안쪽에 있으며 혈관이 없는 얇은 막으로, 이보다 안쪽에 있는 연막과 거미줄처럼 가는 실로 연결되어 있다. 거미막과 연막 사이에는 거미막밑공간(지주막하강, subarachnoid space)이 있으며, 뇌실과 교통하여 뇌척수액(cerebrospinal fluid, CSF)을 수용한다. 거미막밑공간에는 곳곳에 넓은 장소가 있는데 이곳을 거미막밑수조(지주막하조, subarachnoid cistern)라고 한다. 거미막은 경막정맥굴 중 위시상정맥굴 안으로 거미막과립(pacchionian granulation)이라고 하는 많은 수의 작은 돌기를 내며, 이곳에서 뇌척수액의 일부가 정맥굴로 흡수된다.

③ 연막(pia mater)

연막은 뇌를 직접 싸고 있는 혈관이 풍부한 매우 얇은 막으로, 뇌실 안의 맥락얼기(맥락총, choroid plexus)를 만든다. 맥락얼기에서 뇌실 안으로 뇌척수액이 분비되고, 뇌척수액은 넷째뇌실정중구멍 및 좌우의 가쪽구멍을 통해 거미막밑공간으로 배출된다. 뇌척수액이 거미막밑공간으로 배출이 되지 않을 경우, 뇌실이 확장되어 물뇌증(수두증, hydrencephalus)이 된다.

2 | 신경세포의 구조

(1) 신경세포

신경세포(neuron)는 핵과 그 주위의 세포질로 된 세포체(cell body)와 그곳에서 나오는 돌기로 이루어진다. 돌기는 가지돌기(수상돌기, dendrite)와 축삭(신경돌기, axon)의 2종류가 있는데, 가지돌기는 짧으면서도 여러 갈래로 나뉘어져 있는 경우가 많은 데에 비해 축삭은 1개의 긴 가지로 되어있다. 축삭이나 가지돌기 가운데 길게 뻗어 있는 것을 신경섬유(nerve fiber)라고 한다. 신경섬유 말단과 가지돌기가 맞닿은 곳을 시냅스(연접, synapse)라고 한다. 시냅스는 신경세포 하나씩만 연결해 주는 것이 아니라, 여러개의 가지돌기가 여러개의 신경섬유 말단과 만나서 아주 복잡한 네트워크를 이룬다. 이러한 구조가 복잡하면 복잡할수록 저장하거나 전달할 수 있는 정보량이 많아지게 된다. 이러한 긴 돌기는 집(sheath)으로 둘러싸여 있는데, 그 집은 중추신경계통의 신경아교세포인 희소돌기아교세포(희돌기교세포, oligodendrocyte)나 말초신경계통의 신경아교세포인 신경집세포(슈반세포, schwann cell)에 의해 만들어진다. 한 신경집세포는 한 축삭만의 말이집을 형성하지만, 중추신경계통에서는 하나의 희소돌기아교세포의 돌기들이 여러 축삭의 말이집을 만드는데 기여한다.

축삭이 말이집에 싸여 있는 신경섬유는 말이집신경섬유(유수신경섬유, myelinated nerve fiber)라고 하고, 말이집이 없는 축삭을 민말이집신경섬유(무수신경섬유, unmyelinated nerve fiber)라고 한다. 민말이집신경섬유는 한 신경집세포의 세포질에 여러개의 axon이 둘러싸여 있는 것이다.

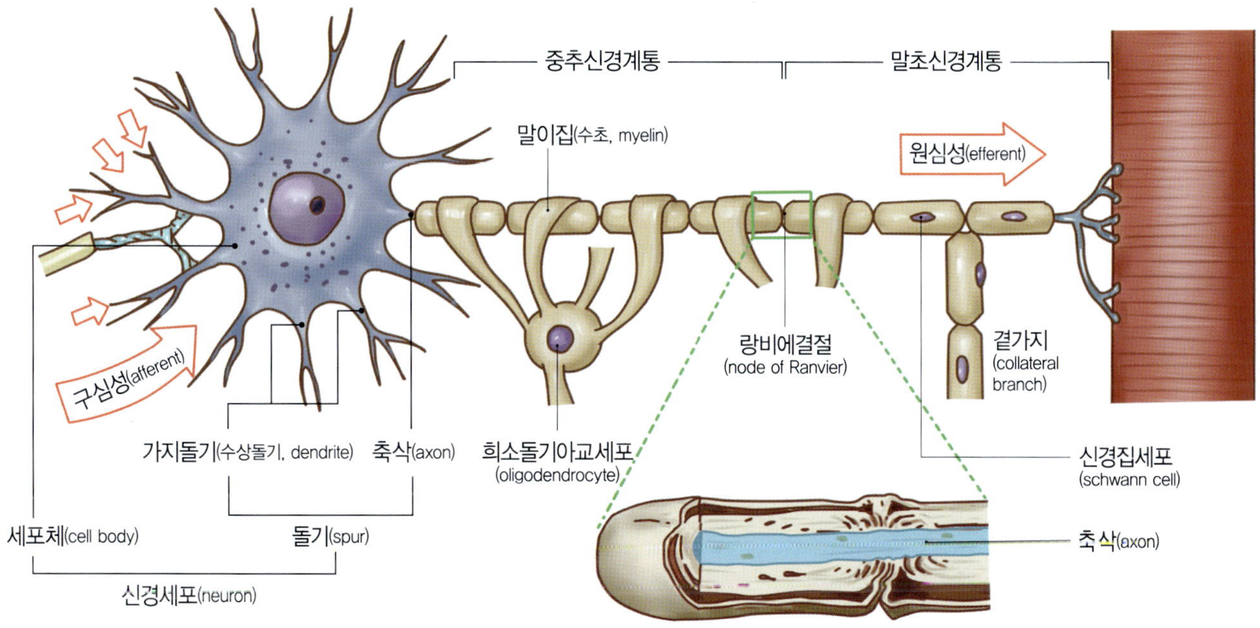

중추신경계통
말초신경계통
말이집(수초, myelin)
원심성(efferent)
구심성(afferent)
랑비에결절
(node of Ranvier)
곁가지
(collateral
branch)
가지돌기(수상돌기, dendrite)
축삭(axon)
희소돌기아교세포
(oligodendrocyte)
신경집세포
(schwann cell)
세포체(cell body)
돌기(spur)
축삭(axon)
신경세포(neuron)

그림 11-5 운동신경세포의 구조

신경집세포(schwann cell)의 핵(nuclei)
축삭(axon)
민말이집신경섬유
신경집세포의 핵(nucleus)
신경집세포의 세포질(cytoplasm)
축삭(axon)
신경집세포의 세포막(plasmalemma)
말이집신경섬유

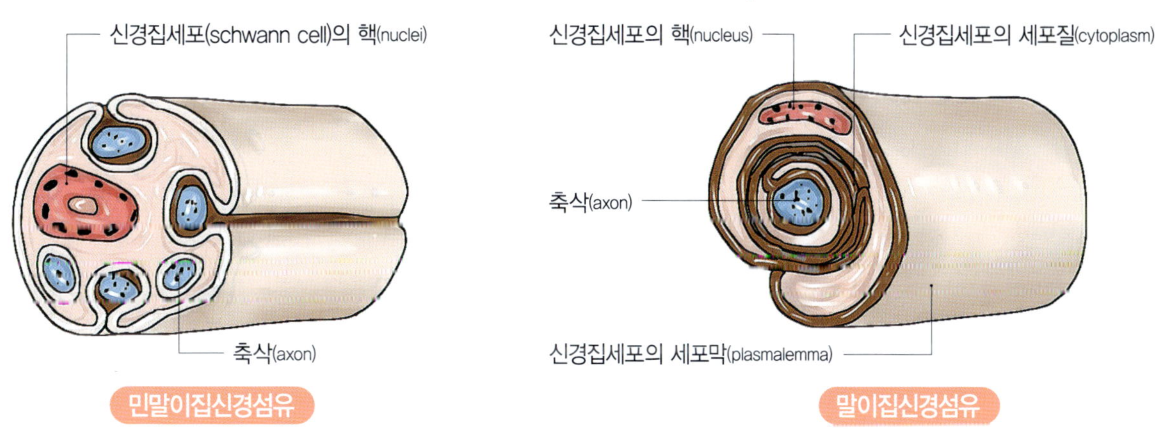

그림 11-6 말초신경섬유의 구조

(2) 회색질(회백질, gray matter)과 백색질(백질, white matter)

중추신경계의 내부를 잘라 보면 흰색으로 보이는 부분과 약간 회색빛으로 보이는 부분이 있다. 회색으로 보이는 부분은 회색질(gray matter)이라고 하며 주로 신경세포의 세포체가 모여 있는 부분이다. 흰색으로 보이는 부분은 신경세포의 축삭(axon)이 모여 형성된 부분으로, 축삭을 싸고 있는 말이집(myelin sheath)의 성분인 마이엘린(myelin)이 광택이 나는 흰색을 띠고 있기 때문에 백색질(white matter)이라고 한다.

신경핵(nucleus)은 백색질 중에 회색질이 섬모양으로 있는 부분으로, 대뇌의 속질(백색질) 속에 있는 바닥핵 등이 대표적인 예이다. 뇌줄기(뇌간, brain stem)에서는 백색질과 회색질이 섞인 부분이 있어 이를 그물체(망상체, reticular formation)라고 한다. 하등동물에서 회색질은 대부분 중추신경계의 내부에 있고, 그 바깥쪽에 백색질이 존재한다. 그렇지만 뇌의 표면쪽으로 회색질이 있는 경우는 겉질(cortex)이라고 한다. 겉질은 한정된 공간에 많은 신경세포를 채우기 위해 발달된 구조로, 세포가 안쪽에 몰려 있는 것보다는 바깥쪽에 위치하는 것이 더 많은 신경원을 수용할 수 있게 된다. 특히 고등동물에서는 대뇌와 소뇌의 표면에 겉질이 있으며, 이를 각각 대뇌겉질(대뇌피질, cerebral cortex)과 소뇌겉질(소뇌피질, cerebellar cortex)이라고 한다.

(3) 신경의 정보전달 기전

신경정보의 전달은 전기적·화학적으로 이루어진다. 신경계의 경우, 신경섬유 상에서는 빠른 전기현상에 의해 전달 되고, 신경세포들 사이의 간격(시냅스틈새) 및 신경세포와 효과기(신경근 접합부)의 시냅스틈새는 화학물질(특유의 신경전달물질)에 의해 중추에서 말초로, 말초에서 중추로 신속하게 전달된다. 전기적 현상은 전도(conduction)라고 하며, 화학적 현상은 전달(transmission)이라고 구별하여 부른다.

① 신경섬유의 흥분전도

세포막은 인지질 이중층(phospholipid bilayer)으로 되어 있어서 이온이 막을 통과할 수 없다. 그러나 세포막에는 다양한 이온통로(ion channel)와 단백질(protein)이 묻혀 있어서 이 통로를 통해 이온의 출입이 가능해진다. 안정상태에서 세포 안은 음(-), 세포 밖은 양(+)이다. 그 이유는 안정상태에는 칼륨이온(K^+) 통로만 열려서 세포 안에 압도적으로 많이 존재하는 K^+이 확산(diffusion)을 통해 세포 밖으로 나오기 때문이다. 양이온이 빠져나가기 때문에 신경섬유막 안쪽은 음이 되며, 이 상태에서 더 이상 K^+ 유출이 없는 평형상태를 이룬다(안정막전압). 안정막에 자극이 가해지면 이온 투과성이 변하여 나트륨이온(Na^+) 통로가 열린다. Na^+은 세포 밖에 압도적으로 많이 존재하기 때문에 세포 밖에서 세포 안으로 Na^+이 흘러 들어온다. Na^+은 양이온이므로 세포 내 전위는 음에서 양으로 기울어 세포 안팎의 전위가 역전한다(탈분극, depolarization). 탈분극 상태에서는 Na^+ 통로가 저절로 닫히고, 이어서 전위 의존성 K^+ 통로가 추가로 열린다. 그러면 K^+이 더 유출되어 세포 안 전위는 원래의 안정전위까지 되돌아간다. 이 일련의 활동전위는 인접하는 세포막을 흥분시킴으로써 정보(흥분)를 축삭종말까지 전파한다. 또한, 말이집은 전기절연성이 높아서 여기서는 이온의 흐름이 발생하지 않지만, 말이집이 끊겨 있는 랑비에결절에서는 이온의 흐름(활동전위)이 발생한다. 따라서 흥분(활동전위)은 결절에서 결절로 뛰어 넘기 때문에 흥분전도는 말이집신경섬유에서 훨씬 빠르게 일어날 수 있다.

【민말이집신경섬유(무수신경섬유, nonmyelinated nerve fiber)】

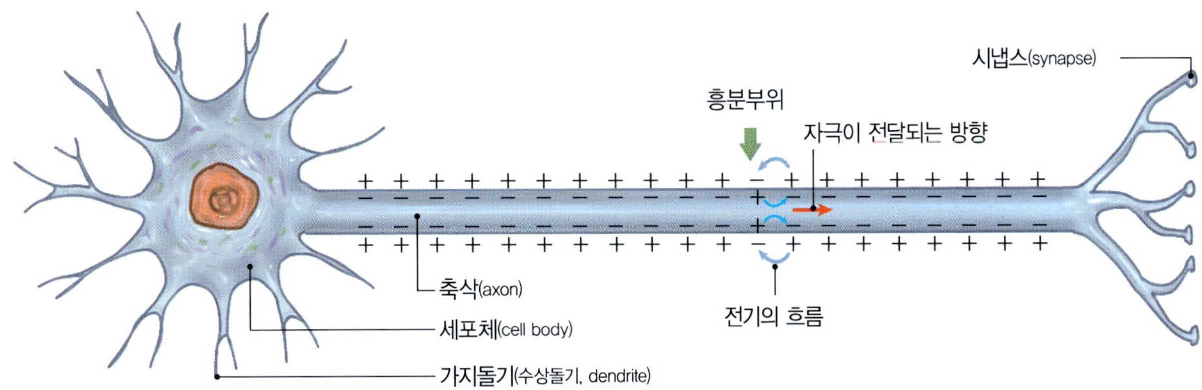

【말이집신경섬유(유수신경섬유, myelinated nerve fiber)】

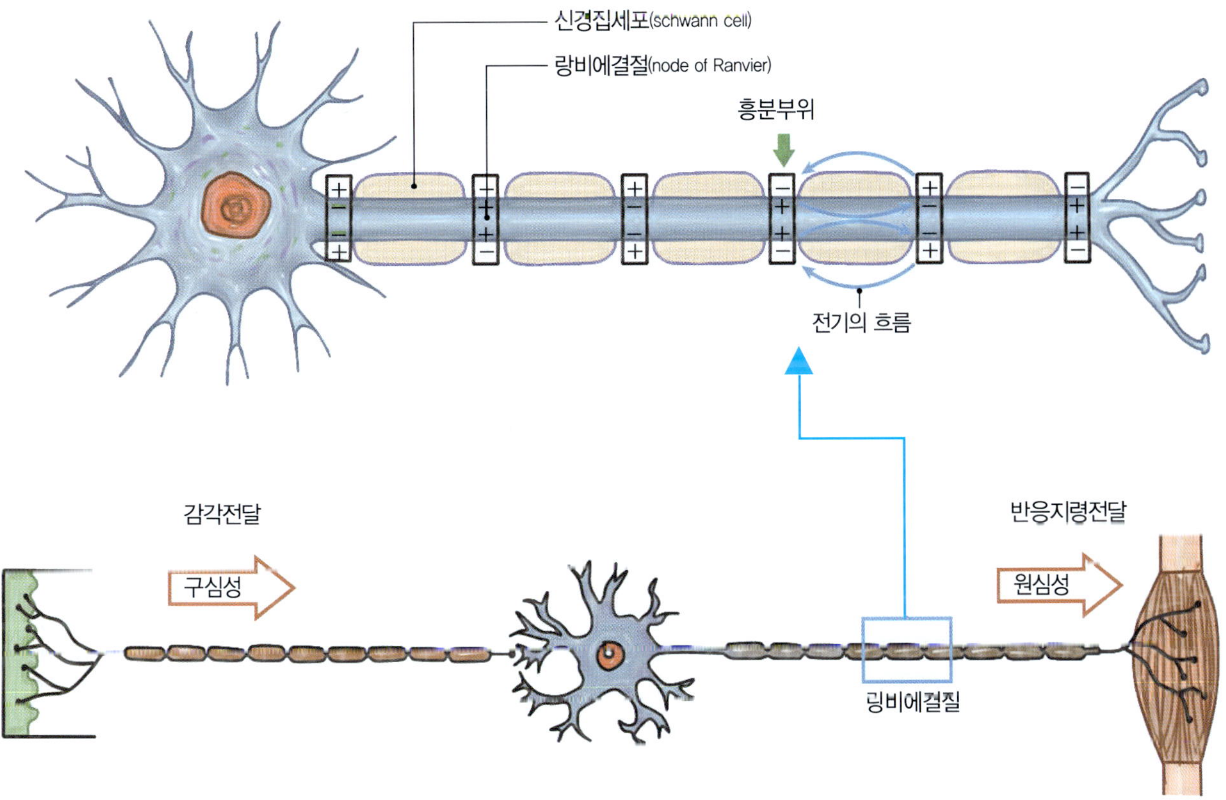

그림 11-7 신경섬유의 흥분전도

② 시냅스틈새의 정보전달

흥분이 축삭종말까지 전파되면 시냅스이전막(연접이전막, presynaptic membrane)을 탈분극시켜 축삭종말의 시냅스소포(연접소포, synaptic vesicle)에 저장되어 있는 특유의 화학전달물질을 방출시킨다. 방출된 화학전달물질은 시냅스틈새로 확산되어 시냅스이후막(연접이후막, postsynaptic membrane) 위에 있는 수용체와 결합하여 정보를 전달한다. 방출되는 정보물질의 차이에 따라 시냅스이후막을 흥분시키는 경우(흥분성 전달)와 억제시키는 경우(억제성 전달)가 있다. 즉, 신경섬유의 정보전달방법은 모두 공통적(활동전위 전파에 따름)임에도 불구하고 시냅스 사이에서 다른 반응을 일으킬 수 있는 것은, 화학전달물질과 그것을 받아들이는 수용체의 다양성 때문이다.

대표적인 화학전달물질에는 아세틸콜린(acetylcholine), 노르아드레날린[noradrenalin = 노르에피네프린(norepinephrine)], 도파민(dopamine), 세로토닌(serotonin), 글루탐산(glutamic acid), 감마아미노부티르산(gamma-aminobutyric acid, GABA), 글리신(glycine), 엔케팔린(enkephalin), 뉴로펩티드 Y(neuropeptide Y) 등이 있다.

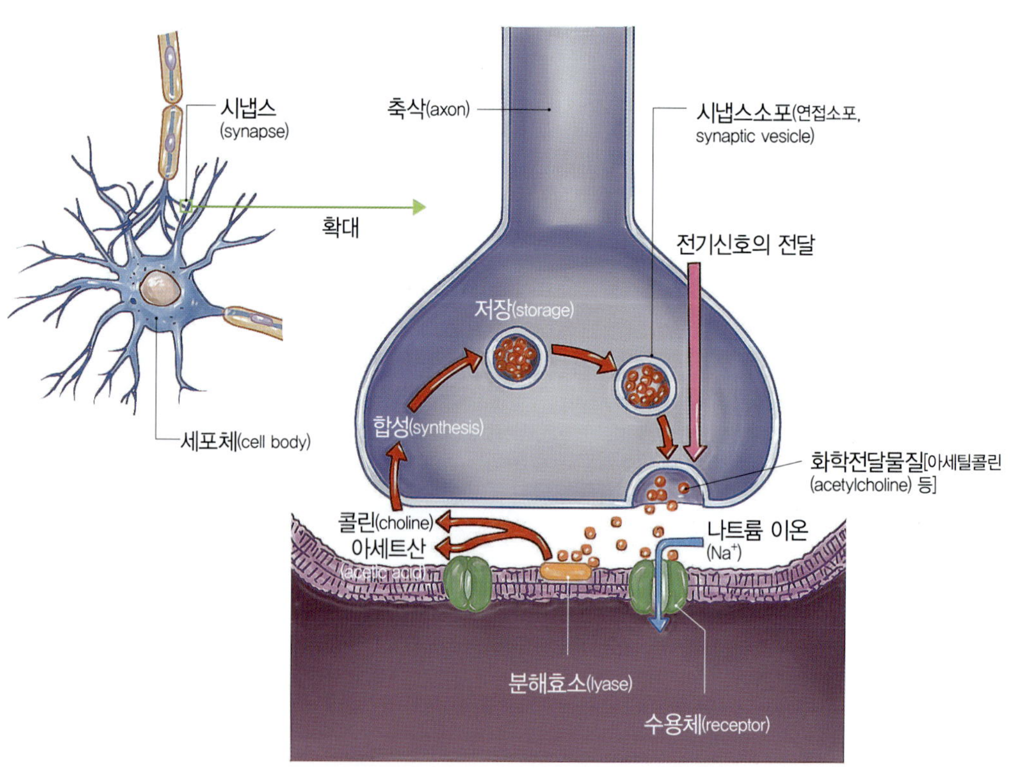

그림 11-8 시냅스의 자극전도

2. 중추신경계통(central nervous system, CNS)

중추신경계통은 뇌와 척수를 포함하는 신경계로 말초신경계통(Peripheral Nervous System; PNS)과 함께 동물의 행동이나 신체 기작을 제어한다. 뇌는 머리뼈 안에 있고 척수는 척주관(vertebral canal) 속에 있어 구분을 하기는 하지만 실질적으로는 구분 없이 계속 연결된 구조이다. 중추신경계통은 말초신경의 감각세포에서 받아들인 정보들을 분석하고 통합하여 판단한 다음 저장하거나 운동신경을 통해 내려 보내면서 직접적인 운동의 반응을 일으키게 한다.

1 | 척수(spinal cord)

(1) 척수의 개요

척수는 많은 척수신경(spinal nerve)이 출입하는 곳으로, 뇌로 가는 신경섬유다발(상행성), 뇌에서 나오는 신경섬유다발(하행성) 그리고 신경반사의 중추가 있다. 척수의 길이는 성인에서 약 40~45cm로, 목척

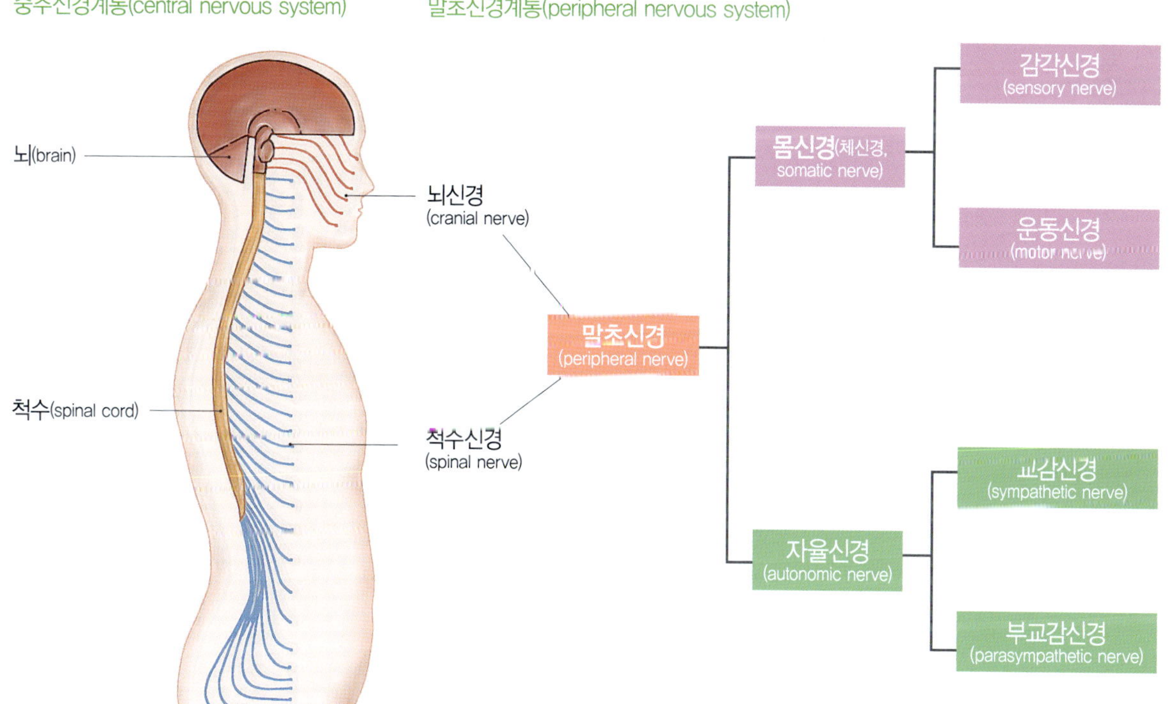

그림 11-9 신경계통의 분류

수(cervical spinal cord), 가슴척수(thoracic spinal cord), 허리척수(lumbar spinal cord), 엉치척수(sacral spinal cord)의 4부위로 구분하며, 특히 복부분과 허리부분은 굵어져 각각 목팽대(경팽대, cervical enlargement), 허리엉치팽대(요팽대, lumbosacral enlargement)라고 한다. 이것은 팔 또는 다리로 출입하는 신경섬유의 신경세포가 많기 때문이다. 척수의 중요한 기능에는 첫째, 뇌에서 형성되는 운동의 정보와 혹은 감각정보를 뇌로 전달하는 정보전달(conduction)과 둘째, 척수반사(reflex), 셋째, 걷기와 같은 자동운동을 유발하는 중추유형발생기(중추패턴발생기, central pattern generator)이다.

대뇌겉질의 운동영역에서 나오는 운동명령의 내림로(하행로, descending tract)에는 자발적 운동명령을 뼈대근육에 전달하는 피라미드로(추체로, pyramidal tract)와, 무의식적으로 근육의 긴장이나 미묘한 근육의 움직임 조정에 관계하는 피라미드바깥길(추체외로, extrapyramidal tract)의 2가지가 있어 서로 협조하면서 뼈대근육의 운동을 조정하고 있다.

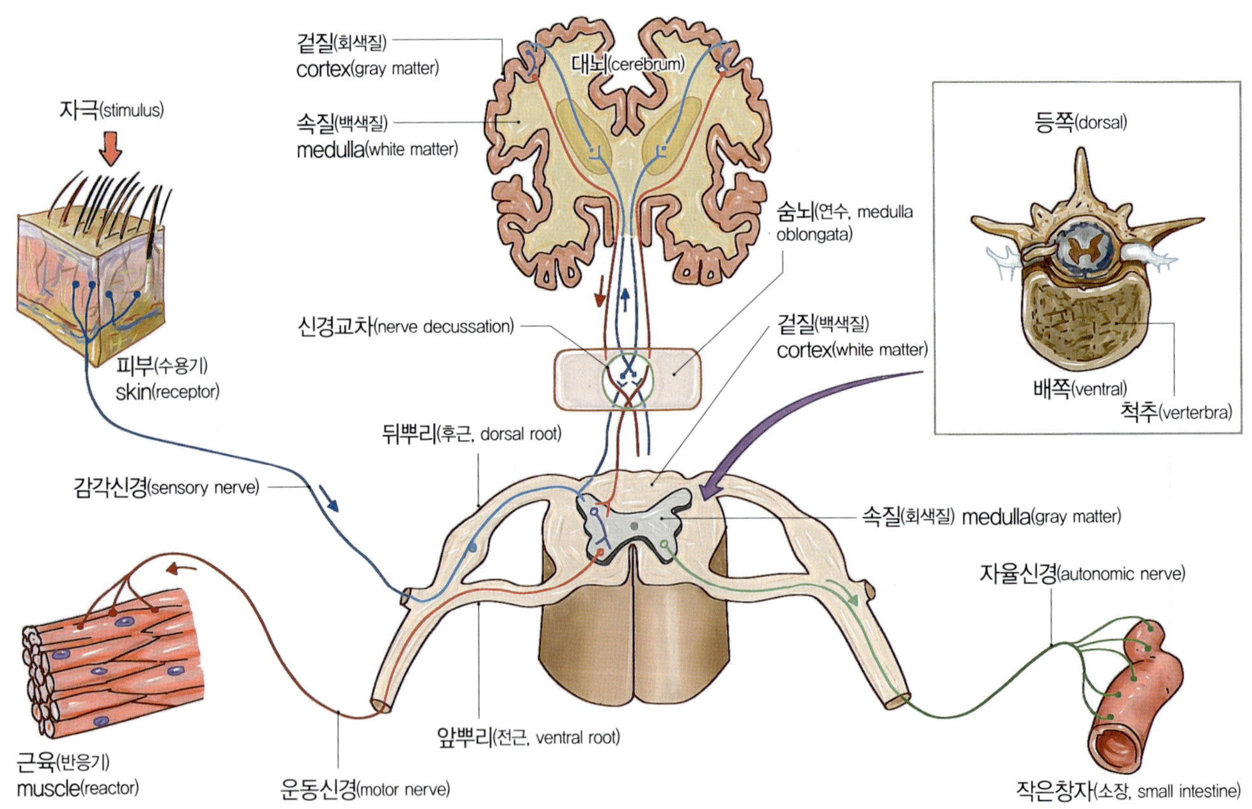

그림 11-10 중추신경계와 척수

대뇌겉질의 운동영역에서 나와서 운동명령을 뼈대근육까지 전달하는 하행성 신경로가 피라미드로이다. 이 신경로는 중추에서 뼈대근육까지 1번의 시냅스만 형성된 긴 신경축삭으로 이뤄진다. 운동영역에서 나온 신경섬유는 속섬유막(내포, internal capsule), 중간뇌(중뇌, midbrain), 다리뇌(교뇌, pons), 숨뇌(연수, medulla oblongata)를 지나가며 대부분은 숨뇌의 피라미드(추체, pyramid)에서 교차하여 척수의 가쪽섬유단(측삭, lateral funiculus)을 하행하여 앞뿔(전각, ventral horn)의 운동신경세포와 시냅스를 이룬다. 나아가 원심성 운동신경에 의해 뼈대근육에 명령이 전달된다. 피라미드로는 대뇌겉질에서 뼈대근육까지 내려가면서 좌우가 바뀌기 때문에, 대뇌의 손상부위와 운동조절 장애 부위가 서로 반대인 경우가 많다.

피라미드로 외에 운동명령을 전달하는 신경로가 피라미드바깥로이다. 이 신경로는 피라미드로에 의한 뼈대근육의 자발적 운동을 원활히 하기 위해 중요하다. 콩을 젓가락으로 집는 등 세세한 움직임을 잘 할 수 있는 것은 피라미드바깥길계의 기능에 따른다.

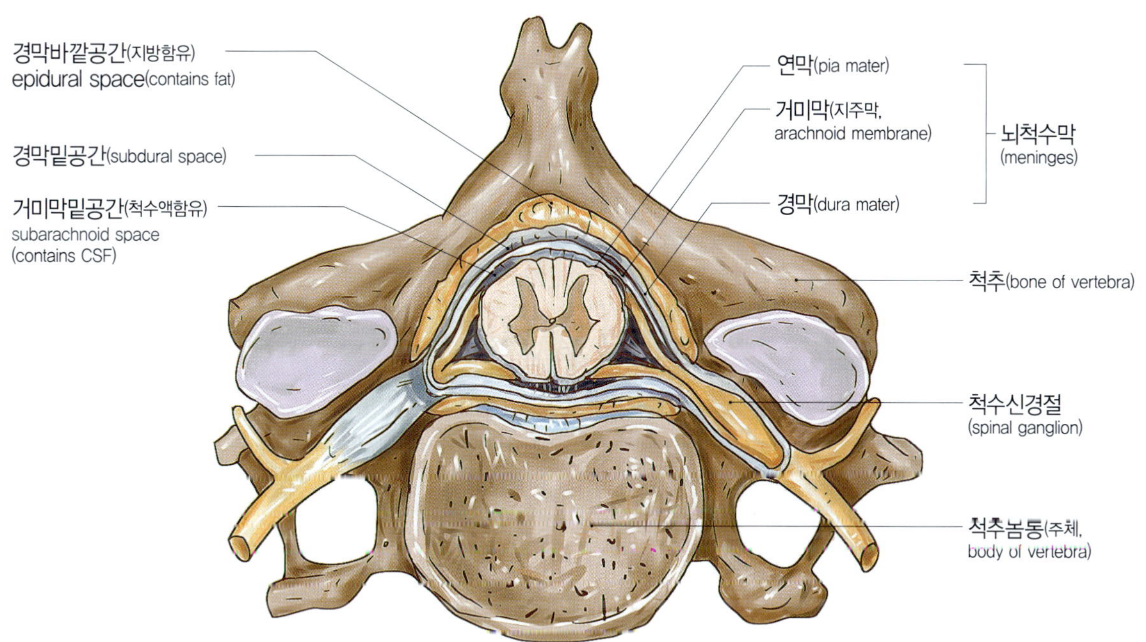

그림 11-11 목뼈와 척수

(2) 회색질(gray matter)과 백색질(white matter)

척수는 가늘고 긴 원주형으로, 앞면에는 정중앙에서 세로로 주행하는 깊은 앞정중틈새(전정중열, anterior median fissure)가 있고, 뒷면에는 얕은 뒤정중고랑(후정중구, posterior median sulcus)이 있다. 가쪽에는 앞면에 앞뿌리(전근, anterior root)가, 뒷면에는 뒤뿌리(후근, posterior root)가 출입한다. 척수를 가로로 자르면 중앙에 중심관(central canal)이 있고 위쪽으로 넷째뇌실과 연결되어 있다. 중심관 주위에는 H자형의 회색질(회백질, gray matter)이 있으며, 그 가쪽에 백색질(white matter)이 있다.

회색질에서 앞쪽으로 튀어나온 부분은 앞뿔(전각, anterior horn), 뒤쪽으로 튀어나온 부분은 뒤뿔(후각, posterior horn)이라고 하며, 앞뿔에는 운동성 신경세포들의 세포체가 모여있고 그 신경섬유(가쪽섬유단)는 앞뿌리를 거쳐 뼈대근육에 분포한다. 뒤뿔에는 감각성 신경세포들의 세포체가 모여있으며 피부나 근육에서의 감각신경섬유가 뒤뿌리를 지나 세포체로 정보를 전달한다. 가슴척수 위부분에는 앞뿔 바깥가쪽을 향해 돌출한 가쪽뿔(측각, lateral horn)이 있다. 이곳의 신경세포는 자율기능과 관련된 세포로, 신경섬유는 앞뿌리를 지나 척수신경으로 들어가 교통가지를 통과하여 교감신경에 이른다.

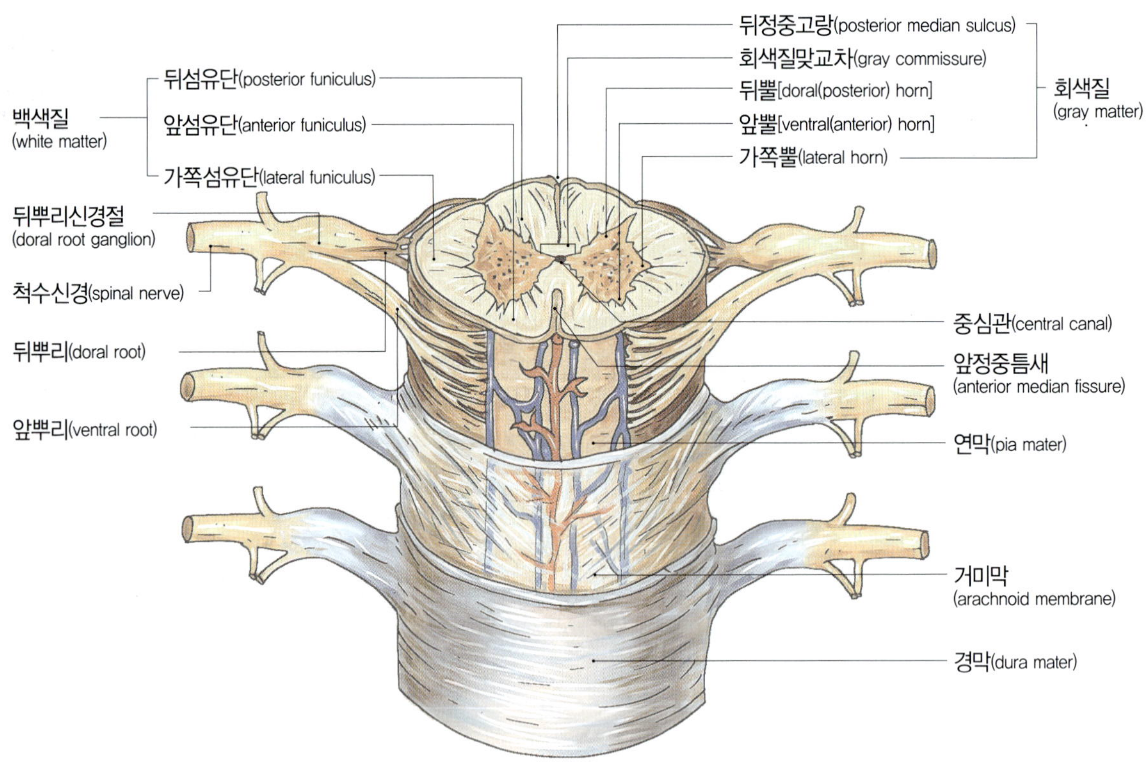

그림 11-12 척수와 척수막

백색질은 척수를 세로로 주행하는 신경섬유들로 이루어지며, 앞뿔과 뒤뿔에 의해 앞섬유단(전삭, anterior funiculus), 가쪽섬유단(측삭, lateral funiculus), 뒤섬유단(후삭, posterior funiculus)으로 구별된다. 척수 표면에 가까운 표층에는 주로 뇌와 척수를 주행하는 긴 신경섬유가 주행하고, 회색질에 가까운 깊은층에는 척수 내에서 위아래를 지나가는 비교적 짧은 신경섬유가 주행하고 있다.

(3) 척수신경로(spinal tracts)

척수 안에는 감각과 운동의 정보를 전달하는 신경의 길이 존재한다. 감각의 정보를 척수를 통해 위로 전달하는 오름로(상행로, ascending tract)와 운동의 명령을 아래로 전달하는 내림로(하행로, descending tract)가 있어 정보를 전달하고 있다.

① 내림신경로(descending tracts)

대뇌겉질(대뇌피질)의 많은 영역 중 운동을 담당하고 있는 부위에는 긴 축삭을 가진 대형 피라미드세포(추체세포, pyramidal cell)가 많다. 피라미드세포의 축삭들이 모여서 속섬유막(내포, internal capsule)을 형성하고, 겉질척수로(피질척수로, corticospinal tract)가 된다. 이 경로의 신경섬유는 대부분 숨뇌(연수)의 피

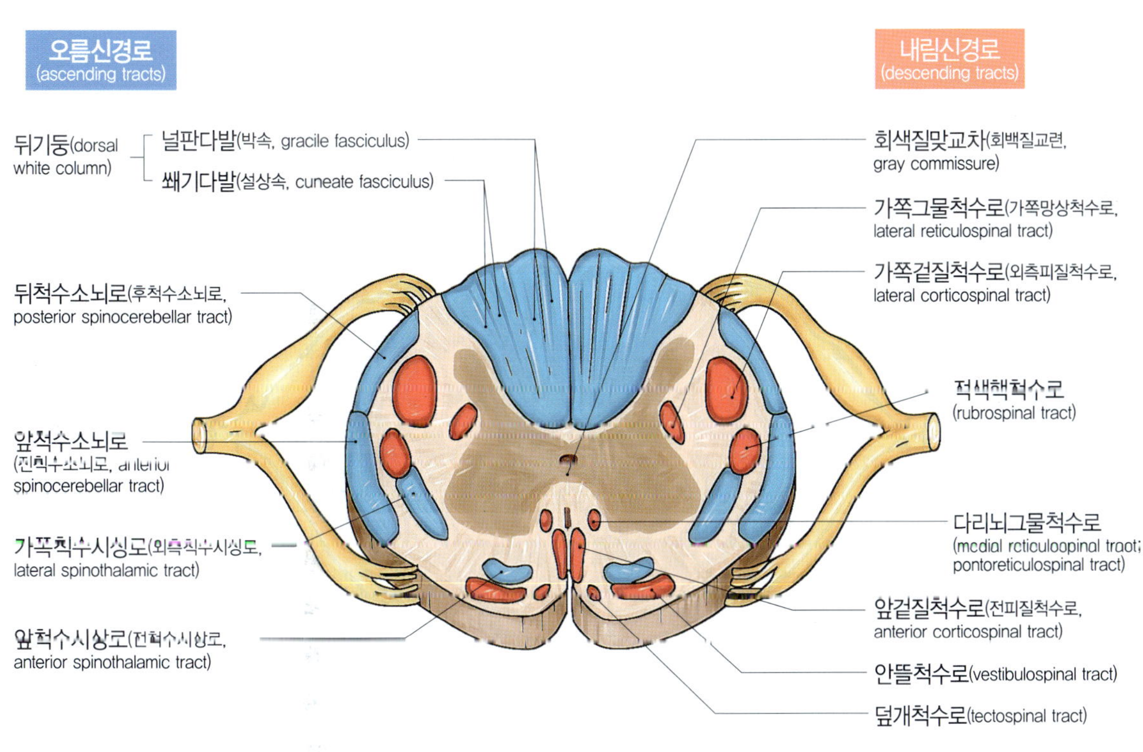

그림 11-13 척수의 신경로

라미드에서 정중선을 가로질러 반대쪽으로 이동한다. 대뇌겉질에서 내려오는 운동신경이 교차하는 것을 피라미드교차(추체교차, pyramidal decussation)라고 한다. 교차한 섬유는 가쪽겉질척수로(외측피질척수로, lateral corticospinal tract)가 되어 척수의 앞뿔의 운동신경세포와 시냅스를 이룬다. 교차하지 않은 섬유는 그대로 내려와 앞겉질척수로(전피질척수로, anterior corticospinal tract)가 되고 표적 높이에서 정중선을 가로질러 반대쪽 앞뿔의 신경세포와 시냅스를 이룬다. 숨뇌의 피라미드를 지나는 이 경로들을 피라미드로(추체로, pyramidal tract)라고도 하는데, 자발적인 운동을 하는 대표적인 전도로이다.

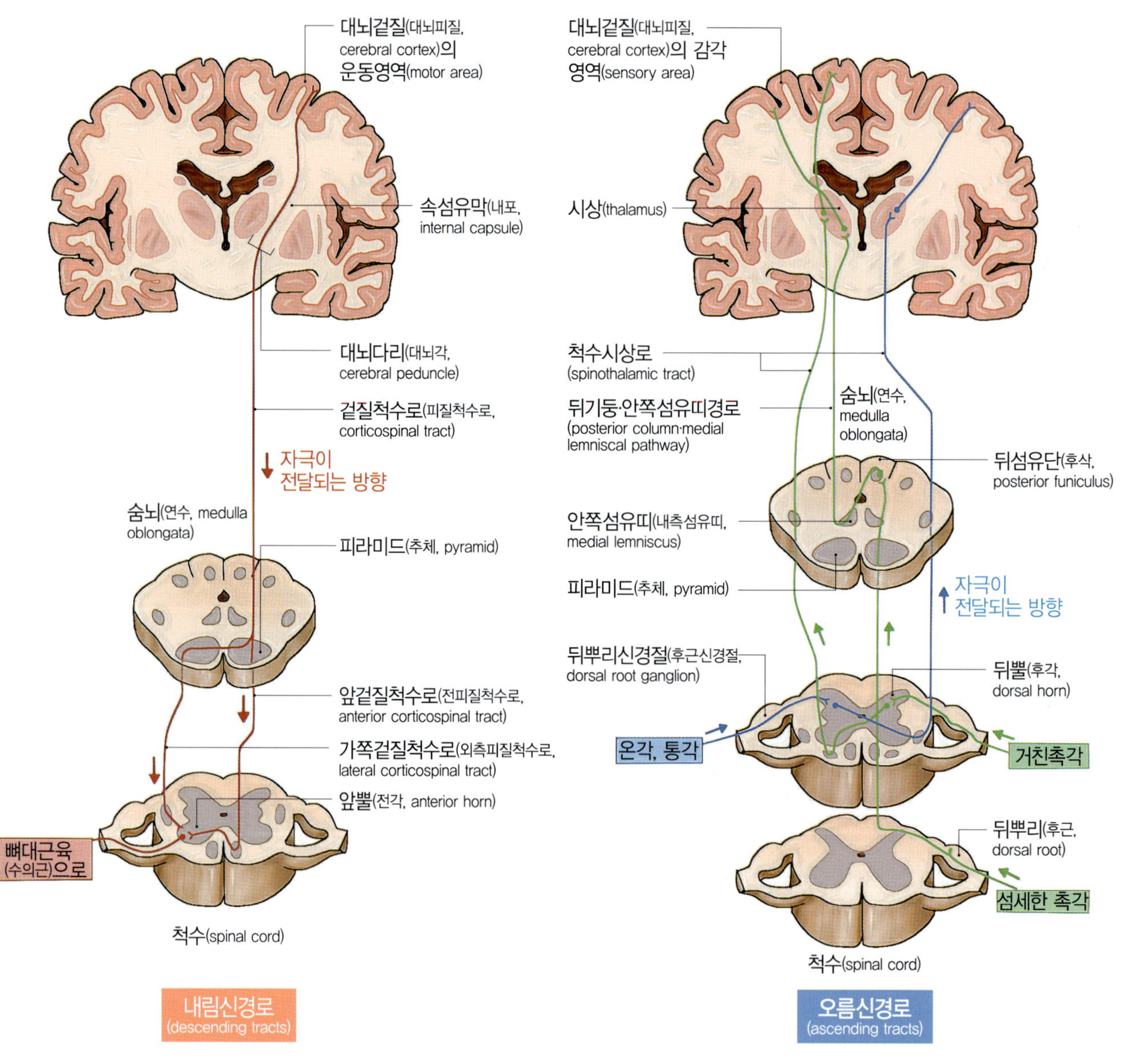

그림 11-14 척수를 통한 신경로

② 오름신경로(ascending tracts)

인체의 다양한 수용기를 통해 들어오는 감각은 종류에 따라 그 경로가 다르다. 큰 촉각적 자극이나 온감각과 통각 등을 전달하는 신경섬유는 뒤뿌리를 지나 척수뒤뿔의 신경세포와 시냅스를 이룬다. 이후 감각신경세포의 축삭들은 정중선을 넘어 상행하여 척수시상로(spinothalamic tract)를 만들고 시상(thalamus)의 신경세포와 시냅스를 이룬다. 이후 시상의 신경세포 축삭들은 대뇌겉질의 감각영역(sensation area)에 도달한다.

한편, 섬세한 촉각을 전달하는 신경섬유는 뒤뿌리를 지나 그대로 뒤섬유단을 상행하여 숨뇌에서 정중선을 가로질러 안쪽섬유띠(내측섬유띠, medial lemniscus)라는 띠 모양의 신경로가 되고 시상에서 끝나게 된다. 시상에 도달한 정보들은 다른 감각의 정보와 마찬가지로 대뇌겉질의 감각영역에 이르게 된다.

(3) 척수신경(spinal nerve)의 구성

척수신경은 척수와 말초부위를 연결하는 신경이다. 척수신경은 기능적으로 근육을 지배하는 원심성 운동신경과 말초에서의 감각을 중추로 전달하는 구심성 감각신경이 있으며 가슴신경과 허리신경에는 교감신경(sympathetic nerve)도 포함된다. 운동신경세포의 세포체(핵 수위 부분)는 척수의 앞뿔(전각, anterior horn)에 있으며, 그 축삭은 앞뿌리(전근, ventral root)를 형성한다. 한편, 감각신경 세포의 세포체는 척수신경절[spinal ganglion, 뒤뿌리신경절(후근신경절, dorsal root ganglion)]을 만들고 그 축삭이 뒤뿌리(후근, dorsal root)가 되어 척수의 뒤뿔(후각, dorsal horn)로 들어와 뒤뿔에 있는 신경세포와 시냅스를 이룬다(그림 11-15, 참조).

척수와 척수신경을 연결하는 부분을 뿌리(근, root)라고 하는데, 척수의 앞가쪽고랑(전외측구, anterolateral sulcus)에서 나오는 것을 앞뿌리(전근, ventral root), 뒤가쪽고랑(후외측구, posterolateral sulcus)에서 나오는 것을 뒤뿌리(후근, dorsal root)라고 한다. 앞뿌리와 뒤뿌리가 합쳐져 척수신경이 되며 위아래로 서로 인접하는 척추뼈(척추골) 사이의 척추사이구멍(추간공)에서 나온다. 가장 위의 척수신경은 뒤통수뼈(후두골)와 제1목뼈(경추) 사이에서 나오는 제1목신경(경신경)이다. 계속해서 제2·제3목신경으로 이어지며, 제7목뼈와 제1등뼈(흉추) 사이에서 제8목신경이 나온다. 여기에서 이어지는 제1등뼈와 제2등뼈 사이에서는 제1가슴신경(흉신경)이 나오며, 계속해서 제12가슴신경까지 나오고, 5쌍의 허리신경(요신경), 5쌍의 엉치신경(천골신경), 1쌍의 꼬리신경(미골신경)이 나온다. 뒤뿌리에는 앞뿌리와 합쳐지기 직전에 불룩한 곳이 있는데 이것이 척수신경절(spinal ganglion) 혹은 뒤뿌리신경절(후근신경절, dorsal root ganglion)이다. 척수신경은 척추사이구멍에서 나오면 앞가지(전지, anterior ramus)와 뒤가지(후지, posterior ramus)로 나뉘는데, 가슴신경과 허리신경에서는 교감신경절 간의 교통가지(교통지, communicans ramus)가 나온다.

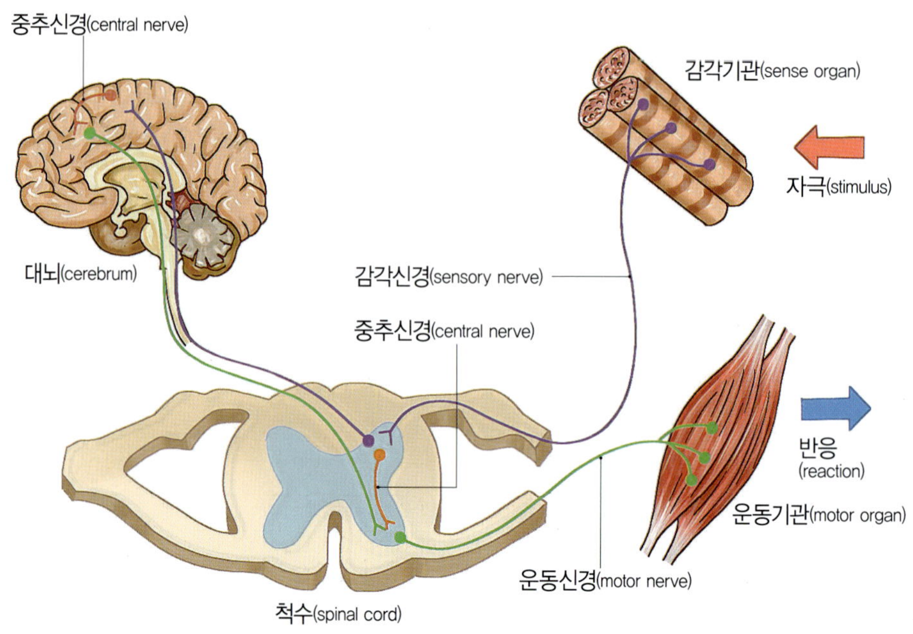

그림 11-15 정상적인 신경의 전도

(4) 척수의 반사(spinal reflex)기능

말초에서 보내온 자극정보가 구심로(감각신경)에 의해 척수의 반사중추(reflex center)에 도달한다. 여기에 도달한 정보는 본인의 의지와는 관계없이 무의식적이고(대뇌겉질을 통하지 않음) 자동적으로 즉시 원심로(운동신경)를 통해 그 자극정보를 말초에 전달하여 근육을 수축시키거나 샘분비를 자극하는데, 이를 척수반사(spinal reflex)라고 한다. 이 자극정보의 전달경로를 반사활(반사궁, reflex arc)이라고 한다. 무릎반사(슬개반사, patellar reflex)는 가장 단순한 반사활의 예이다.

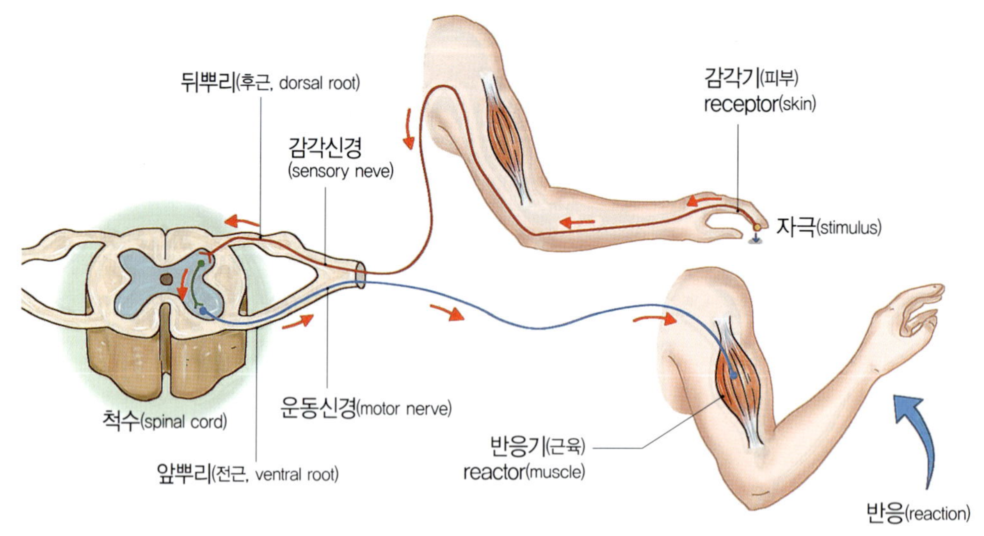

그림 11-16 자극에 의한 반사

반사활에는 몸반사활(somatic reflex arc)와 자율반사활(autonomic reflex arc)이 있다. 몸반사활에는 뜨거운 것에 손이 닿으면 재빨리 떼는 등 뼈대근육의 반사가 해당된다. 이것은 반사적으로 손을 웅크리는 것으로, 그 후 대뇌겉질이 뜨거움을 느낀다. 무릎반사는 척수반사의 예이다. 척수반사에는 뇌가 관여하는 경우도 있다. 예를 들어 수많은 다른 자극정보가 왔을 때 그 반사반응에는 정확성을 요하는 경우가 있는데 이럴 때 정보를 판단하기 위해 뇌가 관여한다. 자율반사활은 침을 분비하는 반사(침분비반사, salivary reflex)나 동공의 크기를 변화시키는 반사(동공반사, pupillary reflex), 재채기 등이 있다. 혈압, 발한, 소화, 배설 등도 자율반사로 조절되고 있다.

2 | 뇌(brain)

(1) 뇌의 구조와 기능

뇌는 중추신경계통을 관장하는 기관이며, 뇌막에 싸여 머리뼈안(cranial cavity)에 위치한다. 성인의 뇌는 약 1,300~1,400g의 무게로 상당히 무거운 장기이며, 뇌의 신경세포는 약 140억 개나 된다. 인간은 대뇌가 크게 발달하여 뇌 대부분을 차지하며, 뇌줄기 대부분을 덮고 있다. 뇌줄기는 척수의 상부에 있어 척수와 광범위한 연락을 취하고 있다. 뇌는 본능적인 생명활동에 있어서 중요한 역할을 담당하는데, 여러 기관의 거의 모든 정보가 일단 뇌에 모이고, 뇌에서 여러 기관으로 활동이나 조정 명령을 내린다. 또한 고등 척추동물의 뇌는 학습의 중추이다. 뇌는 대부분의 움직임, 행동을 관장하고, 신체의 항상성을 유지시킨다. 즉 심장의 박동, 혈압, 혈액내의 농도, 체온 등을 일정하게 유지시킨다. 또한, 인지, 감정, 기억, 학습 등을 담당한다.

척수에 가까운 부위부터 숨뇌(연수, medulla oblongata), 다리뇌(교뇌, pons), 소뇌(cerebellum), 중간뇌(중뇌, midbrain), 사이뇌(간뇌, diencephalon), 끝뇌(대뇌반구, cerebral hemisphere)로 이루어져 있다. 다리뇌와 소뇌를 합하여 뒤뇌(후뇌, metencephalon)라고 한다. 다리뇌는 숨뇌 위로 이어지며 소뇌는 숨뇌 및 다리뇌의 등쪽에 있다. 숨뇌와 뒤뇌를 합하여 마름뇌(능형뇌, rhombencephalon)라고 한다. 다리뇌 앞쪽은 중간뇌를 거쳐 사이뇌로 이어지며, 끝뇌는 사이뇌의 앞등쪽으로 이어진다. 사이뇌와 끝뇌를 합하여 앞뇌(전뇌, prosencephalon)라고 하며 끝뇌는 대뇌(cerebrum)가 된다.

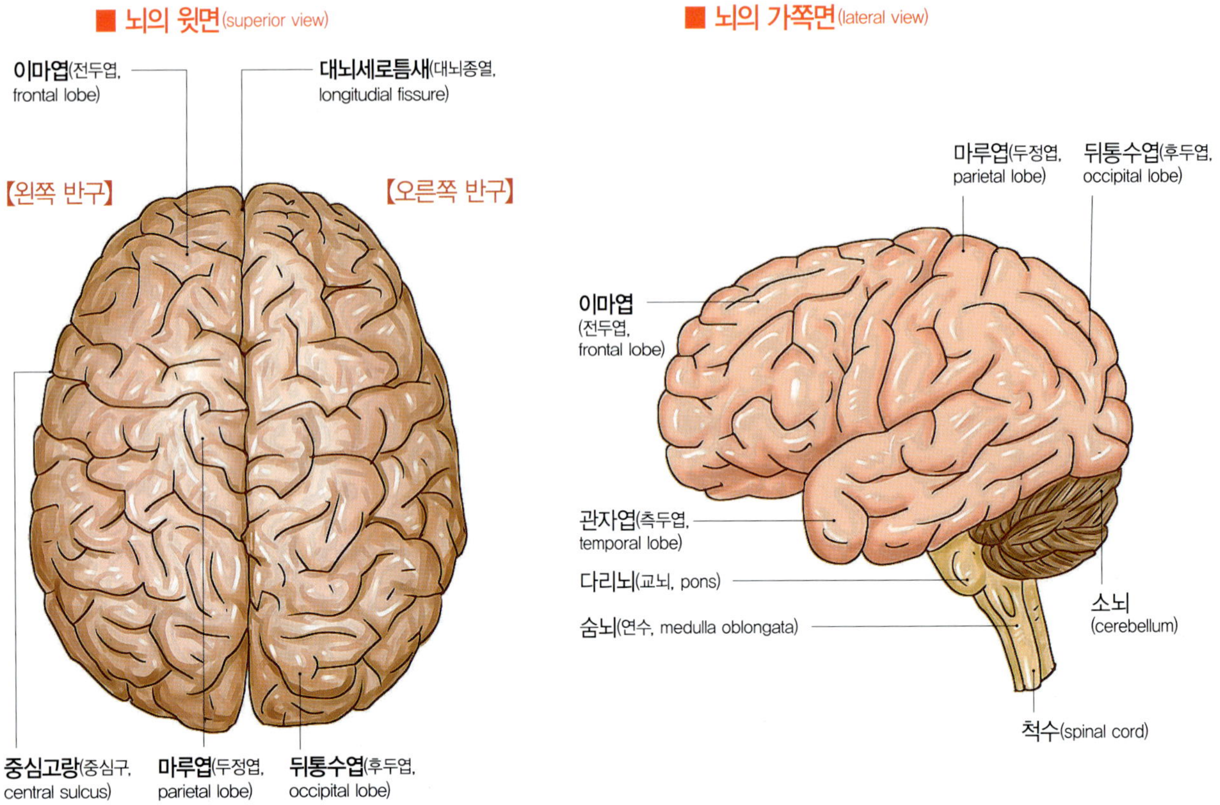

■ 뇌의 윗면(superior view)
이마엽(전두엽, frontal lobe)
대뇌세로틈새(대뇌종열, longitudial fissure)
【왼쪽 반구】
【오른쪽 반구】
중심고랑(중심구, central sulcus)
마루엽(두정엽, parietal lobe)
뒤통수엽(후두엽, occipital lobe)
■ 뇌의 가쪽면(lateral view)
마루엽(두정엽, parietal lobe)
뒤통수엽(후두엽, occipital lobe)
이마엽 (전두엽, frontal lobe)
관자엽(측두엽, temporal lobe)
다리뇌(교뇌, pons)
숨뇌(연수, medulla oblongata)
소뇌 (cerebellum)
척수(spinal cord)

그림 11-17 뇌의 표면 해부학

대뇌(cerebrum)
시상(thalamus)
뇌들보(corpus callosum)
시상하부(hypothalamus)
뇌하수체(pituitary gland)
다리뇌(pons)
그물체(reticular formation)
소뇌(cerebellum)
숨뇌(medulla oblongata)

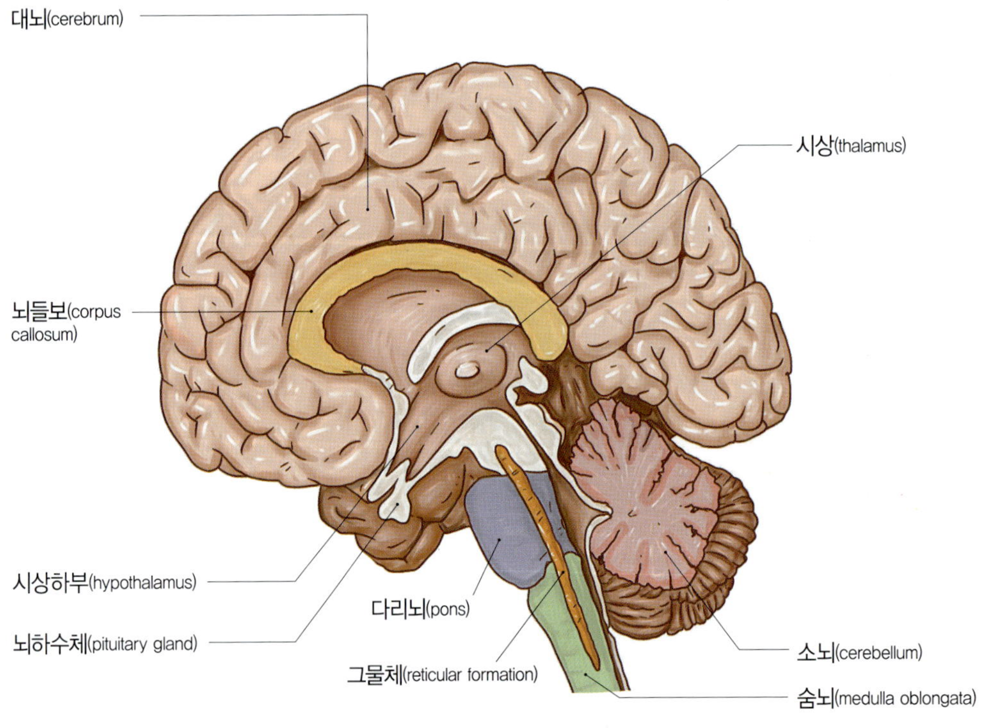

그림 11-18 뇌의 안쪽면(오른쪽)

(2) 앞뇌(전뇌, forebrain)

① 대뇌(cerebrum)

좌우 1쌍의 반구상의 덩어리로 뇌의 90%를 차지하는 뇌에서 가장 큰 부위이다. 양쪽의 대뇌반구는 각각 반대쪽의 신체를 조절한다. 양쪽의 대뇌반구는 약 3억개의 신경세포섬유들로 구성된 뇌들보(뇌량, corpus callosum)에 의해서 연결된다.

A. 대뇌반구(cerebral hemisphere)

대뇌는 대뇌세로틈새(대뇌종열, longitudinal fissure)에 의해 좌우의 대뇌반구로 나뉘어 있으며 좌우의 대뇌반구는 대뇌고랑(sulci)에 의해 4엽으로 나눠어지며 각 엽은 각각을 덮는 머리뼈의 명칭과 관련되어 있다. 이마엽(전두엽, frontal lobe)은 계획을 세우거나 의사결정을 하고 목적지향적 행동을 주관하는 곳이며, 마루엽(두정엽, parietal lobe)은 각 신체부분을 부위별로 나누어 조절한다. 관자엽(측두엽, temporal lobe)은 청각과 인지 및 기억 등의 기능을 담당하고 있으며, 뒤통수엽(후두엽, occipital lobe)은 시각중추가 있는 부위이다.

각각의 반구는 가쪽을 둘러싸는 외투[mantle, 회색질(gray matter)과 백색질(white matter)]와 그보다 깊은 곳에 있는 바닥핵(기저핵, basal ganglia), 후각뇌(rhinencephalon)의 3부분으로 이루어진다. 회색질(대뇌겉질)은 대뇌반구 표면으로 신경세포체(nerve cell body)가 모여 있는 부분으로, 생체에서 회색으로 보여서 이 명칭이 붙었다. 대뇌겉질은 이랑(뇌회, gyrus)이라고 불리는 볼록한 부분과 깊은 홈으로 생긴 고랑(구, sulcus)으로 이루어져 있어 표면적이 넓어져서 신경세포가 많이 들어갈 수 있다. 백색질(대뇌속질)은 회색질보다 깊은 곳에 신경섬유들이 모여 있는 부분으로 생체에서 하얗게 보인다. 회색질 대부분은 표면에 있으나 백색질에도 섬과 같은 형태의 회색질이 묻혀 있다. 이 부분을 바닥핵(기저핵, basal ganglia)이라고 한다.

표 11-3 대뇌반구의 기능적 구분

대뇌반구	1차 영역	연합영역
이마엽	운동영역 운동전영역	이마엽연합영역(브로카의 운동성 언어중추)
마루엽	몸감각영역	몸감각연합영역
관자엽	청각영역	청각연합영역(베르니케의 청각성 언어중추)
뒤통수엽	시각영역	시각연합영역(시각성 언어중추)

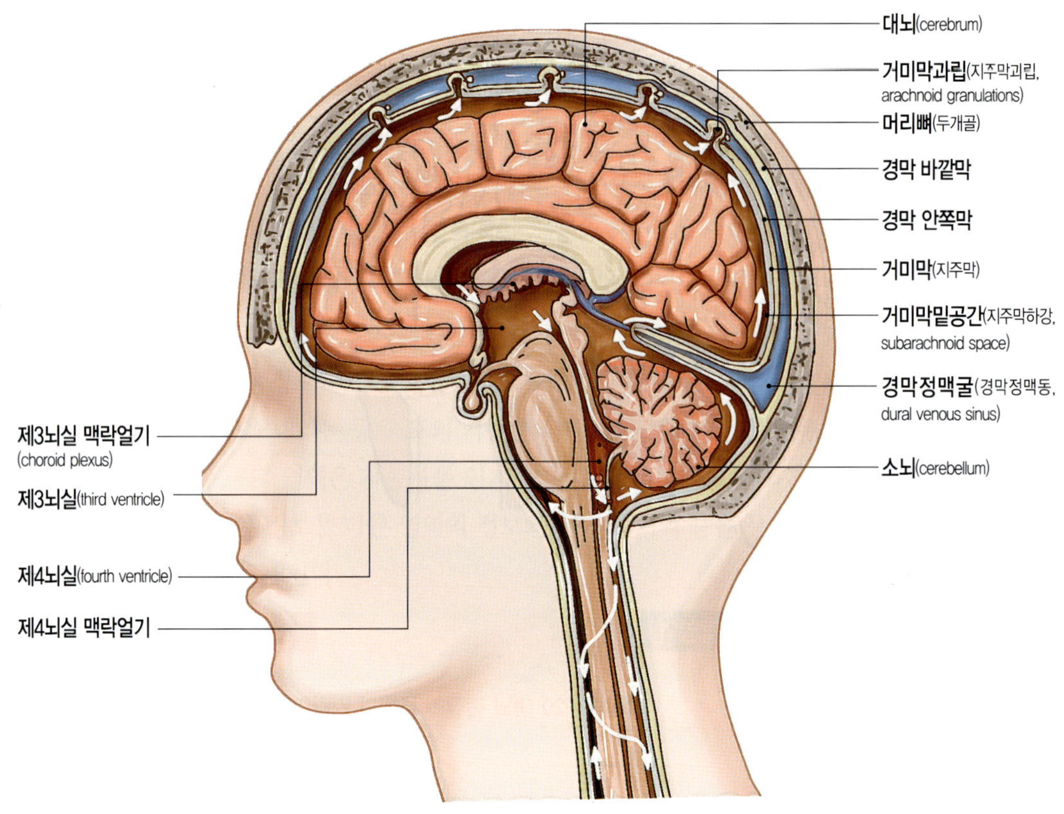

그림 11-21 뇌척수액의 흐름

② 바닥핵(기저핵, basal ganglia)

바닥핵은 대뇌에서 속질 안에 있는 회색질을 말하며, 시상의 바깥쪽에 위치하고, 꼬리핵(미상핵, caudate nucleus), 렌즈핵(lentiform nucleus) 등으로 구성되어 있다. 렌즈핵은 속섬유막의 바깥쪽에 있으며 나아가 안쪽의 창백핵(담창구, globus pallidus)과 바깥쪽의 조가비핵(피각, putamen)으로 나뉜다. 조가비핵과 꼬리핵은 같은 성질의 신경세포로 이루어지며, 서로 가는 줄무늬로 연락하고 있어서 이 둘을 합하여 새줄무늬체(striatum)라고 한다. 새줄무늬체와 창백핵은 피라미드바깥길계의 일부이다. 바닥핵은 대뇌겉질에서 나온 신경섬유를 받아들여 운동을 조절하는 기능을 한다. 즉, 바닥핵은 자발운동(voluntary movement) 조절에 관계하고 있으며 운동 시 근육긴장의 균형을 취하도록 하는데, 이 부분에 장애가 생기면 보행이나 원활한 운동이 어려워진다. 이런 대표적인 질환으로 헌팅톤무도병(Huntington' chorea)과 파킨슨증후군(Parkinson' syndrome)이 있는데, 헌팅톤무도병은 춤추는 듯한 불규칙적인 불수의 움직임이 관찰된다. 파킨슨증후군은 운동 조절이 느려지거나 손떨림이 심한 형태로 보이는데, 바닥핵의 신경전달물질인 도파민의 농도가 부족해서 나타난다. 시상과 꼬리핵과 렌즈핵에 둘러싸인 백색질 부분을 속섬유막(내포, internal capsule)이라고 하며, 운동과 감각의 신경로 대부분이 지나가는 부분으로 뇌출혈을 일으키기 쉽다.

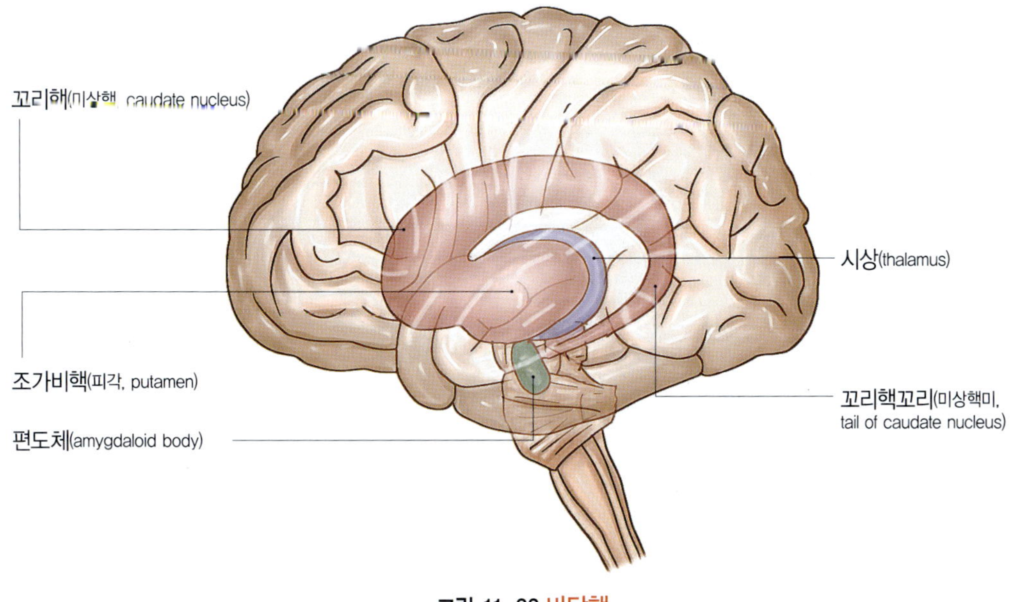

그림 11-22 바닥핵

③ 대뇌 둘레계통(변연계, limbic system)

변연계는 옛겉질(고피질, paleocortex)과 치아이랑(치상회, dentate gyrus) 그리고 해마(hippocampus)와 원시겉질(archicortex)과 띠이랑(대상회, cingulate gyrus) 그리고 해마이랑(해마회, hippocampal gyrus)과 편도체(amygdaloid body)를 포함하는 영역을 말하며 본능이나 감정의 움직임(정동, affect)에 관련되어 있다. 옛겉질은 개체유지나 종족보존(성욕)과 관련되어 있으며, 본능에 따른 정동행동(화, 공포 등)이나 자율기능에 중요한 역할을 한다. 이 부분은 인간, 동물 모두에 공통된 기능인데, 하등동물일수록 이 부분을 차지하는 비율은 커진다. 한편, 새겉질(신피질, neocortex)은 기억이나 지능 등의 고도의 정신기능을 담당하고 있으며 인간은 이 부분이 큰 면적을 차지한다. 뇌들보 주변의 대뇌겉질은 대뇌 둘레계통(변연계, limbic system)에 포함되며 감정과 욕구 등을 일으켜 자율신경의 중추인 시상하부에 영향을 미친다.

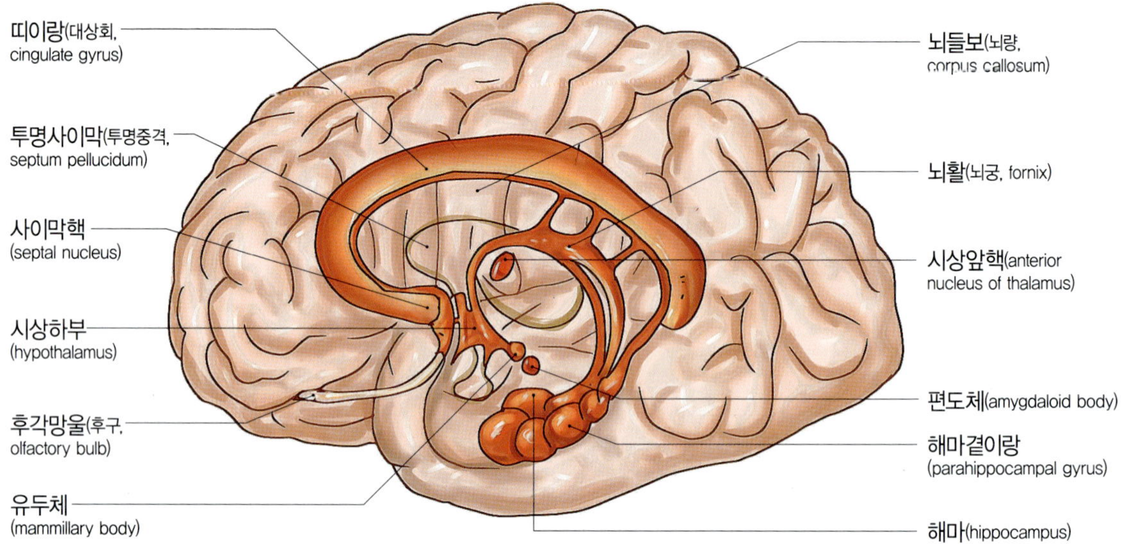

그림 11-23 둘레계통

(3) 사이뇌(diencephalon)

사이뇌(간뇌)는 시상과 시상하부로 구성된다. 시상(thalamus)은 사이뇌의 등쪽부분, 셋째뇌실(제3뇌실, third ventricle)의 좌우에 위치하여 시각, 청각 등 다양한 감각정보를 대뇌겉질에 전달한다.

시상하부(hypothalamus)는 시상의 아래쪽, 셋째뇌실의 아래에 있다. 이 부위의 바닥은 뇌하수체(hypophysis)로 이어져 있다. 생명활동에 중요한 호흡수, 혈압, 심박수, 소화액 분비조절과 함께 체온조절중추, 섭식중추, 음수중추, 정서 및 행동중추와 같은 많은 자율신경기능의 고위중추가 있다. 또한, 내분비계의 뇌하수체 기능을 조절하고 있다.

(4) 뇌줄기(brain stem)

뇌줄기(뇌간)는 숨뇌, 다리뇌, 중간뇌로 구분된다.

① 숨뇌(medulla oblongata)

숨뇌(연수)는 다수의 뇌신경핵(nuclei of cranial nerve; 혀인두신경, 미주신경, 더부신경, 혀밑신경의 핵) 및 백색질과 회색질이 섞인 그물체(망상체, reticular formation)가 있다. 그물체는 호흡운동을 담당하는 호흡중추가 있어서 이 부위에 장애가 발생하면 호흡이 정지하여 생명을 잃는다. 따라서 이 부위를 생명점(vital spot)이라고도 한다. 그밖에 호흡운동과 관련된 기침, 재채기, 발성을 담당하는 중추, 순환계 조절에 관련된 심장중추, 혈관운동중추, 소화기와 관련된 저작중추, 삼킴중추, 구토중추, 타액분비중추, 또 누액분비중추, 발한중추 등이 이 부위에 존재한다.

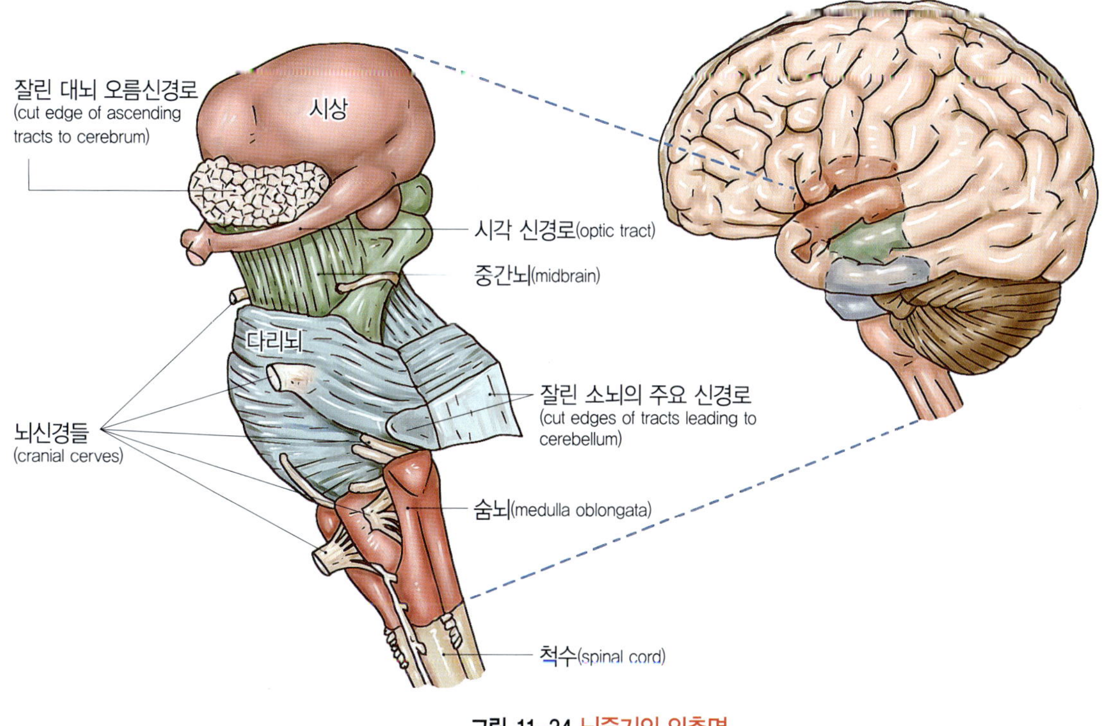

그림 11-24 뇌줄기의 외측면

척수의 위쪽 끝으로 이어지는 위가 굵은 원뿔형의 모양이다. 뇌신경핵 이외의 회색질로는 올리브핵(olivary nucleus)과 뒤쪽섬유단핵(후삭핵, dorsal column nuclei)이 있다. 이들은 피라미드바깥길(추체외로, extrapyramidal tracts) 계통의 운동에 관여하는 것으로 생각된다. 또 숨뇌의 가쪽 등에 있는 아래소뇌다리는 뒤척수소뇌로(후척수소뇌로, posterior spinocerebellar tract), 올리브소뇌로(olivocerebellar tract) 등의 섬유다발이 소뇌에 이르는 통로가 된다. 피라미드(추체, pyramid)는 뼈대근육 자발운동의 내림신경로인 피라미드로(추체로, pyramidal tract)가 지나는 곳으로, 이곳에서 대부분의 섬유가 반대쪽으로 교차하는 피라미드교차(추체교차, pyramidal decussation)가 일어난다.

② 다리뇌(pons)

다리뇌(교뇌)는 중간뇌의 꼬리쪽에 돌출된 둥근 부분이며, 숨뇌 위쪽에 위치하며 배쪽으로 볼록하고, 표면에 가로로 주행하는 다수의 고랑이 있다. 오름(감각성) 및 내림(운동성) 신경로가 통과하고 있다. 다리뇌는 바닥부분(basilar part)과 등부분(dorsal part; 다리뇌뒤판)으로 이루어지며, 등부분 양쪽의 중간소뇌다리(중소뇌각, middle cerebellar peduncle)는 소뇌로 연결된다. 바닥부분에는 다리뇌핵(교핵, pontine nuclei)이 있고, 그 내부를 피라미드로와 겉질다리뇌로가 주행한다. 다리뇌뒤판은 숨뇌 및 중간뇌의 그물체(망상체, reticular formation)와 하나로 이어진 그물체가 대부분을 차지하며, 이곳에는 자율신경의 중추가 있다.

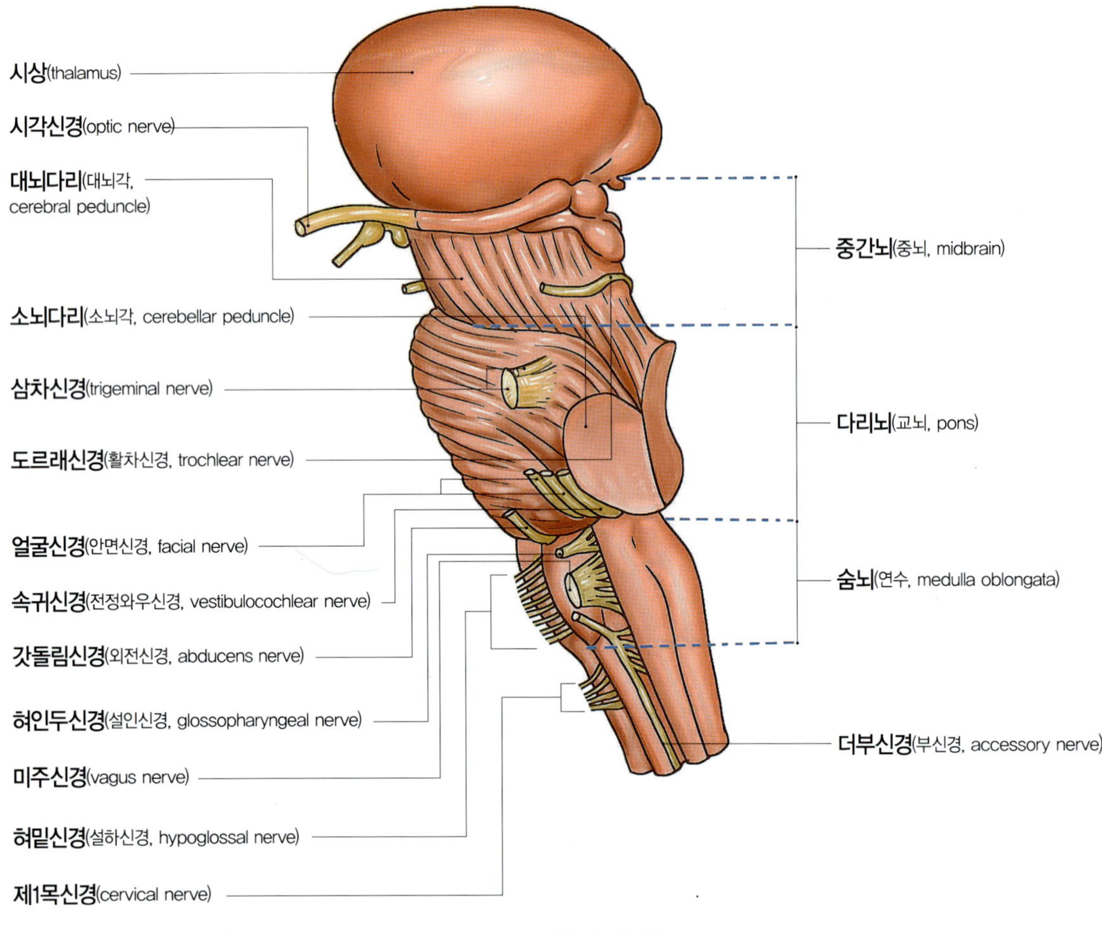

그림 11-25 뇌줄기 외부구조

③ 중간뇌(midbrain)

중간뇌(중뇌)는 사이뇌와 다리뇌 사이에 위치하는 작은 부분으로 다리뇌 위쪽에 있으며 배쪽의 대뇌다리(대뇌각, cerebral peduncle), 중앙부의 중간뇌뒤판(피개, tegmentum), 등쪽의 중간뇌덮개(중뇌개, tectum; 덮개)로 이루어진다. 대뇌다리는 좌우의 대뇌반구에서 나와서 다리뇌 바닥 부분을 향해 주행하는 백색질의 다발로, 가운데는 피라미드로가, 양쪽은 겉질다리뇌핵로가 지난다. 중간뇌덮개 부위는 시각이나 청각에 의한 반사에 관여하고 있으며 장애를 입으면 빛반사(대광반사, light reflex)가 소실된다. 좌우 대뇌다리 사이의 패인 곳을 대뇌다리사이오목(각간와, interpeduncular fossa)이라고 한다. 중간뇌뒤판에는 중간선 양쪽에 피라미드바깥길계에 속하는 적(색)핵(red nucleus)이 있어 소뇌에서의 교차성 섬유를 받는다. 등쪽 위에는 눈돌림신경핵(동안신경핵, oculomotor nucleus), 아래에는 도르래신경핵(활차신경핵, trochlear nucleus), 가쪽에는 그물체가 있다. 눈돌림신경핵 사이에는 덧눈돌림신경핵(부핵, accessory nuclei of oculomotor nerve; Edinger-Westphal nucleus)이 있어서 부교감성 섬유를 낸다. 또 뒤판과 대뇌다리의 경계에는 피라미드 바깥길에 속하는 흑색질(substantia nigra)이 있다. 흑색질의 신경세포는 멜라닌색소를 포함하고 있기 때문에 육안으로 검게 보인다. 중간뇌덮개에는 중간뇌 등쪽면으로 위아래 2쌍의 융기된 구조물인 위둔덕(상구, superior colliculus)과 아래둔덕(하구, inferior colliculus)이 있으며 이들을 모두 합쳐 네둔덕체(사구체, quadrigeminal body)라고 부른다. 위둔덕은 주로 빛반사(대광반사, light reflex)에 관여하고, 아래둔덕은 청각의 중계로로서 관여한다. 중간뇌뒤판과 중간뇌덮개 사이에는 중간뇌수도관(cerebral aqueduct)이 있고 그 주위에 중심회색질이 있다. 중간뇌는 대뇌와 척수 및 소뇌 사이 전도로의 통로 그리고 중계소에 해당하며 안구운동이나 동공수축의 조절중추가 있다.

(5) 그물체(reticular formation)

그물체는 중간뇌와 사이뇌 그리고 숨뇌에 걸쳐 있다. 그물체를 상행하는 임펄스는 대뇌겉질에 투사되어 겉질을 활성화한다. 뇌줄기에는 신경섬유가 그물처럼 퍼져 있고 그 사이에 신경세포가 풍부하게 분포해 있다. 이 방사상으로 분포해 있는 신경계를 그물체(망상체)라고 한다. 그물체의 주요 역할은 다음과 같다.

첫째, 몸의 운동조절: 그물척수로(망상체, reticulospinal tract)를 통한 근육의 긴장 및 자세나 운동에 관한 뉴런의 연락을 통합한다. 또한 그물척수로는 눈과 귀에서 오는 신호를 소뇌로 전달하여 소뇌가 시각자극, 청각자극, 안뜰자극(전정자극) 등 소뇌의 운동의 협응 능력을 통합하도록 한다.

둘째, 수면과 의식유지 및 습관: 그물체에는 몸 전체의 감각정보, 운동겉질의 운동정보 등 다양한 정보가 들어온다. 이들 정보에 의거하여 의식 하의 활동이 제어된다. 그물체는 각종 감각자극을 받으면 이와 동시에 시상을 거쳐 대뇌겉질에 임펄스(활동전위)를 보내어 그것을 활성화한다. 이를 그물체활성계(망상활성계, reticular activating system)라고 한다. 즉, 상행성 활성화 임펄스를 보내어 각성상태를 유지하고 있다.

셋째, 심혈관조절: 숨뇌의 심장중추와 혈관의 운동중추를 포함하고 있어 심혈관의 운동을 조절하게 된다.

넷째, 통증조절: 몸에서 오는 통증신호를 대뇌겉질까지 전달하게 된다. 내림진통섬유(descending analgesic fibers)의 진원지이며 이 신경로의 신경섬유들은 척수에서 활동하며 통증신호를 뇌로 전달하는 것을 차단한다.

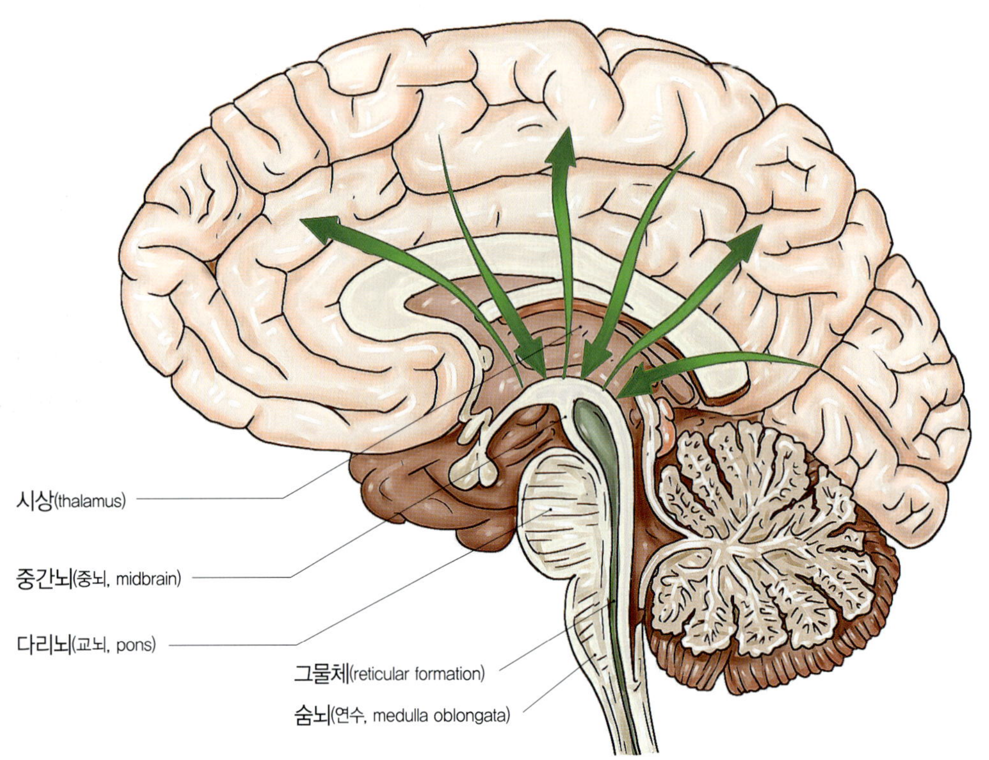

그림 11-26 그물체(뇌줄기에 100여개 이상의 핵으로 분포되어 있다)

(6) 소뇌(cerebellum)

소뇌는 뒤통수엽 아래에 위치하며 뇌줄기와 연락하고 있다. 소뇌를 전부 제거해도 생명에 지장은 없고 감각이나 지능에도 장애가 생기지 않는다. 생명에 필수 부분은 아니지만, 평형기능, 자세반사, 자발운동 등을 조절하고 있다. 운동 시 근력의 미묘한 조절을 하거나 근력의 균형을 유지하도록 작용하여 원활한 운동이나 안정된 자세를 유지하게 한다. 따라서 소뇌에서 출혈이 일어나거나 종양 등이 발생되면 신체의 평형이 흐트러져 운동실조증(kinesioneurosis)을 일으킨다.

소뇌(cerebellum)는 끝뇌의 뒤쪽 아래에서 넷째뇌실을 덮으며 숨뇌와 다리뇌의 등쪽에 위치한다. 좌우의 소뇌반구(cerebellar hemisphere)와 중앙의 벌레(충부, vermis)로 이루어진다. 소뇌의 바닥부위 앞쪽에 위숨뇌천장(상수범, superior medullary velum), 뒤아래쪽에 아래숨뇌천장(하수범, inferior medullary velum)이라고 하는 판이 있어서 넷째뇌실 천장의 일부를 만든다. 또, 중간뇌, 다리뇌, 숨뇌와 각각 위소뇌다리(상소뇌각, superior cerebellar peduncle), 중간소뇌다리(중소뇌각, middle cerebellar peduncle), 아래소뇌다리(하소뇌각, inferior cerebellar peduncle)에 의해 연결되어 있다. 소뇌 표면에는 다수의 고랑(소뇌고랑, cerebellar fissure)이 옆으로 평행하게 주행하여 소뇌이랑(소뇌회, cerebellar folia)을 만든다. 소뇌 바깥층은 회색질로 된 소뇌겉질이고, 내부는 백색질로 된 소뇌속질이다. 백색질에는 치아핵(치상핵, dentate nucleus), 마개핵(전상핵, emboliform nucleus), 둥근핵(구형핵, globose nucleus), 꼭지핵(실정핵, fastigial nucleus)이라고 하는 소뇌핵이 존재한다.

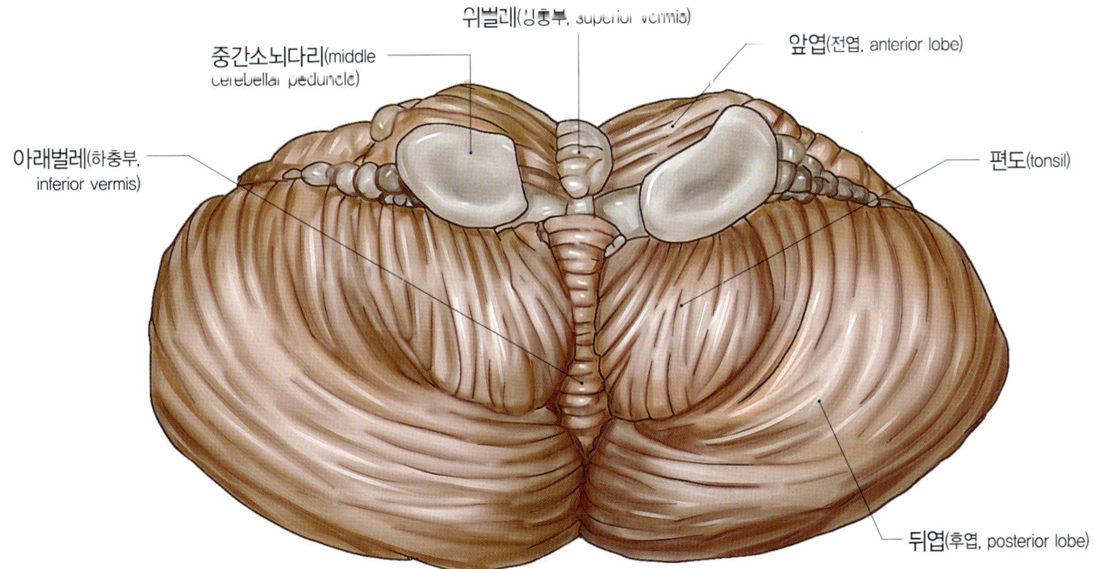

그림 11-27 소뇌의 아래면

소뇌는 대뇌와 척수를 연결하는 신경로에 끼어 있으며 말초의 근육, 힘줄, 관절에서의 감각을 받는다. 겉질에서 나오는 원심성 섬유는 푸르킨예세포(Purkinje cell)의 축삭 다발이며, 소뇌핵(cerebellar nuclei)을 경유하여 다른 뇌부위나 척수에 이른다. 소뇌는 다른 피라미드바깥길계통과 함께 뼈대근육의 긴장을 조절하여 협조운동을 지배한다.

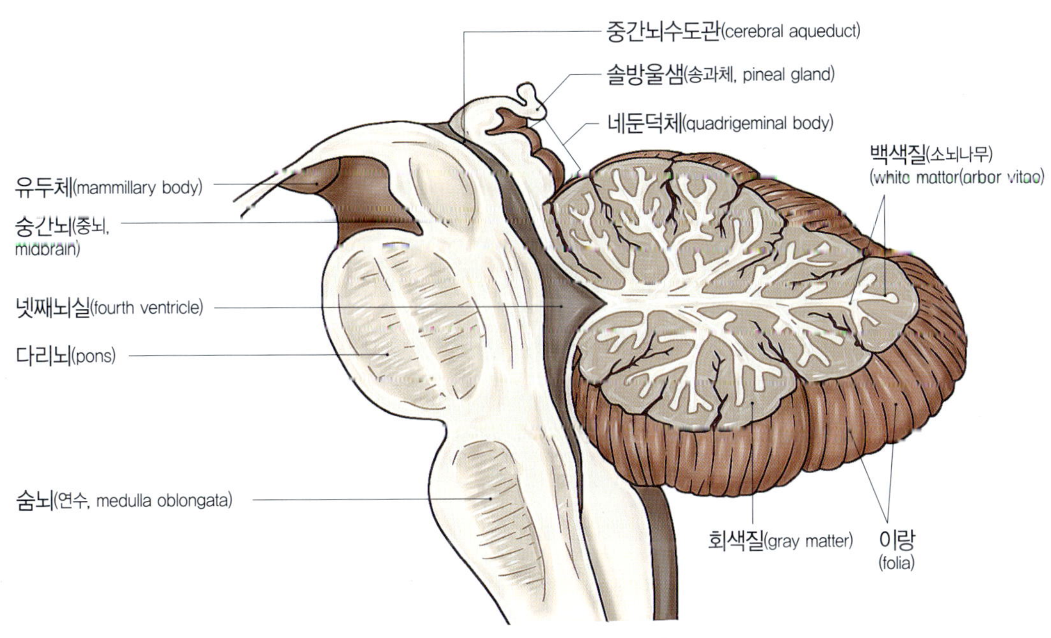

그림 11-28 소뇌의 정중면

3. 말초신경계통(peripheral nervous system, PNS)

말초신경은 중추신경(뇌와 척수)과 각 기관을 연결하는 신경계 다발이다. 중추신경계통에서 신경이 나오게 되면 점차 분지를 반복하여 가늘어지고 결국에는 1개의 신경섬유가 되어 신체 곳곳까지 분포한다. 일반적으로 '신경(nerve)'이라고 할 때는 말초신경섬유의 다발을 가리킨다. 말초신경의 경로 중에는 신경세포체가 모여있는 신경절(ganglion)이라고 하는 부푼 곳이 있으며 이곳에서 흥분을 중계(시냅스전달, synaptic transmission)한다. 신경섬유는 흥분전도의 방향에서 봤을 때 내림 또는 원심성 섬유와 오름 또는 구심성 섬유로 나뉜다. 일반적으로 전자를 운동섬유(motor fiber), 후자를 감각섬유(sensory fiber)라고 한다. 말초신경은 운동섬유만 또는 감각섬유만으로 이루어지는 경우도 있지만, 대부분은 둘이 함께 섞여 주행한다.

말초신경계통(peripheral nervous system)은 자율신경(autonomic nerve)과 몸신경(somatic nerve)으로 크게 나뉜다. 자율신경은 교감신경(sympathetic nerve)과 부교감신경(parasympathetic nerve)의 2종류 신경으로 나뉘며, 각 기관에 분포하여 길항적으로 작용하면서 무의식적 또는 반사적으로 내부 환경을 유지하고 있다.

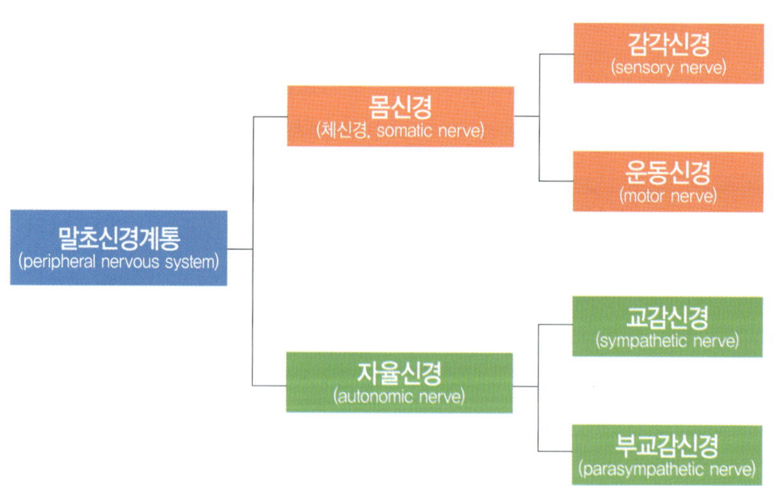

그림 11-29 말초신경계통의 분류

1 | 몸신경(뇌척수신경)

몸신경은 해부학적(형태학적)으로 뇌로 출입하는 뇌신경(cranial nerve)과 척수로 출입하는 척수신경(spinal nerve)의 2가지로 분류된다. 뇌신경, 척수신경은 피부 등 말초에서 보내온 정보를 중추에 전달하는 감각신경(sensory nerve) 또는 들신경(구심신경, afferent nerve)과 중추에서 내려진 명령을 말초(뼈대근육)에 전달하는 운동신경(motor nerve) 또는 날신경(원심신경, efferent nerve)으로 이루어져 있다. 그 밖에도 두 신경이 혼재하는 혼합신경(mixed nerve)이 있다.

(1) 뇌신경(cranial nerve)

뇌에서는 12쌍의 뇌신경(cranial nerve)이 나와 주로 머리, 얼굴, 목을 지배하고 있다.

① 후각신경(olfactory nerve)

후각신경은 후각을 전달하는 순수감각신경으로, 코안 위부분 후각점막에 있는 후각세포의 축삭이 모인 것이다. 운동 기능이 없으며, 냄새를 맡는데 관여하는 후각 기관이다. 태아 전 초기 단계인 배자의 코판에서 형성되는 이 후각신경은 재생이 가능하다. 각각 약 20개의 후각신경은 벌집뼈의 벌집체판을 관통하여 머리뼈안으로 들어가 후각망울(후구, olfactory bulb)에서 끝난다. 후각망울의 신경세포 흥분은 후각로(후삭, olfactory tract), 후각로삼각(후삼각, olfactory trigone)을 지나 일차후각겉질(primary olfactory cortex)에 투사된다.

② 시각신경(optic nerve)

시각신경은 시각을 전달하는 순수감각신경으로, 망막(retina)에서 받은 자극을 뇌로 전달하는 망막의 신경절세포의 축삭이 모인 것이다. 태아 전 초기 단계인 배자의 망막신경절세포(사이뇌에 위치한 게실)에서 시작하는 시각신경은 시각 정보가 넘어간 뒤에는 해당 정보를 다시 만들어내지 않는다. 시각신경관(optic canal)을 지나 머리뼈안으로 들어가며 뇌하수체 바로 앞에서 좌우의 것이 X자 모양으로 부분교차(시각교차, optic chiasm)하며 시각로(시삭, optic tract)가 되어 시상(thalamus)의 가쪽무릎체(lateral geniculate body)로 들어간다.

③ 눈돌림신경(동안신경, oculomotor nerve)

눈돌림신경은 중간뇌에 있는 주눈돌림신경핵(페를리아핵, nucleus of Perlia)에서 나와 안구의 운동과 위눈꺼풀을 들어 올리는 역할을 하는 운동신경섬유와 덧눈돌림신경핵(에딩거-베스트팔핵, Edinger-Westphal nucleus)에 의해 동공을 수축하고 눈의 초점을 조절하는데 관여하는 부교감신경으로 구성된 운동신경이다.

④ 도르래신경(활차신경, trochlear nerve)

도르래신경은 뇌신경 중 가장 가늘고 유일하게 뇌줄기의 뒷면에서 나오는 신경으로 안구의 운동에 관여하는 순수한 운동신경이다. 중간뇌 덮개부분의 도르래신경핵에서 나와 좌우가 교차한 후 중간뇌 등쪽에서 나와 위눈확틈새(상안와열, superior orbital fissure)를 지나 눈확으로 들어가 위빗근(상사근, superior oblique muscle)에 분포한다.

⑤ 삼차신경(trigeminal nerve)

삼차신경은 뇌신경 중 가장 크며 씹기근육과 목뿔뼈근육 일부에 분포하는 작은 운동부와 얼굴의 일반감각을 전달하는 굵은 감각부로 이루어진다. 다리뇌에서 나와서 머리뼈바닥의 나비뼈 큰날개 바닥부위에서 삼차신경절(반월신경절, trigeminal ganglion; Gasserian ganglion)을 만들고 눈신경, 위턱신경, 아래턱신경의 3가지로 나뉜다.

A. **눈신경**(안신경, ophthalmic nerve; 제1지): 위눈확틈새에서 눈확으로 들어가 안구, 눈물샘, 결막, 코안의 점막, 이마부위 및 두피의 일부에 분포하는 순수한 감각신경으로, 결막에 감각가지를 보내고 나아가 얼굴로 나와 이마부위와 마루부위의 피부에 분포한다.

B. **위턱신경**(상악신경, maxillary nerve; 제2지): 나비뼈의 원형구멍(정원공, foramen rotundum)에서 머리뼈 밖으로 나와 뺨과 윗입술, 콧방울 및 아래눈꺼풀의 피부와 물렁입천장(soft palate)의 점막, 위턱뼈(maxilla)의 치아와 잇몸에 분포하는 순수한 감각신경으로 삼차신경절에서 전방으로 갈라져 나비뼈의 원형구멍을 통하여 날개입천장오목(pterygopalatine fossa)으로 나오고, 이어서 아래눈확틈새(inferior orbital fissure)를 거쳐 눈확바닥으로 들어가 눈확아래신경(infraorbital nerve)이 된다. 눈확아래신경은 눈확아래구멍을 통하여 얼굴 앞쪽으로 빠져나와 뺨과 윗입술에 분포한다.

C. **아래턱신경**(하악신경, mandibular nerve; 제3지): 관자부위, 뺨의 바깥쪽, 아랫입술 및 턱의 피부와 입안 점막, 아래턱뼈의 치아와 잇몸, 혀 등에 분포하는 감각신경섬유와 씹기근육 등을 지배하는 운동신경섬유로 구성되는 혼합신경으로, 나비뼈의 타원구멍(난원공, foramen ovale)을 지나 머리뼈안을 나온다. 감각가지는 아래입술, 턱끝에서 귓바퀴까지의 피부, 아래턱 치아, 혀점막에 분포하며, 운동가지는 씹기근육(저작근, masticatory muscle)의 운동을 지배한다. 아래턱신경의 가지인 혀신경(설신경, lingual nerve)은 순수감각신경으로, 혀 앞 2/3의 감각(촉각, 온도감각 등)을 전달한다. 이 부위의 미각은 혀신경에 섞여 주행하는, 얼굴신경의 가지인 고실끈신경(고삭신경, chorda tympani nerve)에 의해 전달된다.

⑥ 갓돌림신경(외전신경, abducens nerve)

갓돌림신경은 눈돌림신경 및 도르래신경과 함께 안구의 운동에 관여하는 순수운동신경으로, 다리뇌의 갓돌림신경핵에서 나와 위눈확틈새를 지나서 눈확으로 들어가 가쪽곧은근을 지배한다.

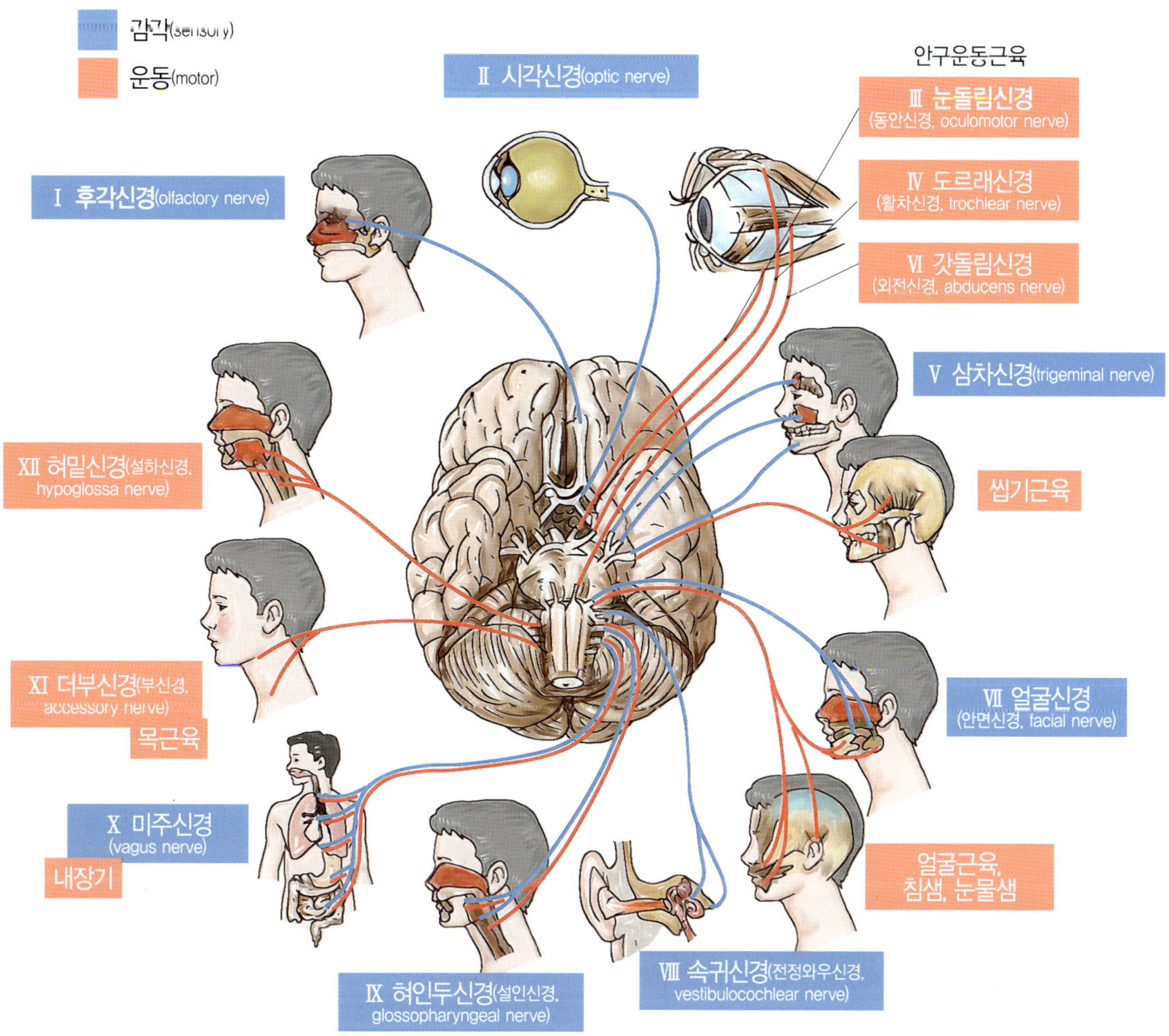

그림 11-30 뇌신경의 분포도

⑦ 얼굴신경(안면신경, facial nerve)

얼굴신경은 얼굴의 표정근을 지배하는 운동신경섬유와 혀로부터의 미각을 전달하는 특수감각신경섬유, 턱밑샘과 혀밑샘 및 눈물샘에 분포하는 부교감신경섬유들로 구성되어 있어 넓은 의미의 얼굴신경이라고 한다.

운동신경(좁은 의미의 얼굴신경)은 다리뇌의 얼굴신경핵에서 시작되어 속귀신경과 함께 속귀길로 들어가 이곳에서 나뉘어 관자뼈 내의 얼굴신경관으로 들어가서 무릎신경절(슬신경절, geniculate ganglion)을 만든 후 꼭지돌기 안쪽에 있는 붓꼭지구멍(경유돌공, stylomastoid foramen)에서 얼굴로 나와 얼굴의 표정근을 지배한다.

넓은 의미의 얼굴신경에서 분지하는 중간신경은 다음의 2가지로 나뉜다. 1가지는 큰바위신경(대추체신경, greater petrosal nerve)으로, 무릎신경절에서 나뉘어 날개입천장신경절(익구개신경절, pterygopalatine ganglion)을 지나 눈물 분비에 작용하는 부교감섬유를 보낸다. 다른 1가지는 앞에서 설명한 고실끈신경(고삭신경, chorda tympani nerve)으로, 얼굴신경관에서 나뉘어 고실을 경유해서 턱밑신경절(악하신경절, submandibular ganglion)로 들어가 아래턱신경(하악신경, mandibular nerve)의 가지인 혀신경(설신경, lingual nerve)과 섞여 턱밑샘과 혀밑샘의 침 분비에 작용하는 부교감섬유를 보냄과 동시에 혀 앞 2/3의 미각을 지배한다. 운동신경은 다리뇌의 얼굴신경운동핵에서 시작하고, 다리뇌의 아래모서리의 가쪽으로 나와 속귀길과 바위 내부의 얼굴신경관을 통과하여 붓꼭지구멍(stylomastoid foramen)을 지나 턱뼈가지 뒤쪽으로 나온다. 이후 얼굴신경은 귀밑샘을 관통하면서 뒤쪽으로 뒤귓바퀴신경(posterior auricular nerve)을 분지하고, 앞쪽으로는 귀밑샘신경얼기(parotid plexus)를 형성하고 이로부터 관자가지(temporal branches), 광대가지(zygomatic branches), 볼가지(buccal branches), 턱모서리가지(marginal mandibular branch), 목가지(cervical branch)를 분지하여 얼굴의 표정근에 분포한다.

⑧ 속귀신경(전정와우신경, vestibulocochlear nerve)

속귀신경은 청각과 평형각을 전달하는 순수한 특수감각신경으로 청각을 담당하는 달팽이신경(와우신경, cochlear nerve)과 신체의 평형각을 담당하는 안뜰신경(전정신경, vestibular nerve)으로 이루어진다. 달팽이신경은 속귀의 달팽이에서 시작되며 나선신경절(달팽이신경절, spiral ganglion)을 거쳐 속귀길을 지나 숨뇌의 달팽이핵을 아래둔덕(inferior colliculus) 및 안쪽무릎체(medial geniculate body)를 거쳐 대뇌 관자엽의 청각겉질(auditory cortex)에 연결된다.

안뜰신경은 속귀의 반고리관과 안뜰에서 시작하여 안뜰신경절(vestibular ganglion)을 거쳐 속귀길을 지나 숨뇌의 안뜰신경핵(vestibular nucleus)에 연결되고, 대뇌겉질과 함께 직접 소뇌에도 연결된다.

⑨ 혀인두신경(설인신경, glossopharyngeal nerve)

혀인두신경은 혀와 인두에 분포하여 감각과 운동을 담당하는 혼합신경으로, 혀 뒤쪽 1/3의 미각및 감각과 인두점막의 감각을 지배하여 인두근의 운동을 지배함과 동시에 귀밑샘에 침 분비를 촉진하는 부교감신경섬유를 보낸다. 미각과 감각에 작용하는 신경섬유는 위·아래신경절을 거쳐 숨뇌에 도달하며 시상을 경유해서 중추에 이른다. 운동신경은 숨뇌에서 시작되어 목정맥구멍(경정맥공, jugular foramen)을 지나서 머리안을 나와 삼킴운동에 작용하는 인두근에 분포한다.

⑩ 미주신경(vagus nerve)

미주신경은 뇌신경 중 가장 길고, 복잡하게 분포하는 신경으로 목, 가슴, 배부위의 내장에 분포하여 그들의 운동과 분비를 조절하는 부교감신경섬유와 내장감각신경섬유 및 인두와 후두에 분포하는 운동신경섬유, 일부 미각을 담당하는 특수감각신경섬유를 포함하고 있는 혼합신경이다. 숨뇌의 가쪽면에서 시작되어 혀인두신경, 더부신경과 함께 목정맥구멍을 지나 머리뼈안을 나오면 처음에는 속목동맥, 이어서 온목동맥의 뒤가쪽을 따라 하행하여 가슴안으로 들어오면 오른쪽은 오른빗장밑동맥 앞을, 왼쪽은 대동맥활 앞을 지나고 좌우기관지 뒤를 통과하여 식도 앞뒤를 따라 가로막의 식도구멍을 지나 배안으로 들어간다. 배안에서 교감신경이 만드는 복강신경얼기(복강신경총, celiac plexus)와 교통하여 위, 작은창자, 잘록창자, 간, 이자, 콩팥위샘, 콩팥 등에 분포한다. 주행 도중에 뇌막가지, 귓바퀴가지, 인두가지를 내어 그 부위의 감각에 작용하며, 또 인두근의 운동을 지배한다. 위후두신경(상후두신경, superior laryngeal nerve)과 아래후두신경(하후두신경, inferior laryngeal nerve)은 후두의 근육에 분포하여 발성을 담당한다. 위아래의 심장가지는 교감신경의 가지와 함께 심장에 분포하고 또 식도가지나 기관지가지는 식도와 허파에 분포한다. 이들 내장에 분포하는 미주신경의 가지는 모두 부교감신경섬유를 포함하고 있기 때문에 미주신경의 자극에 의해 심장의 박동은 감소하고 기관지는 수축한다. 또, 위장의 운동은 활발해져 소화액 분비도 증가한다.

미주신경은 숨뇌의 가쪽에서 시작하고 목정맥구멍을 통하여 머리뼈바닥으로 나오며, 목정맥구멍 아래에서 위·아래신경절(superior, inferior ganglion)을 형성하고 있다.

⑪ 더부신경(부신경, accessory nerve)

더부신경은 순수한 운동신경으로 숨뇌에서 시작하는 신경섬유들과 척수에서 시작하는 신경섬유들이 합쳐져 형성된다. 목정맥구멍을 통하여 머리뼈안을 빠져나온 더부신경은 목빗근(흉쇄유돌근, sternocleidomastoid muscle)과 등세모근(승모근, trapezius muscle)을 지배한다.

⑫ 혀밑신경(설하신경, hypoglossal nerve)

혀밑신경은 혀에 분포하는 순수운동신경으로, 숨뇌의 혀밑신경핵(hypoglossal nucleus)을 나와 혀밑신경관(설하신경관, hypoglossal canal)을 지나고 혀뿌리에 분포하여 혀의 운동을 지배한다. 혀밑신경의 한 가지는 제1~3목신경 앞가지와 합류하여 목신경고리(ansa cervicalis)를 형성하여 목뿔뼈아래근육들에 분포한다.

표 11-4 뇌신경의 종류

I	**후각신경** (후신경, olfactory nerve)	냄새 정보를 대뇌반구의 아래쪽에 있는 후각망울(후구, olfactory bulb)로 전달한다.	감각신경
II	**시각신경** (시신경, optic nerve)	망막에 비친 상이나 밝기, 색채 정보를 가쪽무릎체(외측슬상체, lateral geniculate body)에 전달한다.	감각신경
III	**눈돌림신경** (동안신경, oculomotor nerve)	안구운동에 관계되는 근육을 지배한다. 동공이나 섬모체근(모양체근, ciliary muscle) 수축을 지배하는 부교감신경을 포함하므로 기능적으로는 혼합신경이다.	운동신경
IV	**도르래신경** (활차신경, trochlear nerve)	안구운동에 관계되는 뼈대근육 중 위빗근(상사근, superior oblique muscle)을 지배한다.	운동신경
V	**삼차신경** (trigeminal nerve)	뇌신경 중 가장 굵다. 얼굴의 감각정보를 뇌에 전달하며 또, 씹기 근육(저작근)을 지배한다.	혼합신경
VI	**갓돌림신경** (외전신경, abducens nerve)	안구를 가쪽으로 향하게 하는 가쪽곧은근(외측직근, lateral rectus muscle)을 지배한다.	운동신경
VII	**얼굴신경** (안면신경, facial nerve)	얼굴의 표정근을 지배하는 운동신경과 혀의 미각이나 눈물샘, 턱밑샘, 혀밑샘의 분비를 조절하는 부교감신경을 포함한다.	혼합신경
VIII	**속귀신경** (내이신경, auditory nerve, vestibulocochlear nerve)	청각이나 평형감각 정보를 중추에 보낸다. 안뜰신경(전정신경, vestibular nerve)과 달팽이신경(와우신경, cochlear nerve)으로 이루어진다. 메니에르병(Meniere's disease)은 안뜰신경의 이상에 따른다.	감각신경
IX	**혀인두신경**(설인신경, glossopharyngeal nerve)	혀의 미각을 전달하는 감각신경과 삼킴에 관계하는 인두근을 지배하는 운동신경과 귀밑샘 분비를 조절하는 부교감신경을 포함한다.	혼합신경
X	**미주신경** (vagus nerve)	뇌신경 중에서 가장 지배영역이 넓다. 바깥귀길, 인두, 후두의 감각정보를 전달하고 운동을 지배한다. 또 목, 가슴, 배의 장기에 분포하는 부교감신경을 포함한다.	혼합신경
XI	**더부신경** (부신경, accessory nerve)	목에 있는 목빗근(흉쇄유돌근, sternocleidomastoid muscle)과 등세모근(trapezius muscle)을 지배한다.	운동신경
XII	**혀밑신경** (설하신경, hypoglossal nerve)	혀의 운동을 지배한다.	운동신경

(2) 척수신경(spinal nerve)

척수의 앞뿌리(전근, ventral root)에서 나오는 운동신경과 뒤뿌리(후근, dorsal root)로 들어가는 감각신경이 척추사이구멍(추간공, intervertebral foramen)으로부터 나온 곳에서 합쳐져 혼합신경인 척수신경이 된다. 즉, 척수신경은 척수를 출입하는 말초신경을 말하며 31쌍이 있다. 부위에 따라 목신경(경신경, cervical nerve) 8쌍(C_1~C_8), 가슴신경(흉신경, thoracic nerve) 12쌍(T_1~T_{12}), 허리신경(요신경, lumbar nerve) 5쌍(L_1~L_5), 엉치신경(천골신경, sacral nerve) 5쌍(S_1~S_5), 꼬리신경(미골신경, coccygeal nerve) 1쌍(Co_1)으로 나뉜다.

앞뿌리와 뒤뿌리는 합류해서 1개의 줄기가 되어 척추사이구멍을 나오면 바로 앞가지(전지, ventral ramus)와 뒤가지(후지, dorsal ramus)로 나뉜다. 일반적으로 앞가지 쪽이 굵고 목, 몸통의 절반, 팔다리의 근육이나 피부에 분포하며, 뒤가지는 가늘고 목 및 몸통의 뒤쪽 피부나 근육에 분포한다. 가슴분절 이외의 척수에서 나오는 척수신경의 앞가지는 척수 양쪽에서 위아래의 가지들이 서로 문합하여 목신경얼기(경신경총, cervical plexus), 팔신경얼기(완신경총, brachial plexus), 허리신경얼기(요신경총, lumbar plexus), 엉치신경얼기(천골신경총, sacral plexus) 등을 만든다. 팔신경 얼기는 팔에, 허리신경얼기 및 엉

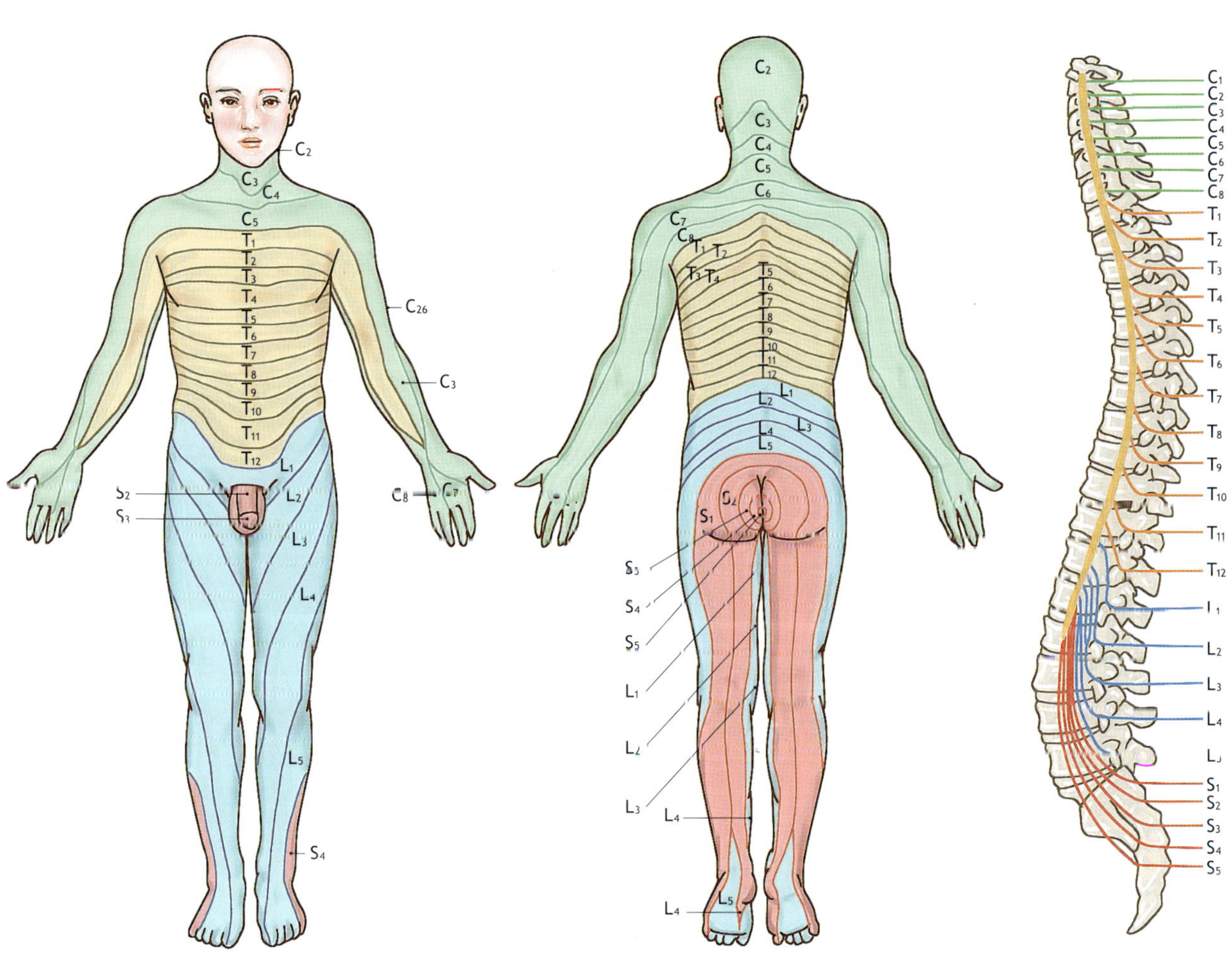

그림 11-31 신경의 분포와 피부분절도

치신경얼기는 다리에 분포한다. 척수신경은 각각 장기나 피부의 일정한 부위를 담당하는 영역이 있어서, 아무 상관이 없을 것 같은 신체의 각기 다른 부위가 감각적인 면이나 통증을 같이 느끼게 되는데 이렇게 표시한 영역을 피부분절이라고 한다(그림 11-31).

① 목신경

목신경은 8쌍으로, 제1목신경은 뒤통수뼈와 고리뼈 사이에서 척주관을 빠져 나오고, 제8목신경은 제7목뼈와 제1등뼈 사이에서 척추사이구멍을 나오므로 목뼈의 수보다 많다.

목신경 뒤가지에는 큰뒤통수신경(대후두신경, greater occipital nerve), 뒤통수밑신경(후두하신경, suboccipital nerve) 등이 있으며 뒤통수부위, 목 뒤쪽의 피부와 근육에 분포한다.

앞가지는 제1~제4목신경이 문합하여 목신경얼기를 만들고 이곳에서 감각신경으로는 작은뒤통수신경(소후두신경, lesser occipital nerve), 큰귓바퀴신경(대이개신경, great auricular nerve), 가로목신경(경횡신경, transverse cervical nerve), 빗장위신경(쇄골상신경, supraclavicular nerve)이 분지한다. 한편, 목신경얼기에서 운동신경으로서 목신경고리(경신경총, ansa cervicalis)와 가로막신경(횡격신경, phrenic nerve)이 분지하며 전자는 턱끝목뿔근과 목뿔아래근육을 지배하고, 후자는 앞목갈비근(전사각근, anterior scalene muscle) 앞을 비스듬하게 가로 질러 가슴안으로 들어가 허파문 앞으로 내려가 가로막에 도달하여 가로막의 운동을 지배한다. 제5~제8목신경과 제1가슴신경의 앞가지는 문합하여 목의 가쪽에서 팔신경얼기(완신경총, brachial plexus)를 만든다. 이 뿌리부위는 빗장밑동맥과 함께 앞목갈비근과 중간목갈비근 및 제1갈비뼈가 만드는 목갈비근 사이를 지난다. 이곳에서 나오는 신경은 팔이음뼈 및 팔의 근육과 피부에 분포한다.

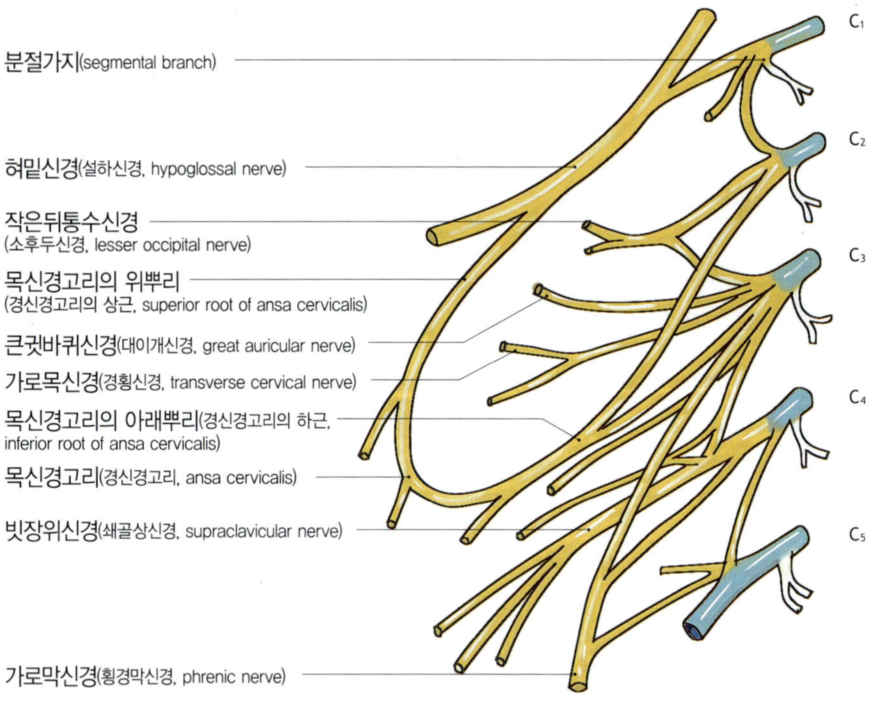

그림 11-32 목신경얼기

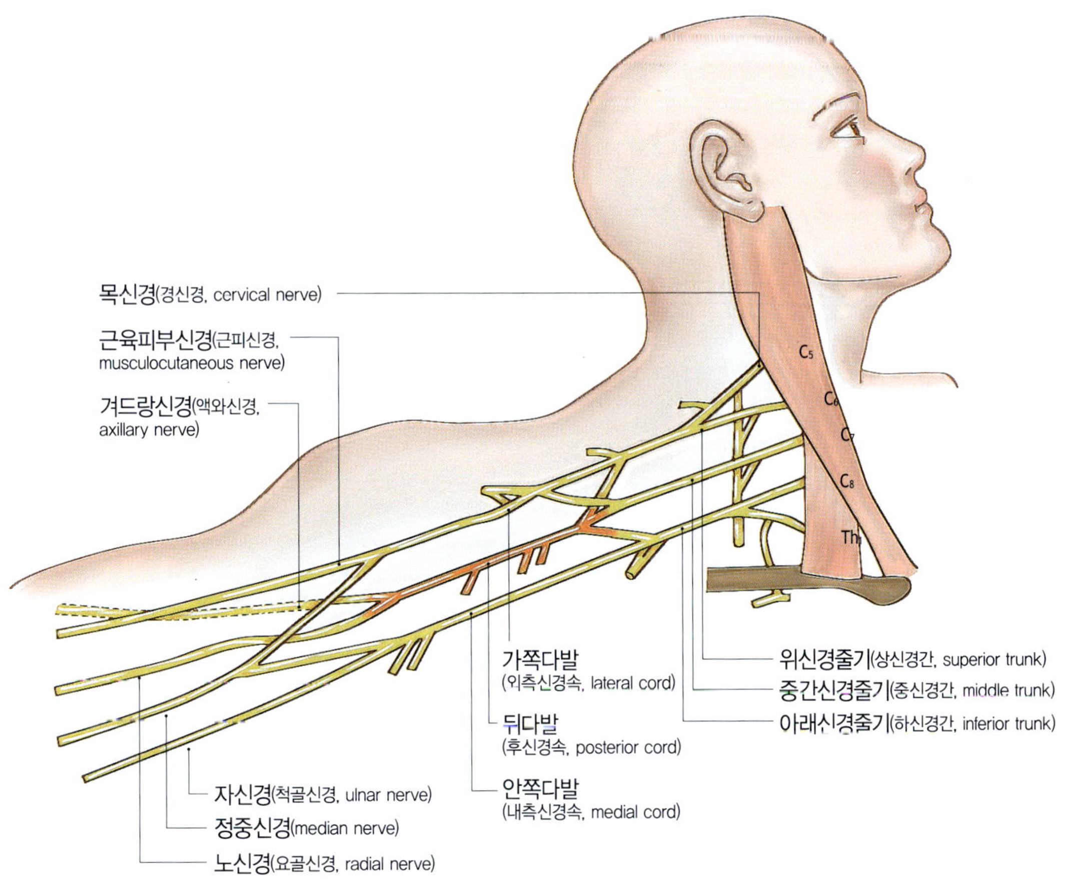

그림 11-33 팔신경얼기

A. 팔이음뼈의 신경

a. 가슴근신경(흉근신경, pectoral nerve): 큰가슴근과 작은가슴근을 지배한다.

b. 등쪽어깨신경(견갑배신경, dorsal scapular nerve): 어깨올림근과 마름근을 지배한다.

c. 긴가슴신경(장흉신경, long thoracic nerve): 앞톱니근을 지배한다.

d. 어깨위신경(견갑상신경, suprascapular nerve): 가시위근과 가시아래근을 지배한다

e. 어깨밑신경(견갑하신경, subscapular nerve): 어깨밑근과 큰원근을 지배한다.

f. 가슴등신경(흉배신경, thoracodorsal nerve): 넓은등근을 지배한다.

g. 겨드랑신경(액와신경, axillary nerve): 어깨세모근과 작은원근에 근육가지를 내며 위팔 뒤가쪽 피부에 분포한다.

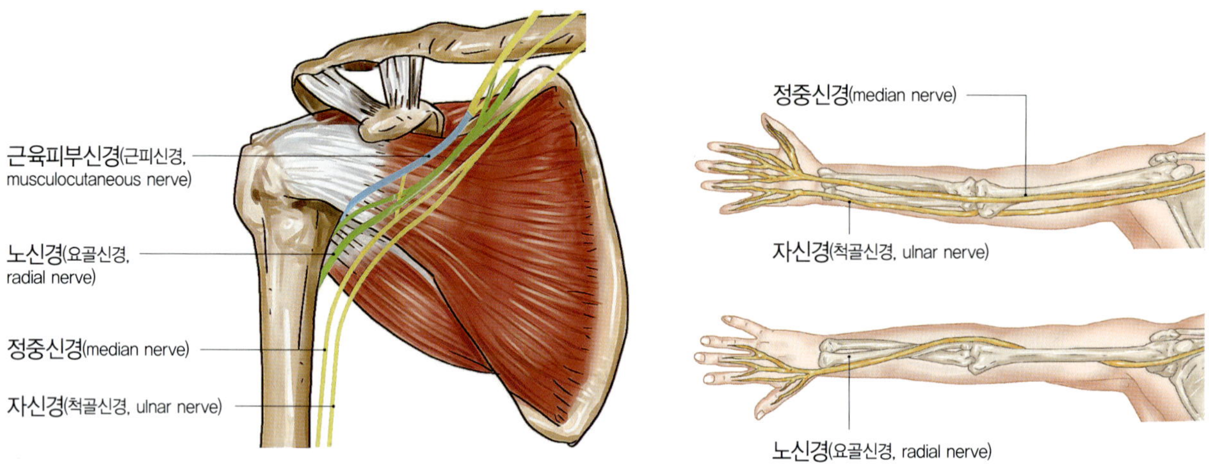

그림 11-34 팔신경분포

B. 팔에 분포하는 신경

a. 근육피부신경(근피신경, musculocutaneous nerve): 위팔의 굽힘근(위팔두갈래근, 부리위팔근, 위팔근)을 지배하며 아래팔 노쪽 피부에 분포한다.

b. 정중신경(median nerve): 위팔 안쪽을 하행하며 팔오금에 도달한 후 아래팔 굽힘쪽을 하행하여 아래팔 굽힘근 대부분과 엎침근을 지배하고 손에 도달해서 엄지두덩근 대부분을 지배하고 손바닥의 노쪽 절반 피부에 감각을 담당한다.

c. 자신경(척골신경, ulnar nerve): 위팔 뒷면의 안쪽을 하행하여 자신경고랑(척골신경구, groove for ulnar nerve)을 지나 위팔뼈 아래끝의 안쪽위관절융기(내측상과, medial epicondyle) 뒤를 지나 아래팔 자쪽으로 내려가서 손에 도달한다. 자쪽 및 깊은층의 아래팔굽힘근과 새끼두덩의 근육, 뼈사이근(골간근, interosseous muscle)을 지배하며 손바닥, 손등의 자쪽 피부에 분포한다.

d. 노신경(요골신경, radial nerve): 위팔 뒷면의 깊은층에서 위팔뼈의 노신경고랑(요골신경구, groove for radial nerve)을 따라 하행하여 위팔과 아래팔 뒷면의 피부 및 위팔, 아래팔의 모든 폄근과 뒤침근을 지배하면서 아래팔 노쪽을 따라 내려가서 손에 도달하며 손등 노쪽 절반의 피부에 분포한다.

② 가슴신경(thoracic nerve)

가슴척수에서 좌우로 12쌍의 가슴신경(흉신경)이 나온다. 뒤가지는 몸통의 뒤벽, 즉 깊은등근육(심배근, deep muscles of back)과 등부위 피부에 분포한다. 앞가지는 갈비사이신경(늑간신경, intercostal nerve)이라고 하며, 신경얼기를 형성하지 않고 갈비사이 혈관과 함께 갈비뼈 아래모서리를 따라 가슴벽을 가쪽에서 앞쪽으로 돌며 위쪽부위는 갈비사이근이나 가슴부위 피부에, 아래쪽 부위는 배부위로 뻗어 배곧은근, 가쪽배근육 및 배부위 피부에 분포한다. 또한, 제10갈비사이신경은 배꼽높이에 분포하고, 제12갈비사이신경(늑하신경, subcostal nerve)은 위앞엉덩뼈가시에서 두덩뼈 위 2~3cm 피부까지 분포한다.

③ 허리신경(lumbar nerves)

허리신경 뒤가지는 허리부위의 고유등근과 등부위 피부에 분포하고, 위볼기피부신경(상둔피신경, superior clunial nerve)이 되어 볼기의 피부에도 분포한다. 앞가지는 제12가슴신경과 제1~4허리신경이 문합하여 허리신경얼기(요신경총, lumbar plexus)를 만든다.

a. 가쪽넙다리피부신경(외측대퇴피신경, lateral femoral cutaneous nerve): 넓적다리 가쪽 피부에 분포한다.

b. 넙다리신경(대퇴신경, femoral nerve): 넓적다리 굽힘근 및 넓적다리 앞면 피부에 분포한다.

c. 폐쇄신경(obturator nerve): 작은골반의 폐쇄관(obturator canal)을 지나 넓적다리의 모음근 무리 및 넓적다리 안쪽의 피부에 분포한다.

④ 엉치신경(sacral nerve)

엉치신경 뒤가지는 고유등근의 아래끝 및 엉치부위 피부에 분포하는 외에 중간볼기피부신경(중둔피신경, middle clunial nerve)이 되어 볼기의 피부에 분포한다. 제4허리신경에서 제3엉치신경까지의 앞가지는 문합하여 엉치신경얼기를 만든다.

a. 위볼기신경(상둔신경, superior gluteal nerve): 궁둥구멍근 위에서 큰궁둥구멍을 지나 중간과 작은볼기근 및 넙다리근막긴장근에 분포한다.

b. 아래볼기신경(하둔신경, inferior gluteal nerve): 궁둥구멍근 아래에서 큰궁둥구멍을 지나 큰볼기근을 지배한다.

c. 뒤넙다리피부신경(후대퇴피신경, posterior femoral cutaneous nerve): 넓적다리 뒷면, 오금의 피부에 분포한다. 일부는 아래볼기피부신경(하둔피신경, inferior clunial nerve)이 되어 볼기의 피부에 분포한다.

d. 궁둥신경(좌골신경, sciatic nerve): 온몸 중에서 가장 굵고 긴 신경으로, 넙다리신경과 폐쇄신경의 분포영역을 제외하고 다리의 전체 피부와 근육에 분포한다. 즉, 엉치신경얼기를 나오면 바로 궁둥구멍근 아래구멍을 지나 골반 뒤쪽으로 나와서 큰볼기근에 덮여 볼기 중앙에서 넓적다리 뒷면의 거의 중앙을 따라 내려가면서 넓적다리 폄근무리에 가지를 내고 오금 위쪽에서 온종아리신경과 정강신경으로 나뉜다.

e. 온종아리신경(총비골신경, common peroneal nerve): 이 신경은 종아리의 위가쪽 부위에서 얕은종아리신경(천비골신경, superficial peroneal nerve)과 깊은종아리신경(심비골신경, deep peroneal nerve)의 2가지로 나뉜다.

f. 정강신경(경골신경, tibial nerve): 종아리 굽힘근과 종아리 뒷면의 피부에 분포하여 모든 종아리 굽힘근을 지배한 후 발바닥의 근육과 피부에 분포한다

⑤ 음부신경 및 꼬리신경

제2~4엉치신경은 음부신경얼기(음부신경총, pudendal plexus)를 만드는데 이것에서 나오는 음부신경은 큰궁둥구멍(대좌골공, greater sciatic foramen)의 궁둥구멍근 아래에서 나온 후 작은궁둥구멍으로 들어가 3가지로 나뉘며 엉치뼈와 꼬리뼈 사이에서 나오는 꼬리신경과 함께 항문, 샅, 외음부의 근육이나 피부에 분포한다.

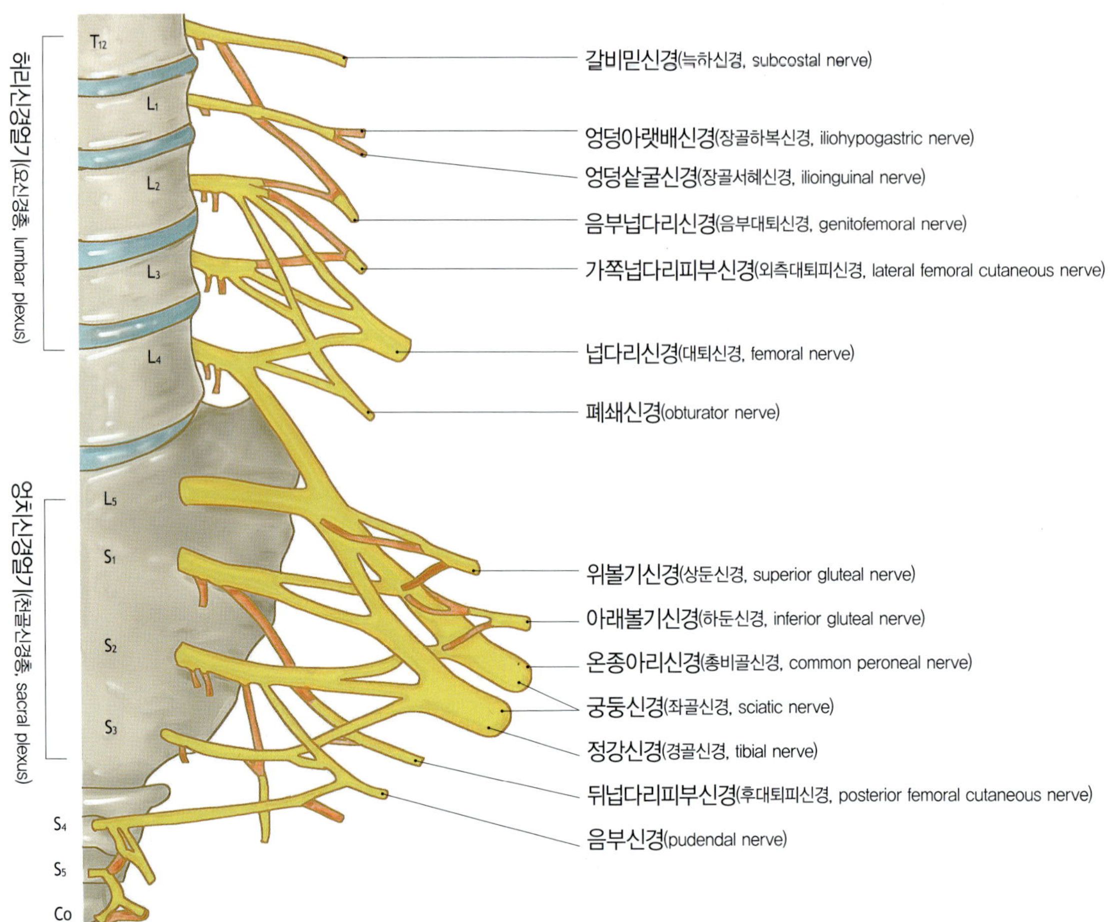

그림 11-35 허리신경얼기와 엉치신경얼기

표 11-5 척수신경의 종류

목신경(경신경, cervical nerve; 8쌍)	목이나 어깨의 피부와 근육을 지배하는 목신경얼기와 팔신경얼기로 나뉜다.
가슴신경(흉신경, thoracic nerve; 12쌍)	갈비사이신경(늑간신경, intercostal nerve)을 만들어 가슴벽과 배벽에 분포한다.
허리신경(요신경, lumbar nerve; 5쌍)	허리신경얼기를 만들어 아랫배, 엉덩이, 넓적다리 전체에 분포한다.
엉치신경(천골신경, sacral nerve; 5쌍)	엉치신경얼기를 만든다. 가장 굵은 것이 궁둥신경(좌골신경, sciatic nerve)이다.
꼬리신경(미골신경, coccygeal nerve; 1쌍)	항문 부근과 외음부에 분포한다.

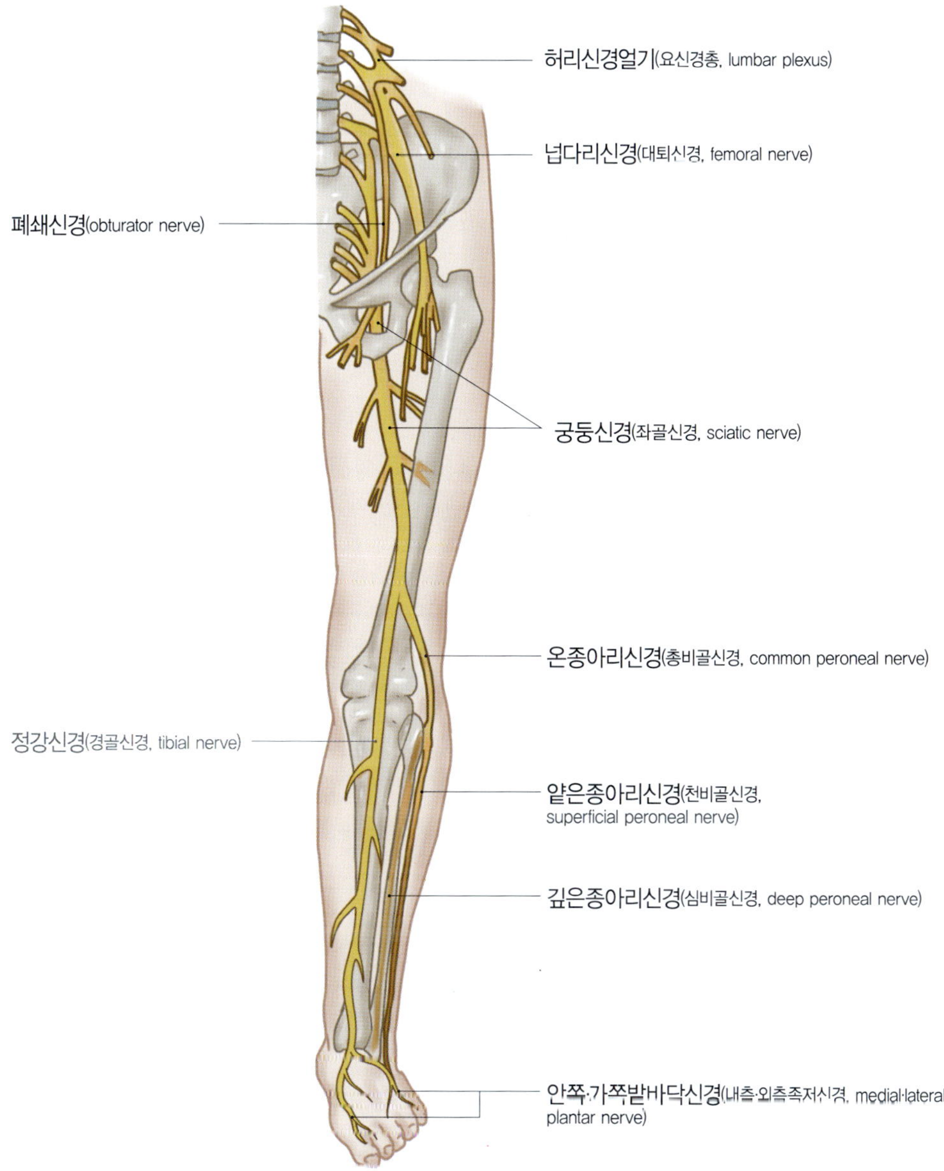

그림 11-36 다리의 신경

4. 자율신경계통(autonomic nervous system)

자율신경은 교감신경(sympathetic nerve)과 부교감신경(parasympathetic nerve)으로 크게 나뉘며 대부분 이 둘은 동일 기관에 분포하는데(이를 이중지배라고 한다), 그 작용은 길항적이다. 두 신경은 뇌와 척수에서 나와 내장이나 혈관, 샘에 분포하며 생명유지에 관계되는 호흡, 순환, 소화, 흡수, 대사 등을 무의식적 또는 반사적으로 조절하고 있다. 몸신경이 운동이나 감각과 같은 동물성 기능에 관계하고 있는 데 비해(동물성 신경이라고도 함), 자율신경은 자신의 의사와는 관계없이 움직이므로 식물성 신경이라고도 불린다. 또한 내장에 분포하는 점에서 내장신경(splanchnic nerve)이라고도 한다. 자율신경에는 중추부와 말초부가 있으며, 사이뇌의 시상하부(hypothalamus)가 최고 중추가 된다. 자율신경계는 지배 기관에 이르는 동안 반드시 다른 뉴런과 한 번 정도 시냅스를 하게 되는데 시냅스가 이루어지는 장소를 신경절(ganglion)이라고 한다. 신경절보다 중추쪽 신경섬유를 신경절이전섬유(preganglionic nerve fiber), 말초쪽 신경섬유를 신경절이후섬유(postganglionic nerve fiber)라고 한다.

1 | 자율신경계통의 기능

대부분 장기는 교감신경(아드레날린신경)과 부교감신경(콜린신경)의 이중지배를 받고 있다. 교감신경(아드레날린신경)은 노르아드레날린을, 부교감신경(콜린신경)은 아세틸콜린을 유리하여, 그들이 효과기관의 세포막 위에 존재하는 수용체에 결합하여 대부분의 경우에는 길항반응을 일으킴으로써 기능을 조절한다.

교감신경은 투쟁(fight)과 도주(flight)시에 기능하는 신경이라고도 하며, 흥분, 화, 도주 시 심장을 두근거리게 하거나(심박수 증가, 심근수축력 증대) 호흡을 빠르게 하거나 혈당치를 상승시키거나 손발에 식은땀을 흘리게 하는 등 위기에 대처할 수 있는 자세를 준비한다. 이때 소화활동은 억제된다. 에너지소비를 높이는 방향으로 작용하는 신경이기도 하다. 교감신경은 또 신체적인 스트레스에 노출되었을 때에도 가동한다.

부교감신경은 휴식(resting)과 소화활동(digesting) 시에 기능하는 신경 혹은 성장(growth)하도록 기능하는 신경이라고도 하며, 신체가 수면 상태와 같은 안정상태에 있을 때 가장 활발하게 활동한다. 부교감신경의 활동은 소화흡수를 활발히 하고 심혈관계는 억제되며 심신을 쉬게 하여 에너지를 축적하도록 작용한다. 부교감신경이 우위에 작용할 때에는 혈압, 심박수, 호흡수는 감소하고 동공은 작아져서 망막을 보호하고 수정체는 이완해 있다.

대부분의 경우에 상반되는 반응을 일으키는 교감신경과 부교감신경은 서로 절묘한 균형을 취하며 신체상태를 조절하고 있다. 이러한 관점에서 각각의 반응을 이해하면 쉬울 것이다. 부신속질의 분비과립 중에는 아드레날린이 압도적으로 많다(아드레날린과 노르아드레날린의 존재비율은 4:1). 교감신경활동이

환발해지면 교감신경절이전섬유에서 아세틸콜린이 분비된다. 아세틸콜린이 부신속질의 니코틴수용체에 결합하면 아드레날린이 혈중으로 방출되고 온몸의 아드레날린수용체에 결합해서 작용을 발휘한다.

2 | 자율신경계통의 화학전달물질

시냅스전달(연접전달, synaptic transmission)에서 보듯이(그림 11-8) 신경섬유 내의 흥분 전달은 전기적(활동전위에 따름)으로 이루어지는데, 시냅스틈새(연접틈새, synaptic cleft)의 흥분 전달은 화학적으로 이루어진다. 즉, 신경섬유 종말에 활동전위가 도달하면 종말에서 각각 특정 화학물질이 방출된다. 방출된 화학물질은 시냅스틈새로 확산되어 다음 신경세포 혹은 효과기관의 세포막에 있는 수용체에 결합하여 흥분(정보)을 전달한다. 흥분 전달을 담당하는 화학물질을 화학전달물질(chemical transmitter) 혹은 신경전달물질(neurotransmitter)이라고 한다. 자율신경계통의 화학전달물질은 아세틸콜린(acetylcholine)과 노르아드레날린(noradrenaline), 노르에피네프린(norepinephrine)이다. 교감신경 및 부교감신경 신경절의 전달물질은 모두 아세틸콜린이다. 신경종말의 전달물질은 교감신경종말에서는 노르아드레날린, 부교감신경종말에서는 아세틸콜린이다. 전달물질의 차이가 정보식별에 있어 중요하다. 아세틸콜린을 전달물질로 하는 신경을 콜린신경(cholinergic nerve)이라고 하고, 노르아드레날린을 전달물질로 하는 신경을 아드레날린신경(adrenergic nerve)이라고 한다. 콜린신경, 아드레날린신경이라는 명칭은 기능을 표현하는 용어인 데 비해 교감신경, 부교감신경이라는 명칭은 해부학적 용어이다.

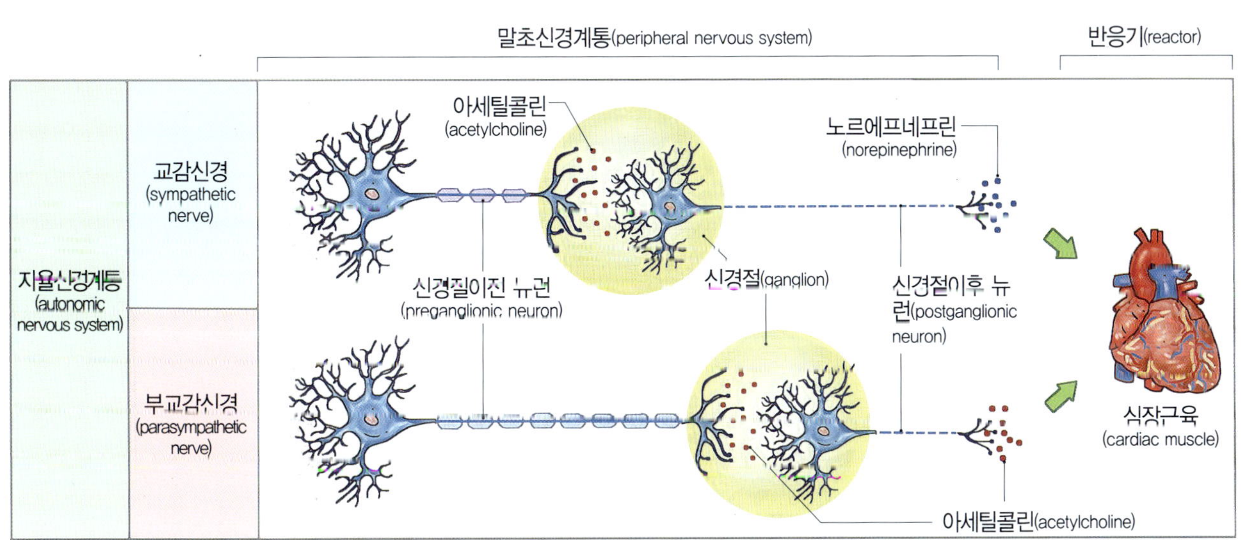

그림 11-37 자율신경계통의 전도

3 | 자율신경계통의 수용체

아세틸콜린이 결합하는 수용체를 콜린수용체(cholinergic receptor)라고 하며, 여기에는 무스카린수용체와 니코틴수용체가 있다.

광대버섯이라고 하는 독버섯에 함유된 성분인 무스카린(muscarine)에 특이적으로 반응하는 것을 무스카린유사 작용, 그 수용체를 무스카린수용체(M수용체, muscarinic receptor)라고 한다. M수용체는 G단백질 결합형이다. M수용체는 약물에 대한 친화성 차이에 따라 M1, M2, M3의 3종류 서브타입으로 분류되며, 무스카린 유사 작용이 이루어지는 장소인 부교감신경 효과기관에 분포하고 있다. 그 밖에 신경절이나 중추신경에도 다량으로 존재하며 신경전달에 관여하고 있다. M2수용체는 주로 심장에 분포하여 억제적으로 작용하며, M3수용체는 주로 소화관 민무늬근육이나 샘에 분포하여 소화관 활동을 활발하게 하도록 작용한다.

담뱃잎에 함유된 성분인 니코틴(nicotine)에 특이적으로 반응하는 것을 니코틴 유사 작용, 그 수용체를 니코틴수용체(N수용체, nicotinic receptor)라고 한다. N수용체는 이온통로 내장형이며 Na^{+}을 통과시킨다. N수용체는 NN과 NM으로 분류되는데, NN수용체는 자율신경절과 중추신경계에 존재하는 타입이고, NM수용체는 운동신경에 지배되는 뼈대근육에 존재하는 타입으로 뼈대근육의 수축에 관여한다.

노르아드레날린이 결합하는 수용체를 아드레날린수용체(adrenergic receptor)라고 한다. 아드레날린수용체는 모두 G단백질 결합형이다. 아드레날린수용체는 크게 α수용체와 β수용체로 나뉘며, 나아가 α수용체는 α1, α2의 2종류, β수용체는 β1, β2, β3의 3종류 서브타입으로 나뉜다. 아드레날린수용체는 교감신경 지배 기관의 세포막 위나 교감신경종말에 분포한다. α1수용체는 주로 혈관, 민무늬근육에 존재하여 혈관수축에 관여하고, α2수용체는 주로 교감신경종말에 존재하여 노르아드레날린의 과잉 유리를 억제하는 음성되먹임(negative feedback)을 하는 자가수용체(autoreceptor)이다. β1수용체는 주로 심장기능 항진에, β2수용체는 혈관이나 기관지 민무늬근육에 분포하여 이들의 확장작용에 관여하고 있다. β3수용체는 주로 지방 분해촉진에 관여한다. 최근 β3수용체를 자극하는 작용제는 체중감소를 일으키는 약물로서 기대를 받고 있다. 노르아드레날린, 아드레날린, 이소프로테레놀은 대표적인 카테콜아민이다. 이 중에 노르아드레날린은 α1, α2, β1, β3수용체에 결합하여 활성화하지만, β2수용체에는 결합하지 않으므로 민무늬근 확장작용을 일으키지 않는다. 아드레날린은 α1, α2, β1, β2, β3의 모든 수용체에 결합하여 활성화한다. 이소프로테레놀은 β1, β2수용체에 결합하여 활성화한다.

4 | 자율신경의 분류

(1) 교감신경(sympathetic nerve)

교감신경의 신경절이전섬유는 가슴척수와 허리척수에서 나온다. 척수를 나온 신경절이전섬유는 척주의 양쪽에 세로로 배열되는 각각 20개 이상의 신경절(ganglion)을 만들며, 이 신경절은 상하좌우의 것이 서로 교통가지로 연결되어 있다. 이를 교감신경줄기라고 하며 이 신경절을 교감신경줄기신경절(교감신경간신경절, ganglia of sympathetic trunk)이라고 한다. 신경절이전섬유 대부분은 교감신경줄기신경절에서 끝나 신경절이후섬유로 옮겨가는데 일부는 이를 통과하여 말초의 교감신경얼기에 도달하며 자율신경얼기신경절(자율신경총신경절, ganglia of autonomic plexuses)에서 신경절이후섬유로 연결된다. 교감신경줄기에서 나오는 교감신경의 가지는 혈관벽 주변에 신경얼기를 만들어 말초를 향하지만, 독립된 신경으로서 주행하는 경우도 많다. 교감신경얼기에 부교감신경섬유가 들어가는 경우도 있다.

① 목부위

목부위의 교감신경줄기에는 위·중간·아래 3쌍의 목신경절(경신경절, cervical ganglion)이 있다. 아래목신경절은 제1가슴신경절과 합하여 별신경절(성상신경절, stellate ganglion)을 만드는 경우가 많다. 머리에서 나오는 교감신경은 동맥을 따라 주행하며 안구, 눈물샘, 침샘, 코샘, 갑상샘, 인두, 후누로 가는 외에도 3개의 심장신경을 심장으로 보낸다.

② 가슴부위

가슴부위의 교감신경줄기에는 10~12쌍의 가슴신경절(흉신경절, thoracic ganglia)이 있고 신경절에서 나오는 가지는 기관, 허파, 심장 등의 가슴부위 내장에 분포하는 외에도 제5~9가슴신경절에서 큰내장신경(대내장신경, greater splanchnic nerve)이, 제10~11가슴신경절에서 작은내장신경(소내장신경, lesser splanchnic nerve)이 나와 가로막을 관통하여 복강동맥의 바닥부위에 있는 복강신경절(celiac ganglion)에 이른다. 여기서 신경절이후섬유가 되어 미주신경의 신경절이후섬유와 함께 복부내장에 분포한다.

③ 허리부위

4~5쌍의 허리신경절(요신경절, lumbar ganglia)이 있으며 여기서 나오는 가지는 가슴부위에서 나오는 내장신경과 함께 복잡한 신경얼기를 만들어 복부내장과 다리에 분포한다.

④ 엉치부위와 꼬리부위

4~5쌍의 엉치신경절(천골신경절, sacral ganglia)과 1~2개의 꼬리신경절(미골신경절, coccygeal ganglia)이 있고 여기서 나온 신경은 곧창자 주위에서 골반바닥으로 넓어지는 신경얼기를 만들어서 골반내장에 분포한다.

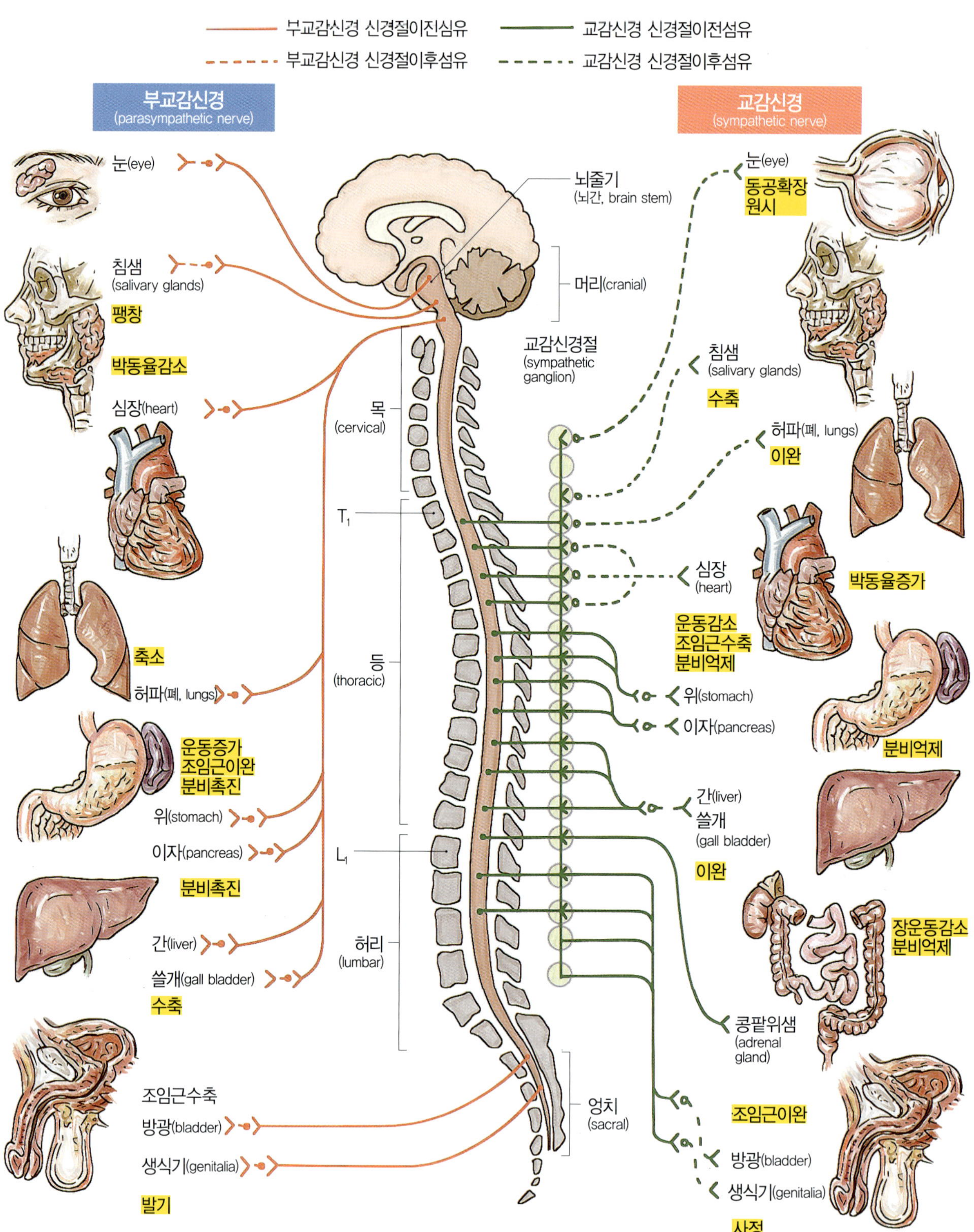

그림 11-38 교감과 부교감신경의 작용

(2) 부교감신경(parasympathetic nerve)

부교감신경의 신경절이전섬유는 뇌신경 가운데 눈돌림신경(동안신경, oculomotor nerve), 얼굴신경(안면신경, facial nerve), 혀인두신경(설인신경, glossopharyngeal nerve), 미주신경(vagus nerve)과 척수신경에서는 제2~4엉치신경(천골신경, sacral nerve)이 포함된다. 부교감신경은 교감신경과 달리 신체의 모든 부분에 분포해 있는 것은 아니며 주로 머리와 몸통의 샘, 내장 등에 분포하며 신경절은 분포하는 기관 바로 가까이에 위치하는 경우가 많다.

① 눈돌림신경을 지나는 것

눈확에서 눈돌림신경으로부터 분지되어 섬모체신경절(모양체신경절, ciliary ganglion)로 들어가 신경절이후섬유가 되어 눈알(eyeball)의 섬모체근 및 동공조임근에 분포한다.

② 얼굴신경을 지나는 것

부교감신경섬유에서 나오는 중간신경으로, 신경절이전섬유는 2가지로 나뉜다. 하나는 얼굴신경무릎(안면신경슬, genu of facial nerve)에서 나뉘어 큰바위신경(대추체신경, greater petrosal nerve)이 되어 날개입천장신경절(익구개신경절, pterygopalatine ganglion)로 들어가고 신경절이후섬유는 눈물샘, 코샘, 입천장샘에 분포한다. 다른 하나는 얼굴신경에서 나뉘어 고실끈신경(고삭신경, chorda tympani)이 되어 혀신경과 합해져 턱밑신경절(악하신경절, submandibular ganglion)로 들어가며 신경절이후섬유는 턱밑샘과 혀밑샘에 분포하여 침 분비를 증가시킨다.

③ 혀인두신경을 지나는 것

신경절이전섬유는 고실신경(tympanic nerve), 작은바위신경(소추체신경, lesser petrosal nerve)을 지나 귀신경절(이신경절, otic ganglion)로 들어간다. 신경절이후섬유는 귀밑샘에 분포하여 침분비를 증가시킨다.

④ 미주신경을 지나는 것

미주신경에 포함되는 신경섬유의 약 90%는 가슴과 배의 내장(골반내장 제외)에 이르는 부교감신경섬유로, 내장벽 안이나 그 근방에 존재하는 부교감신경절을 경유하여 신경절이후섬유가 되며 심장근육, 내장민무늬근육, 혈관민무늬근육, 샘 등에 분포한다. 부교감신경은 동일부위에 분포하고 있는 교감신경의 작용에 길항하여 이들 장기나 혈관의 운동을 조절한다.

⑤ 엉치신경을 지나는 것

엉치척수의 가쪽기둥(측주, lateral column) 세포에서 나오는 신경절이전섬유가 제2~4엉치신경에 포함되어 앞엉치뼈구멍(전천골공, anterior sacral foramina)을 나와서 도중에 나뉘어 골반내장신경(pelvic splanchnic nerve)이 되며, 골반신경얼기(골반신경총, pelvic plexus)로 들어가 신경절이후섬유가 된다. 내림잘록창자, 곧창자, 방광, 생식기 등에 분포한다.

(3) 교감신경과 부교감신경의 해부학적 차이

교감신경(sympathetic nerve)의 신경세포는 척수의 가쪽기둥(측주, lateral column)에 있고 가슴신경(T_1~T_{12})과 허리신경(L_1~L_3) 수준에서 신경절이전섬유를 척수 밖으로 보낸다. 부교감신경(parasympathetic nerve)의 신경세포는 뇌줄기 그리고 엉치척수에 있다. 뇌줄기에서 나온 신경절이전섬유는 제III·VII·IX·X뇌신경을 거쳐 머리, 가슴, 배의 내장을 지배한다. 척수의 엉치부분에서 나온 신경절이전섬유는 주로 골반내 장기를 지배한다.

콩팥위샘(부신, adrenal gland)의 경우 예외적으로 신경절이후섬유를 갖지 않는데, 신경절이전섬유가 직접 콩팥위샘을 지배하기 때문이며 해부학적으로나 기능적으로도 교감신경절(sympathetic ganglion)과 같은 역할을 한다.

교감신경절은 효과기관(effector organ)에서 떨어진 곳에 있지만, 부교감신경절은 효과기관에서 가까운 곳에 있으며 이중에는 효과기관 내부에 있는 경우도 있다. 교감신경은 1개의 신경절이전섬유가 다수의 신경절이후섬유와 시냅스를 만들어(1:20개 이상) 신경절이전섬유에서 나온 자극이 확대되기 쉬운 구조를 만들고 있다. 반면, 부교감신경은 1개의 신경절이전섬유가 시냅스를 만드는 신경절이후섬유의 수가 적다(1:1인 경우도 있다). 따라서 신경절이전섬유에서 나온 정보는 상당히 국한되어 전달된다.

표 11-6 교감과 부교감신경의 비교

효과기관	교감신경	부교감신경	아드레날린성 수용체
동공	확대	축소	α
침샘	점액, 효소분비	물 분비	α, β_2
심장	수축력, 맥박 증가	맥박 감소	β_1
세동맥	수축 혹은 확장		α, β_2
허파	세기관지 확장	세기관지 수축	β_2
소화관	운동성, 소화효소 분비 감소	운동성, 소화효소 분비 증가	α, β_2
이자	소화효소, 인슐린 분비 억제	소화효소, 인슐린 분비 촉진	α
부신속질	카테콜아민 분비		
콩팥	레닌 분비 증가		β_1
방광	소변 방출 억제	소변 방출 촉진	α, β_2
지방조직	지방 분해		β
땀샘	땀 분비 촉진		α
생식기	사정 촉진	발기 촉진	α
자궁	주기에 의존	주기에 의존	α, β_2
림프조직	일반적으로 억제성		α, β_2

MEMO

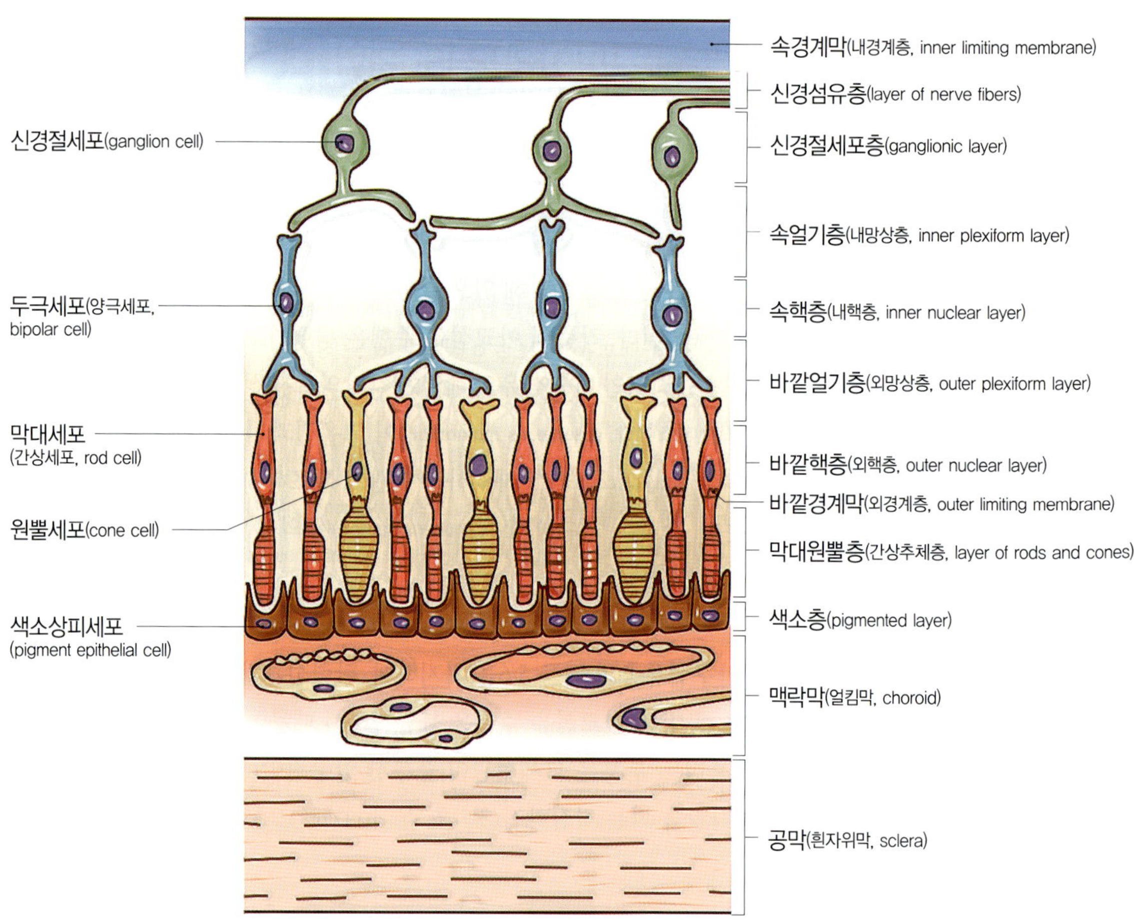

그림 12-4 망막을 구성하는 세포층

③ 홍채(iris)

홍채는 섬모체의 앞끝에 이어서 수정체 앞면을 덮는 원반구조로, 중심부에 둥근 구멍, 즉 동공(pupil)이 열려 있다. 홍채와 섬모체의 경계부분 가장자리를 섬모체가장자리(모양체연, ciliary margin), 동공 주위를 동공가장자리(동공연, pupillary margin)라고 한다. 홍채는 혈관, 신경, 색소세포가 풍부하고 또 그 내부에는 동공을 축소시키는 동공조임근(동공괄약근, sphincter pupillae)과 확대시키는 동공확대근(동공산대근, dilator pupillae muscle)의 2종류 민무늬근육이 존재한다. 안구로 들어오는 빛의 양이 많은 경우에는 부교감신경의 작용으로 동공조임근이 수축해서 동공을 조이고(축동, miosis), 반대의 경우 교감신경의 작용으로 동공확대근이 수축해서 동공을 확장시키는데(산동, mydriasis) 이를 동공반사(pupillary reflex) 또는 빛반사(대광반사, light reflex)라고 한다. 즉, 홍채는 카메라의 조리개에 해당하는 기능을 가진다.

(3) 속층(inner layer; 망막)

안구의 내막은 망막(retina)으로 구성된다. 망막은 신경 외배엽에서 유래되었으며, 신경조직이 섬세한 막이다. 망막은 망막비시각부분(망막맹부, nonvisual retina)과 망막시각부분(망막시부, optic part of retina)으로 나뉜다. 망막비시각부분은 홍채 뒷면과 섬모체 속면을 덮는 1층의 상피세포로, 빛을 느끼지 않으나 발생학적으로는 망막이다. 망막시각부분이 앞쪽의 망막비시각부분으로 이행하는 요철의 가장자리 부위를 톱니둘레(거상연, ora serrata)라고 하며, 안구혈관막의 맥락막도 톱니둘레를 통해 섬모체로 이행한다.

2 | 눈의 구성요소

(1) 수정체(lens)

수정체는 홍채의 뒤쪽에 위치하는 양면이 볼록한 상피성구조물로, 그 적도부위 지름은 약 10mm이다. 수정체 뒷면은 앞면보다 볼록도가 높고, 노년이 될수록 양면의 볼록도가 낮아진다. 수정체는 표면에서부터 수정체피막(capsule of lens), 수정체상피(epithelium of lens), 수정체섬유(fibers of lens)로 구성된다. 수정체피막은 수정체상피가 분비한 것이고, 수정체섬유는 수정체상피의 변성물이다. 수정체 뒷면에는 수정체상피가 결여되어 있다. 수정체의 적도부위와 섬모체돌기 사이는 섬모체띠로 연결되어 볼록도가 조절되고 있다. 수정체가 하얗게 혼탁하여 빛이 통과하기 어려운 상태를 백내장(cataract)이라고 한다.

(2) 유리체(vitreous body)

유리체(초자체)는 수정체의 뒷면과 망막 사이에 있는 무색투명의 젤리모양의 물질이다. 성분의 98%가 수분이며 약간의 히알루론산 등 점막다당류나 미세한 섬유성 요소를 함유하며 수정체나 주위 안구피막에 영양을 제공하는 외에 안구의 내압을 정상적으로 유지시킨다.

(3) 방수(aqueous humor)

방수(안방수)는 섬모체상피에서 분비되어 앞방과 뒤방을 채우는 무색투명의 액체로 수정체, 홍채, 각막 등에 영양을 제공하거나 안압의 정상화에 작용한다. 방수는 각막과 공막의 경계부(각막모서리)를 가로질러 주행하는 공막정맥굴(슐렘관, Schlemm's canal)로 배출되며 앞섬모체정맥(전모양체정맥, anterior ciliary vein)을 거쳐 눈정맥(안정맥, ophthalmic vein)으로 유입한다. 방수의 생산과잉이나 공막정맥굴에서의 배출장애는 안압을 높여 녹내장(glaucoma)의 원인이 된다.

(4) 눈의 근육

눈알에는 6개의 안구근육(안근, ocular muscle)이 있어서 자유롭게 시선의 방향을 바꿀 수 있다. 머리의 위치나 방향이 바뀌면 시선이 어긋나서 망막에 맺히는 상이 어긋난다. 그러면 속귀의 평형감각 정보에 따라 안구근육은 반사적으로 시선의 방향을 바꾸어 망막에 맺히는 상이 어긋나지 않도록 한다.

위곧은근(상직근, superior rectus muscle)과 아래곧은근(하직근, inferior rectus muscle), 안쪽곧은근(내측직근, medial rectus muscle)과 가쪽곧은근(외측직근, lateral rectus muscle), 위빗근(상사근, superior oblique muscle)과 아래빗근(하사근, inferior oblique muscle)이 있으며, 안구의 맘대로 운동에 작용한다. 곧은근은 눈확 뒤부위의 시각신경관을 둘러싼 온힘줄고리(총건륜, annular ligament)에서 시작되어 안구적도부 근처의 공막에 정지한다. 위곧은근은 안구를 위쪽으로, 아래곧은근은 아래쪽으로, 안쪽곧은근은 안쪽으로, 가쪽곧은근은 바깥쪽으로 움직인다. 위빗근은 온힘줄고리에서 앞쪽으로 주행하고, 눈확 위안쪽벽의 도르래(활차, pulley)에 의해 직각으로 구부러지며 안구 윗면에 붙는다. 이 근육은 안구를 아래가쪽으로 향하게 한다. 아래빗근은 눈확의 코눈물뼈관(비루관, lacrimal canal) 부근에서 시작되어 안구의 아랫면을 뒤가쪽으로 주행하여 안구의 가쪽면에 붙는다. 이 근육은 안구를 위가쪽으로 향하게 한다. 가쪽곧은근은 갓돌림신경(제VI뇌신경), 위빗근은 도르래신경(제IV뇌신경), 다른 네 근육은 모두 눈돌림신경(제III뇌신경)의 지배를 받는다.

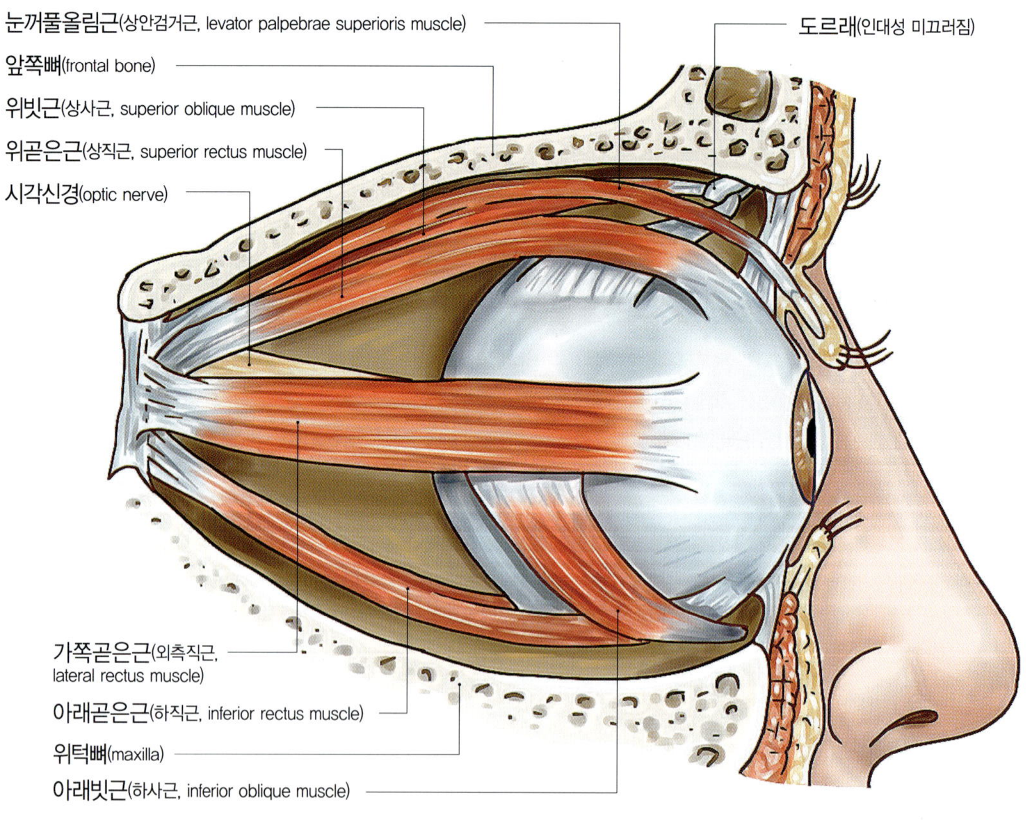

그림 12-5 눈의 근육(오른쪽 외측면)

(5) 눈꺼풀(palpebra)

눈꺼풀(안검)은 눈꺼풀틈새(안검열, lid fissure)를 끼고 위눈꺼풀(상안검, upper eyelid)과 아래눈꺼풀(하안검, lower eyelid)이 있다. 위·아래눈꺼풀이 이행하는 부분을 안쪽눈구석(내안각, medial canthus) 및 가쪽 눈구석(외안각, lateral canthus)이라고 한다. 눈꺼풀의 속면은 결막(conjunctiva)이라고 하는 점막에 덮여 있다. 점막은 눈꺼풀과 안구를 결합하는 점막으로, 눈꺼풀의 뒷면을 덮는 눈꺼풀결막(안검결막, palpebral conjunctiva)이 공막 표면을 덮는 안구결막(bulbar conjunctiva)으로 이어지는데, 이 둘의 이행부를 위·아래 결막구석(superior·inferior fornix)이라고 한다. 눈꺼풀틈새의 눈꺼풀가장자리(안검연, lid margin)에는 속눈썹(eyelash)이 나고 눈꺼풀판샘(안검판선, tarsal gland) 또는 마이봄샘(meibomian gland)이라고 하는 눈꺼풀 안의 기름샘이 눈꺼풀가장자리로 열린다. 안쪽눈구석에 있는 안구결막의 작은 융기를 눈물언덕(누구, lacrimal caruncle)이라고 한다.

(6) 눈물기관(lacrimal organ)

눈물기관은 눈물샘(누선, lacrimal gland)과 눈물길(누도, lacrimal passage)로 이루어진다. 눈물샘은 눈확 위가쪽각에 있는 순장액샘으로, 그 도관은 위결막구석(상결막원개, superior fornix)으로 열린다. 눈물샘의 분비물인 눈물은 각막과 결막 표면을 윤활하게 하고 안구 표면에 부착한 이물질을 씻어내는 작용을 한다. 눈물은 눈물길, 즉 안쪽 눈구석에 있는 눈물소관(누소관, lacrimal canaliculus)과 그에 이어지는 눈물주머니(누낭, lacrimal sac)로 흘러가며 나아가 코눈물관(비루관, nasolacrimal duct)을 거쳐 코안으로 배출된다.

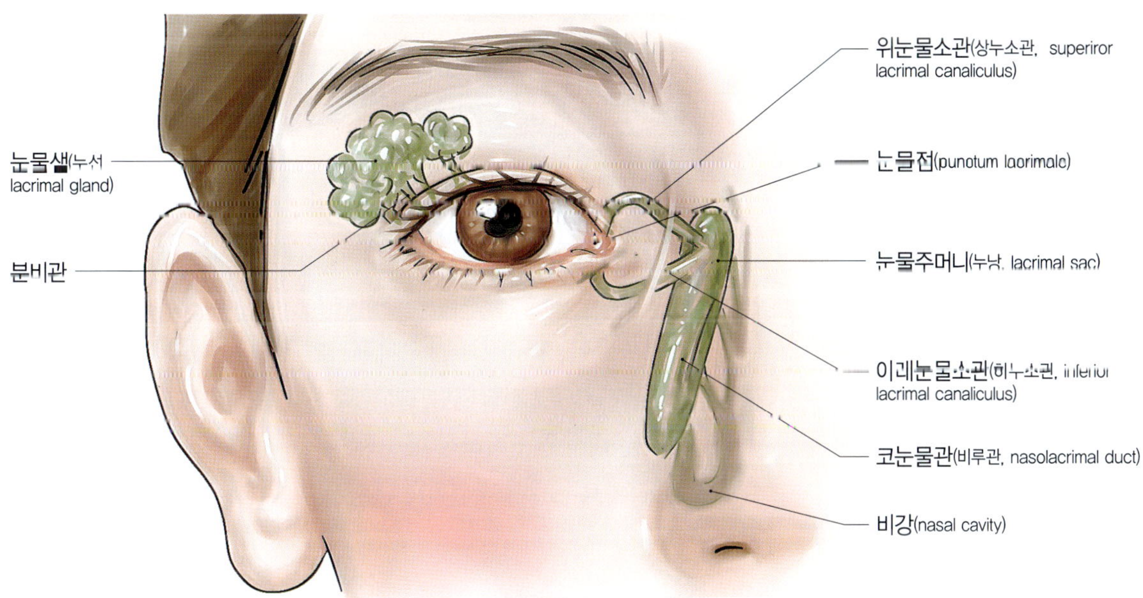

그림 12-6 눈물기관

3 | 시각세포와 신경섬유

눈으로 들어온 빛은 망막에 도달하여 빛으로 감지된다. 망막의 깊은 곳에서 빛을 감지하는 시각세포(visual cell)와 흥분을 전달하는 신경세포(nerve cell)가 층을 이루고 있다.

(1) 시각세포(visual cell)

시각세포는 세포체에서 나온 돌기 즉, 바깥분절(외절, outer segment) 부분에서 빛을 느끼며 그 형태에 따라 막대세포와 원뿔세포로 나눈다.

① 막대세포(간체, rod cell)

막대세포는 막대 모양의 형태를 이루며, 빛의 감도가 높아서 어두운 곳에서도 빛을 느끼지만 색을 구별할 수는 없다.

② 원뿔세포(추체, cone cell)

원뿔세포는 원뿔 모양으로 밝은 곳에서 작용하며 다른 파장의 빛을 느끼는 3종류가 있기 때문에 색을 구별할 수 있다.

③ 두극세포(양극세포, bipolar cell)

두극세포는 신경절세포와 시신경 사이에 끼어 시각세포에서 신경절세포에 흥분을 전달한다.

(2) 신경섬유

신경절세포에서 나온 신경섬유는 시신경을 지나 뇌에 도달한다. 오른·왼쪽의 안구에서 나온 시신경은 중간에 시각교차(시신경교차, optic chiasm)를 만들고, 양쪽 안구에서 나온 신경섬유 가운데 절반이 한쪽 뇌에, 나머지 절반이 반대쪽 뇌에 도달한다. 망막에서 나온 신경섬유는 중간뇌(중뇌, mesencephalon)의 가쪽무릎체(외측슬상체, lateral geniculate body)에 도달하고 그곳에서 나온 신경섬유가 대뇌의 1차 시각영역(primary visual area)에 도달한다. 왼뇌의 1차 시각영역은 오른쪽 시야에 대응하는 안구의 왼쪽 절반에서 정보를 받아들이고, 오른뇌의 1차 시각영역은 왼쪽 시야에 대응하는 안구의 오른쪽 절반에서 정보를 받아들이게 되어 있다. 1차 시각영역에 도달한 영상 정보는 고차원적인 정보를 처리하기 위해 뒤통수엽의 시각교차전영역(시각교차전구역, preoptic area)에 전달된다. 그 경로에는 2가지가 있는데, 배쪽시각경로(복측시각경로, ventral visual pathway)에서는 대상을 인식하여 형상을 파악하는 작업이 이루어지고, 등쪽시각경로(배측시각경로, dorsal visual pathway)에서는 대상의 위치나 운동을 파악하는 작업이 이루어진다.

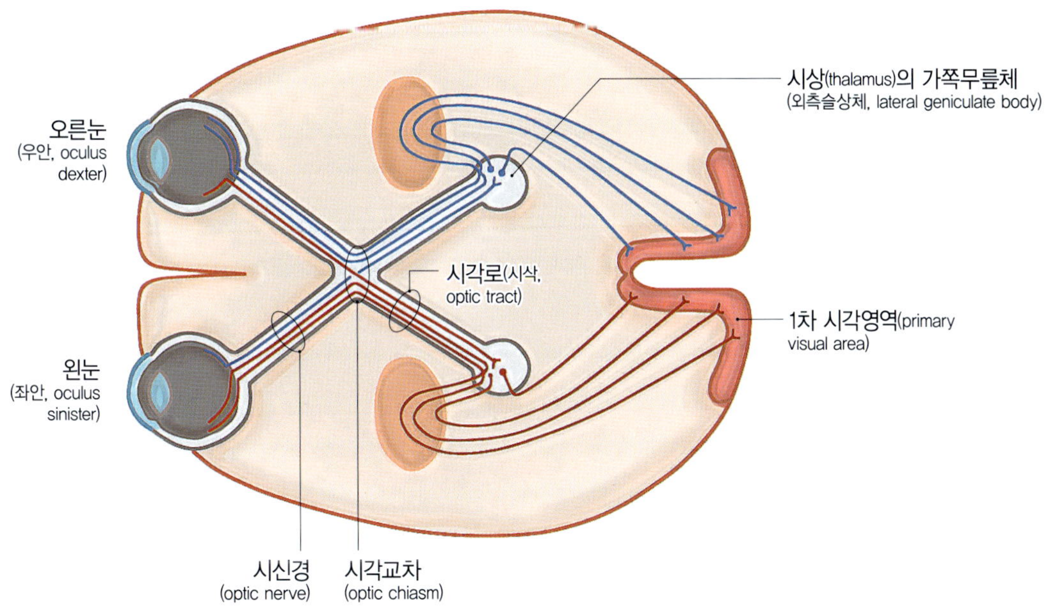

그림 12-7 시각의 신경경로

3. 평형청각계(vestibulocochlear system)

1 | 귀의 구조

귀는 소리를 감지하는 청각의 기능과 신체기울기, 운동방향, 가속도 등을 감지하는 평형감각 기능을 담당한다. 해부학적으로 바깥귀(외이, external ear)와 가운데귀(중이, middle ear) 그리고 속귀(내이, internal ear)로 구성된다.

(1) 바깥귀(external ear)

바깥귀(외이)는 귓바퀴(이개, auricle)와 바깥귀길(외이도, external acoustic meatus), 고막(tympanic membrane)으로 이루어진다. 귓바퀴는 내부에 귓바퀴연골(이개연골, auricular cartilage; 탄력연골, elastic cartilage)의 틀이 있고 피부로 덮여 있는 조개껍질 모양의 돌출물이다. 귓바퀴는 소리를 모으는 기능을 하는데, 사람은 동물보다 기능이 약하다. 바깥귀길은 귓바퀴 중앙으로 열린 바깥귓구멍(외이공, external acoustic opening)부터 고막(tympanic membrane)까지 전체 길이 약 2.5cm의 S자 모양으로 만곡한 관자뼈의 속공간이다. 바

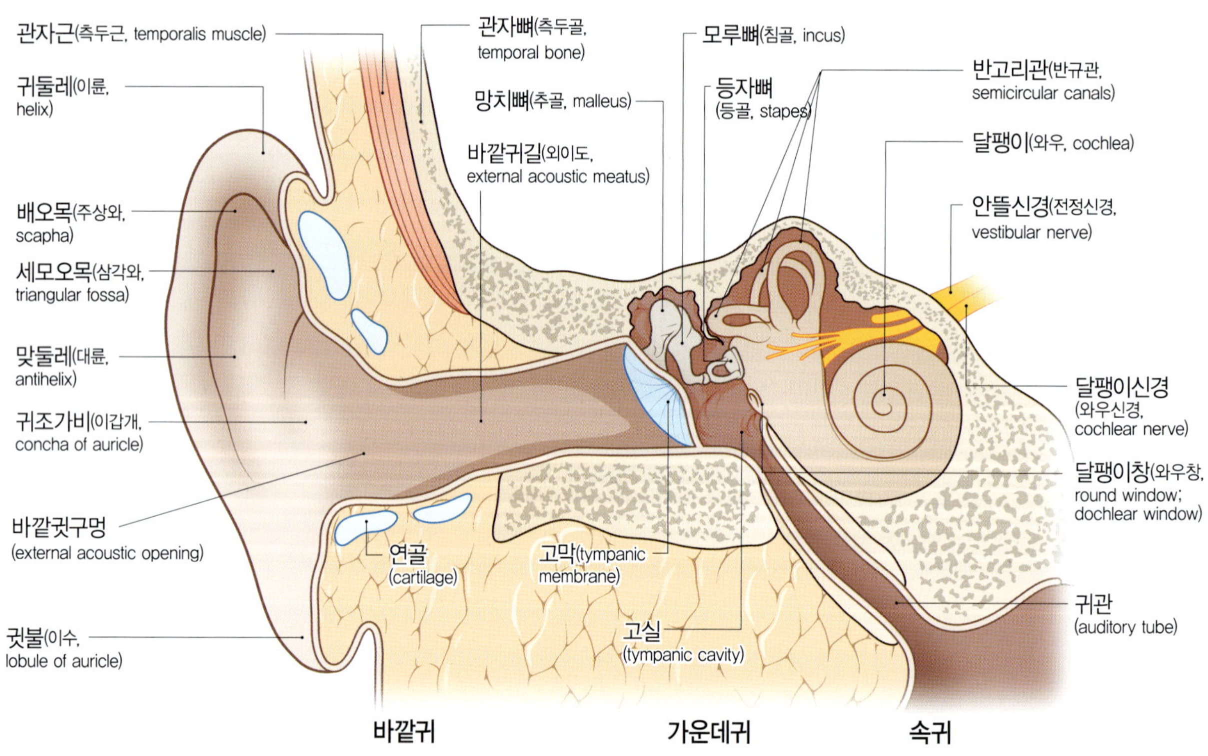

그림 12-8 귀의 구조

깥귀길의 표면은 귓바퀴로 이어지는 피부에 연속되며, 귀털(tragus), 기름샘(sebaceous gland), 귀지샘(이노선, ceruminous gland; 부분분비땀샘, apocrine gland)이 존재한다. 여기서 분비되는 물질이 귀지(cerumen; earwax)가 된다.

고막(tympanic membrane)은 바깥귀길과 가운데귀의 고실(tympanic cavity) 사이에 경계를 이루는 지름 약 9mm, 두께 약 1mm의 탄력성의 얇은 타원형 막으로 비스듬하게 기울어 있고, 바깥귀길쪽은 피부로 가운데귀쪽은 점막으로 덮여 있다. 정상적인 고막은 반투명하고 진주알과 같은 회백색을 띠며, 고막 안쪽에 부착한 망치뼈(추골, malleus)의 일부가 바깥귀길쪽에서 비쳐 보인다. 고막의 모습은 귀보개(이경, autoscope)를 사용하면 외부에서 관찰할 수 있는데, 고막의 중앙이 고실쪽으로 돌출해 있는 깔때기 모양이다.

(2) 가운데귀(middle ear)

가운데귀(중이)는 바깥귀에서 고막으로 전달된 공기의 진동을 증폭하여 속귀로 전달하는 기관으로, 고실(tympanic cavity), 귓속뼈(이소골, auditory ossicle), 귀관(이관, auditory tube)으로 이루어진다.

고실(tympanic cavity)은 관자뼈 속에 있는 피라미드 모양의 공간으로, 공기로 채워진 공간 안에 귓속뼈가 있어서 고막의 진동을 속귀까지 효율적으로 전달한다. 고실의 속면은 고실점막으로 덮여 있다. 고실 안쪽 벽은 속귀에 접하며 벽의 중앙에서 뒤 위쪽에는 안뜰창(난원창, oval window)이 있고, 뒤아래에는 달팽이창(와우창, cochlear window)이 있어서 속귀와 통해있다. 달팽이창에는 제 2고막이라고 불리는 탄력섬유막이 쳐져 있다.

고실 안의 귓속뼈(이소골, auditory ossicle)에는 망치뼈(추골, malleus), 모루뼈(침골, incus), 등자뼈(등골, stapes)라고 하는 3개의 작은뼈가 존재하며 이들 뼈는 서로 관절로 연결되어 있다. 망치뼈는 고막 안쪽면에 붙고 모루뼈는 망치뼈와 등자뼈 사이에서 각각 관절을 이루고, 등자뼈바닥(등골저, base of stapes)은 안뜰창에 맞닿아 있다. 따라서, 귓속뼈는 지렛대 작용을 통해 고막의 진동을 증폭시켜, 안뜰창을 통해 속귀로 전달한다. 망치뼈와 등자뼈에는 근육이 붙어 있어서 진동의 폭을 조절하는 작용을 한다. 외부의 기압이 변동하면 고실 안의 공기 체적이 바뀌고 고막을 압박하여 파열될 위험도 있다.

귀관은 보통 닫혀 있지만, 무언가를 삼키는 동작을 했을 때 일시적으로 열려 외부와의 사이에 기압을 조절할 수 있다. 고실과 인두(pharynx)는 길이 약 4cm의 귀관(이관, auditory tube; 유스타키오관)으로 연결되어 있어 가운데귀의 압력과 대기압을 같게 만들어 고막이 자유롭게 움직일 수 있도록 해준다. 외부의 기압이 변동하면 고실 안의 공기 체적이 바뀌고 고막을 압박하여 파열될 위험도 있다. 귀관은 보통 닫혀 있지만, 하품을 하거나 무언가를 삼키는 동작을 하면 일시적으로 귀관을 열어 기압을 조절할 수 있다.

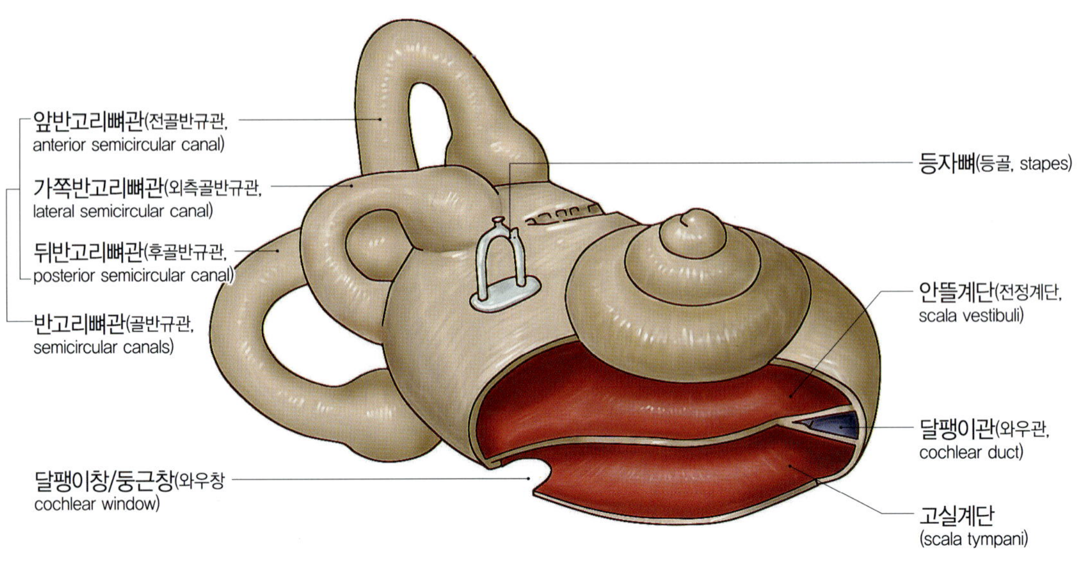

그림 12-9 속귀의 구조

(3) 속귀(internal ear)

속귀(내이)는 관자뼈(temporal bone) 내부에 있으며, 여기에는 복잡한 형태를 한 공간이 있는데, 이것을 뼈미로(골미로, bony labyrinth)라고 한다. 그 안에는 거의 같은 형태의 막 주머니가 있는데, 이것을 막미로(membranous labyrinth)라고 한다. 뼈미로와 막미로 사이 공간인 막미로 밖에는 바깥림프(외림프, perilymph), 안에는 속림프(내림프, endolymph)라는 액체가 들어 있고 각 액체의 성분은 다르다. 뼈미로는 달팽이(와우, cochlea), 안뜰(전정, vestibule), 반고리뼈관(골반규관, semicircular canals)의 3부위로 나뉘며 각각의 뼈미로 속에는 막미로인 달팽이관(와우관, cochlear duct), 타원주머니(난형낭, utricle)와 둥근주머니(구형낭, saccule), 반고리관(semicircular duct)이 있다.

① 달팽이(cochlea)

달팽이는 달팽이관(cochlear duct)을 담고 있는 뼈미로로, 달팽이 모양으로 두 바퀴 반 돌며 감겨있다. 달팽이관은 달팽이와 같은 소용돌이 모양의 막성관으로 소리를 감지한다. 천장(안뜰계단 쪽)은 안뜰막(전정막, vestibular membrane)이며, 아래쪽(고실계단 쪽)에는 바닥막(기저막, basement membrane)으로 경계지어 있다. 바닥막 위에는 청각수용체인 코르티기관(나선기관, organ of corti)이라고 불리는 특수 상피세포의 집단이 달팽이관 전체 둘레에 걸쳐 존재한다. 이들을 구성하고 있는 세포에는 청각에 작용하는 털세포(유모세포, hair cell)와 버팀세포(지지세포, supporting cell)이다. 털세포의 자유면에는 부동섬모(stereocilia)라고 하는 미세융모가 돌출되어 있고, 이들 부동섬모는 뼈 나선판의 가쪽모서리에서 뻗은 덮개막(피개막, tectorial membrane)과 접해 있다.

고막의 진동은 귓속뼈를 통해 안뜰창(oval window)으로 전달되고, 음파는 안뜰 바깥림프의 진동파가 되어 안뜰계단을 거쳐 상승하고 달팽이 꼭대기에서 고실계단으로 이행한 후 달팽이바닥으로 내려와 가운데귀의 안쪽벽에 있는 달팽이창(cochlear window)(제2고막)을 통해 고실(tympanic cavity)의 공기중으로 흩어져 사라지게 된다. 바깥림프의 진동은 그 주파수에 따른 장소의 바닥막(basilar membrane)을 상하로 진동시켜 그 부위의 코르티기관의 털세포와 덮개막 사이에 물리적 자극이 전기신호로 바뀌어 털세포에 흥분(탈분극)이 생기며 그 흥분은 달팽이신경(cochlear nerve)을 통해 중추로 전달된다.

② 안뜰(vestibule)

안뜰(전정)은 뼈로 이루어진 작은 타원형의 방으로 그 속에는 2개의 주머니를 담고 있으며, 달팽이와 반고리뼈관을 연결하고 있다. 안뜰은 그 가쪽벽(고실면)에 있는 안뜰창(난원창, vestibular(oval) window)과 달팽이창(와우창, cochlear(round) window)을 통해 고실로 열려있다. 안뜰창에는 등자뼈바닥이 맞닿아 있고, 달팽이창에는 제2고막이라고 하는 탄성막이 있다.

안뜰 내의 막미로는 둥근주머니(구형낭, saccule)와 타원주머니(타원낭, utricle)로 나뉘며, 두 주머니 모두 속림프(내림프, endolymph)로 채워져 있다. 두 주머니의 속면에는 특수상피영역인 평형반(maculae)이 1곳씩 있는데, 각각 둥근주머니평형반(구형낭반, macula of saccule)과 타원주머니평형반(난형낭반, macula of utricle)이라고 한다. 이들 영역의 상피는 털세포와 버팀세포로 이루어지며, 탄산칼슘결정체와 평형모래(otoconia; otoliths)를 포함한 젤라틴성 물질(평형모래막, statoconial membrane; otolithic membrane)이 털세포의 표면을 덮고 있다. 몸의 기울기에 의한 평형모래의 이동으로 털세포의 고정섬모(sterocilia)가 움직이면서 전기적신호를 안뜰신경(vestibular nerve)을 통해 중추로 전달한다. 안뜰신경(전정신경, vestibular nerve)은 속귀길에서 달팽이신경(와우신경, cochlear nerve)과 합쳐져 속귀신경(전정와우신경, vestibulocochlear nerve; 제VIII뇌신경)이 된다. 따라서 둥근주머니평형반과 타원주머니평형반은 주로 몸의 기울기나 가속도를 감지한다.

③ 반고리뼈관(semicircular canals)

반고리뼈관(반규관)은 3개의 고리 모양 관이 서로 수직으로 배치되어 있고 회전운동의 평형감각을 담당한다. 반고리뼈관은 안뜰의 뒤쪽으로 이어지는 3개 머리핀 모양 관으로, 앞반고리뼈관(전반규관, anterior semicircular canal), 가쪽반고리뼈관(외측반규관, lateral semicircular canal), 뒤반고리뼈관(후반규관,

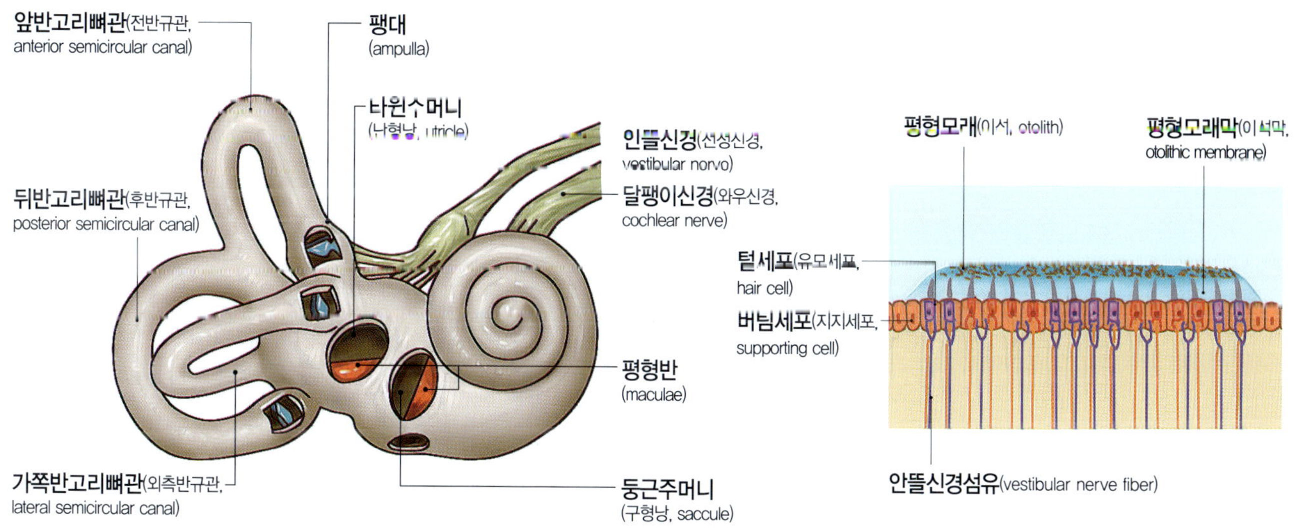

그림 12-10 안뜰의 내부와 평형반의 구조

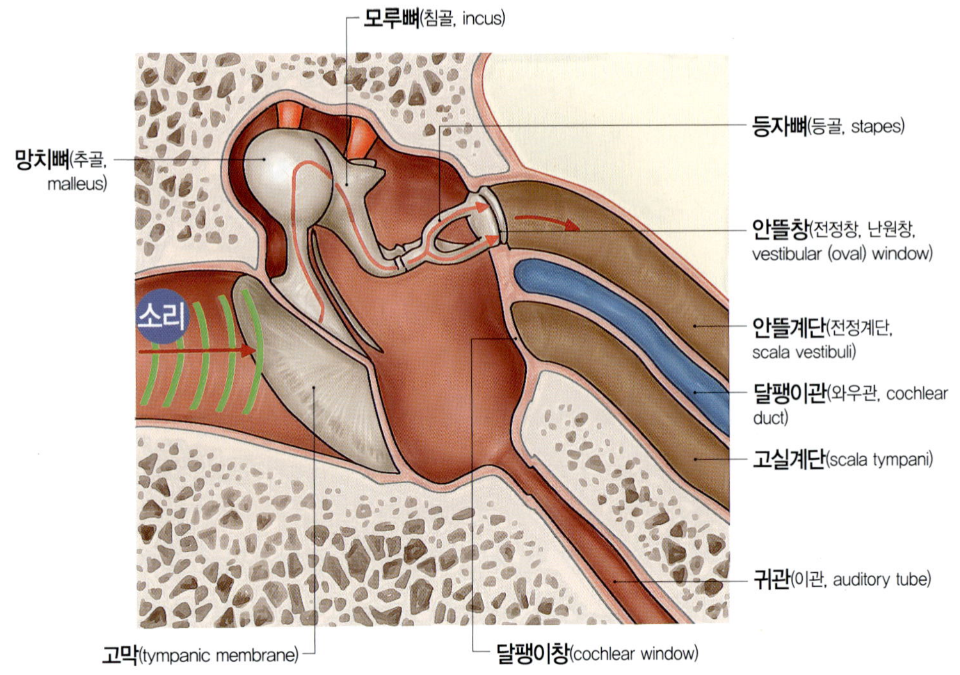

그림 12-11 소리의 전달과정

posterior semicircular canal)으로 이루어진다. 반고리뼈관 속에는 막미로인 반고리관(semicircular duct)이 들어있는데, 반고리관의 다리는 모두 타원주머니로 열리고, 각각의 다리에 확장된 팽대(ampulla) 부위에는 솟은 부분인 팽대능선(팽대부릉, ampullary crest)이라고 하는 평형감각 수용체가 존재한다. 이 부위의 상피도 털세포와 버팀세포로 나뉘며, 털세포의 고정섬모(stereocilia)는 팽대마루(ampullary cupula)라고 하는 젤라틴 유사 구조에 의해 덮여 있으며, 이 팽대마루가 속림프의 움직임에 따라 위치가 바뀌었을 때 털세포는 흥분하고 안뜰신경(제VIII뇌신경)에 의해 그 흥분이 중추로 전달된다. 팽대능선은 평형감각 중에서도 특히 몸의 회전운동에 대한 평형감각을 감지한다.

2 | 소리(청각)의 전달기전

(1) 고실의 역할

고막의 진동은 3개의 귓속뼈를 통해 속귀로 전달된다. 귓속뼈는 고막의 넓은 면적에서 일어나는 진동을 등자뼈바닥의 좁은 면적으로 전달할 때 지렛대의 원리로 전달한다. 따라서, 진폭이 줄어들고 음파의 에너지는 집중적으로 강해져서 소리를 높은 효율로 속귀에 전달할 수 있다. 이러한 장치가 없으면 밀도가 낮은 공기 중의 음파는 수중(속귀를 채우는 림프)에 거의 전달되지 않는다. 망치뼈와 등자뼈에는 근육이 붙어 있어서 큰 소리가 전달되었을 때 반사적으로 수축하여 진동의 크기를 줄여 소리의 에너지로 속귀가 손상되지 않도록 하는 역할을 한다.

(2) 소리의 전달

소리는 등자뼈바닥(등골저, base of stapes)에서 달팽이(와우, cochlea)의 안뜰계단(전정계단, scala vestibuli)으로 전달된다. 음파는 안뜰계단을 통해 달팽이 꼭대기쪽으로 올라가 달팽이의 나선 꼭대기에 도달하고 그곳에서 고실계단(scala tympani)으로 옮겨 달팽이바닥쪽으로 내려간다. 음파가 안뜰계단과 고실계단을 지나는 동안 소리의 높이에 따라 달팽이관의 특정부위가 강하게 진동한다. 이에 따라 달팽이는 소리의 높이를 식별할 수 있다. 달팽이관의 바닥은 튼튼한 바닥막(기저막, basilar membrane)으로 되어 있으며 그 위에는 소리를 감지하는 장치인 코르티기관(나선기관, organ of Corti)이 있다. 코르티기관의 털세포에는 부동섬모(stereocilia)가 있어 이것이 움직임으로써 신호가 신경세포에 전달된다. 부동섬모는 끝이 덮개막(피개막, tectorial membrane)에 고정되어 있으므로 림프의 흐름에 의한 바닥막의 떨림으로 코르티기관이 강하게 진동하면 자극을 받아 반응한다. 달팽이관은 속림프로 채워진 막미로의 부분이므로, 털세포는 속림프에 잠겨 있다. 속림프는 칼륨을 많이 함유하고 있는데, 이는 털세포의 반응에 중요한 기능을 한다.

3 | 평형감각

(1) 회전운동의 기전

속귀내에서 뒤쪽에 있는 반고리관(반규관, semicircular duct)에서는 회전운동의 변화를 감지한다. 반고리관에는 3개의 고리가 있는데, 가쪽반고리관(외측반규관, lateral semicircular duct)은 수평면에, 앞반고리관(전반규관, anterior semicircular duct)과 뒤반고리관(후반규관, posterior semicircular duct)은 수직면에 있어서 서로 수직이 되도록 배치되어 있다. 반고리관은 각 면의 회전운동을 감지한다. 회전운동이 일어나면 관성에 의해 반고리관 안의 속림프가 반대방향으로 흐른다. 반고리관이 시작되는 팽대부위에는 감각세포를 갖춘 팽대능선(팽대릉, ampullary crest)이 있고 털세포(유모세포, hair cell)의 고정섬모(stereocilia)를 젤라틴성 물질이 싸서 꼭대기(팽대마루, ampullary cupula)를 만든다. 속림프의 흐름은 꼭대기를 움직여서 털세포의 고정섬모를 자극하는데, 이렇게 하여 다양한 방향의 회전운동 변화가 털세포에 감지된다.

(2) 기울기의 기전

속귀의 중간에 있는 안뜰(전정, vestibule)에는 둥근주머니평형반(구형낭반, macula of saccule)과 타원주머니평형반(난형낭반, macula of utricle)이라는 2가지 막미로(membranous labyrinth) 주머니가 있어서 머리의 기울기나 직선운동의 변화를 감지한다. 그 벽 일부에 털세포가 모인 평형반(macula)이 있으며, 털세포의 고정섬모는 칼슘카보네이트로 구성된 평형모래(이석, otolith)가 들어있는 평형모래막(이석막, otolithic membrane)에 덮여있다. 평형반이 기울면 평형모래막이 가로방향으로 치우쳐서 털세포를 자극한다. 둥근주머니평형반과 타원주머니평형반은 서로 수직방향으로 배치되어 있어서 다양한 방향의 머리 기울기나 직선운동의 변화가 감지된다.

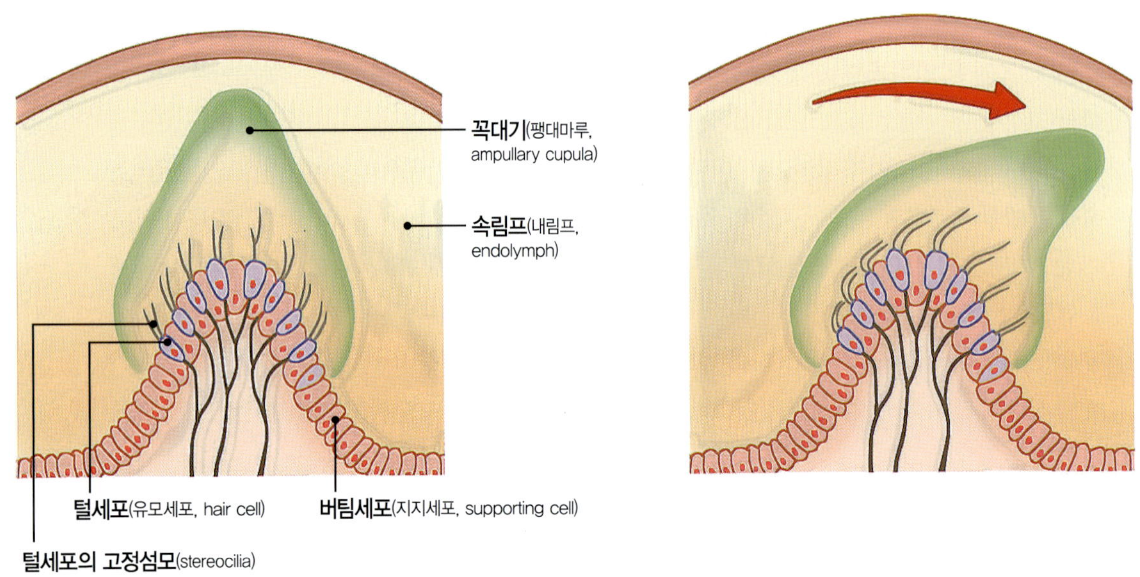

그림 12-12 회전에 따른 팽대(ampulla)의 작용

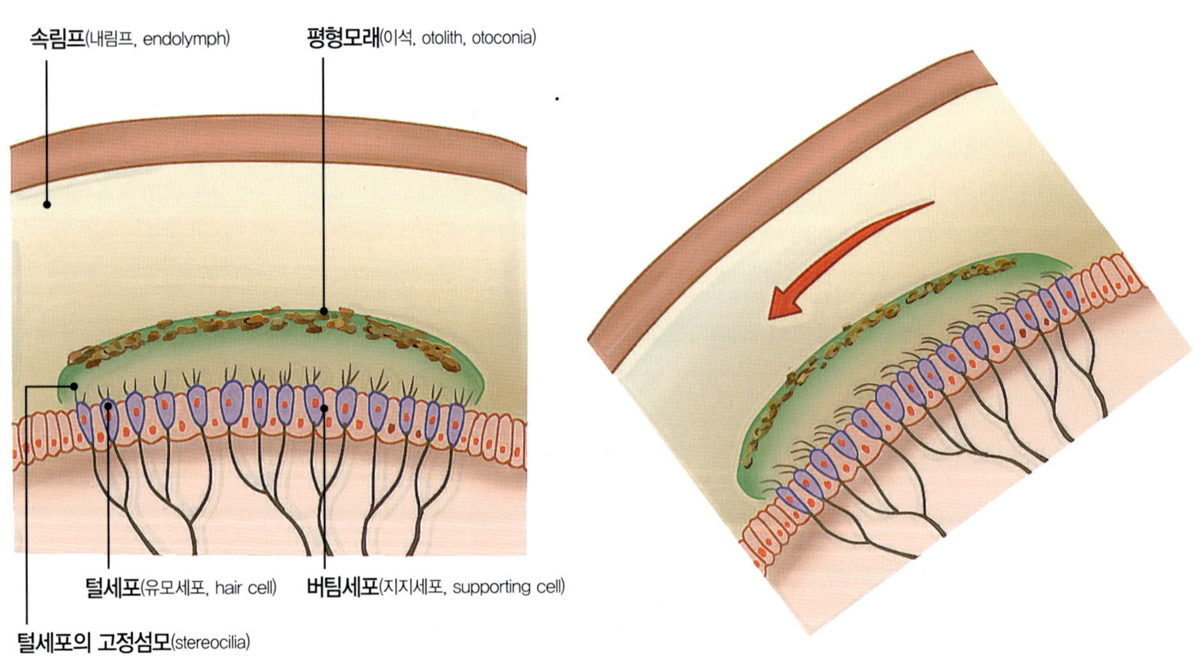

그림 12-13 기울기에 따른 평형반의 작용

4. 피부계통(inteyumentary system)

피부(skin)는 여러 층들로 이루어진 매우 복잡한 신체기관으로 몸의 표면을 덮어 신체를 보호하는 기관이며 많은 감각신경종말(sensory nerve ending)이 분포하여 촉각, 통각, 온도각 등의 감각수용에 작용하기 때문에 넓은 의미의 감각기이기도 하다. 피부는 온몸의 표면을 덮어 몸을 보호하는데, 표면에 상피로 이루어진 표피(epidermis)와 그 아래의 진피(dermis), 그리고 피부밑조직(피하조직, hypodermis)으로 되어 있다.

1 | 피부의 구조

성인의 피부 표면적은 약 1.5~2 제곱미터 정도이며 무게는 약 2.73kg 정도에 이르고 1인치당 백만개 정도의 세포로 이루어져 있으며 혈관과 신경이 복잡하게 얽혀있다. 피부에는 그 일부가 특수화하여 생긴 각질기(털과 손발톱)와 피부로 열리는 땀샘(한선, sweat gland)이나 기름샘(지선, sebaceous gland) 등의 부속기관이 있다. 또한 피부에는 갖가지 감각수용기들이 고루 퍼져 있어 압각, 촉감, 더위, 추위 그리고 통증 등을 느낄 수 있고 피부는 고무줄처럼 신축성이 있으며 외부의 자극에 대한 저항력을 지니고 있다. 이는 피부가 우리 몸속의 내부기관을 감싸고 있는 보호막으로서 세균과 같은 미생물이나 유해한 물질들이 내부로 들어가는 것을 막아주는 중요한 기능을 하고 있는 것이다. 피부의 다른 주요 기능들은 단열(insulation)과 체온 조절 기능 그리고 비타민 D의 합성과 비타민 B 엽산염(folates)의 보호기능 등이다.

(1) 표피(epidermis)

표피는 외배엽 유래의 각질중층편평상피로, 심층에서부터 배아층(embryonic layer)과 중간층(intermediate layer) 및 각질층(horny layer)이 3층으로 분류하니 일반적으로 바닥층(stratum basale)과 가시층(stratum spinosum), 과립층(stratum granulosum), 투명층(stratum lucidum) 그리고 각질층(stratum corneum)이라는 5개의 층으로 구분한다. 표피는 주로 각질세포(keratinocyte)로 구성되어 있다.

① 바닥층(stratum basale; basal layer)

바닥층(기저층)은 표피의 가장 아래층에 배열되어 바닥막에 접해있는 원주형이 세포로 구성되며, 멜라닌세포(melanocyte)가 존재하며 생산된 멜라닌과립을 가시층의 각질세포에 배분하여 피부의 색조를 변화시킨다. 또 바닥층에서는 활발한 세포분열이 이루어져 분열과 증식을 한 세포는 점차 표층을 향해 이동하여 각질세포의 재생이 이루어진다.

② 가시층(stratum spinosum)

가시층(유극층)은 여러 각질세포의 층으로 구성되어 있으며, 표피층 중 가장 두터운 층이며 특히 손바닥과 발바닥에서 두껍다. 각각의 세포에는 가시모양의 세포질돌기가 있고 기저층의 70% 정도를 차지한다.

③ 과립층(stratum granulosum)

과립층의 각질세포는 2~3층의 다소 편평한 세포로, 세포질에는 호염기성의 각질유리과립(keratohyalin granule)을 가진다. 피부가 끈적끈적하고 지방성의 물질로 덮여 있는 것은 세포질 내에 있는 지질을 함유한 층판과립(lamellar granule)이 세포 주위에 불투과층을 만들어 피부의 수분손실을 막아주기 때문이다.

④ 투명층(stratum lucidum)

투명층은 2~3층의 각질세포로 이루어지며, 핵과 세포소기관은 소실되고, 세포질에는 각질잔섬유가 채워져있다. 광학현미경에서는 균일한 무구조로 보인다. 이 중간층은 손바닥과 발바닥과 같이 두꺼운 피부에서만 관찰된다.

⑤ 각질층(stratum corneum)

각질층은 핵과 세포소기관을 상실한 죽은 세포로 이루어진 보호층으로 편평한 세포가 쌓인 층이다. 각질층의 세포는 각질(케라틴, keratin)을 포함하며 각화하고 있기 때문에 자외선이나 물리적 장애에 강해 피부표면을 보호하면서 동시에 이물질이나 병원체의 침입을 방지하는 장벽기능도 가지고 있다. 각질층의 세포는 표면으로부터 지속적으로 떨어져 제거되므로 박리층(disjuncted layer)이라고도 불리며 바닥층에서 다시 생성하여 계속 보충된다.

(2) 진피(dermis)

진피는 결합조직층으로, 풍부한 아교섬유와 탄력섬유로 이루어진다. 진피는 곳곳에 표피를 향해 돌출 해 있는데 이를 진피유두(dermal papilla)라고 한다. 유두에는 모세혈관그물(모세혈관망, capillay network)이 발달해 있으며 이러한 유두를 혈관유두(vascular papillae)라고 한다. 또한, 발바닥이나 손바닥에는 내부에 감각성 신경종말인 촉각소체(마이스너소체, meissner's corpuscle; tactile corpuscle)가 있는 신경유두(nerve papilla)도 있다. 진피의 깊은층은 비교적 굵은 아교섬유가 불규칙하게 배열되어 있으며 아교섬유의 틈새에 땀샘, 기름샘, 털뿌리(모근, hair root) 등이 관찰된다. 영유아의 허리와 등부위 그리고 볼기의 진피에는 멜라닌세포가 집합해 있기 때문에 육안으로 몽골반점(mongolian spot)이라고 하는 청색의 반점을 형성한다. 진피의 두께도 부위에 따라 다른데, 등(back)은 두껍지만 얼굴은 얇다.

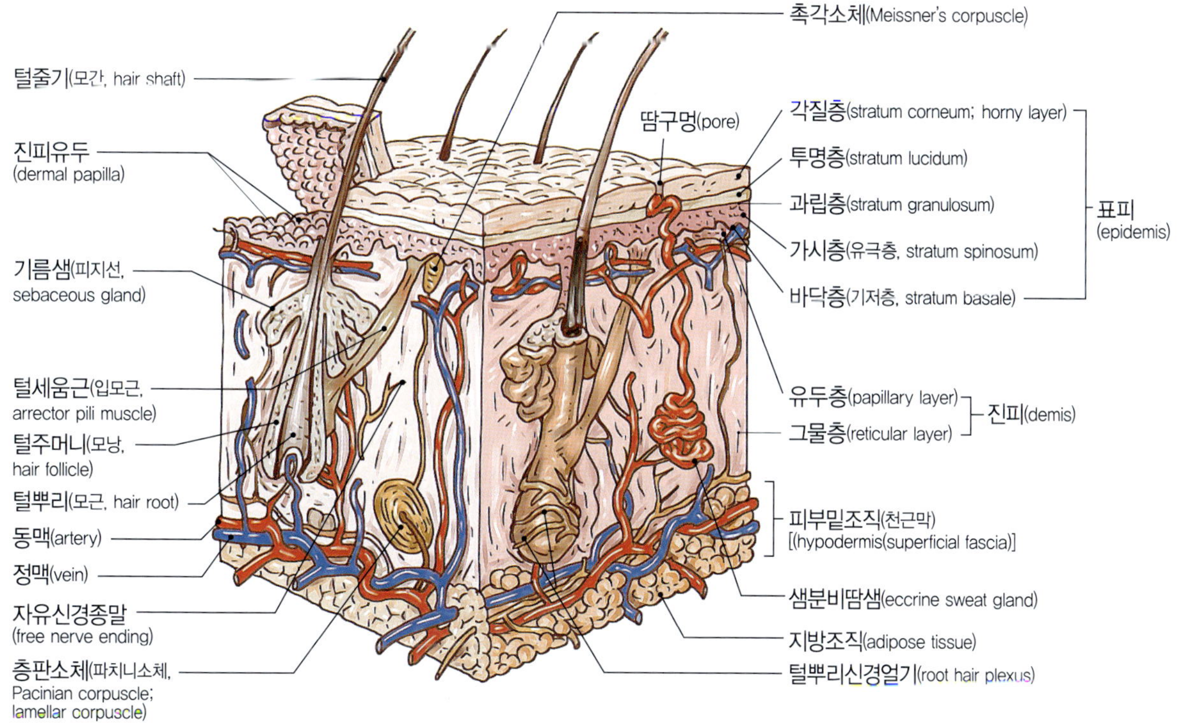

그림 12-14 피부와 피부밑조직

(3) 피부밑조직(hypodermis)

피부밑조직(피하조직, subcutaneous tissue)은 성긴결합조직(소성결합조직, loose connective tissue)으로 구성되며 이른바 피부밑지방(피하지방, hypodermic fat)이라고 하는 지방조직이 발달해 있는데 그 양은 몸의 부위에 따라 다양하다. 피부밑조직은 굵은 혈관과 신경이 풍부하며 층판소체(파치니소체, lamellar corpuscle; Pacinian corpuscle) 등의 감각신경종말장치 즉, 촉각이나 온각, 통각에 관여하는 각종 신경종말이 분포하여 감각기관으로서도 작용한다. 피부에는 특수한 구조로서 털(모발, hair)이나 손발톱(nail), 그리고 부속샘으로서 땀샘(한선, sweat gland), 기름샘(피지선, sebaceous gland)이 있다. 또한, 피부에는 혈관그물(혈관망, vascular network)이 발달해 있는데, 동맥이나 정맥의 혈관얼기(혈관총, vascular plexus)를 만들고 그곳에 연결되는 모세혈관은 고리 모양으로 진피유두(dermal papilla) 안으로 들어가 그 안에서 모세혈관그물을 형성한다. 피부가 붉게 보이거나 창백하게 보이는 것은 이 혈관그물 내의 혈류 차이에 의해서이다.

2 | 각질기관(keratin organ |

(1) 털(hair)

털은 표피의 일부가 변하여 생긴 것으로 털이 되는 표피는 진피의 깊은층에서 피부밑조직의 표면 부근까지 관 모양으로 들어가 털주머니(hair follicle)를 형성한다. 털은 손바닥과 발바닥, 입술의 붉은 부분 등 일부 부위를 제외하고 온몸의 피부에 존재한다. 부위에 따라서 머리카락, 눈썹, 속 눈썹, 귀털, 코털, 수염, 겨드랑이털, 음모로 구별된다.

① 털의 구조

털은 피부 표면에서 돌출해 있는 털줄기(모간, hair shaft)와 피부에 묻혀 있는 털뿌리(모근, hair root)로 구성되어 있으며, 털주머니(hair follicle)에서 생성된다. 털뿌리 끝에서 털주머니가 팽대되어 있는 부분은 털망울(모구, hair bulb)이라고 한다. 털망울의 아래끝에는 혈관이 풍부한 결합 조직이 함입하는데, 이것을 진피유두(dermal papilla)라고 하며, 이곳에서 털의 세포로 영양분이 공급된다. 털은 표피세포에서 분화한 각질세포로 구성되며 중심부의 털속질(모수질, medulla of hair)과 주변부의 털겉질(모피질, hair cortex)로 구별되는데, 표면은 단층의 털껍질(모소피, hair cuticle)에 싸여 있으며 털뿌리 주위는 표피의 연속인 상피뿌리집(상피성근초, epithelial root sheath)에 싸여 있다. 진피유두에 접하는 털뿌리 부분은 털바탕질(모기

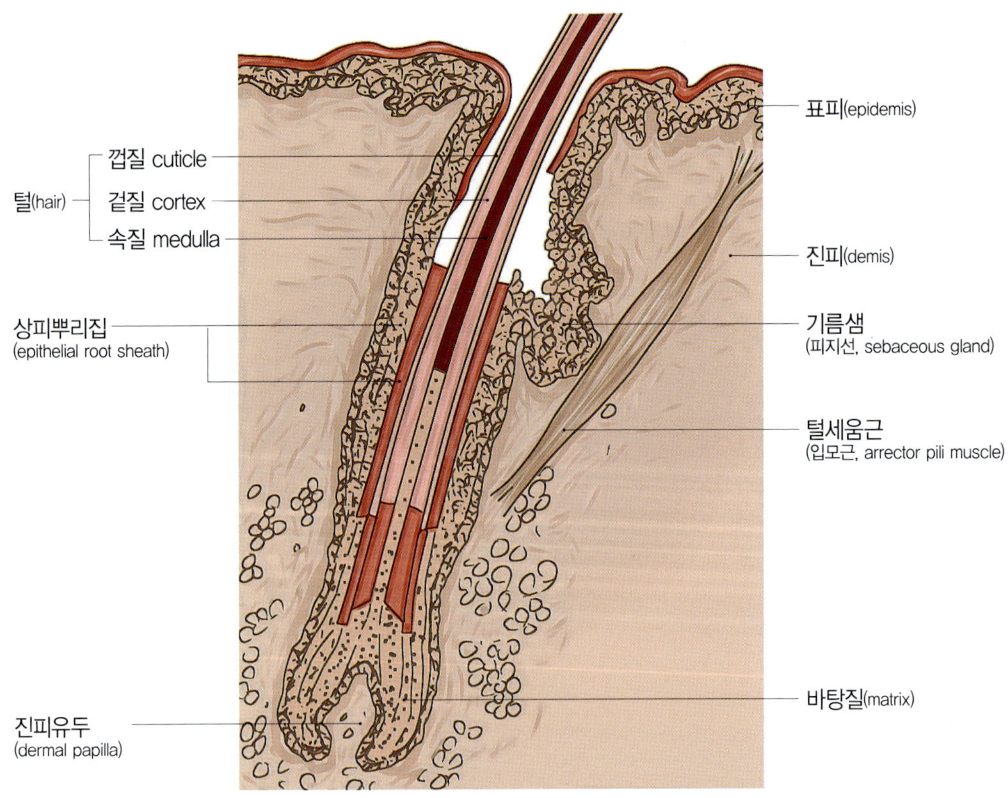

그림 12-15 털의 구조

질, hair matrix)이라고 하며, 이곳에서 세포분열이 일어나 털이 성장한다. 또, 털바탕질에는 멜라닌세포가 존재하며 털세포에 멜라닌과립을 공급한다. 멜라닌과립이 감소하면 백발이 되며, 털속질이 함유하는 공기가 햇빛에 반사하여 빛나게 보인다. 털주머니(hair follicle) 주위에는 기름샘과 민무늬근육으로 된 털세움근(입모근, arrector pili muscle)이 있으며 털세움근이 교감신경 지배로 수축하면 털이 직립하면서, 털줄기 주변 피부가 돌출되게 만든다(닭살, goose bumps).

② 털의 기능

털의 주작용은 우리 몸에서 나는 열의 발산을 억제하여 몸을 따뜻하게 하는 것이다. 이것은 털을 움직이게 하는 작은 근육이 각 털마다 붙어 있어 신경작용에 의해 추울 때 털이 움직이도록 한다. 털은 이차성징(sexual character)의 하나로 성적인 발달의 표시가 되기도 하며, 피부나 두피를 보호함으로서 외부로부터의 자극에 대한 손상을 작게 할 수 있다. 또한 털은 일반적인 건강의 지침이 되기도 하는데, 갑상선질환이나 호르몬의 이상뿐 아니라 영양분의 부족, 철분의 부족 등이 있을 때 또는 심한 스트레스나 마취 후에도 탈모가 생길 수 있어 건강의 지표가 되기도 한다. 털에는 감각기능이 있어 자그마한 자극이 있어도 감지하여 반응 할 수 있다. 몸에서 열이 많이 날 때는 표면적을 넓혀서 땀의 발산을 증가시키며, 각 털에는 기름샘(피지선, sebaceous gland)이 존재하는데 이 기름샘에서 분비되는 기름(피지, sebum)은 각 털 사이의 윤활작용을 하게 되며 이것은 털에 붙어 있는 근육이 수축 할 때마다 분비가 된다. 머리카락은 태양광선으로부터 두피를 보호해주고 눈썹이나 속눈썹은 햇빛이나 땀방울로부터 눈을 가리는 역할을 한다.

③ 털의 성장과 퇴행

털에는 수명이 있다. 털은 털뿌리에서 1일에 약 0.2mm 늘어나는데, 늘어나는 시기를 성장기라고 하며, 이윽고 퇴행기에서 휴지기에 이르는데, 휴지기가 되면 탈모하여 그 부위에 새로운 털이 생성된다. 일정 기간이 지나면 털바탕질에서 세포분열이 일어나지 않기 때문에 성장이 멈추고 털뿌리가 털유두에서 떨어져 위쪽으로 올라가 결국 빠지게 된다. 남은 털주머니는 아래쪽이 증식하고 그곳에 진피유두(털주머니유두, dermal papilla; papilla of hair follicle)가 형성되어 새로운 털이 형성되기 시작한다. 휴지기에서 다음 휴지기까지의 기간을 모발주기(hair cycle)라고 하며 털의 수명은 종류에 따라서 다른데, 머리카락은 2~5년 정도이다.

(2) 손발톱(nail)

손발톱은 표피의 각질층 세포가 특수하게 분화한 것으로, 손발가락의 위쪽 끝에만 있으며 손발가락의 뾰족한 끝을 보호한다. 피부에 덮여 있는 부분을 손발톱판(조판, nail plate)의 손발톱뿌리(조근, nail root), 피부 밖으로 나와 있는 부분을 손발톱몸통(조체, nail body)이라고 하며, 손발톱뿌리 부위나 손발톱 바깥쪽에서 손발톱에 덮인 피부의 주름을 손발톱주름(조갑주름, nail fold)이라고 한다. 손발톱뿌리 부위에 있는 손발톱주름 끝에는 표피의 각질층이 손발톱을 덮고 있는데, 이를 손발톱위허물(조상막, eponychium)이라고 한다. 손발톱의 깊은층에 있는 부분을 손발톱바닥(조상, nail bed)이라고 하는데, 표피

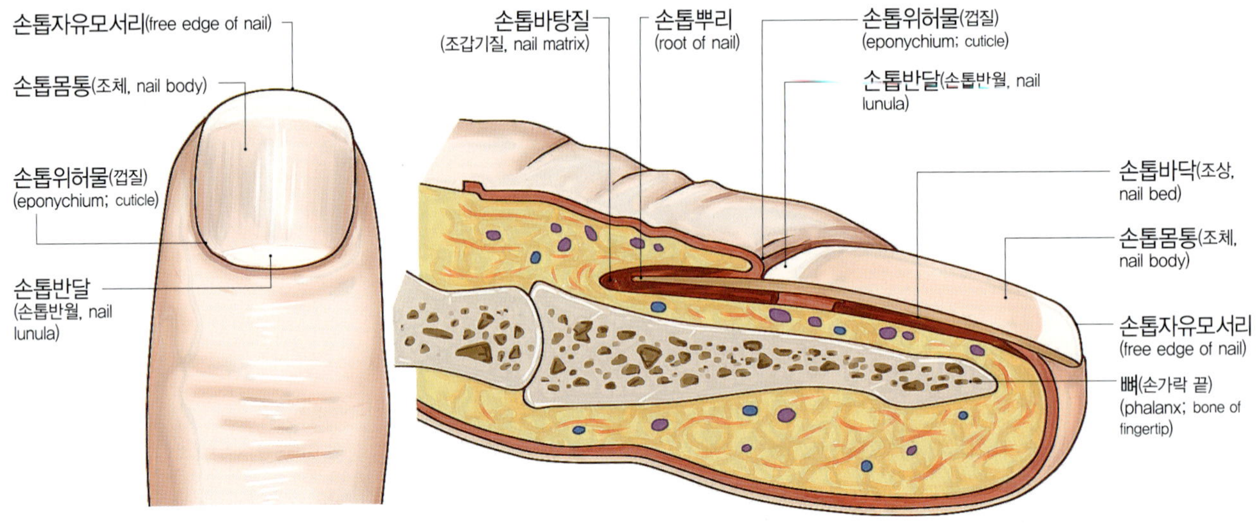

그림 12-16 손톱의 구조

의 가시층과 바닥층으로 구성되며, 그 위에 손발톱판이 놓여있다. 손발톱판은 주로 손발톱뿌리 근처에서 세포분열이 일어나 성장해 나가기 때문에 이곳을 손발톱바탕질(조갑기질, nail matrix)이라고 하며 손발톱바탕질이 존재하는 한 손발톱몸통은 손실되어도 손발톱은 재생한다. 손발톱바탕질의 일부는 손발톱뿌리 부위에 있는 손발톱주름보다 밖으로 나와 있는데 이 부분이 반달(반월, lunula)이다.

손발톱의 케라틴(keratin)은 표피의 케라틴보다 단단하며, 표피에서는 때로 벗겨지지만, 손톱은 벗겨지지 않는다. 손발톱은 진피층의 모세혈관 속 혈액 때문에 핑크색을 띤다. 손발톱은 1일에 약 0.1mm 자란다.

3 | 피부샘(skin glands)

(1) 땀샘(sweat gland)

땀샘(한선)은 땀을 분비하는 관모양 샘으로, 그 종말부위(샘체 또는 분비부위)는 진피 아래 부분에서 피부밑조직에 걸쳐 실을 감은 모양으로 존재한다. 땀샘의 수는 온몸에 200~500만 개가 있다고 한다. 분비관(excretory duct)은 진피를 똑바로 상행해서 표피 안에서 나선 모양으로 회전하면서 표피로 열리는데, 열리는 부위를 땀구멍(sweat pore)이라고 한다. 땀샘에는 샘분비땀샘(eccrine sweat gland; 작은 땀샘)과 부분분비땀샘(apocrine sweat gland; 큰 땀샘)이 있다. 샘분비땀샘은 온몸에 분포하지만, 손바닥과 발바닥에 특히 많다. 샘분비땀샘에서는 염류를 포함하는 수분이 많은 땀이 보통 1일 약 600㎖ 정도 방출되어서 체온조절에 작용한다. 더울 때의 발한 양은 2~3ℓ에 이르기도 한다. 부분분비땀샘은 바깥귀길, 눈꺼풀, 겨드랑, 젖꽃판, 항문 주위 등에 분포한다. 지질이나 단백질을 많이 함유하면 냄새가 심한 분비물을 내어 체취(body odor)의 원인이 되기도 한다. 부분분비땀샘은 샘세포의 일부도 분비물이 되는 부분분비(apocrine secretion)를 행한다.

(2) 기름샘(sebaceous gland)

기름샘(지선)에는 분비관이 털주머니(hair follicle)로 열리는 부속기름샘과 털주머니가 없어서 그 도관이 직접 표피로 열리는 독립기름샘이 있으며 모두 표피를 부드럽게 하는 피부기름(피지, sebum)을 분비한다. 손바닥이나 발바닥을 제외한 몸 전체에 존재하지만, 예외적으로 속눈썹은 부속기름샘을 갖지 않는다. 털이 존재하지 않는 음경귀두나 소음순에는 독립기름샘이 존재한다.

(3) 귀지샘(ceruminous glands)

귀지샘은 바깥귀길(외이도)에 분비하는 샘으로 변형된 땀샘인 부분분비땀샘이다. 귀지(cerumen)는 외이도에 분비된 땀샘이나 귀지샘의 분비물 또는 벗겨진 표피에 의해 만들어진다. 귀지는 분비물이 아니라 귀를 보호하는 역할을 한다. 귀지에는 단백질 분해효소, 라이소자임, 면역글로불린, 지방 등의 여러가지 성분이 들어있다. 이 성분들은 바깥귀길의 표면이 건조해지는 것을 막아주며 먼지나 세균, 곰팡이, 바이러스 등이 고막까지 들어가지 못하도록 막기도 한다.

(4) 젖샘(mammary glands)

젖샘(유선)은 기능적으로는 여성의 생식계통의 부속기관이지만 구조적으로나 발생학적으로는 피부와 유사한 기관이라고 말할 수 있다. 젖샘은 남성과 여성 모두에게 존재하나 남성에게는 흔적만이 남아 있다. 젖샘은 유선이라고도 하며 여성의 수유기간 중에 특징적으로 잘 발달되어 있고 복장뼈(흉골, sternum)의 가쪽경계에서부터 겨드랑 사이에 위치하고 있으며, 피부에 분포한 외분비샘(exocrine gland)의 일종으로 땀샘에서 변형된 부분분비땀샘이다. 임신하면 급속히 발달하여 분만 후 젖을 분비하게 되는데, 이 과정에는 젖샘에 15~20개의 젖샘엽이 있는데 젖샘관(lactiferous duct)을 통해 모유를 모아 젖꼭지(유두, nipple)로 배출한다.

5. 화학감각계(chemical sense system)

1 | 후각(olfactory sense)

후각은 뇌신경이 관여하는 특수감각의 일종으로 화학물질이 기체 상태로 공기 중에 섞여 후각 세포를 자극하였을 때 느끼는 감각을 말한다. 냄새물질은 자연계에 2만 종 이상 존재하며, 그 분자의 입체적인 구조가 수용체의 분자 구조와 일치하여 결합했을 때 후각(olfactory sense)을 일으킨다. 후각은 개인차가 크고 또 같은 사람이라도 나이나 몸 상태에 영향을 받는다. 게다가 후각은 순응(compliance)이 빨라서 같은 냄새를 계속 맡으면 바로 감각이 둔해져 버린다. 또 같은 냄새물질이라도 농도에 따라 다른 냄새로 느껴지기도 한다.

(1) 후각상피(olfactory epithelium)의 구조

냄새는 코안 위부분의 후각상피(코안 후부)의 후각세포(olfactory cell; olfactory receptor cell)가 반응한다. 후각세포는 냄새털(후각모, olfactory hair)이라고 하는 여러 개의 섬모(cilia)를 가지며, 이들 구조는 점액으로 덮여 있다. 섬모에는 각종 냄새물질에 대한 수용체가 존재하고 있다. 일반적으로 감각기는 물리수용체가 많지만, 후각수용체는 미각기관과 마찬가지로 화학수용기로 분류된다. 점액 안까지 들어온 냄새물질은 섬모의 냄새수용체에 포착되어 활성화한 수용체가 G단백질을 통해 세포 안으로 cAMP를 증가시켜 양성 이온통로가 열리고 세포 내에 양이온이 유입해서 후각세포가 흥분한다.

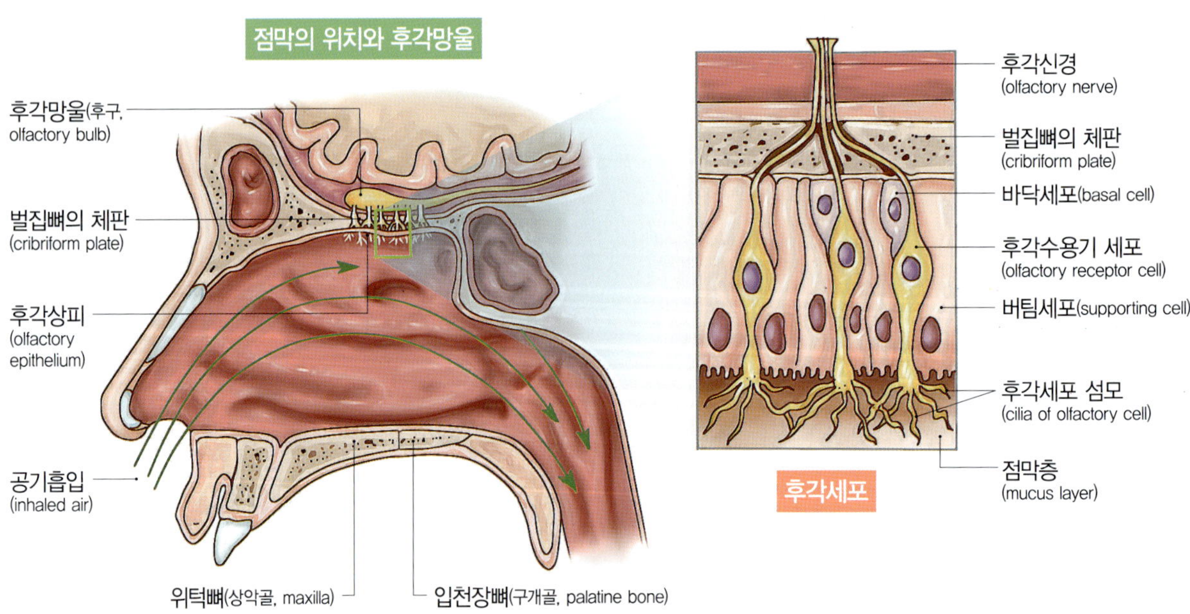

그림 12-17 후각수용기

(2) 후각의 신경전달

후각 수용기인 후각세포(olfactory neurosensory cell; primary olfactory neuron; olfactory cell)는 코 점막에 있는데 여기서 분비되는 점액에 용해되는 물질에 한해 자극을 받게 되며, 강한 냄새를 풍기는 물질일수록 물과 지방에 용해율이 높음을 알 수 있다. 후각세포의 축삭(axon)은 후각신경(olfactory nerve; 제I뇌신경)으로서 코안 천장의 체판(사판, cribriform plate)에 뚫린 다수의 작은 구멍을 지나 머리안으로 들어가고, 대뇌의 바닥면에 있는 후각망울(후구, olfactory bulb)에 도달해서 제2뉴런인 승모세포(mitral cell)와 시냅스한다. 후각망울 안의 신경회로에서 처리된 냄새 정보는 후각로(후삭, olfactory tract)를 지나 대뇌를 향하며, 대뇌 둘레계통(변연계, limbic system)이나 이마엽(전두엽, frontal lobe) 일부에 도달한다. 후각은 의식으로 올라갈 뿐만 아니라 감정이나 본능에도 영향을 미치기 쉽다. 페로몬(pheromone)은 냄새물질로서 그러한 작용이 특히 강한 예이다.

2 | 미각(taste sense)

미각은 화학물질이 용해된 상태로 분자나 이온이 미각 수용기를 자극하면 이 자극이 대뇌에 전달될 때 느끼는 감각을 말하며 미각의 수용체도 화학수용체이며, 맛봉오리(taste bud) 구성세포의 미각세포(gustatory cell)가 5가지 기본 맛(짠맛, 신맛, 단맛, 쓴맛, 감칠맛)을 수용한다.

(1) 혀와 미각

혀(tongue)는 입안(구강, oral cavity)에서 운동이 가장 자유로운 기관으로 특수한 구강상피로 덮혀 있고 대부분 뼈대근육(skeletal muscle)으로 이루어져 있다. 혀의 표면 점막에는 작게 돌출된 유두(papilla)가 분포하고 있어서 혀의 표면이 올록볼록하고 거칠거칠하다. 혀는 해부학적으로 혀끝(apex of tongue), 혀등(dorsum of tongue) 및 혀뿌리(root of tongue), 혀몸통(body of tongue), 혀아래면(inferior surface of tongue)으로 구분되며 모두 중층편평상피(stratified squamous epithelium)로 덮여 있다. 혀등에는 점막(mucous membrane)이 돌출된 구조인 혀유두(lingual papillae)가 있다. 혀유두에는 4가지 형태가 있으며 그 일부에 미각을 느끼는 장치인 맛봉오리(미뢰, taste bud)가 있다.

① 성곽유두(유곽유두, vallate papilla)

혀몸통(일반적으로 혀의 앞 2/3)의 가장 뒤쪽에 역V자형으로 나열된 대형 유두로 혀분계고랑(terminal sulcus of tongue) 바로 앞쪽에 분포하며, 성곽유두 둘레의 유두고랑(유두구, groove of papilla)에 의해 주위로부터 격리되어 있다. 성곽유두의 가쪽벽에는 맛봉오리가 분포한다. 그리고 유두고랑의 깊은층에는 에브너샘(에브너선, Ebner' glands)이 있어서 장액성 침을 고랑의 바닥쪽으로 분비하여 음식찌꺼기를 씻어내고 새로운 미각자극을 받아들일 수 있게 한다.

PART

IV

조율 및 제어 기관

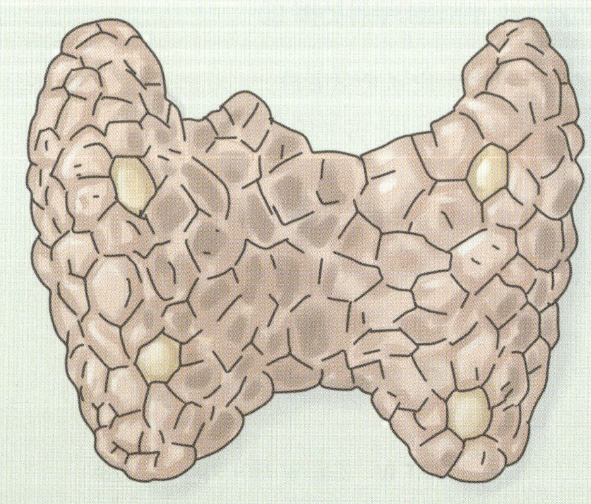

내분비기관에 속하는 기관 중에서 **뇌하수체**(hypophysis)와 **솔방울샘**(송과체, pineal gland), **갑상샘**(갑상선, thyroid gland), **부갑상샘**(부갑상선, parathyroid gland), 이자(pancreas)의 **이자샘**(췌장소도, pancreatic islet) 그리고 **콩팥위샘**(부신, adrenal gland) 등은 호르몬분비기능만 하고 **고환**(testis)과 **난소**(ovary) 등의 기관(생식샘)은 특정 세포만 호르몬을 분비한다.

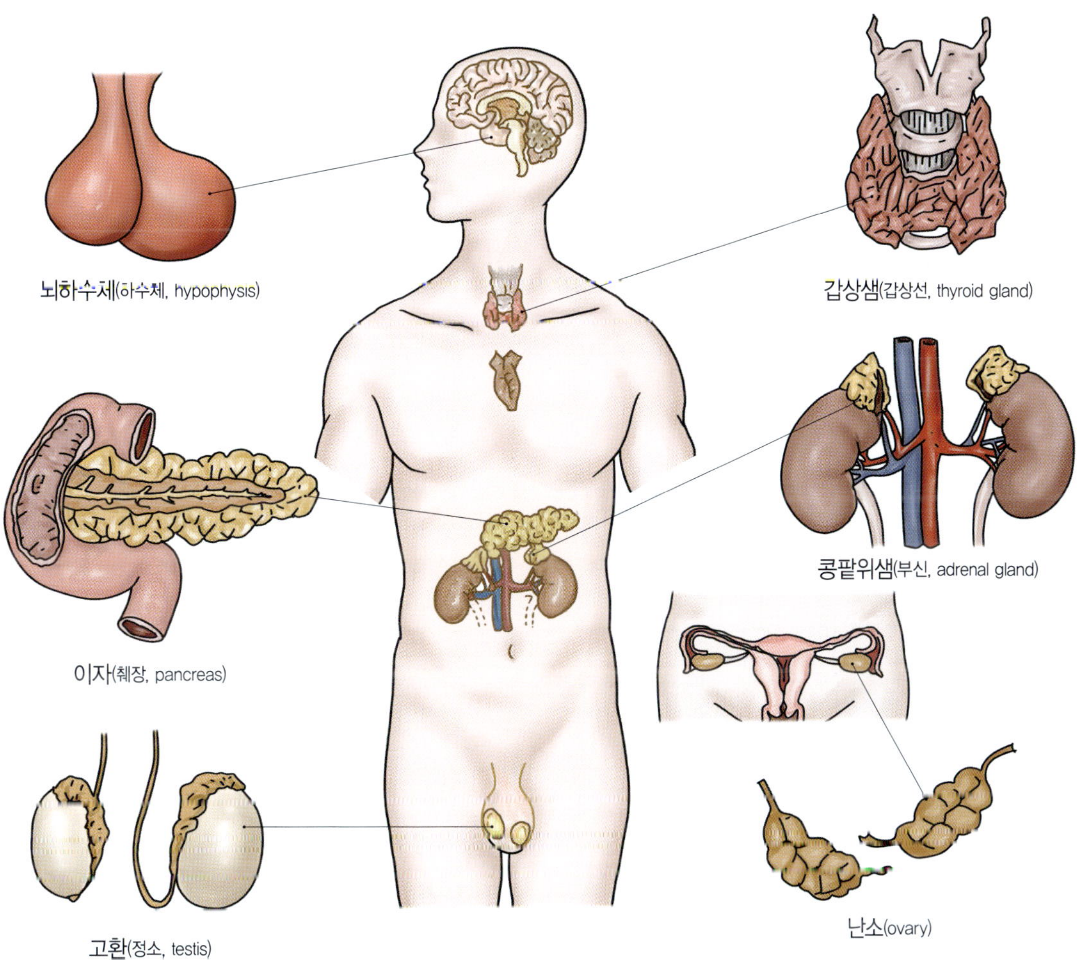

그림 13-1 인체의 내분비 기관

2 | 화학구조에 따른 호르몬의 분류

호르몬은 화학구조에 따라 크게 펩티드호르몬, 스테로이드호르몬, 아민·아미노산호르몬의 3종류로 분류된다.

펩티드호르몬(peptide hormone)은 수용성(hydrophilic)으로 호르몬수용체는 세포막(plasma membrane)에 있다. 아미노산이 펩티드결합(peptide bond)으로 연결된 트리펩티드, 올리고펩티드, 폴리펩티드가 있다. 아미노산의 수는 최소 3개에서 단백질 크기에 상당하는 40개 이상까지 있다.

스테로이드호르몬(steroid hormone)은 콜레스테롤(cholesterol)에서 파생된 화합물인 호르몬으로, 코르티코이드(corticoid)와 성호르몬(sex hormone)이 있다. 콜레스테롤은 지용성(lipophilic)이므로 스테로이드 호르몬은 세포막을 통과한다. 따라서 호르몬수용체는 핵 또는 세포질에 있다.

아민 · 아미노산호르몬(amine·amino acid hormone)에는 아민($-NH_2$)호르몬으로서 아드레날린(adrenaline), 노르아드레날린(noradrenaline), 도파민(dopamine) 등의 카테콜아민(catecholamine)이 있다. 카테콜아민은 카테콜기[$C_6H_4(OH)_2$]라는 지용성 부분을 가지지만, 2개의 OH기가 수용성이어서 전체로서는 수용성이 되어 펩티드호르몬과 마찬가지로 세포막에 있는 호르몬수용체와 결합한다. 아미노산호르몬에는 갑상샘호르몬(thyroid hormone; T_3, T_4)이 있다. 아미노산은 본래 수용성이지만 갑상샘호르몬은 벤젠고리를 2개나 가진 화합물이어서 지용성을 띤다. 스테로이드호르몬과 마찬가지로 세포막을 통과하며 호르몬수용체는 핵에 있다.

표 13-1 호르몬의 종류와 기능

분비기관	분비 호르몬	주요 표적기관	주요 기능
시상하부	갑상샘자극호르몬 분비호르몬	뇌하수체 앞엽	갑상샘자극호르몬의 분비자극
	부신겉질자극호르몬 분비호르몬	뇌하수체 앞엽	부신겉질자극호르몬의 분비자극
	성장호르몬분비호르몬	뇌하수체 앞엽	성장호르몬의 분비자극
뇌하수체 앞엽	갑상샘자극호르몬	갑상샘	갑상샘호르몬의 분비촉진
	부신겉질자극호르몬	부신겉질	부신겉질호르몬의 분비촉진
	난포자극호르몬	난소, 고환	정자생성 촉진. 난포성숙 촉진, 에스트로겐 분비자극
	황체형성호르몬	난소, 고환	배란촉진, 황체형성 자극하여 프로게스테론 분비, 테스토스테론과 안드로겐 분비
갑상샘	갑상샘호르몬	온몸	기초대사촉진, 성장촉진
	칼시토닌	뼈, 콩팥	혈중 칼슘이온의 배설촉진으로 뼈에 칼슘 축적
부갑상샘	부갑상샘호르몬	뼈, 콩팥	콩팥에서 칼슘 재흡수와 인산염 배설촉진, 뼈에서 칼슘을 방출하여 혈중 칼슘농도 상승 유도
부신겉질	당류코르티코이드	온몸	간에서 당신생촉진
	염류코르티코이드	콩팥	염분농도와 수분 균형유지
	성호르몬	온몸	남성 성기발달, 체모증가

부신속질	아드레날린	뼈대근육, 심장근육, 혈관, 지방세포 등	근육수축 촉진, 심박수 증가, 소화관운동 저하, 지방분해촉진
	노르아드레날린	뼈대근육, 심장근육, 혈관, 지방세포 등	심박수 증가, 소화관운동 촉진, 지방분해촉진
이자	인슐린	간, 근육, 지방세포 등	포도당의 합성촉진, 지방조직에서 당흡수촉진
	글루카곤	간, 지방세포	포도당의 분해촉진, 혈당치 상승
	소마토스타틴	랑게르한스섬	성장호르몬 분비억제, 인슐린, 글루카곤의 분비억제
난소	에스트로겐	생식기 등	난포의 발육, 제2차 성징, 자궁속막 증식
	프로게스테론	생식기 등	기초체온 상승
고환	테스토스테론	생식기 등	근육증대, 체모 증가

표 13-2 호르몬의 분류

분 류	종 류	수용체의 위치	성 질
펩티드호르몬	시상하부호르몬, 소화관호르몬 등	세포막	수용성
스테로이드호르몬	당류코르티코이드	세포막	지용성
스테로이드호르몬	염류코르티코이드	핵	지용성
스테로이드호르몬	성호르몬	핵	지용성
아민호르몬	카테콜아민	세포막	수용성
아미노산호르몬	갑상샘호르몬(T_3, T_4)	핵	지용성

3 호르몬에 의한 항상성

호르몬은 표적기관의 기능을 조절하여 인체의 항상성(homeostasis)을 유지하는 작용을 한다. 표적기관의 기능이 저하되면 호르몬의 분비량이 증가하고, 기능이 너무 항진되면 호르몬의 분비량이 감소하여 표적기관의 기능이 일정 수준을 유지할 수 있도록 호르몬의 분비량이 조절된다. 이러한 결과에 따라 원인이 되는 호르몬의 양이 조절되는 기구를 피드백 조절계(feedback control system)라고 하며, 기능이 저하하면 항진하도록, 항진하면 억제하도록 작용하는 것을 음성되먹임(negative feedback)이라고 한다. 예를 들어, 뇌하수체 앞엽에서 분비되는 부신겉질자극호르몬(부신피질자극호르몬, adrenocorticotropic hormone, ACTH)의 양은 시상하부의 부신겉질자극호르몬 분비호르몬(코르티코 트로핀 분비호르몬, corticotropin releasing hormone, CRH)에 의해 촉진되지만, ACTH는 부신겉질에 작용할 뿐만 아니라 시상하부에도 작용하여 CRH의 분비를 억제한다. ACTH는 부신겉질의 코티솔 분비를 촉진하지만, 코티솔은 표적기관의 기능을 항진할 뿐만 아니라 시상하부의 CRH 분비와 뇌하수체의 ACTH 분비를 모두 억제한다. 코티솔의 분비량이 증가하여 그 영향으로 ACTH의 분비가 저하되면 CRH의 분비가 촉진되지만, ACTH의 분비 저하에 따른 CRH의 분비 촉진보다도 코티솔에 의한 CRH의 분비 억제가 강하기 때문에 결국 CRH와 ACTH의 분비량이 감소하여 코티솔의 분비량을 감소시키는 방향으로 작용한다.

혈액 속의 포도당량, 즉 혈당치는 이자의 랑게르한스섬(islands of Langerhans)에서 분비되는 인슐린(insulin)과 글루카곤(glucagon)이라는 2가지 호르몬에 의해 조절되며, 인슐린은 혈당치를 낮추는 방향으로, 글루카곤은 혈당치를 높이는 방향으로 작용한다. 예를 들어, 혈당치가 높아지면 인슐린의 분비가 증가하여 혈당치를 낮춘다. 혈당치가 너무 내려가면 글루카곤의 분비가 증가하여 혈당치를 높인다. 이것이 반복되면 인슐린과 글루카곤의 분비가 끝없이 증가해 버리지만, 인슐린과 글루카곤의 분비에 대해서는 이들 분비를 억제하는 소마토스타틴(성장호르몬억제인자, somatostatin)이라는 호르몬이 있어 음성되먹임기전(negative feedback mechanism)에 의해 인슐린과 글루카곤의 분비량이 조절된다.

4 | 내분비의 계층적 조절

내분비의 중추는 시상하부(hypothalamus)에 있다. 시상하부에서 분비되는 시상하부호르몬(hypothalamic hormone)은 분비호르몬(releasing hormone, RH)으로, 뇌하수체 앞엽(pituitary anterior lobe)에 작용하여 뇌하수체 앞엽 호르몬을 방출시킨다(방출을 억제하는 호르몬도 있다). 뇌하수체 앞엽 호르몬은 자극호르몬(stimulating hormone, SH)으로, 각 내분비샘(내분비선, endocrine gland)에 작용하여 각각의 호르몬을 분비시킨다. 자극호르몬의 작용으로 분비된 각 호르몬은 각각의 표적기관(target organ)에 작용하여 생리작용을 발휘한다. 어떤 호르몬이 과잉이 되면 그 호르몬이 시상하부 혹은 뇌하수체 앞엽에 작용하여 분비호르몬 혹은 자극호르몬의 분비가 억제된다. 내분비 조절에서는 이러한 음성되먹임(negative feedback)이 일반적인데, 에스트로겐(estrogen)에 의한 황체형성호르몬의 대량분비(LH surge)는 예외적으로 양성되먹임(positive feedback)에 의한 조절이다.

2. 내분비기관의 분류

1 | 뇌하수체(hypophysis)

뇌하수체는 나비뼈 위면의 뇌하수체오목[하수체와, hypophyseal fossa; 안장(sella turcica)]에 놓여있는 무게 약 0.5g의 새끼손가락 머리 크기의 기관으로, 뇌하수체줄기(하수체경, pituitary stalk)에 의해 사이뇌(간뇌, diencephalon)의 시상하부와 연결되어 있다. 뇌하수체는 발생학적으로 다른 2가지의 외배엽성 조직(입안외배엽, 신경외배엽)이 결합한 것이다. 즉, 입안상피에서 유래하는 샘뇌하수체(선뇌하수체, adenohypophysis)와 제3뇌실 일부가 아래쪽으로 돌출하여 생긴 신경뇌하수체(neurohypophysis)이다. 샘뇌하수체는 앞엽(전엽, anterior lobe; 말단부)과 중간부(pars intermedia)로 나뉘며, 신경뇌하수체는 뒤엽(후엽, posterior lobe)을 형성한다.

(1) 뇌하수체의 앞엽(anterior lobe of hypophysis)

앞엽(전엽)은 뇌하수체의 앞쪽 약 3/4를 차지하며, 상피성 샘세포가 끈 모양으로 빼곡히 나열되며 그 사이를 굴모세혈관(동양모세혈관, sinusoid capillary)과 그물섬유(망상섬유, reticular fiber)가 그물 모양으로 주행하고 있다. 샘세포는 분비과립의 많고 적음에 따라 색소듦세포(chromophilic cell)와 색소안듦세포(chromophobic cell)로 크게 나뉘며 색소듦세포는 그 분비과립의 염색성에 따라 호산세포(acidophil cell)와 호염기세포(basophil cell)로 나뉘므로, 결국 앞엽세포는 3종류의 샘세포로 나뉜다.

색소안듦세포는 전체 샘세포의 50%로 가장 많다. 이 세포에는 분비과립을 아직 갖지 않은 예비세포(reserve cell), 분비과립을 방출해버린 노후세포, 나아가 분비활동은 하고 있으나 분비과립이 적어서 염색되지 않는 세포 등이 있다. 부신겉질자극호르몬(부신피질자극호르몬, adrenal corticotropic hormone, ACTH) 분비세포는 호염기성 과립의 수가 적기 때문에 종종 색소안듦세포로 보이는 경우가 있다.

호산세포(약 40%)에는 성장호르몬(growth hormone, GH) 분비세포와 프로락틴(prolactin) 분비세포가 있다. GH는 뼈의 발육과 성장을 촉진한다. 프로락틴의 표적장기는 난소(ovary)와 젖샘(mammary gland)이며 황체(corpus luteum)의 기능유지, 젖샘의 발달과 젖분비에 작용한다.

호염기세포(약 10%)에는 갑상샘자극호르몬(thyroid stimulating hormone, TSH)과 생식샘자극호르몬(성선자극호르몬, gonadotropic hormone) 분비세포가 있다. TSH는 갑상샘을 자극해서 그 내분비 작용을 촉진시킨다. 생식샘자극호르몬에는 난포자극호르몬(follicle stimulating hormone, FSH)과 황체형성호르몬(luteinizing hormone, LH)이 있으며 FSH는 여성에서는 난포(ovarian follicle)의 발육을 촉진하고, 남성에서는 정세관(seminiferous tubule)의 세르톨리세포(버팀세포, sertoli cell)에 작용해서 정자 생산을 촉진한다. LH는 여성에서는 난소의 배란(ovulation)과 난포의 황체형성에, 남성에서는 고환의 사이질세포(Leydig cell)

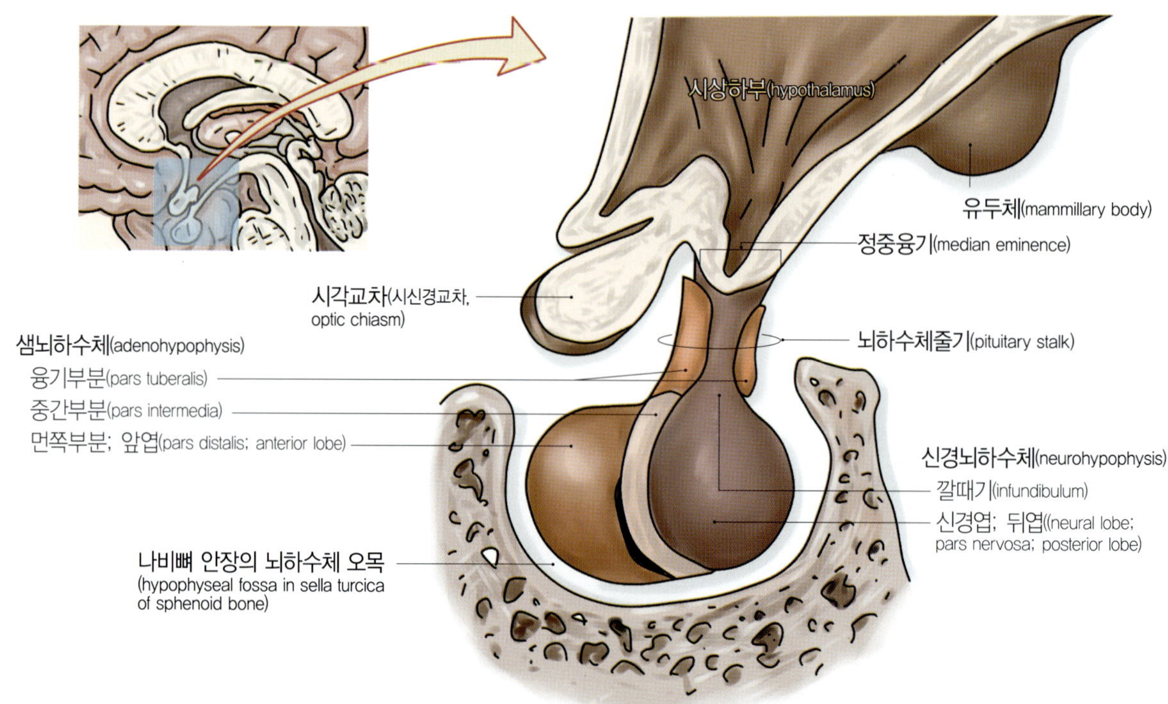

그림 13-2 뇌하수체의 형태

에서 테스토스테론 분비를 촉진한다. 중간부(pars intermedia)는 앞엽과 뒤엽 사이의 좁은 부분으로, 발생학적으로 입천장에서 생긴 라트케주머니(라트케낭, Rathke's pouch)의 흔적으로, 크고 작은 콜로이드소포로서 존재한다. 소포 뒤쪽에 호염기세포의 작은 집단이 존재하며 멜라닌세포자극호르몬(melanocyte-stimulating hormone, MSH)이 이 세포에서 분비된다고 한다.

표 13-3 뇌하수체 앞엽 호르몬

약 어		명 칭	생 리 작 용
갑상샘자극호르몬(TSH)		thyroid-stimulating hormone	갑상샘호르몬의 분비자극
부신겉질자극호르몬(ACTH)		adrenocorticotropic hormone	부신겉질호르몬의 분비자극
생식샘 자극호르몬	난포자극호르몬 (FSH)	follicle-stimulating hormone	난소 : 난포의 발육을 자극 고환 : 정자형성 촉진
	황체형성호르몬 (LH)	luteinizing hormone	난소 : 배란 유도(LH serge), 황체형성 고환 : 남성호르몬의 분비자극
성장호르몬(GH)		growth hormone	성장촉진
젖분비호르몬(PRL)		prolactin	젖분비

(2) 뇌하수체 뒤엽(hypophysis posterior lobe)

뒤엽(후엽)은 뇌하수체의 뒤쪽 약 1/4로, 시상하부의 신경조직에서 발생한 것이다. 따라서 호르몬 분비세포는 존재하지 않아 뒤엽호르몬은 시상하부의 시각로위핵(시삭상핵, supraoptic nuclei)이나 뇌실곁핵(실방핵, paraventricular nuclei)의 신경세포에서 생산되며, 그 축삭(신경섬유)을 따라 뒤엽으로 운반되어 필요에 따라 모세혈관으로 방출된다.

뒤엽 호르몬에는 항이뇨호르몬(antidiuretic hormone, ADH)과 옥시토신(oxytocin)이 있다. ADH는 바소프레신(vasopressin)이라고도 불린다. 뇌하수체 후엽 호르몬은 자극호르몬인 전엽 호르몬(TSH, ACTH, FSH 및 LH)과 달리 내분비샘에 직접 작용하여 생리작용을 나타내는 호르몬이다. 그러한 의미에서 ADH와 옥시토신 모두 GH 및 PRL과 마찬가지로 효과기호르몬이라고 할 수 있다.

ADH는 콩팥의 먼쪽세관(원위세관, distal tubule) 및 집합관(collecting duct)에서 수분 투과성을 높여서 수분재흡수가 증가하여 소변량을 감소시킨다. ADH의 분비가 저하되면 다량의 희석된 소변이 배설된다. ADH 분비가 심하게 저하된 질환을 요붕증(diabetes insipidus)이라고 하는데, 갈증(thirst), 다음(polydipsia), 다뇨(polyuria)라는 증상으로 볼때 당뇨병(diabetes mellitus, DM)과 유사하다.

옥시토신은 분만 시 자궁의 민무늬근육에 대한 수축작용과 관련이 있는 호르몬으로 이러한 작용은 난포호르몬인 에스트로겐(estrogen)에 의해 촉진되며, 황체호르몬인 프로게스테론(progesterone)에 의해 억제된다. 또한 수유 시 젖 분비를 촉진 시켜주는데, 영아가 젖꼭지를 빨 때 자극에 의해 옥시토신의 분비가 촉진된다.

뇌하수체는 속목동맥에서 분지한 아래뇌하수체동맥(하하수체동맥, inferior hypophyseal artery)과 대뇌동맥고리(대뇌동맥륜, cerebral arterial circle; Circle of Willis)에서 나오는 위뇌하수체동맥(상하수체동맥, superior hypophyseal artery)에 의해 영양을 제공받는다. 시상하부의 신경세포는 앞엽호르몬의 분비자극호르몬이나 억제호르몬을 생산하고 있으며, 이는 뇌하수체문맥을 거쳐 앞엽으로 운반되어 앞엽호르몬의 생산을 제어한다.

표 13-4 뇌하수체 뒤엽 호르몬

약어	명칭	생리작용
항이뇨호르몬(ADH)	antidiuretic hormone [=바소프레신(vasopressin)	먼쪽세관, 집합관의 수분 투과성 항진 → 소변량 감소(ADH의 기능저하 : 요붕증)
옥시토신(OX)	oxytocin	· 자궁 민무늬근육의 수축작용 · 젖분비작용

2 | 솔방울샘(pineal gland)

솔방울샘(송과체)은 사이뇌의 제3뇌실 뒤벽에 위치하는 팥 크기의 기관으로, 무게는 약 0.2g이다. 그 표면은 연질막(연막, pia mater)에 덮여 있으며 연질막 일부는 솔방울샘의 실질로 연장되어 솔방울샘을 불규칙한 소엽으로 나눈다. 실질은 솔방울샘세포(송과체세포, pinealocyte)와 신경아교세포(glial cell)로 구성되는데, 솔방울샘세포는 사춘기 무렵부터 퇴화·소실되기 시작하고 그 과정에서 공동(cavitas)이나 뇌모래(뇌사, brain sand; acervulus; corpus arenaceum)를 형성한다. 솔방울샘에서는 멜라토닌(melatonin)이라는 호르몬이 분비되어 성적발육을 억제하고 하루주기 리듬을 담당하게 된다. 뇌모래의 주성분은 탄산칼슘이나 인산칼슘이므로 머리의 X선 사진에서 사이뇌나 솔방울샘의 위치를 판정하는 기준이 된다.

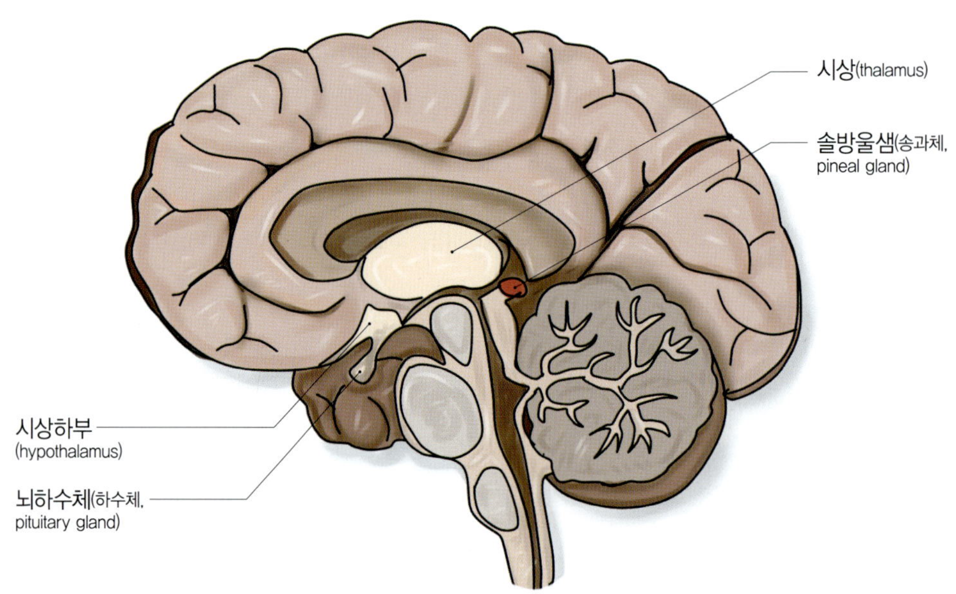

그림 13-3 솔방울샘

3 | 갑상샘(thyroid gland)

갑상샘(갑상선)은 후두의 앞쪽에 위치하여 오른엽, 왼엽, 잘룩(협부, isthmus)의 3부위로 이루어진 H형 기관이다. 갑상샘 표면은 얇은 피막으로 덮여 있으며 피막 일부가 실질 안으로 진입하여 많은 수의 소엽(lobule)을 만든다. 소엽 내에는 크고 작은 다양한 소포(follicle)들이 모여있다. 이들 소포는 단층입방상피의 소포세포로 이루어져 있으며, 속공간(소포강)에는 갑상샘호르몬의 전구체인 콜로이드(colloid)로 채워져 있다. 소포세포는 요소를 포함하는 티로글로불린(thyroglobulin)을 소포강에 분비하여 콜로이드로서 저장하였다가, 뇌하수체 앞엽에서 분비되는 갑상샘자극호르몬에 의해 소포세포는 다시 티로글로불린을 세포내로 흡수하여 티록신(thyroxin)으로 분해해서 이를 주위 모세혈관으로 분비한다. 티록신은 온몸의 물질대사를 항진시켜 뼈대나 생식샘의 발육을 촉진한다. 갑상샘의 소포사이 결합조직에는 소포곁세포(소포방세포, parafollicular cell; C세포)가 존재하며 칼시토닌(calcitonin)을 분비한다. 칼시토닌은 뼈에서 뼈파괴세포(파골세포, osteoclast)의 활성을 억제하여 뼈기질의 흡수를 억제함으로써 혈중 칼슘농도를 저하시킨다.

4 | 부갑상샘(parathyroid gland)

부갑상샘(부갑상선)은 갑상샘 뒤쪽의 좌우 양엽 위아래에 총 4개가 존재하는 쌀알 크기의 기관으로, 갑상샘과 같은 피막에 싸여 있다. 실질은 여러 개의 소엽으로 나뉘며 으뜸세포(principal cell)와 호산세포(oxyphil cell)로 구성된다. 으뜸세포는 부갑상샘호르몬(parathyroid hormone (PTH); parathormone)을 분비하여 혈중 칼슘농도를 상승시킨다. 이 호르몬은 갑상샘의 소포곁세포에서 분비한 칼시토닌과 길항작용한다.

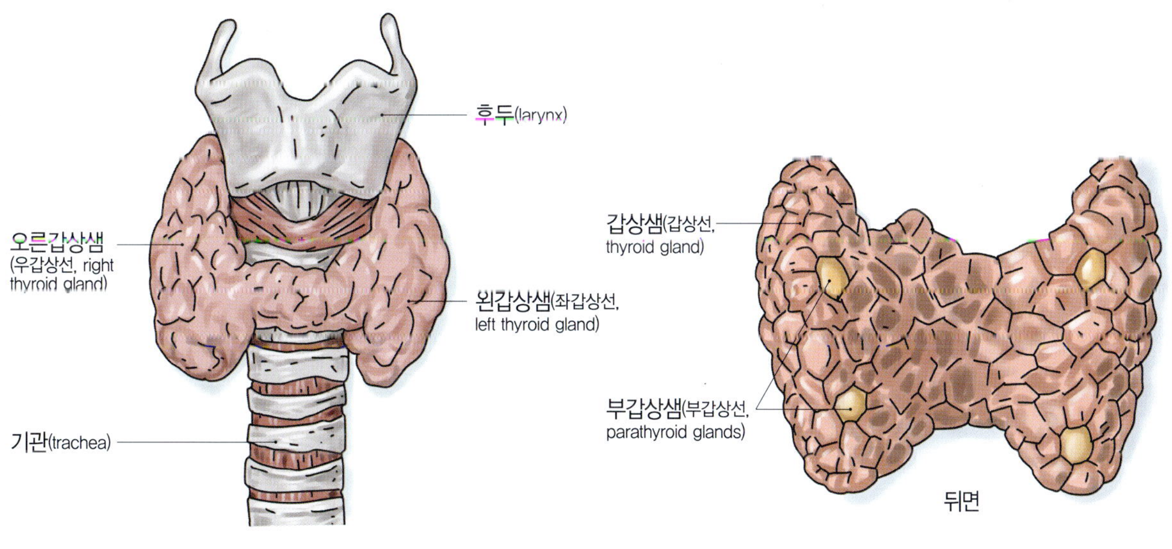

그림 13-4 갑상샘

그림 13-5 부갑상샘

5 | 이자(pancreas)와 랑게르한스섬(islands of Langerhans)

이자(췌장)는 이자액을 이자관(pancreatic duct)을 통해 샘창자(십이지장, duodenum)의 내강 속으로 분비하는 외분비부위와 호르몬을 분비관이 아닌 주변 혈관으로 직접 분비하는 내분비부위인 랑게르한스섬(이자섬)으로 이루어진다. 랑게르한스섬은 지름 100~200μm인 타원형 혹은 구형의 기관으로, 이자 꼬리쪽에 많고 사람의 경우, 100만개 정도가 있으며 얇은 결합조직을 통해 외분비부위와 구별되어 있다. 랑게르한스섬에는 A세포(alpha), B세포(beta), D세포(delta) 등의 세포가 있으며 세포 사이에는 잘 발달된 모세혈관그물이 존재한다. A세포의 분비과립은 혈당을 상승시키는 글루카곤(glucagon), B세포의 과립은 혈당을 낮추는 인슐린(insulin), D세포의 과립은 성장호르몬의 방출을 억제하는 소마토스타틴(somatostatin)을 각각 함유한다. 당뇨병(diabete mellitus)은 랑게르한스섬 B세포의 분비활동이 불충분할 때 일어나는 질환으로, 혈액 중 포도당의 세포내 흡수가 억제되어 혈당이 상승하여 신체 저항력이 저하된다.

표 13-5 이자 호르몬

세 포	호 르 몬	생 리 작 용
A(α)	글루카곤(glucagon)	혈당상승, 지방분해
B(β)	인슐린(insulin)	혈당저하, 지방합성
D(δ)	소마토스타틴(somatostatin)	성장호르몬, 인슐린, 글루카곤, 가스트린, 세크레틴의 분비억제

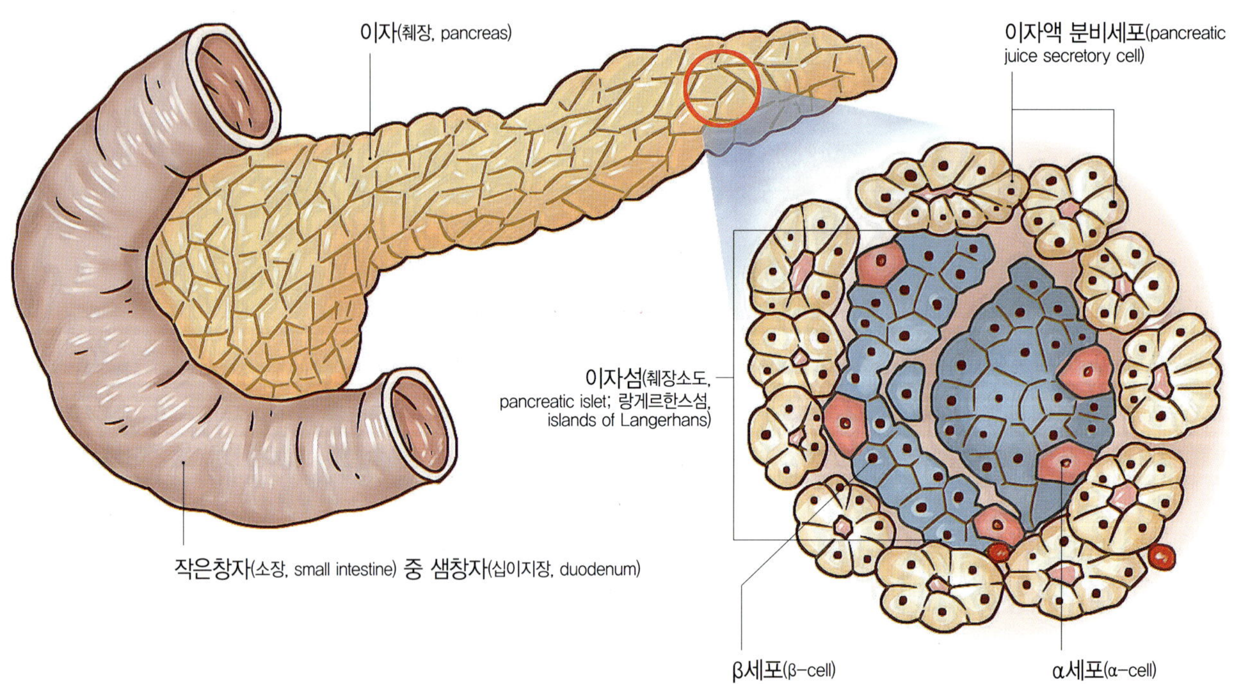

그림 13-6 이자의 분비세포

6 | 콩팥위샘(suprarenal gland)

콩팥위샘(부신, adrenal gland; suprarenal gland)은 좌우 콩팥의 위끝에 위치하는 편평한 삼각형 모양의 기관으로, 그 무게는 10~20g이다. 콩팥위샘의 실질은 겉질(피질, cortex)과 속질(수질, medulla)로 나뉘는데, 발생학적으로 겉질은 중배엽에서 유래하였고, 속질은 외배엽에서 유래된 신경능선세포(neural crest)가 실질 안에 들어있는 것이다.

(1) 부신겉질(adrenocortical; cortex of adrenal gland; cortex of suprarenal gland)

부신겉질(부신피질)은 생체에서 황색을 띠며 결합조직성 피막 바로 아래에서부터 깊은층을 향해 토리층, 다발층, 그물층의 3층으로 구별된다. 각 층의 샘세포는 모두 지방방울을 많이 가지며 세포사이에는 모세혈관그물이 발달해 있다. 토리층(사구대, zona glomerulosa)은 세포들이 타원 모양이나 아치 모양으로 배열한 몇개의 세포덩어리를 형성한 층으로, 세포에서는 염류와 물의 대사에 작용하는 염류코르티코이드(광물코르티코이드, mineralocorticoid; 주로 알도스테론)가 분비된다. 다발층(속상대, zona fasciculata)은 겉질의 약 2/3를 차지하여 가장 폭넓은 층이다. 2~3열의 세포줄이 표면에 직각으로 배열하며 그 사이를 모세혈관이 주행한다. 다발층의 세포에서는 탄수화물이나 단백질대사, 항염증작용 및 항알레르기작용에 작용하는 당류코르티코이드(글루코르티코이드, glucocorticoid)를 분비한다. 다발층세포의 내분비 활동은 뇌

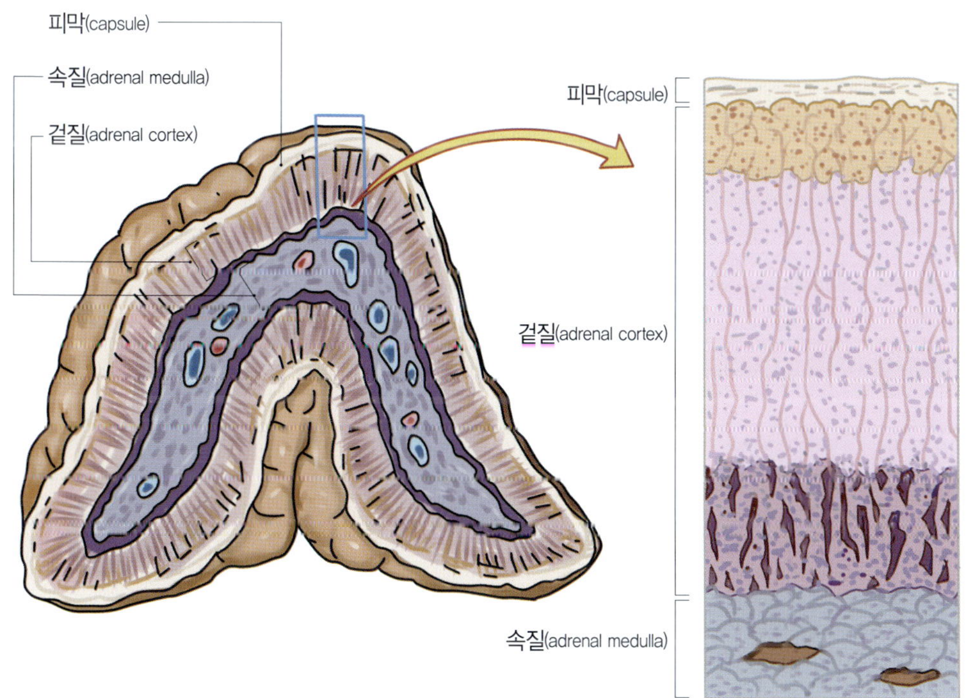

그림 13-7 콩팥위샘의 구조

하수체 앞엽호르몬인 ACTH의 지배를 받고 있다. 그물층(망상대, zona reticularis)은 부신겉질의 가장 속층으로 황갈색의 지방갈색소(라이포푸신, lipofuscin)를 함유하며 그물모양으로 배열하는 세포줄로 이루어진다. 그물층에서는 주로 남성호르몬(안드로겐, androgen)이 분비된다.

표 13-6 부신겉질호르몬

명 칭	분비세포의 위치	생 리 작 용
코티솔(cortisol)	다발층	당신생, 항염증작용
코티손(cortisone)	다발층	글리코겐 저장작용
알도스테론(aldosterone)	토리층	먼쪽세관의 Na+ 재흡수 촉진
안드로겐(androgen)	그물층	남성의 제2차성징 발현

(2) 부신속질(adrenomedullary; medulla of adrenal gland; medulla of suprarenal gland)

속질세포는 호염기성으로, 불규칙한 세포줄을 형성한다. 이들 세포는 크롬염에 갈색으로 염색되는 점에서 친크롬세포(chromaffin cell)라고 불린다. 부신속질호르몬(부신수질호르몬)에는 아드레날린(adrenaline), 노르아드레날린(noradrenaline), 도파민(dopamine)이 있고, 이들을 총칭해서 **카테콜아민**(catecholamine)이라고 한다. 부신속질에서 분비되는 호르몬의 약 80%는 아드레날린이고, 나머지 대부분이 노르아드레날린이다. 노르아드레날린을 아드레날린으로 전환하는 효소(phenylethanolamine N-methyltransferase, PNMT)는 부신속질에 함유되며, 부신겉질호르몬(당류코르티코이드)에 의해 활성화된다. 속질세포는 자율신경의 지배에 의해 **카테콜아민**을 분비하는데, **아드레날린**(adrenaline)을 분비하는 A세포와, **노르아드레날린**(noradrenaline)을 분비하는 N세포로 구별된다. 아드레날린은 심장박동수를 증가시키고 노르아드레날린은 말초혈관을 수축시키는 작용을 한다. 부신속질에는 속질세포외에 **교감신경절세포**(sympathetic ganglion cell)가 산재해 있다.

표 13-7 아드레날린수용체의 서브타입(subtype)

분 류	서브타입	생리작용	약리작용
β수용체	β_1	심장수축력 증가, 레닌의 분비 촉진	β차단제 → 고혈압 치료
	β_2	기관지확장	작용제 → 천식의 발작해제
	β_3	지방분해 촉진	수용체 이상 → 비만
α_2수용체		인슐린이나 노르아드레날린의 분비억제	
α_1수용체		혈관 민무늬근육 수축	α차단제 → 고혈압 치료

7 | 생식샘(genital gland)

(1) 고환(testis)

고환호르몬(testicular hormone)은 **안드로겐**(androgen)으로 총칭된다. 그 중에서 90% 이상을 차지하며 안드로겐의 대명사이기도 한 것이 테스토스테론(testosterone)이다. 고환의 **정세관**(seminiferous tubule) 사이를 채우는 결합조직 중에 사이질세포(Leydig cell, interstitial cell)의 집단이 혈관을 둘러싸듯이 존재한다. 사이질세포에서는 뇌하수체의 황체형성호르몬(LH)의 자극으로 남성호르몬인 테스토스테론(testosterone)의 합성 및 분비가 촉진된다. 사이질세포에는 라인케(Reinkes)의 결정이 관찰된다. 또한, 고환의 버팀세포(세르톨리세포, sustentacular cell; Sertoli cell; supporting cell)는 FSH 수용체를 가지고 있어 FSH의 자극으로 정자 형성을 촉진한다. 이처럼 LH나 FSH는 난소뿐만 아니라 고환에도 작용하므로 각각을 황체형성호르몬, 난포자극호르몬이라는 명칭이 아닌 생식샘자극호르몬(gonadotropin)이라고 부르는 것이 적절하다. 테스토스테론 등의 생식샘스테로이드(성선스테로이드, gonadal steroid)는 콜레스테롤에서 생합성된다.

(2) 난소(ovary)

난포자극호르몬(FSH)의 영향으로 난포가 성숙되면서 난포호르몬(에스트로겐, estrogen)이 분비되고 수정란 착상 준비를 위해 자궁속막의 증식이 일어난다. 그리고, 황체형성호르몬(LH)이 고조되면(LH surge) 배란이 일어난다. 배란 후 난포의 남아있는 부분은 황체(corpus luteum)가 되어 황체호르몬(프로게스테론, progesterone)을 분비한다. 프로게스테론은 수정란 착상을 위해 자궁내막을 증식 및 유지시키고, 임신 시에는 임신을 지속시키는데 기능한다. 배란 후 프로게스테론의 분비는 기초체온을 상승시켜 배란일을 추정할 수 있다.

찾아보기

1. 영문

A

B

C

D

E

F

G

H

I

J

K

L

M

N

O

P

Q

R

S

T

U

V

W

Z

2. 한글

ㄱ

ㄴ

ㄷ

ㄹ

ㅁ

ㅂ

ㅅ

ㅇ

ㅈ

ㅊ

ㅋ

ㅌ

ㅍ

ㅎ

| 감수

김항래 서울대학교 의과대학

| 저자

강경환 건양대학교
강양훈 목포과학대학교
구소연 안동과학대학교
김무현 동남보건대학교
김윤정 창신대학교
김정선 강동대학교
김정진 여주대학교
박공주 김해대학교
백창무 춘해보건대학교
시은아 강동대학교
안경준 대구대학교
양대중 세한대학교
유영대 청암대학교
이경희 백석대학교
이병기 원광보건대학교
이상한 서정대학교
이선주 충북보건과대학교
이종원 서영대학교
이준호 대전대학교
이진화 우송대학교
이춘엽 가야대학교
정종희 전북과학대학교
조승현 동명대학교
최수정 대원대학교
황경미 한영대학교

(가나다 순)

최신 인체해부학

인쇄 2024년 1월 23일
발행 2024년 1월 30일

감수 김항래
저자 강경환 · 강양훈 · 구소연 · 김무현 · 김윤정 · 김정선 · 김정진 · 박공주 · 백창무 · 시은아 · 안경준 양대중 · 유영대 · 이경희 · 이병기 · 이상한 · 이선주 · 이종원 · 이준호 · 이진화 · 이춘엽 · 정종희 조승현 · 최수정 · 황경미

발행인 김지연
발행처 도서출판 의학서원

등록번호 제406-00047호 / 2006. 3. 2
주소 인천광역시 연수구 송도미래로 30 송도스마트밸리 지식산업센터 D동 504호
T. 032) 816-8070(代) F. 032) 837-5808
홈페이지 www.dhsw.co.kr
e-mail bookkorea1@naver.com

정가 42,000원
ISBN 979-11-6308-073-2

불법복사는 지적재산을 훔치는 범죄행위입니다.

저작권법에 의하여 무단전재와 무단복제를 금합니다.
이를 위반할 시에는 처벌을 받게 됩니다.